U0816926

高等医药院校创新教材

供医学影像技术专业使用

超声诊断学

主　编　刘玉森
副主编　李　拓　李敬哲
编　委（按姓氏汉语拼音排序）
董建党　商丘市第一人民医院
黄晓云　曲靖医学高等专科学校
贾咏梅　襄阳市中心医院
李　拓　南阳医学高等专科学校
李敬哲　鹤壁职业技术学院
李素和　鄂尔多斯应用技术学院
刘玉森　南阳医学高等专科学校第一附属医院
于新设　辽宁医药职业学院
张玉艳　漯河医学高等专科学校第三附属医院
周玫娟　商丘医学高等专科学校

科学出版社
北　京

内 容 简 介

本教材系统介绍了超声诊断学在现代医学领域的价值。教材围绕腹部脏器、心血管、小器官、肌肉骨骼，妇科、产科及超声新技术等进行阐述，涵盖了超声基础原理、检查方法、典型病例、鉴别诊断等方面。本教材参考学时为90学时，理论与实践比为1.6∶1，各学校可根据教学计划适当调整。

本教材可供医学影像技术及相关专业学生使用，也可作为影像从业人员的参考用书。

图书在版编目（CIP）数据

超声诊断学 / 刘玉森主编. —北京：科学出版社，2019.1
高等医药院校创新教材
ISBN 978-7-03-059761-8

Ⅰ. ①超… Ⅱ. ①刘… Ⅲ. ①超声波诊断–医学院校–教材 Ⅳ. ①R445.1

中国版本图书馆 CIP 数据核字(2018)第 276041 号

责任编辑：邱 波 魏亚萌 / 责任校对：张凤琴
责任印制：霍 兵 / 封面设计：赵立民

科学出版社 出版
北京东黄城根北街 16 号
邮政编码：100717
http://www.sciencep.com
天津市新科印刷有限公司 印刷
科学出版社发行 各地新华书店经销
*
2019 年 1 月第 一 版 开本：889×1194 1/16
2024 年 1 月第八次印刷 印张：18 3/4 插页：6
字数：443 000

定价：89.80 元

（如有印装质量问题，我社负责调换）

前　言

党的二十大报告指出“人民健康是民族昌盛和国家强盛的重要标志。把保障人民健康放在优先发展的战略位置，完善人民健康促进政策。”贯彻落实党的二十大决策部署，积极推动健康事业发展，离不开人才队伍建设。培养造就大批德才兼备的高素质人才，是国家和民族长远发展大计。”教材是教学内容的重要载体，是教学的重要依据、培养人才的重要保障。

《超声诊断学》在编写过程中努力体现职业教育的特点，关注现代科学发展的前沿知识，注重实践技能。本教材参考和借鉴了各层次超声诊断专业的书籍，剔除了过时的理论，力求精简，能够反映现代超声诊断的水平。编写时根据超声诊断学教学大纲，参考国内外最新的行业规范和指南，系统介绍了超声诊断学在现代医学领域的价值，内容涵盖超声基础原理、检查方法、典型病例、鉴别诊断等；范围包括腹部脏器、心血管、小器官、肌肉骨骼，妇科、产科及超声新技术等。并参考卫生健康委人才交流服务中心组织编写的《全国医用设备使用人员业务能力考评彩色多普勒超声诊断及诊断技术专业考试大纲（CDFI 医师、技师）》，使教材与考试内容保持一致性，更符合社会需要，更实用。

由于编者编写水平有限，加之时间仓促，缺点和不足在所难免，恳请使用本教材的广大师生和同仁们批评指正。

编　者

2023 年 3 月

目　录

CONTENTS

第一章　绪　论

学习目标

1. 掌握：超声诊断的临床应用价值。
2. 熟悉：超声诊断学的内容。
3. 了解：超声医学的发展简史。

超声医学是近半个世纪发展最为迅速的一门医学影像学分支，它以处理超声波在人体内所产生的各种回声信息为基础，结合人体组织器官的解剖、生理、病理特征和临床医学基础知识，观察人体组织、器官形态和功能变化，并分析、归纳，探讨疾病的发生发展规律，从而达到诊断疾病的目的。

第一节　超声诊断学的内容与特点

超声诊断学的应用领域很广，检查范围已从早期的腹部脏器和心脏扩展到全身各个脏器和组织。根据中华医学会超声医学分会和中国医师协会超声医师分会的专业划分，目前超声医学专业大致可分为5个亚专业领域，包括腹部、心脏、妇产、浅表脏器和介入学组。其中浅表脏器学组的内容较宽泛，包括乳腺、甲状腺、血管、肌骨、神经、眼、淋巴结和男性外生殖器等。

一　超声诊断学的主要内容

1. 解剖学检查　二维和三维超声检查可清晰地显示脏器的位置、形态和断层解剖结构图像，同时可以显示病变组织的位置、病灶的数量、回声的高低程度、几何形态、有无包膜等声学特点，还可以通过变换体位动态观察病变情况，判断其有无活动度及其与邻近组织的关系。

2. 血流动力学检查　应用多普勒技术动态显示心脏和血管内血液的流动状态，可以判断血流的方向和性质，定量测量血流动力学指标，如血流速度、跨瓣压差、加速时间等，在评估心血管内狭窄性病变、反流性病变和分流性病变方面发挥着重要作用。此外，最新的超声造影技术还可用于实时观测组织内的微循环变化，显示微循环的分布、数量及实时流动过程。

3. 功能性检查　结合应用二维和多普勒超声，可以对特定脏器和结构进行功能性测量。主要应用于心脏的收缩和舒张功能的评估，其他还包括胆囊收缩功能和胃、膀胱排空功能等的评估。

4. 介入性超声　是指以临床诊断和（或）治疗为目的的有介入性质的超声应用，包括超声监视下或引导下完成的各种穿刺活检、药物治疗和物理治疗，也包括术中超声、经阴道的腔内超声检查、经食管超声检查、经直肠超声检查和经血管内超声检查等。

二 超声诊断的评价

（一）超声诊断的特点

1. 安全性：无放射性损伤，可视，为无创伤性检查方法，临床应用一般不受限制。

2. 准确性：超声解剖与人体解剖结构一致，且二维切面图像质量高，现代高端仪器可检测出毫米级病灶；多普勒超声可探测小于 10cm/s 的低速血流和大于 5m/s 的高速血流。

3. 实时动态性：更符合人体的生理特性。

4. 便捷性：所占空间小，可移动，可携带，适用于床旁危重患者和突发事件。

5. 经济性：费用较低，受检者易接受。

6. 重复性：及时报告结果，如需要可短时间内重复检查。

7. 检查时与受检者面对面，可及时了解患者信息，有助于正确诊断。

（二）超声诊断的局限性

1. 超声难以透过骨骼和含气组织，限制其应用范围；病变与脏器界面之间声阻抗差较小时，图像显示缺乏特征，容易漏诊。

2. 脉冲多普勒超声受到脉冲重复频率的限制，对高速血流的检测容易产生混叠现象；连续多普勒超声缺乏距离分辨力，难以定位。

3. 超声成像中伪差较多，显示范围较小，整体观不如计算机断层扫描（CT）、磁共振成像（MRI）。

4. 超声诊断有高度的操作者和仪器依赖性，探测操作流程不一，超声医生的诊断能力差异较大，仪器质量对诊断有较大的影响。

第二节　超声诊断发展简史

最早将超声波技术应用于医学领域是在 20 世纪 40 年代，至今已有 70 余年的历史，主要经历了 A 型和 M 型超声阶段、二维或灰阶超声阶段、多普勒超声阶段和新技术发展与应用阶段。超声诊断技术的发展主要依赖于探头技术和信号处理技术的不断发展，受益于 20 世纪 80 年代后信息技术的革命和不断创新。

1942 年，奥地利科学家 Dussik 首先采用 A 型超声装置，以穿透式超声探测脑肿瘤，开创了超声诊断的先河。

1951 年英国 Wild 和 Reid 发展应用 A 型超声来区别人体正常组织与疾病组织，获得了肿瘤、乳腺癌的反射波回声图像。

1954 年英国教授 Donald 等首次将超声技术用于妇产科，随后开始腹部器官的超声检查。

1965 年 Lallagen 首先应用 Doppler 法检测胎心及某些血管疾病。

1973 年荷兰 Bon 首先报道实时超声显像仪，它是最早真正用于检查诊断心脏病的实时超声显像仪。

20 世纪 70 年代脉冲多普勒与二维超声结合成双功能超声显像，能选择性获得取样部位的血流频谱。

20 世纪 80 年代以来，超声诊断技术不断发展，应用数学扫描转换成像技术，图像的清晰度和分辨率进一步提高。脉冲与连续频谱多普勒联合应用，进一步提高了诊断的准确性。彩色多普勒技术能实时地获取正常及异常血流的直观图像，它的兴起不仅在诊断心脏瓣膜疾病与先天性心脏疾病方面显示了独特的优越性，而且可以用于检测大血管、周围血管与脏器血管的病理改变，在临床上具有重要的意义。

1992 年 McDicken 等率先提出多普勒组织成像技术，随后此技术被广泛应用于临床分析心肌活动的功能，为临床心脏疾病的诊断与治疗提供了一种安全简便、无创的检测手段。

三维超声技术在 20 世纪 90 年代开始成熟，近几年发展较快，在很多应用领域表现出了优于传统二维超声的特性。它主要是通过计算机将所获得的一系列二维图像进行三维重建，构成三维超声图像。

链接

三维超声

超声医学影像技术作为医学影像学的一门新兴学科，经历了A超、M超、B超、彩色多普勒超声几个阶段。三维超声成像技术的研究始于20世纪70年代，由于其成像过程慢和使用复杂限制了在临床上的使用。近年来随着计算机技术的飞速发展，三维超声成像取得长足进步，已经进入临床应用阶段。

三维超声的显示方法分为：①表面成像，主要显示感兴趣结构的立体形态、表面特征及空间关系。②透明成像，主要显示实质脏器内部结构的三维成像，如血流分布情况等。

三维超声成像技术与传统二维超声成像相比，具有明显的优势：首先，三维超声成像技术能直接显示脏器的三维解剖结构；其次，还可对三维成像的结果进行重新断层分层，能从传统成像方式无法实现的角度进行观察；最后，还可对生理参数进行精确测量，对病变位置精确定位。因此，近几年来三维超声成像在医学成像领域备受关注。

近年来，随着科学技术的不断发展，很多高新技术，如介入超声、超声造影、谐波成像、心内超声成像等不断发展，并逐步在临床上得到了应用，超声诊断学的内容、方法和作用也在不断增加和提高，早已不再局限于单纯的形态学诊断，而是在其基础上更多地进行功能研究和分子水平的研究，同时也将在疾病的分子生物学治疗方面开辟更广阔的领域。毋庸置疑，超声诊断学有着可持续发展的美好前景。

第三节　超声诊断学习指导

本书是供医学影像技术专业和临床医学专业学生学习的超声诊断学教材。本课程的主要任务是学习超声诊断学的基础和原理，掌握超声检查的常用方法和技巧，依照人体器官的解剖特点掌握脏器正常声像图，并能够依据临床表现结合声像图特点进行常见疾病的系统分析，作出准确诊断，完成诊断报告的规范化书写。

超声诊断学学习的指导思想：

1. 坚持理论与实践相结合的原则　首先要掌握扎实的专业技术知识，在学习过程中要经常复习和密切联系影像解剖学、病理学等医学基础课程，掌握身体各部位、各不同切面包含的脏器及其相互关系；各脏器各切面的正常声像图规律；各种常见病的病理组织形态方面的改变及其在声像图上的特征性表现。在基础专业理论知识学习的同时，还应注重基本技能的实践与训练。临床超声诊断的正确性和有效性很大程度上取决于技术人员的操作水平，实践出真知，通过体模及同学之间的上机操作，学习掌握超声扫查的基本技能；熟悉各脏器的标准切面；并对多发、常见病种可简单做出检查和诊断。

2. 坚持超声与临床相结合的原则　超声诊断学既是医学影像学的一个分支，亦是临床诊断的一部分，而临床医学诊断是一个完整的系统过程，超声检查只是系统中的一个环节，需要与临床密切结合。在进行超声检查前，要充分了解检查目的及有关临床资料，例如：①病史、症状、体征；②相关实验室检查结果；③相关影像学检查结果等。在超声检查结论中，要少用和慎用肯定性结论，多做方向性提示。总之，要坚持“临床视角看超声，超声视角为临床”的正确理念。除此之外，还要充分了解超声技术对相关疾病的临床作用与价值，准确把握好定位，做到“有所为，有所不为”。

3. 坚持主观与客观相结合的原则　超声检查结论是通过客观上的图像表现与主观上的分析判断来完成的。超声图像是超声结论的关键依据，超声的检查者（超声图像的获得与采集）又是超声结论的判断者；超声检查过程是观察识别、判断分析的过程，该过程是主客观紧密联系而互动的过程。因此容易产生“主观制造”的“假阳性”和“主观遗漏”的“假阴性”等临床误判。为避免和减少误判的发生，教学实践学习中要坚持正确的思维方法，从循证医学角度出发，去伪求真，养成科学、严谨、细致、规范的工作作风。

4. 坚持医术与医德学习相结合的原则　医术技能的培养训练，通过规范化操作来熟悉掌握和不断提高；良好医术的发挥，离不开医德的影响。因此，在超声教学实践中要学习了解伦理、心理、法律、人际交往等人文知识，牢固树立起全心全意为人民服务的人生理念与奋斗目标。

5. 超声诊断学的课程分为系统学习和毕业实习两个阶段　系统学习应包括教学大纲所规定的课堂讲授和与其结合的临床示教、课间实践；毕业实习是在上级医师指导下进行实际操作，直接为患者服务，并通过实践提高诊断能力。

小结

本章讲述了超声波的概念、超声诊断的基本内容和临床应用范围及评价，并简要介绍了超声诊断的发展简史和展望。提出了学习超声诊断学的指导思想，强调超声诊断与实践技能操作训练密切结合的重要性，应结合超声物理基础、医学基础、临床医学知识综合应用，通过正确的临床思维方式客观认识超声诊断的临床应用价值。

思考与练习

一、单项选择题

1. 下列关于超声的说法不正确的是（　　）
   A. 无创或微创，价格低廉
   B. 实时显示、动态观察
   C. 信息丰富、层次清楚、图像清晰
   D. 超声不能进行胆囊收缩、膀胱和胃的排空等功能检测
   E. 多普勒超声和彩色血流显现技术尤其适用于心脏和血管病变的检查
2. 超声三维重建技术目前的临床应用情况是（　　）
   A. 正处于发展改进阶段
   B. 作为常规已成功地用于临床的诊断
   C. 三维图像已经能够完全真实反映脏器的结构和运动
   D. 用于心脏实时成像已变得简单、易行
   E. 现在已能取代二维超声及彩超

二、问答题

1. 简述超声诊断的临床应用价值。
2. 简述超声诊断的优缺点。
3. 简述实践操作技能训练的重要性。

（刘玉森）

第二章　超声诊断的物理基础和原理

学习目标

1. 掌握：超声的定义及超声传播中频率、声速、波长三者之间的关系。
2. 熟悉：人体组织对入射声束的作用；入射超声对人体组织的作用。
3. 了解：超声诊断的安全性及注意事项。

第一节　超声成像的物理基础

一　超声波的定义

超声是一种机械波，当声波振动频率为 16～20 000Hz 时，能被人耳感知，称为可闻声波；当振动频率大于 20 000Hz 时，超过了人耳可听到的声波频率范围，称为超声波；当振动频率小于 16Hz 时，称为次声波。超声诊断是利用特定频率的超声波作为信息载体，将人体内部组织结构的声学特性以图形、曲线或其他数据形式表现出来，用于临床分析和诊断。

临床诊断用超声的声波频率为 0.5～60.0MHz，最常选用 2.0～14.0MHz。

二　超声波的特性

超声在弹性介质（气体、液体、固体）中以纵波形式传播，遵守声波的物理特性，包括束射（方向性）、反射、折射、绕射、散射、吸收、衰减和多普勒效应。

1. 超声波可在气体、液体、固体等介质中传播。
2. 超声波具有较好的方向性，可以传递很强的能量。
3. 超声波在传播过程中会产生反射、折射、散射、绕射、干涉和共振等现象。
4. 当足够强的超声波在液体介质中传播时，会在界面产生冲击和空化现象。

三　超声波的发生

临床工作中应用的超声波是由超声换能器产生的。换能器、转动装置、电缆、接插件、外壳等部件组成超声探头。能够产生压电效应的材料称为压电材料，目前最常用的换能器就是由压电材料构成的。

压电材料的压电效应具有两种可逆的能量转换形式：由电能转换成声能的过程称为逆压电效应。在逆压电过程中，高频交变的电场作用于压电材料引起材料结构的伸缩，在周围空间传播产生超声波。该超声波的频率与交变电场的频率相同；由声能转换成电能的过程称为正压电效应。在正压电过程中，声波作用于压电材料，引起压电材料两端正负电位的交替变化，产生交变电场。在临床工作中，利用逆压电效应产生超声波，利用正压电效应接收超声波。

压电材料可分为无机材料、有机材料和混合材料三大类。在超声检查过程中，压电材料通常被加工成不同的几何形状，安装在适当的外壳中，构成超声探头。为了降低探头与人体组织间的声阻抗差别，使声能很好地耦合到人体中，通常在压电材料表面加上保护层。该保护层除了保护探头表面不受磨损和氧化外，还起到阻抗匹配的作用。

目前常用的超声探头与临床应用：

1. 凸阵探头　主要用于腹部、妇产科检查。
2. 线阵探头　主要用于外周血管、小器官检查。
3. 机械扇形探头　主要用于心脏检查。
4. 环阵扇形探头　主要用于腔内检查。

四　超声波的传播

超声波有 3 个基本物理量，即波长（λ）、频率（f）、声速（c）、它们的关系如下。

$$c=f\cdot\lambda \text{ 或 } \lambda=c/f$$

如频率固定，则在声速高的介质中其波长亦大；如在声速相同的同一介质中，所用频率越高，则波长越小。超声的传播与波长、频率、声速有密切的关系。

（一）波长

波长表示在波的传播方向上，相邻两个波峰的距离。常用单位有毫米（mm）、微米（μm）。

（二）频率

频率表示质点在单位时间内完成的全振动的次数。

（三）声速

声速表示单位时间内声波在介质中的传播距离。常用单位有米/秒（m/s）、厘米/秒（cm/s）等。其大小与介质的弹性系数和密度有关，可用式（2-1）计算：

$$c=\sqrt{\frac{E}{\rho}} \tag{2-1}$$

式（2-1）中，c 为声速，E 为介质的弹性系数，ρ 为介质密度。

显然，在声波频率保持一致时，相同介质中的声速是相同的，不同介质中的声速是有变化的。在超声诊断中，人体软组织中的平均声速约为 1540m/s，肺及胃肠道气体中的平均声速约为 350m/s，骨骼中的平均声速约为 3860m/s。

（四）声场

声束是指从声源发出的声波，一般它在一个较小的立体角内传播。声束的中心线被称为声轴，它代表声束传播的主方向。声场是介质中有声波能量存在的空间范围，其强弱用声压和声强来表示。

在声束的不同位置上，其宽度是不完全一致的。对于一个圆形的超声换能器，在接近声源的一段距离，声束是几乎等宽的，声束的直径略小于换能器的直径，呈圆柱形，这部分区域被称为近场区。近场区的距离（L）与声源半径的平方（r^2）成正比，与声波的波长成反比，即

$$L\text{（近场区）}=r^2/\lambda。 \tag{2-2}$$

离声源较远的声场，声束则会产生扩散而呈喇叭形，此时的声场称为远场区。远场区区域中声束的扩散程度也与声源的面积和超声波长有关，其扩散角满足关系式：

$$\sin\theta=0.61\lambda/r \tag{2-3}$$

式（2-3）中，θ 是声束扩散角度，λ 是声波波长，r 是声源半径，声波波长越小，则近场区越长，远场区的声束扩散越小（图 2-1）。

（五）分辨力

超声能够发现最小障碍物的能力，称为分辨力。分辨力是评价声像图质量的重要技术指标，主要包

括空间分辨力和对比分辨力。

1. 空间分辨力　是指能够辨别两个细小目标空间位置的能力。根据声场的分布，又分为轴向分辨力、横向分辨力和侧向分辨力。

（1）轴向分辨力：是指沿声束传播方向上，两个界面回声信号不重叠时的最小距离。轴向分辨力越好，靶标在深浅方向的精细度越高。

（2）横向分辨力：是指在与声轴垂直的平面上，沿探头最小尺寸（短轴）方向上能够分辨相邻两点间的最小距离。横向分辨力越好，图像上反映组织的切面情况越真实。

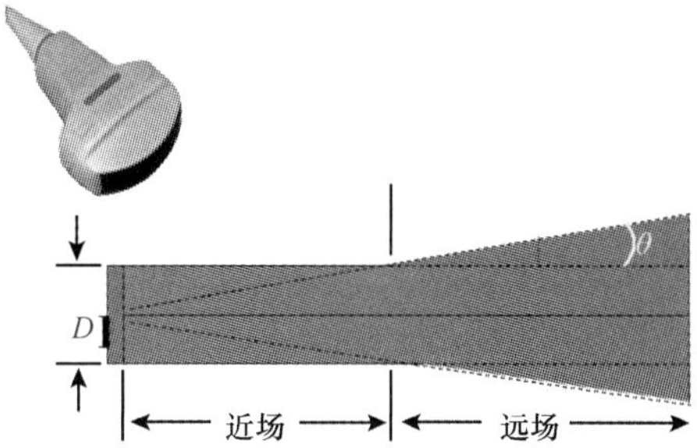

*D*声源直径；*θ*扩散角

图 2-1　声场

（3）侧向分辨力：是指在与声轴垂直的平面上，沿探头最大尺寸（长轴）方向上能够分辨相邻两点间的最小距离。声速越细，侧向分辨力越好（图 2-2）。

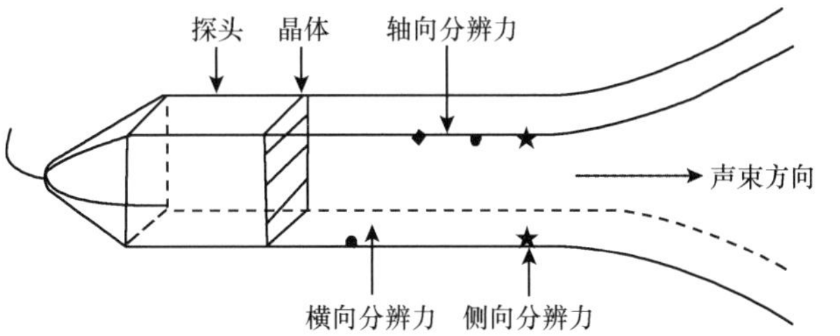

图 2-2　分辨力

2. 对比分辨力　是指在灰阶或亮度上分辨不同目标的能力，主要取决于系统的信噪比和像素大小。信噪比越高，像素数越大，则灰阶越多，对比度分辨力越高，声像图的层次越丰富。

第二节　人体组织对超声的作用

一　声阻抗及界面

声阻抗又被称为声特性阻抗，用 Z 表示。它是用来表示介质传播超声波能力的一个重要的物理量，其数值的大小由介质密度 ρ 与声波在该介质中的传播速度 c 的乘积所决定，即 $Z=\rho \cdot c$，单位为瑞利。

超声界面是两种具有不同声阻抗的介质相接触的面。由于界面是分割不同声阻抗的介质，因此超声的传播在界面上就会发生改变。当界面尺寸大于超声波长时，该界面被称为大界面；反之，被称为小界面。大小界面对超声传播的作用是不一样的。对于大界面，一般发生反射、折射等现象，小界面主要发生散射现象。

人体不同组织的密度不同，其声阻抗也不相同。当两种组织的声阻抗差别达到 1‰以上时，在两组织的界面上便会产生回声反射，形成图像中的回声显像，从而将两组织区分开来。人体软组织及脏器结构的声阻抗的差异构成了大小、疏密不等和排列各异的声学界面。这些界面形成了超声波分辨组织结构的声学基础。超声对软组织间的这种分辨能力可达 X 线影像的 100 倍以上。超声波在界面上反射的大小与界面两边介质的声阻抗差及超声波的入射角有关。超声波对软组织分辨力很高，超声诊断仪就是利用人体组织对超声波的反射作用，从超声反射中提取医学诊断信息的。

二　反射与折射

在超声的传播过程中，如果声束遇到大界面，则一部分超声能量会返回到原来的介质中，形成反射。超声的反射具有以下 3 个规律（图 2-3）：①入射声束和反射回声都在同一平面内；②入射声束和反射声束分别位于界面法线的两侧；③入射角和反射角相等。

反射能量由反射系数（R）决定。假定 Z_1、Z_2 为两种介质的声阻，则 $R=[(Z_2-Z_1)/(Z_2+Z_1)]^2$。当 $Z_1=Z_2$ 时，为均匀介质，则 $R=0$，无反射；当 $Z_1\neq Z_2$ 时，$R\neq 0$，则反射存在，人体软组织声阻抗差异很小，只要有 1‰的声阻抗差，便可产生反射；当 $Z_1\leqslant Z_2$ 时（如水和气），则 R 很大，产生强反射。

在超声的传播过程中，当分界面两边的声速不同时，超声波透入第二种介质后，其传播方向将发生改变即产生折射。在大界面的另一边，会有一部分超声能量进入，形成折射。由于大界面两边介质的声速不同，折射声束会偏离入射声束方向。超声的折射也具有以下 3 个规律（图 2-3）：①入射声束和折射声束都在同一平面内；②入射声束和折射声束分别位于界面的两侧，但在不同的介质中；③入射角和折射角满足以下关系：

$$\frac{\sin\theta_i}{\sin\theta_t}=\frac{c_1}{c_2} \tag{2-4}$$

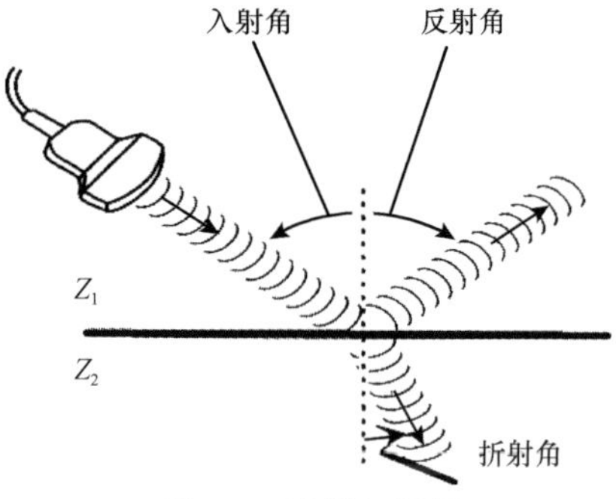

图 2-3　反射与折射

式（2-4）中，θ_i 为声来入射角度，θ_t 为声来折射角度，c 为声速。

声波从一种小声速介质向大声速介质入射时，声波经过这两种介质的分界面后出现折射波的折射角大于入射角。当入射角超过临界角时，相应的折射波消失，出现全反射。全反射会造成第二种介质的信息丢失，形成“折射声影”，又称为“侧后声影”，在诊断过程中要加以注意。

需要指出，由于反射回声与入射角度有关，所以不能根据反射回声振幅来判断两种介质声阻抗的差别。此外，折射声束又可作为入射声束进入下一种介质。这种多次折射过程会产生折射声影效应，声像图实际上是多次折射造成的，与实际情况有一定误差。

三　散射

超声波在传播中遇到粗糙面或极小的障碍物时，将有一部分能量被散射，散射声波可进行组合（图 2-4），等频同相波叠加后能量加强，等频反相波叠加后能量减弱。

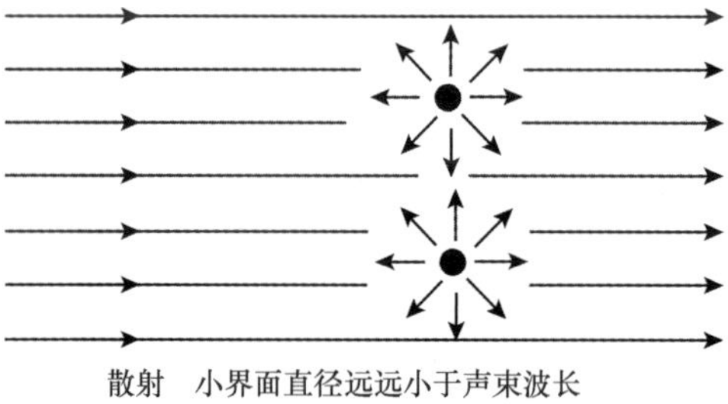

图 2-4　散射

红细胞的直径比超声波波长要小得多，红细胞是一种散射体，声束内红细胞数量越多，背向散射强度就越大。红细胞的背向散射是多普勒超声诊断的基础。

四　绕射

当入射声束遇到同超声波长大小接近的界面时，或者当入射声束经过界面的边缘，并且声束边缘与界面边缘的距离小于 1～2 个超声波长时，声束就会在界面边缘处发生弯曲，绕过该障碍物而继续前进，反射很少，这种现象称为绕射，亦称衍射（图 2-5）。大小界面都会产生绕射现象，绕射声束将在界面的后方发生偏转，且声束与界面边缘距离越小，绕射声束偏转的角度越大。

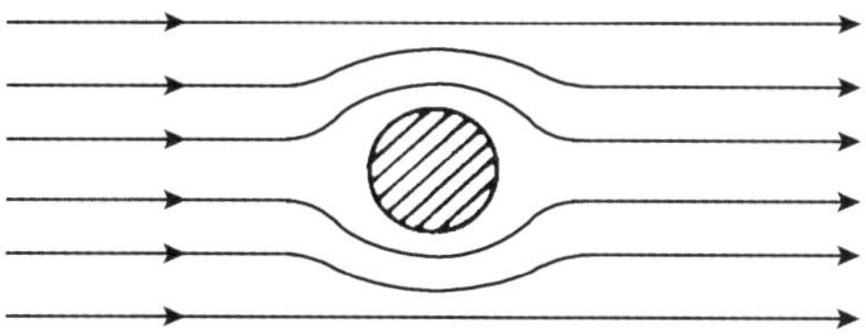

绕射 障碍物直径约等于声束波长

图 2-5 绕射

五 衰减

超声波在介质内的传播过程中，随着传播距离的增大，声波的能量逐渐减少，这一现象称为声波衰减（图 2-6）。造成超声衰减的主要原因如下：

1. 大界面的反射。

2. 小界面的散射 超声波在非均匀介质中传播，因散射而使声波能量减弱。

3. 介质的吸收 声波在传播或反射过程中，体内组织使声能转换为热能的现象，与介质的吸收系数和介质的厚度有关。

4. 声束扩散 声波在单位面积内的能量减少。

超声衰减是反射、散射和吸收等因素的综合效应，其中吸收是衰减的主要因素。超声衰减还与超声频率有关，它与超声频率成正比，频率越高，声波衰减越大。

不同组织的声衰减程度的一般规律：组织内含水分越多，声衰减越低；液体中含蛋白成分越多，声衰减越高；组织中含胶原蛋白和钙质越多，声衰减越高。

人体不同组织和体液声衰减的比较：在人体组织中衰减程度一般规律是骨组织＞肝组织＞血液，若进一步细分，骨＞肌腱（或软骨）＞肝＞脂肪＞血液＞尿液（或胆汁）。

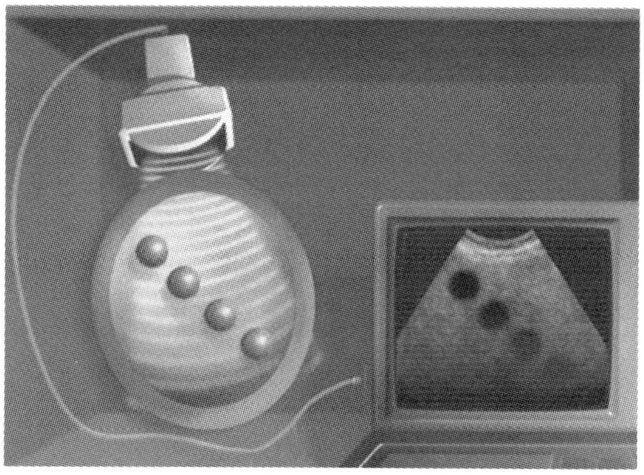

图 2-6 衰减

第三节 超声对人体组织的作用

一 超声生物效应

超声波是带有一定能量的机械波，当一定剂量的超声波在生物体内传播时，通过超声与生物组织的相互作用，可以引起生物体的功能、结构或状态的变化，这就是超声生物效应。

超声与生物组织的作用：

1. 热效应 超声波是一种机械振动能量，它在介质中传播时，其振动不断被吸收而转化为热量，导致介质温度升高，引起某种危害和损伤，这一过程称为热效应。产生热量的大小取决于介质的吸收系数，以及超声波的强度和辐照时间，热效应可用于临床理疗。近年来，它作为加温治疗癌症的一种热源受到重视。临床上，为了防止超声探测或治疗过程中局部温度过高，应不断地移动探头辐照位置。

2. 机械效应 在超声传播过程中，将引起介质质点位移、质点高速振动及升压产生等，当发生一个或多个上述因素时称为机械效应。所经过的生物组织会在声场的作用下产生剧烈的机械运动，其结构、功能和生理活动都将产生影响。

3. 空化效应 在声波作用下微小气泡的动力学过程，特别是介质为含有杂质或有溶解气体的液体时，在声压作用下容易形成空腔，空腔在迅速闭合的瞬间，产生局部高压、高温和放电现象，称为空化效应。

超声生物效应首先是引起组织内空化、电现象、升温、压强变化等效应，继而引发化学反应。一般认为，低声强长辐照时间引起组织损伤主要以热效应为主；而高声强短辐照时间造成损伤主要以空化效应为主；在两者之间，损伤主要由机械效应产生。

超声能量在声场中的分布也是不均匀的，存在最大空间峰值区和最小空间峰值区，有 4 种超声强度的计算方式：①空间峰值时间平均声强（通常标记为 I_{SPTA}）；②空间峰值时间峰值声强（通常标记为 I_{SPTP}）；③空间平均时间平均声强（通常标记为 I_{SATA}）；④空间平均时间峰值声强（通常标记为 I_{SATP}）。在这 4 种声强表述当中，目前尚未确定哪一种最适宜用来评价辐照剂量强度，多个国家和组织都选用空间峰值时间平均声强来规定人体超声探测安全剂量。20 世纪 70 年代，美国超声医学会规定，超声检查时空间峰值时间平均声强不超过 $100mW/cm^2$；1995 年我国医用超声设备标准化委员会规定，空间峰值时间平均声强应 $<100mW/cm^2$。

二 超声诊断的安全性

由于超声波属于非电离辐射，长期以来一直认为超声探测对人体组织是安全的。但超声波可以携带很高的能量，而且超声又会以不同的方式对生物组织产生作用。因此，在进行超声探测时必须考虑超声的安全性，即考虑超声的安全剂量。

同一超声设备、同一探头、相同工作频率，超声强度会随着显示方式的不同而不同。例如，空间峰值时间平均声强为 $100mW/cm^2$ 时，在做彩色多普勒血流声像检测时，声强可达到 $600mW/cm^2$ 以上。因此，在检查过程中如果改变显示方式，必须调整声强到安全剂量以下。

1982 年世界卫生组织建议：

1. 只有在医学上具有明确理由时，才对人体使用诊断超声。

2. 以商业显示和获得实验图像为目的时，不应把超声用于辐照人体，特别是辐照孕妇。

3. 在保证获得良好图像质量和取得必要的诊断信息前提下，应使超声诊断设备的输出强度尽可能小。

三 超声诊断的注意事项

在进行超声检查过程中，必须坚持最小剂量原则，即在保证获取必要的诊断资料的前提下，应尽量采取最小的辐射强度和最短的辐射时间。人体组织中，中枢神经系统、视网膜、视神经、生殖腺、早期妊娠胚胎、胎儿颅脑、胎儿心脏等对超声敏感。对这些器官的超声检查，每一受检切面上其固定持续观察时间不应超过 1 分钟，并应采取往复扫查，从而降低进入该组织的平均声强能量。如果对同一区域组织仍需观察，可在相隔 2～3 分钟后再至先前的感兴趣切面固定观察，但持续观察时间不应超过 1 分钟。

第四节　超声显示方式及其意义

一 脉冲回声法

（一）脉冲回声法超声显示的基本工作原理

脉冲回声法超声显示包括以下 4 个步骤：

1. 发射　由探头发射脉冲频率在 500Hz 以上的短脉冲超声波。

2. 接收　接收回声信号，并作对数放大处理。

3. 处理　进行数字扫描转换，将模拟回声信号转换成数字信号，并最终转换成电视制式扫描模式信号。

4. 显示　在监视器上显示图形信号，包括振幅显示和辉度显示。

（二）常用的脉冲回声法超声显示

根据工作方式的不同脉冲回声法超声显示又分为振幅调制型、辉度调制型和活动显示型 3 种类型。

1. 振幅调制型　简称 A 型。采用单声束脉冲检查方式，由单晶片探头沿单方向发射超声，声束在传播途径遇到各个界面产生一系列散射和反射，单晶片探头接收这些回声信号，以回声信号的振幅大小在示波屏上表示出来，显示一维波形信号（图 2-7）。示波屏上的横轴是时间轴，表示声束传播的途径；纵轴是信号轴，表示在声束传播途径产生的回声信号，其高低由放大后回声信号的振幅大小来表示。

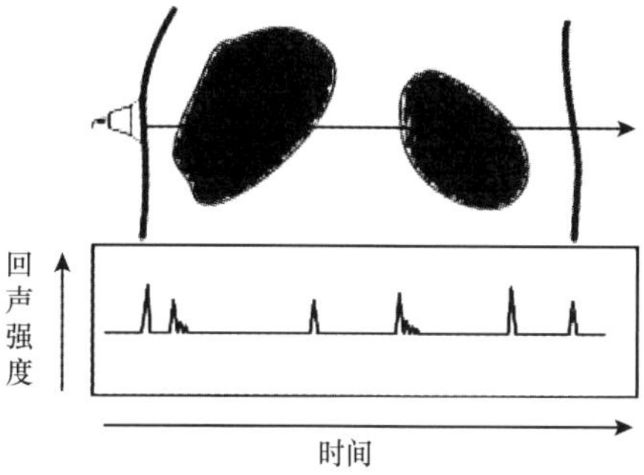

图 2-7　A 型超声显示

A 型超声是超声技术在医学诊断应用中最早的方式，它主要被用于眼、肝、胆、脾等部位的检查，通过分析回声振幅的分布来获得组织的特征信息。由于其只能显示某一方向上的回声振幅信号，属一维显示，目前临床已较少使用。

2. 辉度调制型　简称 B 型。与 A 型不同之处是，回声以光点的形式显示，回声信号的强弱以光点亮度表示。B 型超声的基本原理：沿某一方向发射的单束超声在传播途径遇到各个界面，沿空间展开产生一系列散射和反射，探头接收这些回声信号，以光点的形式在显示器上表示出来。光点按回声的先后次序在显示器纵轴上自上而下排列，在得到一个方向上的全部信号后，探头在被检查体表面上移动，得到光点在显示器上沿水平方向展开，构成二维的切面图像（图 2-8），在检查切面内每一点上的回声信号强度以对应于该点的光点辉度表示。B 型显示也被称为超声断层显示，显示二维断层声像图。

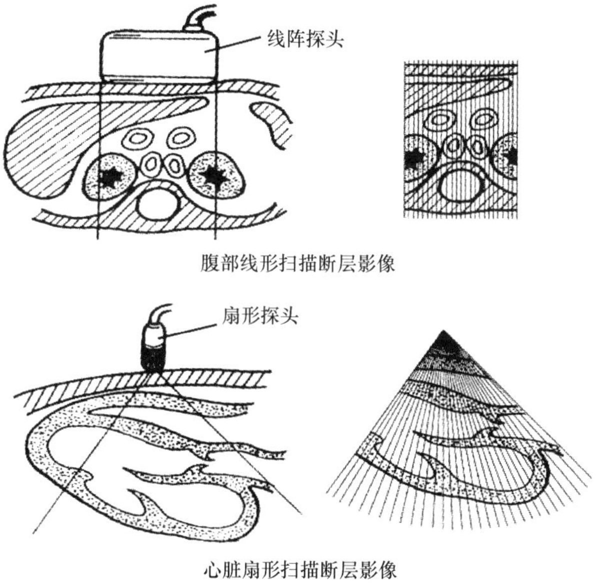

图 2-8　B 型超声显示

B 型超声可以实现实时和静态两种显示，实时超声可以观察运动脏器的动态图像。

3. 活动显示型　简称 M 型。工作原理：探头沿某一方向发射单声束超声，接收动态声像信号并以光点辉度的形式在显示器纵轴上表示，然后以完成一次发射和接收信号作为一个周期，对同一检查方向不断重复这一过程，每次接收的信号在显示器横轴上不同的位置表示，从而获得了“距离-时间”M 型超声图像（图 2-9）。M 型超声仍属一维图像，其纵轴表示检查的距离，横轴表示检查持续的时间。

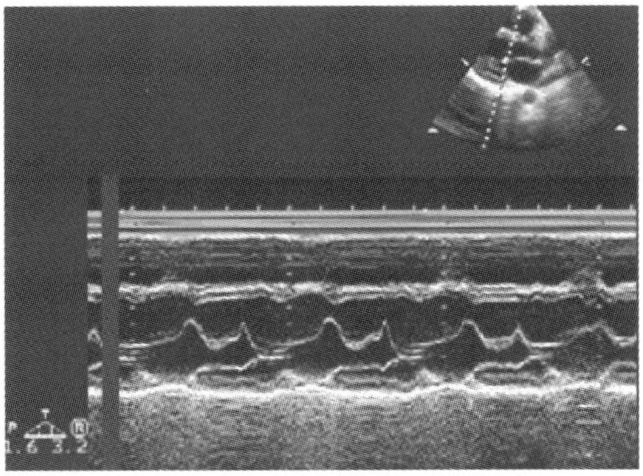

图 2-9　M 型超声显示

M 型超声所具有的“距离-时间”的图像特征，使得该技术应用于心脏及胎儿的检查。目前 B 型超声仪都具有 M 型超声显示功能，通过调节 M 型取样线，来丰富和完善扇形扫描的图像诊断，M 型超声多与 B 型和多普勒超声组合使用。

二 差频回声法

（一）差频回声法的工作原理

1. 发射　探头发射固定频率的超声。

2. 接收　接收频率改变的回声信号。

3. 处理　利用多普勒效应，比较发射和接收的超声频率差。

4. 显示　根据不同的工作方式显示不同的差频声像图，将差频信号在显示器上显示，分为频谱和彩色编码多普勒。

（二）差频回声法的分类

1. 多普勒超声　这种显示方式利用的是多普勒效应原理。沿某一方向的单声束传播途径中遇到界面会发生散射和反射，如果界面是静止不动的，则散射和反射的回声信号频率不发生变化；如果界面是运动的，根据多普勒效应原理，散射和反射的回声信号频率就将发生变化。运动越剧烈，频率改变就越大。将频率改变了的回声信号与发射信号进行比较，频率差在纵轴上表示，横轴表示检查的持续时间（详见第四章）。横轴的基线上方表示差频为正值，下方表示差频为负值。在频谱图上还可测量血流的速度。

根据发射超声方式的不同，多普勒超声可分为脉冲多普勒和连续多普勒。

（1）脉冲多普勒：探头为单晶片，工作期单方向发射超声，停止期接收回声信号，显示一维频谱信号。可与二维超声结合，测量小容积血流，但不能检测高速血流。采用距离选通，可以选择不同的检查深度，用于多个目标的检查。

（2）连续多普勒：探头为双晶片，一个单方向发射超声，一个单方向接收回声信号，显示一维频谱信号。对声束向上所有的血管内血流都能获得回声，且对血流速度没有限制，但不能区分远近距离的血流信号。检查目标运动速度没有限制，不具备距离选通能力，不能选择检查深度，用于单个目标的检查。

2. 彩色多普勒超声　其原理与脉冲多普勒相同，采用选通门进行多通道多点采样，显示二维频谱信号目标速度，大小以灰阶表示，方向以颜色编码表示，通常以红色表示朝向探头方向流动的血流，以蓝色表示背离探头方向流动的血流，以亮度表示血流的速度。常用来显示心脏和血管切面图，以分析血流方向、速度和性质等。

三 时距测速法

时距测速法是彩色超声血流成像的一种方法。与彩色多普勒显示不同，时距测速法不是对差频信号进行编码显示，而是直接对血流速度进行彩色编码。其工作原理如下：

1. 发射　探头发射短脉冲超声。

2. 接收　测量血红细胞在单位时间内流动的距离。

3. 处理　根据脉冲周期和移动距离得到血红细胞运动速度，对所得到的血流速度进行彩色编码。

4. 显示　在显示器上进行彩色血流显示。

由于使用了一系列的短脉冲超声束，时距测速法可以获得瞬时血流剖面的连续显示，并计算出血管内的血流量，可用于动态血流显像。

四 非线性血流成像法

非线性血流成像法是超声造影成像的一种方法，它利用了超声谐波成像技术。

在普通灰阶 B 型超声显示中，探头发射较低频率的基频波，接收基频回波和二次谐波。生物组织对声波的吸收是随频率的升高而增加的，因此低频基波可以提高检查的深度，而高频谐波有助于提高成像的精度和清晰度。非线性血流成像法原理如下。

1. 注入造影剂　为了测定血流参数和血管成像，在血管内注入造影剂，产生大量稳定的微小气泡。

2. 超声　单一频率的基波超声与气泡产生共振效应，产生能量较大的二次谐波。

3. 处理　超声探头接收二次谐波超声，经过滤波处理，形成清晰的血流声像图。

4. 显示　提高了对低速血流、微细血管和深部血管内血流的显像能力，用于深部血管、低速血管或微细血管的靶区灌注显示。

五 其他

除了前面介绍的几种主要的超声显示方式外，超声诊断中还有以下几种显示方式：

1. C 型　等深度显示，所显示的是距离体表深度相同的切面声像图。

2. F 型　可变换深度的 C 型显示。

3. T 型　为穿透超声显示方式，显示的是叠加的声像图。

4. 超声全息　利用超声波拍摄全息照片，通过回放技术产生声像图，是利用全息技术产生的声像图。

5. 超声 CT　为计算机辅助超声断层成像技术，可分为穿透式和反射式两大类。

6. 三维超声　在二维超声的基础上，利用计算机对一系列平面声像图进行处理和重构，形成具有不同解剖层次、多结构的立体影像。

7. 四维超声　采用三维超声图像加上时间维度参数进行显示的一种技术，能够实现实时动态活动的立体图像。

第五节　超 声 伪 差

一 混响效应

1. 产生机制　声束经过体内平滑大界面时，部分声能量反射回探头表面之后，又从探头的平滑面再次反射并第二次进入体内。因此，这是多次反射中的一种。由于第二次反射再进入体内的声强明显减弱，故在一般实质脏器成像时，其微弱二次图像叠加在一次图形中，不被察觉；但如大界面下方为较大液性无回声区时，此微弱二次图形可在液区的前壁下方隐约显示。混响效应就是声束在平滑大界面多次回声的总和效果，属多次反射形成的多重回声伪差（图 2-10）。

2. 产生条件　①平滑大界面；②两边声阻抗差别大；③前面组织衰减小。

临床诊断中，混响效应常见于：

（1）膀胱前壁、胆囊底部及大囊肿前壁，易被误认为壁的增厚、分泌物或肿瘤。

（2）某些前壁病变如胆囊隆起性病变、膀胱癌等误认为混响效应而漏诊。

（3）含气的肠道扫描图中也可出现混响效应。

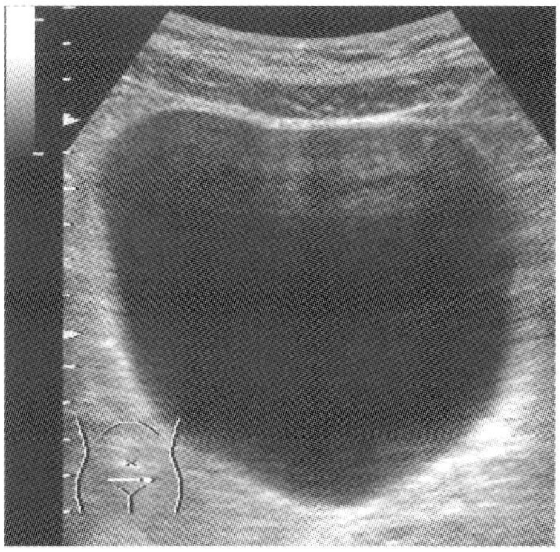

图 2-10　混响效应

二 振铃效应

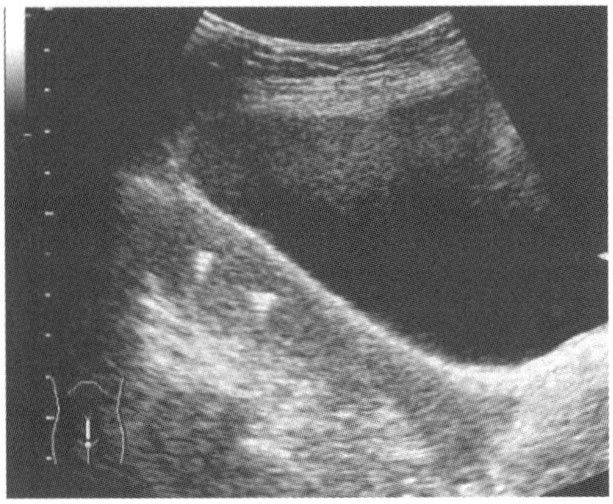

图 2-11 振铃效应

1. 产生机制 软组织内声束往返多次振荡产生的伪差。当声束扫查到软组织与含气组织或液体与结晶体界面处时，由于声阻抗相差甚大，造成声束在软组织内往返震荡。每一次往返都使声能降低，最终在声像图上形成如彗星尾部的多层光亮回声，向深部方向延伸，逐渐变淡，为振铃效应（图 2-11）。振铃效应亦属于多次反射形成的多重回声伪差。

2. 产生条件 ①平滑大界面；②两边声阻抗差特别大；③交界处声束接近全反射。

在临床诊断中，振铃效应常出现于：

（1）胃肠道及肺部等含气部位的检查中。胃肠道内气体的变动会使振铃影像快速变换，光亮带发生快速闪动。

（2）胆囊壁内胆固醇小体伴少量液体时，其后方也会出现振铃效应。

（3）换能器与皮肤局部耦合不好亦会出现振铃效应。

三 镜像效应

1. 产生机制 光滑大界面对声束的反射产生的伪差。当声束遇到深部大而光滑的界面，且界面两边组织的声阻抗差别较大时，界面处的强反射声束又作为第二声源对界面上方的散射体进行照射形成与光学镜像类似的虚像，该虚像位于界面下方低回声区，被称为镜像。实际的扫查中在虚像位置上并不存在真正的散射体。由于虚像反射距离较长，因此虚像总是出现在实像的远端，且虚像与实像有一定的畸变。

2. 产生条件 ①深部、平滑大界面；②两边声阻抗差别大。

在临床诊断中，镜像效应常见于横膈附近。当声束遇到横膈时，横膈把声波反射到与之接近的肿块处，肿块的反射回声沿原路经过横膈反射回探头，表现出肿块的虚像（图 2-12），易导致检查目标位置判断上的失误，如将膈下病变误认为膈上病变。当改变扫查部位和角度时，变化了声束方向后可识别镜像效应。

四 侧壁失落效应

1. 产生机制 入射角大造成反射声束不能返回探头所产生的伪差。当扫查大曲率的界面时，如果声束入射角过大，则反射角也过大，使反射声束会发生偏离而不能被探头接收，导致两侧壁在声像图上不被显示，出现侧壁失落效应（图 2-13）。

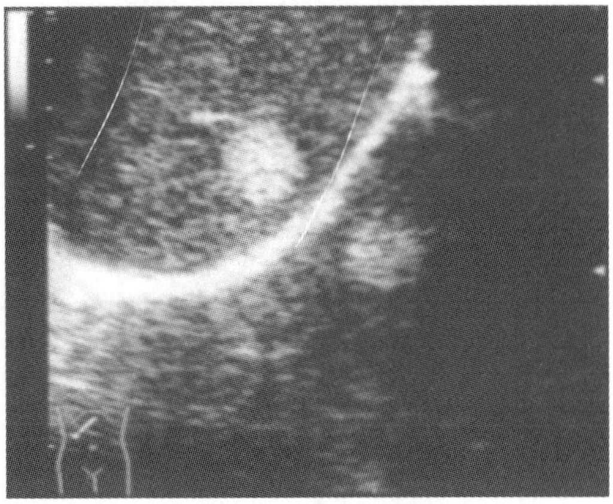

图 2-12 镜像效应

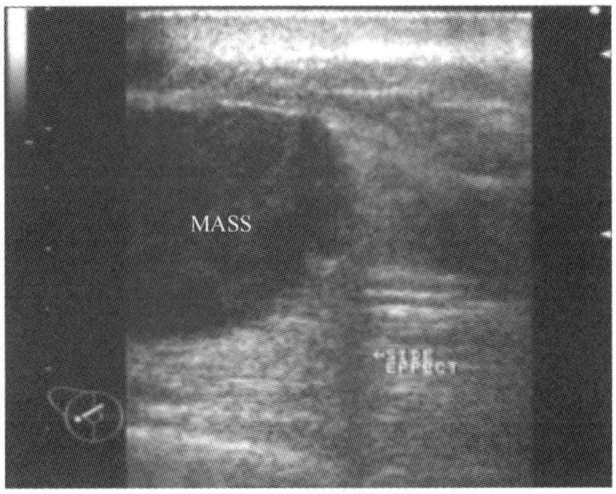

图 2-13 侧壁失落效应

MASS：包块

2. 产生条件　①曲率半径大的界面；②入射角特别大。

侧壁失落效应多见于囊肿和血管的侧壁，声像图上可清晰显示细薄的前、后壁，但侧壁不能显示。该伪差在线阵、凸阵、环形相控阵扇扫、机械扇扫等成像方式中均可出现，探头沿检查面移动或旋转一定的角度可改善侧壁失落效应。

五　后壁增强效应

1. 产生机制　时间增益补偿（TGC）“过补偿”造成组织器官后壁声强过大产生的伪差。声束在介质传播过程中，声强会随深度的增加而发生衰减，通过 TGC 技术可以使声像图显示深浅均匀。TGC 调节与组织衰减的损失一致时，获得“正补偿”声像图。如果被扫查组织中某一区域的声强衰减比周围组织小很多，则 TGC 在对周围组织进行“正补偿”的同时，对这一区域的补偿就会过大，造成“过补偿区”，“过补偿区”后壁会显示出比周围组织更亮，形成后壁增强效应。后壁增强程度与超声频率有关，低频换能器的后壁增强效应更为明显。

2. 产生条件　TGC“过补偿”后壁增强效应常出现于：①囊腔、脓肿及其他液区的后壁；②在某些小肿瘤如小肝癌的后壁亦可见后壁增强效应。

六　声影

1. 产生机制　声影是指在 TGC 正补偿后，某一组织或病灶后方呈现的完全或部分无回声、低回声区（图 2-14）。与通常的液性无声区不同，声影下方不再出现正常回波图像。

2. 产生条件　①当声束遇到强反射体（如骨骼、气体、钙化物和金属植入物等）时，强反射体与周围组织的声阻抗差别很大，造成下方组织的“失照射”，形成强反射型“声影”；②当声束遇到衰减较强且较厚的组织（如韧带或纤维组织等）时，由于声能被大量吸收而造成下方组织的照射很弱，不能产生回声影响，形成“衰减型”声影；③当声束扫到圆形组织或病灶的边缘时，会因入射角过大造成声束在组织内全反射，不能照射到组织下方，形成“折射声影”或“侧后声影”。

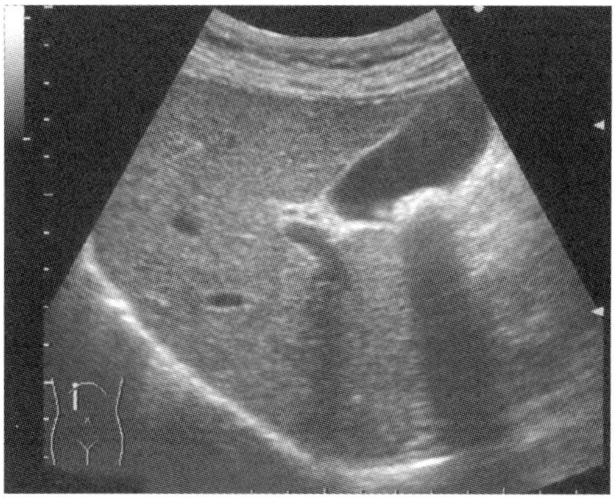

图 2-14　声影

声影的形状与扫查组织在声场中的位置、扫查组织与周围组织的声速关系及扫查组织的形状曲率有关。扫查组织在声束焦点之前时可出现平直矩形声影；在焦点处或焦点后可产生发散形状声影。在超声扫查时如果采用复合扫描，或检查中采用多层面、多角度操作以改变声束方向和检查部位，可以弥补声影造成的影响。

七　旁瓣效应

1. 产生机制　第一旁瓣成像重叠效应所产生的伪差（图 2-15）。声束在近程区的强度分布是高低起伏的，称为复瓣区。其中强度最大，处于声源中心的一个为主瓣，其轴线与声源表面垂直；主瓣周围对称分布的是旁瓣，与声轴形成大小不同的角度。主瓣在扫描成像的同时，旁瓣亦会成像，与主瓣图像重叠产生伪差，旁瓣的存在也使回声信号的对比分辨力降低，使图像质量下降。

2. 产生条件　旁瓣效应常出现于子宫、胆囊、横膈等的检查中，如检查充盈膀胱下方的子宫时在后缘面上方出现的淡淡浅弧状线条，以及胆囊无回声区的斜行细小点状回声分布。

八　部分容积效应

1. 产生机制　组织器官与周围组织的声像信号叠加，即产生部分容积效应，造成图像显示的失真

（图 2-16）。

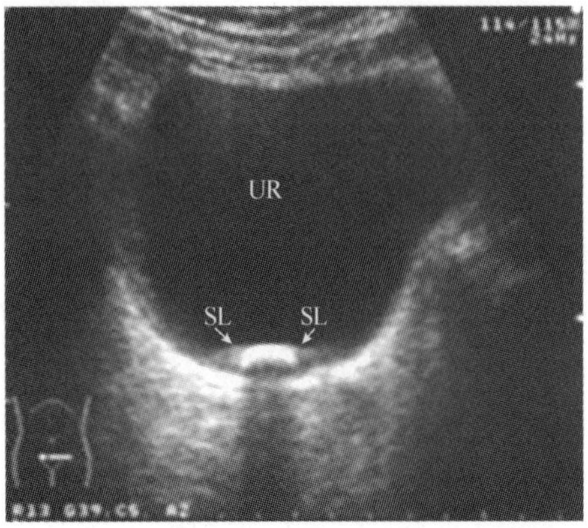

图 2-15　旁瓣效应

UR：尿液；SL：旁瓣伪差

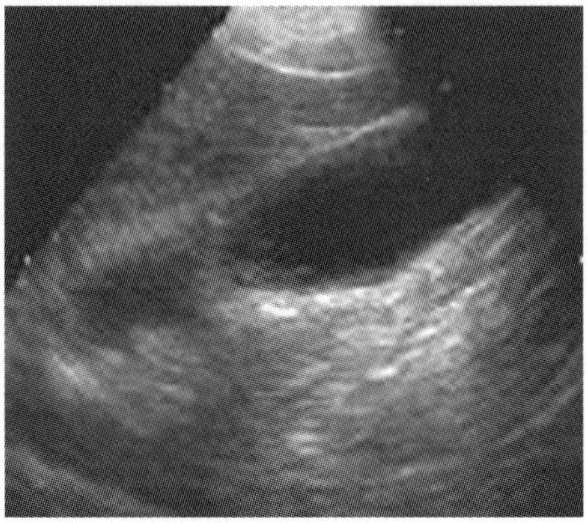

图 2-16　部分容积效应

2. 产生条件　超声图像显示的是检查组织中一定厚度范围内信息的叠加。当检查目标尺寸小于声束宽度，或者尺寸虽然大于束宽，但只有部分处于声束内时，则检查目标就会与周围组织的回声重叠，产生部分容积效应。常出现于：①腹部大血管和肝、肾小囊肿的扫查过程中，部分容积效应会显示组织内部出现细小的回声；②在胆囊扫查时，含气的十二指肠与胆囊切面重叠，会产生胆囊内结石的伪差。

在检查过程中应作纵横相互垂直切面，并侧动探头，改变声束方向，从不同角度观察对比，可弥补部分容积效应造成的影响。

九　衰减伪差

1. 产生机制　组织器官对声束的衰减所造成的声像图的显示失真。

2. 产生条件

（1）低衰减组织的后方强声影造成对前面信号的识别影响。在低衰减区，含液区域或脏器（如胆囊），因其后缘增强效应，使得胆囊下方的肾皮质反射超过肝组织，可影响对其识别。同样，正好在胆囊下方的肝癌结节亦可因后缘增强效应而被忽视。

（2）高衰减组织的强吸收造成对后方组织的识别影响。在高衰减区，上腹部横断面上镰状韧带以及延伸到肝圆韧带部位，声束的衰减造成下方组织回声大幅度减少，胰腺可被掩盖导致显示不清。

小结

1. 超声是一种机械波，可以通过换能器的逆、正压电效应产生和接收超声波，医用超声诊断频率最常选用在 2～14MHz。

2. 不同组织的超声速度和声特性阻抗是不一样的。超声探测是利用声束的反射、折射、散射、绕射和衰减等传播特性，进行临床分析和诊断。

3. 超声对生物组织具有热效应、机械效应和空化效应，在进行超声探测时须控制安全剂量并遵循检查、操作规程。

4. 脉冲回声法和差频回声法的工作原理及其意义。

思考与练习

一、单项选择题

1. 临床诊断用的超声声波频率最常选用范围是(　　)

A. 0.5～60.0MHz　　B. 2.0～14.0MHz

C. 2.0～60.0MHz　　D. 0.5～14.0MHz

2. 超声波在传播过程中会产生（　　）

A. 反射、折射、散射、绕射、干涉和共振等

B. 散射、绕射等
C. 干涉和共振等
D. 散射、绕射等

3. 超声波有三个基本物理量，即波长（λ）、频率（f）、声速（c），它们的关系是（　　）
A. $c=f\cdot\lambda$　　B. $\lambda=f\cdot c$
C. $f=\lambda\cdot\lambda$　　D. $f=c/\lambda$

4. 超声波与生物组织的作用是（　　）
A. 热效应、机械效应、化学作用
B. 机械效应、空化效应
C. 空化效应、化学作用
D. 热效应、机械效应、空化效应、化学作用

5. 超声探头的组成部件是（　　）
A. 换能器、转动装置、电缆、接插件、外壳
B. 换能器、电缆
C. 转动装置、接插件、外壳
D. 电缆、外壳、换能器

6. 对比分辨力的特点是（　　）
A. 信噪比越高、像素越大，则灰阶越少、对比度分辨力越低
B. 信噪比越高、像素越大，则灰阶越多、对比度分辨力越高
C. 信噪比越低、像素越大，则灰阶越少、对比度分辨力越高
D. 信噪比越高、像素越小，则灰阶越多、对比度分辨力越低

7. 衰减的主要因素是（　　）
A. 散射　　B. 反射
C. 吸收　　D. 反射和散射

8. 超声衰减与超声频率有关，那么两者间的关系为（　　）
A. 超声与超声频率成正比，频率越高，声波衰减越大
B. 超声与超声频率成反比，频率越高，声波衰减越大
C. 超声与超声频率成正比，频率越低，声波衰减越小
D. 超声与超声频率成反比，频率越低，声波衰减越小

9. 人体不同组织和体液声衰减的比较，在人体组织中衰减程度一般规律是（　　）
A. 肝组织＞肌腱＞脂肪
B. 血液＞脂肪＞尿液
C. 脂肪＞血液＞尿液
D. 肌腱＞脂肪＞肝

10. 在进行新生儿颅脑及心脏超声探测时，应注意的事项有（　　）
A. 做颅脑检查时，每一固定切面持续检查时间不应超过 1 分钟
B. 做颅脑检查时，每一固定切面持续检查时间不应超过 2 分钟
C. 做心脏检查时，每一固定切面持续检查时间不应超过 3 分钟
D. 做心脏检查时，每一固定切面持续检查时间不应超过 1 分钟

二、问答题

1. 超声波的概念是什么？
2. 生物组织对入射超声有哪些主要作用？
3. 超声对生物组织有什么作用？
4. 超声探测应遵循的原则和注意事项是什么？

（李敬哲）

第三章　多普勒血液成像技术

学习目标

1. 掌握：多普勒效应的基本概念及临床应用价值。
2. 熟悉：常用彩色多普勒血流显像的基本原理、彩色多普勒技术使用注意事项和血流特征。
3. 了解：高脉冲重复频率多普勒显像和组织多普勒显像。

第一节　多普勒效应

1842 年奥地利物理学家多普勒研究发现，当波源与接收器相对固定时，接收器所接收的波的频率与波源发出的波的频率一致；当波源与接收器作相对运动时，接收器接收到的频率升高，反之则降低，其频率的改变与相对运动的速度有关，这一现象被称为多普勒效应，这种频率的变化被称为多普勒频移。

假设波源和接收器在同一直线上运动，波源发出波长为 λ、频率为 f_0 的波，在介质中的传播速度为 c，波源的运动速度为 u，接收器的运动速度为 v，则多普勒效应可表示为：

1. 当波源和接收器相向运动时，接收到的波的频率为

$$f=\frac{c+v}{\lambda}=\frac{c+v}{c-u}f_0 \tag{3-1}$$

2. 当波源和接收器背向运动时，接收到的波的频率为

$$f=\frac{c-v}{\lambda}=\frac{c-v}{c+u}f_0 \tag{3-2}$$

由式（3-1）和式（3-2）可以看到，当波源朝向接收器运动时，接收到的频率大于波源发出的波的频率；当波源背向接收器运动时，接收到的频率比波源发出的波的频率要低。利用多普勒效应对运动物体所产生的频移信号进行成像显示与分析，形成了多普勒超声成像技术，在临床上可以对血管及血流状况进行检查。

多普勒超声成像技术中，探头的发射晶片与接收晶片之间不会发生相对运动，多普勒频移信号的产生是被检查目标相对于探头之间的运动引起的。假设入射超声频率为 f_0，反射超声频率为 f_r，被检查目标运动速度为 v，超声速度为 c，目标运动方向与入射超声声束夹角为 θ，则频移为接收器接收到的反射超声频率与发射产生频率的差，即：

$$f_d=f_r-f_0=\pm\frac{2v\cos\theta}{c}\times f_0 \tag{3-3}$$

实际上，目标运动体的多普勒频移 f_d 可由多普勒超声诊断仪测得，目标体的运动速度才是我们想要测定的参数，目标体的运动速度为

$$v=\pm\frac{f_d\times c}{2f_0\cos\theta} \tag{3-4}$$

式（3-4）中的声速、入射超声频率和夹角 θ 是固定的，得到被检查目标的速度与频移量成正比，正负号则表示运动同向或反向，通过傅里叶变换即可得到被检查目标（如血红细胞）的速度显示。通常将计算得到的目标速度表示为

$$v=\left|\vec{v}\right|\cos\theta \tag{3-5}$$

式（3-5）中 $\left|\vec{v}\right|$ 为真实目标速度，v 为计算速度，两者相差 $\cos\theta$ 倍，$\cos\theta$ 越接近 1，计算得到的速度越接近目标的真实速度。当夹角 θ 小于 30°时，计算得到的目标速度和真实目标速度的差值小于 13%；当夹角大于 60°时，计算误差急剧增加。在实际操作过程中应尽量使超声束与检查目标的运动方向（如血管）平行，这样测得的目标运动速度就会更准确些。

多普勒超声成像技术又分为频谱多普勒成像和彩色多普勒成像两种形式。频谱多普勒成像是利用傅立叶变换对进行频谱分析，以频移（速度）时间图像的形式显示。频谱图的横轴表示被检查目标的运动时间，单位为秒（s）；纵轴表示频移大小，通常换算成运动速度，单位为米/秒（m/s）。频谱图可以提供检查目标运动的方向、平均流速、峰值流速等流体动力学信息。根据探头发射超声波的工作方式不同，频谱多普勒又分为脉冲多普勒、连续多普勒和高脉冲重复频率多普勒等成像方式。

第二节 脉冲多普勒

脉冲多普勒是最常用的一种频谱多普勒技术。脉冲多普勒成像采用单个换能器按照一定的时间间隔发射和接收超声波。探头作为声源先发射一组超声波，然后转为接收状态，接收反射回声。但脉冲多普勒接收器不是接收所有的回声，而是通过距离选通器来选择特定深度的信号。

假设超声传播速度为 c，在时间 T 内，脉冲超声波从探头到达被检查目标，然后反射回声又回到探头，则探头到检查目标的距离 L 可表示为

$$L=\frac{c\times T}{2} \tag{3-6}$$

由于声速可以视为常数，所以检查深度就与发射到接收信号的时间成正比，通过选择不同的时间延迟，就能得到来自不同深度运动目标的反射信号，所以其能提供深度信息，能够进行定位诊断。这种脉冲超声对不同深度运动目标定位探查的方式即为距离选通，用距离选通技术选择性地接收所需要分析的目标区域信号的过程称为取样，所选定的取样区域称为取样门。取样门是指被一小段超声波束所覆盖的那部分要分析的目标组织区域，其宽度为超声束在此深度上的直径，其长度取决于电子开关开启的持续时间，取样门是一个三维体积，其宽度取决于探头频率、探头直径和聚焦技术，其长度取决于脉冲持续时间。在大多数仪器中，取样门的宽度和高度是不可调的，但可通过设置不同的脉冲持续时间，达到调节取样门长度以改变取样大小的目的。在一个脉冲周期内，接收信号时间间隔越长，取样门就越大。但在固定脉冲频率的情况下，接收信号时间间隔长就造成发射信号时间短，超声强度减弱，会影响声像图成像质量。

脉冲多普勒所发射的脉冲频率就是探头工作频率，而脉冲重复频率则是探头每秒内所发射的脉冲个数，也就是取样频率。当取样频率固定，被检测目标的频率超过一定值时，就会出现频率失真。因此，脉冲多普勒成像会受到脉冲重复频率的限制，即脉冲重复频率必须大于被检测目标多普勒频移的 2 倍。通常将脉冲重复频率的 1/2 称为奈奎斯特（Nyquist）频率极限，如果被检测目标的多普勒频移值超过这一极限，脉冲多普勒所检出的频移改变就会出现频率失真或频率混叠，表现出方向或大小的伪差，故其不能测量高速运动的目标。在脉冲多普勒成像过程中，要注意选择脉冲重复频率和调整速度量程，避免出现频率失真。脉冲多普勒技术的最大优点就是能够与二维超声图配合，精确地定位测量某一处范围（取样门）内的目标流速情况，它具有较好的距离分辨力（深度分辨力），或者说能够测定沿声束方向上不同深度的一定范围内的目标流速情况。脉冲多普勒技术的主要不足是它所能测量的最大目标流速有一定限度，而异常血流速度常常超过这个限度。临床中脉冲多普勒

主要用于正常瓣口或血管低速血流的定量分析，通过测定血流速度时间积分和瓣口面积可计算通过瓣口或血管的血流量。

第三节　连续多普勒

连续多普勒是最早出现的一种多普勒技术。连续多普勒成像采用双晶片探头，一个（组）晶片连续地发射超声束，另一个（组）晶片连续地接收反射回声，由于多普勒效应，探头接收的信号相对于发射超声有一个频移，不同的频移对应于不同的目标运动速度。从理论上讲，连续多普勒的取样频率应为无穷大，最大测速可不受限制；但实际上，连续多普勒的最大可测速度受数模转换器工作速度的限制，最大可测速度一般不大于 10m/s，不过，这已经完全满足了临床需要。

与脉冲多普勒成像方式不同，连续多普勒成像没有最大频移的限制，因而能够测量高速运动的目标及深部目标。因此，连续多普勒对于定量分析狭窄处高速血流、反流、分流的流速和压力阶差等非常有价值。

连续多普勒将声束传播方向上出现的所有目标运动多普勒频移全部记录下来，因此无法确定声束内回声信号的深度来源，也就是说连续多普勒的主要缺点是没有距离选通功能，不能进行定位诊断。但这种高速血流总发生于病变部位，可以借助二维声像图判定最高血流速度发生的部位，弥补连续多普勒的这一缺点。另外，连续多普勒探头所接收的反射信号相对较小，探头的敏感性较低。

第四节　高脉冲重复频率多普勒

为了保留脉冲多普勒定位诊断的优点，又弥补其测量目标速度有限的缺点，将脉冲多普勒与连续多普勒成像方式相结合，产生了高脉冲重复频率多普勒成像技术。

高脉冲重复频率多普勒是对脉冲多普勒的一种改进。它的特点是当探头在发射一组超声脉冲波之后，不等到取样门的回声信号返回到探头，就再次发射新的超声脉冲，然后接收到的回声信号是第一组脉冲的回声。这样的方式相当于在固定脉冲超声中插入新的信号，提高了发射脉冲频率，根据式（3-3），频移就增加了 1 倍，由式（3-4）可知目标速度的测量范围也相应扩大了 1 倍。随着脉冲重复频率的成倍增加，最大可测目标速度的范围也相应地成倍增加。但实际上，在大多数仪器中，高脉冲重复频率多普勒最大可测目标速度最多扩展到脉冲多普勒最大可测速度的 3 倍。

高脉冲重复频率多普勒实际上是介于脉冲多普勒和连续多普勒之间的一种技术。它测量的最大目标速度比脉冲多普勒扩大了 3 倍，明显提高了它的量程。但它的定位准确性不如脉冲多普勒，频谱质量也较脉冲多普勒差。

第五节　彩色多普勒显示方式

一　概念

在临床上彩色多普勒成像多用于血流声像图显示，即彩色多普勒血流显像，它是以二维声像图为背景，对感兴趣的目标检测区域利用自相关技术处理，并进行彩色编码，将二维彩色信息叠加到灰阶图像的相应区域内，实现解剖结构与目标运动状态相结合的实时显示。彩色多普勒血流显像提供了一幅既有解剖结构的实时切面，又有动态变化的彩色血流的声像图。它是继心导管技术以来心血管疾病检查的一项重大突破，被称为无创性心血管造影。

二 基本原理

彩色多普勒血流成像技术所采用的方式与二维成像技术相似，用一个相控阵探头所发出的超声束对脏器作平面扫查，对感兴趣的目标监测区域进行自相关处理，目标检测区的每一个方向上要发射几个脉冲，接收到的回波信号分两路，一路形成二维黑白解剖结构声像，另一路进行自相关处理，并用红、绿、蓝三原色对不同血流信息进行彩色编码，将编码结果用不同颜色显示在相应的二维声像内。彩色多普勒显像中血流方向用颜色来表示，通常以红色代表朝向探头的血流，以蓝色代表背离探头的血流。速度的大小以色调的高低即色彩的亮度来表示，明亮的色彩代表流速快，深暗的色彩代表流速慢。以红、黄、蓝、绿、青多彩小点交织代表湍流。

三 彩色多普勒显像的优缺点

1. 优点　与连续多普勒和脉冲多普勒相比，彩色多普勒能在二维切面上直观地显示血流方向、血流速度和血流状态等重要信息，对血流的性质和流速在心脏、血管内的分布比连续和脉冲多普勒显示更快、更直观，可明确分流与反流的起源、部位、方向和性质，非常适宜显示分流血流及瓣口反流血流。

2. 缺点　第一，彩色多普勒血流成像由于采用自相关技术作信号处理方式，得到的是平均血流速度，对血流的定量分析不如脉冲和连续多普勒成像。第二，为了获得较大范围的彩色血流显示，每秒帧数必须减少，二维图像质量往往下降。第三，彩色多普勒血流显示也会受超声入射角及频移的影响，当血流速度引起的频移超过奈奎斯特（Nyquist）频率极限时，彩色信号就会出现混叠，表现为彩色逆转。在有高速射流时，由于混叠和湍流的出现，可使多种色彩混合而出现白色；在有明显血流紊乱时，可出现多彩斑点血流镶嵌图形。

四 彩色多普勒血流成像系统

彩色多普勒血流成像系统通常同时配有 M 型超声、二维超声、脉冲多普勒、连续多普勒和彩色多普勒 5 种显示方式，这些显示方式可单独使用，也可几种工作方式同时使用。

1. M 型超声　主要用于心血管的检查，可测量房室腔及血管内径、室壁厚度、瓣膜形态及活动情况等。

2. 二维超声　用于心血管、腹部脏器等的切面超声检查，可直观地显示扫查区域的组织结构情况。

3. 脉冲多普勒　可用于记录血管及心脏各瓣膜口等处的血流速度频谱，并进行频谱分析和血流速度定量研究。

4. 连续多普勒　主要用于评价狭窄口、反流口及分流口的血流速度，并据此估算压力阶差。

5. 彩色多普勒　可进行反流、分流和狭窄口的血流显像研究。

第六节　彩色多普勒技术使用要点

要想记录到理想的频谱多普勒血流图，在进行彩色多普勒超声探测过程中，需要进行多种参数调节，如发射超声频率、速度标尺、增益调节、彩色图标、滤波器调节、取样框调节、零位基线移动、余晖调节、消除彩色信号闪烁等。在实际工作中，要注意以下几点：

1. 探头的选择　可根据检查部位选择合适的换能器，选择适当的超声频率。

2. 多普勒增益调整　原则：在频谱和彩色血流图像显示清楚的前提下，尽可能地减少噪声信号。以看清检查目标为宜，不要太亮或太暗。通常将增益旋钮由小到大调到刚刚出现闪烁的色彩斑点时，再稍微往回调到斑点刚刚消失，此时色彩信号得到最充分放大而又没有干扰。

3. 滤波器调整　来自于房壁、室壁和瓣膜运动的低频信号会干扰血细胞的频移信号，在多普勒技术中，需要通过滤波器滤掉。在滤过的同时，也将滤掉一些与运动信号频率相近的低频血流信号。故需要根据具体情况调整滤波器阈值获得病变血流最佳图像。通常高速血流选用高通滤波，低速血流选用低通滤波。

4. 信号抑制调节　信号抑制用以去除脉冲和连续多普勒频谱显示中的低振幅噪声。加大信号抑制程度可使频谱更清晰，有时为显示最大血流速度，抑制功能应尽可能调低，以频谱上出现少许噪声信号又不至于干扰图形的分析为度。

5. 取样大小　用以调整脉冲多普勒取样门的长度，调整取样门的原则：在不影响流速定位的前提下，尽可能增大取样门的长度，以增加多普勒信号强度。但如果增加取样门长度，则会减少距离分辨率，一般小儿选择 3～5mm，成人选择 5～8mm。

6. 基线调整　用于增大脉冲多普勒和彩色多普勒的流速测定范围。正向血流出现混叠时，可将基线下调；反向血流出现混叠时，可将基线上调。基线调整的最大范围为 2 倍的奈奎斯特（Nyquist）频率极限。

7. 消除闪烁　为了消除血流显示中的闪烁伪影，要求患者屏住呼吸，并使用适当的滤波条件和调节速度量程。

第七节　正常多普勒血流特征

一　正常血流性质

正常血管内血流为层流，血红细胞平行于血管壁运动，血管中央的血流速度略快于血管边缘的血流速度。彩色多普勒显示为红色（血流朝向探头方向流动）或蓝色（血流背离探头方向流动），中间比边缘要亮些。频谱多普勒显示窄带未填充，频谱与基线之间有明显的空窗。正常情况下心脏与血管内的血流速度都有一定的范围。

二　血流方向

人体正常心脏及血管内的血流方向是固定的，如动脉内血流是由大血管向远端方向流动，即一般动脉内血流是离心性的。

三　血流时相

正常动脉血流有收缩期和舒张期两个时期，收缩期速度快，舒张期速度慢。近心端静脉血流亦可受心脏收缩和舒张的影响，呈周期性改变。个别静脉血流方向受呼吸运动的影响也呈节律性改变。

小结

1. 多普勒效应为当波源与接收器距离发生变化时，接收频率将不再与发射频率一致。利用这一效应可以进行运动组织器官的多普勒超声探测。

2. 多普勒超声分为脉冲多普勒、连续多普勒、高脉冲重复频率多普勒和彩色多普勒显示方式。脉冲多普勒具有较好的距离分辨力，但所能测量的最大目标流速有一定限度。连续多普勒能够测量高速运动的目标及深部目标，对于定量分析狭窄处高速血流、反流、分流的流速和压力阶差等非常有价值。彩色多普勒能更快、更直观地在二维切面上显示血流方向、血流速度和血流状态等重要信息，可明确分流与反流的起源、部位、方向和性质。

3. 彩色多普勒显示要利用彩色图标、发射超声频率、滤波器调节、速度标尺、增益调节、取样框调节、零位基线移动、余晖调节、消除彩色信号闪烁等调节方式，以获得清晰图像。

思考与练习

一、单项选择题

1. 下列情况下可获得最大多普勒频移的是（　　）
   A. 当声束以锐角入射血管上时
   B. 当声束以垂直方向入射血管上时
   C. 当声束与血管平行时
   D. 声束的角度对多普勒无影响
2. 发生镜面反射的条件是（　　）
   A. 引起反射的物体较小
   B. 反射面远大于声波波长
   C. 反射面不规则
   D. 频率大于波长
3. 彩色多普勒血流显像中的彩色镶嵌表示（　　）
   A. 层流
   B. 湍流
   C. 迎向探头的血流
   D. 离开探头的血流
4. 关于彩色多普勒血流显像的概念，下列错误的是（　　）
   A. 红色表示动脉血，蓝色表示静脉血
   B. 红色代表迎向探头的血流，蓝色代表背向探头的血流，彩色镶嵌代表湍流
   C. 颜色亮度表示血流速度，速度越快，亮度越亮；反之越暗
   D. 彩色血流图像叠加在二维解剖结构图像上
5. 在脉冲多普勒系统中可检测出的最高频移只能是脉冲重复率的（　　）
   A. 1/2　B. 1/3　C. 1/6　D. 1/8
6. 多普勒能量图的主要特点有（　　）
   A. 显示的信号不受探测角度的影响
   B. 可显示平均速度极低的灌注区
   C. 能显示低流量、低速度的血流
   D. 以上都正确
7. 下列有关多普勒频移的描述，正确的是（　　）
   A. 与反射体的速度成正比
   B. 在脉冲多普勒系统中较大
   C. 连续多普勒最大
   D. 取决于所用探头阵元数
8. 超声多普勒技术可用来检查（　　）
   A. 血流状态、血流速度
   B. 血流方向、脏器的结构
   C. 血流状态、血流速度、血流方向
   D. 血流方向、血流状态
9. 彩色多普勒技术使用要点中取样大小为（　　）
   A. 小儿选择1～2mm
   B. 成人选择3～5mm
   C. 小儿选择3～5mm，成人选择5～6mm
   D. 小儿选择3～5mm，成人选择5～8mm
10. 彩色多普勒血流显像主要与下列哪项因素有关（　　）
    A. 与血流中的红细胞移动有关
    B. 与血流中的白细胞移动有关
    C. 与血流中的血小板移动有关
    D. 与血流中的血红蛋白含量有关

二、问答题

1. 什么是多普勒效应？
2. 脉冲多普勒成像、连续多普勒成像、彩色多普勒成像的工作原理和特点是什么？
3. 彩色多普勒血流成像系统是如何工作的？
4. 正常多普勒血流特征有哪些？

（李敬哲）

第四章　腹部超声诊断基础

学习目标

1. 掌握：超声检查的基本程序与方法，包括检查前准备、检查体位、检查手法、检查切面和图像方位识别；超声图像的观察与分析，重点为超声回声的描述与命名。

2. 熟悉：超声诊断仪的使用与维护，多普勒超声检查的内容。

3. 了解：超声报告的规范。

第一节　超声诊断仪的使用

一　超声诊断仪的结构

超声诊断仪是精密电子仪器，主要由探头、主机、显示器和记录、打印等装置构成。

（一）探头

在超声诊断仪中探头又称换能器，它是一个必不可少的关键部件，具有发射超声波和接收超声波的功能，它是实现电能、声能互相转换的装置。

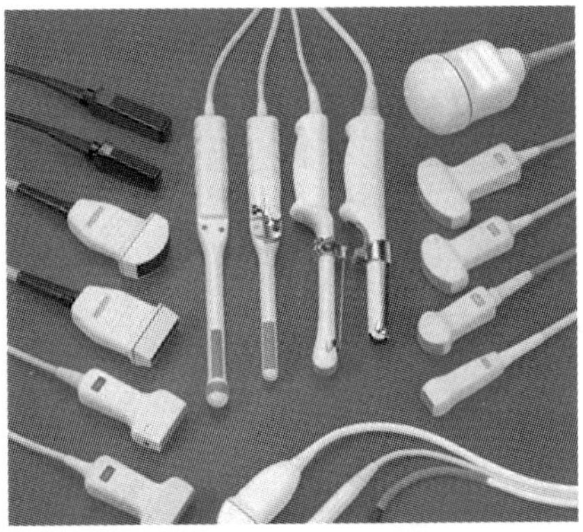

图 4-1　探头的种类

1. 探头的组成　由压电材料、垫衬吸声材料、声学绝缘层、外壳、保护层等结构组成，其中压电材料是核心部件，它决定了电能和声能互换的能力。

2. 探头的种类　探头类型繁多，主要有电子扫描式（电子线阵型、电子凸阵型、电子相控阵型等）和机械扫描式以及某些特殊部位需要不同用途的腔内探头、穿刺探头、术中探头、微型内镜探头等（图 4-1）。

3. 适用范围　根据检查部位和检查方法不同而选用不同的探头，检查腹、盆部如肝、胆、胰、脾、肾、膀胱、前列腺、子宫等脏器选用凸阵探头；检查心脏、颅脑等选用扇形探头；浅表部位如眼、甲状腺、乳腺、阴囊、四肢浅表血管等选用线阵探头；腔内超声探测则选用腔内经直肠探头、经阴道探头等；超声内镜检查用微型内镜探头（将微型高频探头安装在内镜顶端，当内镜插入体腔后，通过超声实时扫描而获得脏器的声像图）。

4. 频率选择　超声探头频率的选择主要根据声衰减和探测部位的不同而进行选择，频率越高、波长越短、衰减越多、穿透力越弱，适用于浅表器官和外周血管的检查，选用 5.0MHz 以上频率探头。频率越低、波长越长、衰减越少、穿透力越强，适用于深部脏器如胸、腹、盆部等的检查，选用 2.0～5.0MHz 频率探头。

（二）主机

超声诊断仪在临床应用中大多采用脉冲回声式来产生图像，而各种类型脉冲式回声的超声诊断仪，其主机的基本电路和装置是类似的，主要包括超声信号电路板和数字扫描变换电路板，其中由超声发射电路、回波接收电路、信号存储和读取装置、图像处理装置等构成。

（三）显示器

超声波的回波信息最终是由显示器来显示的，目前常用的有荧光显示器、激光显示器和液晶显示器等。

（四）记录器

记录器主要功能是将显示器的图像、信号和资料记录下来，以便进一步研究所用。常用的记录器有相机、录像机、光线扫描记录仪、视频图像记录仪等。目前，有超声工作站系统的可将计算机直接连接至超声诊断仪上，利用超声工作站系统来储存、打印图像及报告。

二 超声诊断仪的功能调节

在使用超声诊断仪时，应掌握好仪器的功能调节，检查不同的脏器选择不同频率的探头，对具有优化检查条件功能的超声设备可按程序进行操作，并进行相关测量。为保证超声仪器正常工作，在使用前必须详细阅读说明书，以便正确操作和调节使用。

（一）灰阶成像调节

1. 显示器的调节　对显示器的亮度、对比度、色度、饱和度应适度调节，避免视觉疲劳。

2. 图像深度调节　一般应将所检脏器或目标显示完整，并使之处于整个显示范围的中央区域为宜，当需要重点观察某一部位时，可调整深度或运用局部放大功能进行调节。

3. 总增益（Gain）调节　可控制整个声像的回声强度。加大增益，可提高回声信号放大，使图像亮度增加，但过大则使图像失真。增益太小将导致有效的弱信号无法显示而遗漏。

4. 深度增益补偿（DGC）调节　又称时间增益补偿（TGC）调节，用来调节补偿声束在体内因距离加大造成的回声衰减以获得最佳图像。

5. 聚焦深度和数量的调节　聚焦点应尽量调节至超声检查或测量观察的区域范围，为使图像分辨力更好，可选择单个或同时设置多个聚焦区，但如聚焦点设置过多，会导致图像帧频的降低。

（二）彩色多普勒成像调节

1. 频率调节　可根据需要显示彩色血流的位置深度进行调节。一般显示较深部位时，应当适度降低检查频率。

2. 取样框的调节　取样框大小取决于取样区域的大小，以选调至略大于需要观察的区域为最佳。

3. 彩色增益调节　彩色增益大小应根据被检测血流速度的大小适当调节，以显示取样框内血管的全部血流而又使彩色溢出最低为佳。

4. 彩标调节　通过对比血管内血流的色彩和彩标可以大致了解血流速度范围。根据所检血管中血流速度的大小予以适度调节，以稍高于被检测血管内的峰值流速且不会出现混叠现象为宜。

5. 彩色滤波调节　应根据血流速度大小适当调节彩色滤波，以能滤除正常血流以外的其他组织结构活动所致的干扰信号或彩色伪差为宜；当检测低速血流时应降低滤波阈值，但过低也有可能产生“闪彩”伪差。

（三）频谱多普勒成像调节

1. 取样线偏转调节　取样线指示发射多普勒超声的声束方向，取样线与血管血流方向的夹角尽量≤60°；尤其在检查心脏切面时，夹角≤20°。

2. 取样线的放置　该线应通过彩色血流管道直径的中轴，才可获得具有代表性的流速曲线。

3. 取样门的位置　必须置于流道中轴处。

4. 取样门的大小　通常设为2～3mm。

5. θ角　又称声束-血流方向夹角，必须进行准确校正，即校正线与被检测血管段的流道平行。

6. 流速曲线标尺调节　同彩标调节。

7. 基线的调节　当曲线位于基线上方时，应将基线置于曲线图的稍下方；反之将基线置于稍上方，而非始终将基线置于中间位置。

三 超声诊断仪的使用要求

超声诊断仪的安装应由专业人员进行，同时由于仪器的技术含量和价值较高，故对工作条件和环境有一定要求。

（一）超声诊断仪的工作环境

1. 室温　室内温度要求在 25℃±3℃。

2. 湿度　房间相对湿度要求在 30%～80%，湿度过大，机器易受潮发生短路故障。

3. 避开电磁波干扰　超声诊断仪位置和供电线路应远离强磁场、强电场，避开电磁波干扰。

4. 其他　超声诊断仪在室内应远离窗户，避免阳光直接照射，室内光线宜暗淡，空气对流良好，室内需防尘和防有害气体。超声室应有一定面积，有相对隔离的检查空间以保证被检者的隐私。

（二）超声诊断仪电源与接地

1. 稳定的电源供应　根据设备的功率要求和电力控制要求，配置可靠的稳压电源。使用时先开启稳压电源开关，待电源电压稳定后再开启主机电源开关。使用完毕，先关闭主机电源开关，最后关闭稳压电源开关。

2. 固定的接地装置　地线最好单独使用一根，安装必须深埋 1m，不能以水管、暖气管、零线代替。为防止漏电伤人，必须定期检查接地装置是否正常。

四 超声诊断仪的维护与保养

（一）主机的维护保养

1. 常规检查稳压电源的可靠性，定期有专门技术人员做必要的检测。

2. 操作主机面板时用力应适度，禁止在不了解操作键功能的情况下进行操作。

3. 在机器使用过程中，注意主机内微型电风扇的工作是否正常，以保障机器内部易发热元件的通风降温。

（二）探头的维护保养

1. 防碰撞　探头轻拿轻放，防撞击和跌落。

2. 防磨损　探头禁用粗糙物品清洁和擦拭。

3. 防浸泡　探头不能浸泡在液体中，绝大部分探头不能用浸泡法消毒，部分穿刺探头可浸泡消毒，但浸泡消毒液面不应超过探头与电缆线连接处。

4. 装卸探头　必须先关闭电源再卸换，卸换时应轻拔轻插，以免损坏插头。

5. 耦合剂的使用　为减少探头与组织间的空气间隙，最大限度减少声阻抗差，保护皮肤组织以及探头不受磨损，在探头与组织之间涂以医用超声耦合剂。耦合剂的质量关系图像的清晰度、探头的寿命和患者的利益。为此，耦合剂必须具有透声性好、声衰减系数小、无毒性、无腐蚀性、不刺激皮肤、不损坏探头、黏附力低、容易擦拭、不污染衣物、均匀性好、不含颗粒及杂质、不含气泡、稳定性好等特性。

第二节　超声探测的方法

在进行超声检查时，必须掌握四个基本环节：①熟悉仪器的性能，正确地调节各个控钮，发挥其功能；②掌握基本操作手法和程序，以获得某些理想的、规范化的图像；③全面、正确地描述、记录和分析图像，确立诊断依据；④通过临床思维，综合分析提示超声诊断信息和结论。

一 检查前准备

在进行超声检查时，为了取得清晰的图像，达到满意的诊断效果，必须做好检查前准备工作。

（一）受检者准备

1. 上腹部检查　检查肝、胆、胰腺、胃等腹部脏器前需空腹 8～12 小时，以防肠道内容物和气体的干扰，通常选择在上午空腹状态下进行，检查前日最好禁食牛奶、豆制品、糖类等易于发酵产气食物，检查前一晚清淡饮食，当天需空腹禁食。行胆道系统检查时，检查前禁止进高脂餐。必要时需饮水充盈胃腔，以此作“透声窗”，可进行胰腺或腹腔内深部病变的检查。另外，因 X 线胃肠造影的钡剂是超声的强反射和吸收剂，一般应先安排超声检查或在 X 线胃肠造影 3 日后、胆系造影 2 日后再做超声检查。

2. 盆腔检查　妇科、早孕或膀胱、前列腺等盆腔内脏器或病变检查时，需适度充盈膀胱，以使盆腔内脏器清晰显示。

3. 特殊检查　腔内超声、介入超声、术中超声等检查需做好相应的各种准备，如介入超声检查前需了解患者凝血及心、肝、肾功能的测定。

（二）检查者准备

1. 准备检查的环境和设备　检查前调节检查室内的温度与光线，使患者处于较为安静、舒适的环境，特殊部位（如乳腺、阴囊）的检查采用必要的遮挡，保护患者隐私。

2. 初步了解被检者的病史、临床表现和既往的检查及结果，明确检查项目及要求，必要时与有关临床医生联系，协助进行检查。与患者进行必要的解释，以取得患者配合，达到最佳检查效果。

3. 做好消毒隔离、无菌操作　对有传染病患者进行检查时，应严格按照消毒隔离程序处理，所用器械应严格消毒，防止交叉感染。腔内超声、介入超声、术中超声需做好消毒、无菌操作准备。

二 检查体位

1. 仰卧位　最常用，大部分组织器官探查均可用此体位（图 4-2）。

2. 侧卧位　多用于仰卧位不易探查的组织结构，如左侧卧位可探测肝右后叶、肝外胆管、右肾及右肾上腺、心脏等（图 4-3）；右侧卧位可探查脾、左肾及左肾上腺等（图 4-4）。

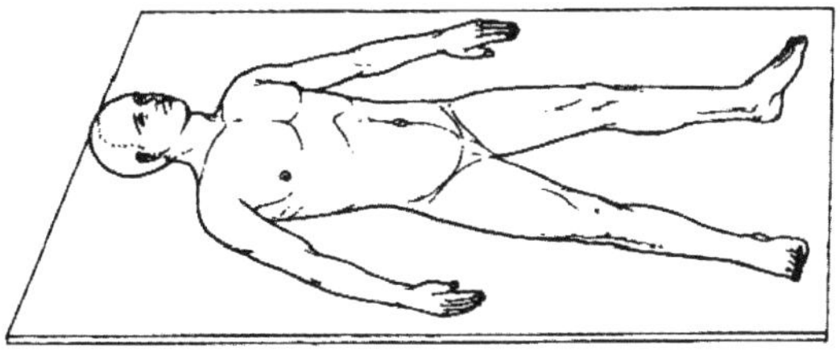

图 4-2　仰卧位

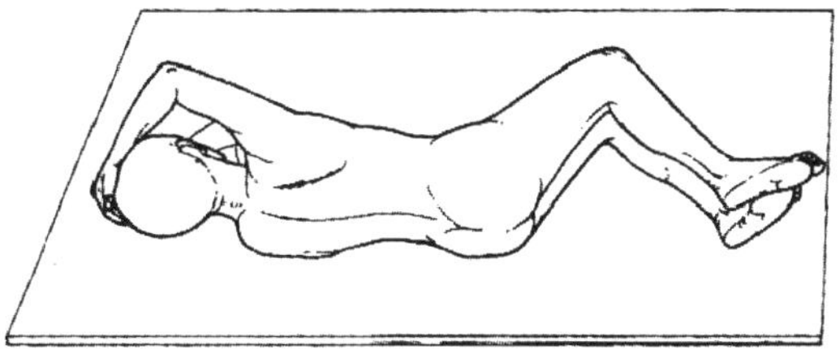

图 4-3　左侧卧位

3. 俯卧位　多用于背部组织结构的探查，常用于双肾的对比探测（图 4-5）。

4. 坐位或半卧位　坐位常用于胸腔积液测定（图 4-6），心功能不良或其他原因不能平卧的患者检查常用半卧位（图 4-7）。

5. 立位　用于游走肾或肾下垂的患者测定肾下极位置和腹股沟斜疝、隐睾等的检查。

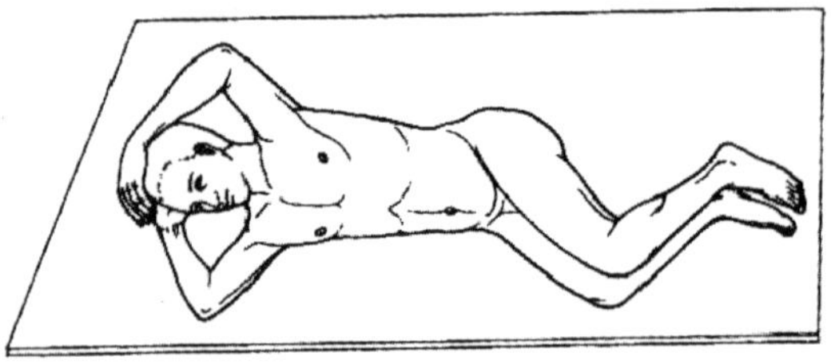

图 4-4　右侧卧位

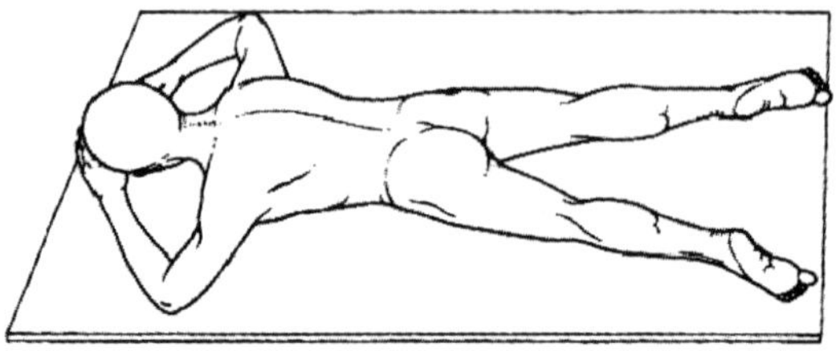

图 4-5　俯卧位

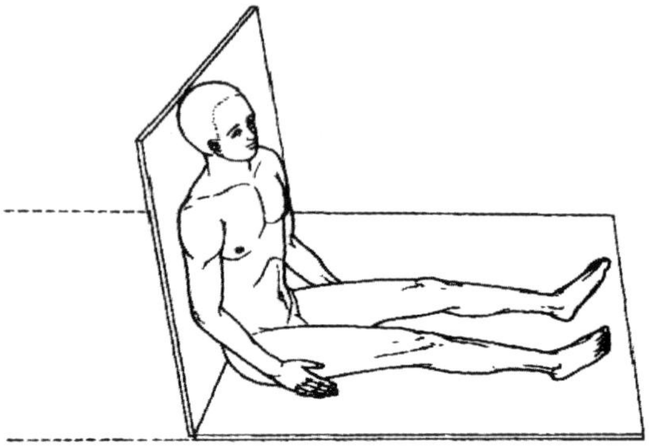

图 4-6　坐位

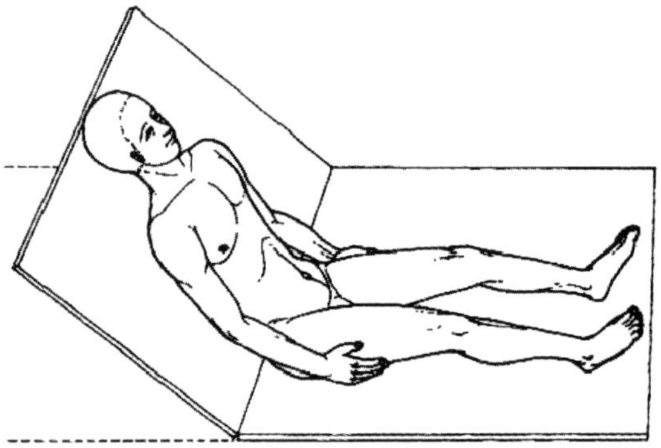

图 4-7　半卧位

三　超声探测方式与途径

超声检查时，按探头与体表接触的方式分为直接和间接两种探测方法。

（一）直接法

直接法为常规采用的探测方法，探头与受检者的皮肤或黏膜直接接触，必须在探头与皮肤之间涂以耦合剂，其目的一方面是借助耦合剂的“导声”作用，另一方面是充填皮肤表面的微小空隙，不使这些空隙间的微量空气影响超声波的穿透。

（二）间接法

在探测时，探头与人体之间插入水囊、Proxon 耦合（延迟）块或其他材料使超声发射到人体有时间上的延迟。采用间接探测的主要目的：①使被探测部位落入声束的聚焦区，且避免近区的干扰；②使表面不平整的被测部位得到耦合；③使某些娇嫩的被测组织（如眼角膜）不受擦伤。此法主要用于表浅器官的探测。近年来，由于高频探头技术的发展和新的探头面材的采用（如与皮肤阻抗匹配的探头等），直接探测时已能显示表层 3mm 以内的结构，故间接探测方式已很少使用。

超声探测常规采用经体表途径，亦可根据不同病变的需要采用腔内或术中途径。腔内包括经食管、经直肠、经阴道和经血管腔内等。

四　超声检查的基本程序和方法

1. 充分暴露被检部位　去除可能影响超声探查的饰品或物件，以确保有最佳的探测视野。

2. 在被检部位涂上超声耦合剂，使探头与被检部位紧密接触，以排除之间的气体干扰，从而得到清晰的超声图像。

3. 手持探头，对被检部位进行纵切、横切或多方位、多角度探查。在探查过程中，为了得到更丰富、更准确的影像资料和数据，通常可采用以下常用的探查手法。

（1）顺序连续平行切面法：或称“编织”式扫查法。即在选定某一成像平面后，将探头沿该平面平行移动，作多个平行切面。滑行探测时要尽量垂直于被检组织，这种方法可适用于各种横切面、纵切面和斜切面，可从各个连续的声像图中观察分析脏器内部结构及病灶的整体情况。

（2）立体扇形切面法：即定点摆动扫查法。在选定某一成像平面后，不移动探头在体表的位置，而依顺序改变探头与体表的角度（或侧动探头）时，可在一个立体扇形范围内得到各个顺序的声像图，以观察分析脏器及病灶的整体情况。

（3）十字交叉法：即纵横平面相交扫查法。以两个互相垂直放置的探头获得两幅相互垂直的声像图。声像图中所显示的病灶在图形中心时，体表上两次探头成像平面交叉点即可用来代表病灶中心投影参考点。此法可用于病灶定位或作超声穿刺指导，但在进行穿刺时，需注意进针角度以免穿刺偏离。

（4）加压扫查：是对超声探头施加一定的压力，使用的压力要适度，否则容易引起患者的不适。其作用为可推开胃肠道气体以减少干扰；可缩短探头与被检体之间的距离，使被检查结构位于最佳的超声聚焦区内，便于结构的显示；对被检结构的可疑部位施加适当的压力，可帮助识别病变。

（5）对比扫查：主要用于人体内对称器官的检查，如肾脏。通过两侧的对比，以帮助发现和诊断被检结构的一些细微病变。

五 超声探测切面和图像方位

（一）扫查的切面

在超声扫查过程中为了观察病变的形态和位置，需以体表某些解剖标志为基准，取得各种不同方位的切面图像。如在腹部扫查时常见的解剖标志有腹部正中线、脐平面、髂嵴平面、剑突、肋缘、髂前上棘、耻骨联合等（图 4-8）。背面以脊柱体棘突、肩胛下角、第 12 肋骨下缘及髂嵴上缘作参考点、参考线以确定成像平面的方位与距离。

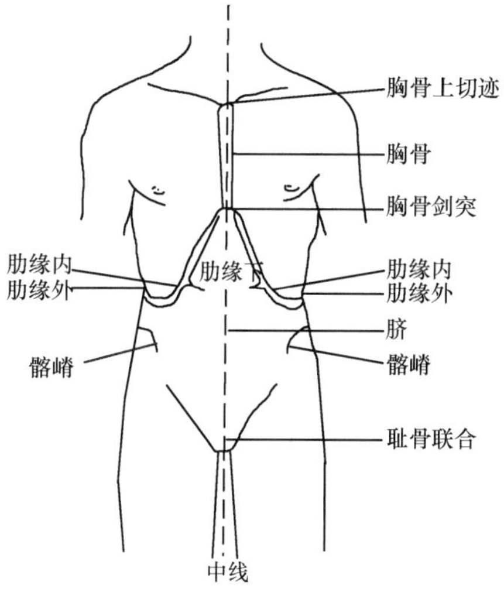

图 4-8 扫查体表标志

在取得图像中常用的扫查切面：

1. 纵向扫查 纵切面（矢状切面），以扫查面由前向后并与人体的长轴平行（图 4-9）。

2. 横向扫查 横切面（水平切面），即扫查面与人体长轴垂直。

3. 斜向扫查 斜切面，即扫查面与人体的长轴成一定角度。

4. 冠状面扫查 冠状切面（额状切面），即扫查面与人体侧腹部和人体额部平行，亦属纵切面的一种。

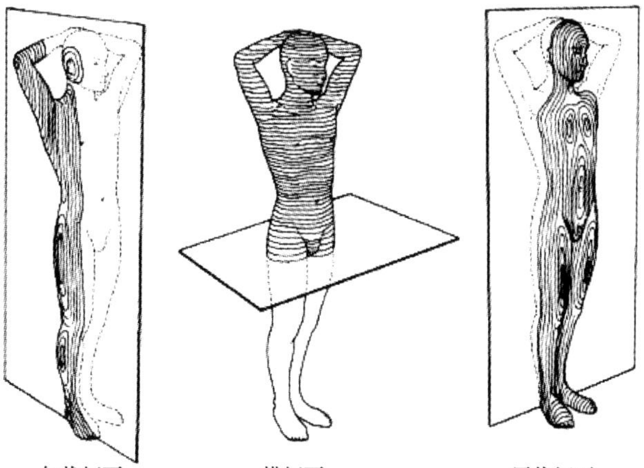

图 4-9 扫查切面

（二）图像方位的标准

超声图像反映人体某一部位的切面结构，因而应准确说明它们的空间位置，参照目前国内外通用的标准表述如下：

1. 仰卧位扫查

（1）纵切面：图像左侧示被检查者头部结构，图像右侧示被检查者足侧结构（图 4-10）。

（2）横切面：图像左侧示被检查者右侧结构，图像右侧示被检查者左侧结构（图 4-11）。

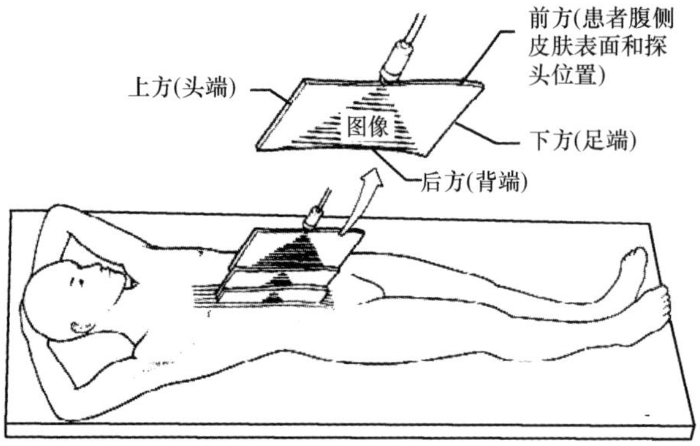

图 4-10　经腹矢状切面

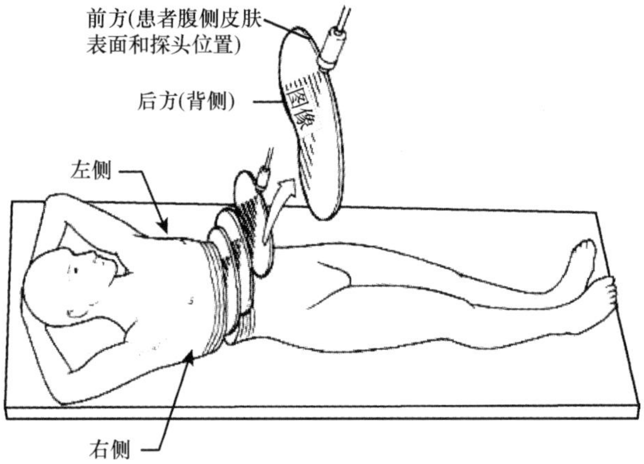

图 4-11　经腹横切面

（3）斜切切面：如斜切面近乎横切面（即探头倾斜角度不大），则以上述横切面为标准；斜切面近乎纵切面（即探测斜角过大），则以纵切面为标准，即图像左侧示右侧结构，图像右侧示左侧结构。

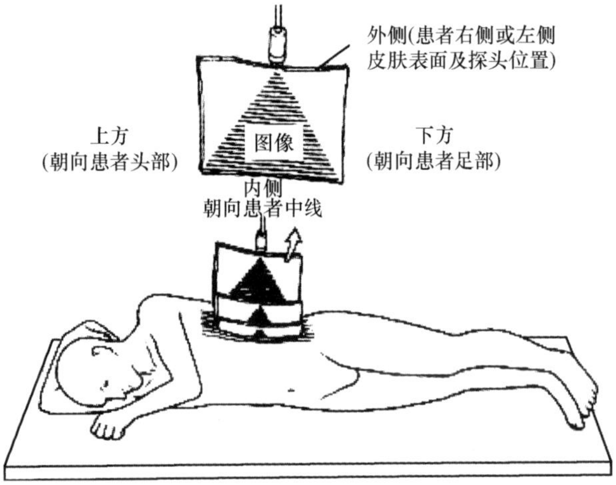

图 4-12　经侧面冠状切面

（4）冠状切面：左、右侧冠状切面图像左侧示被检查者头侧结构，图像右侧示足侧结构（图 4-12）。

2. 俯卧位扫查

（1）纵切面：图像左侧示被检查者头侧结构，图像右侧示被检查者足侧结构。但俯卧位时，各切面图像内上方显示为背侧结构，图下方显示为腹侧结构（图 4-13）。

（2）横切面：图像左侧示被检查者左侧结构，图像右侧示被检查者右侧结构（图 4-14）。

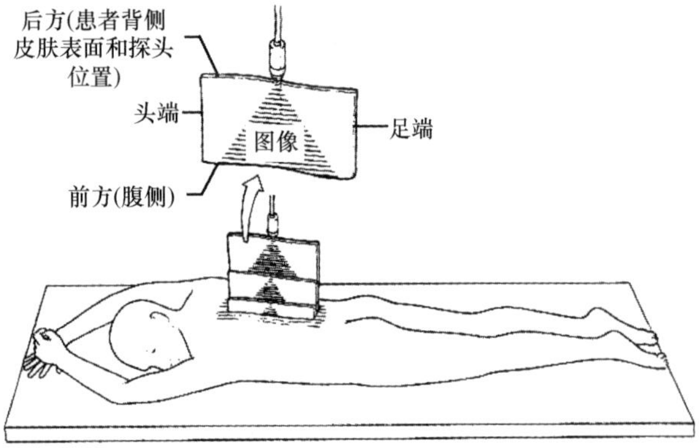

图 4-13　经背部矢状切面

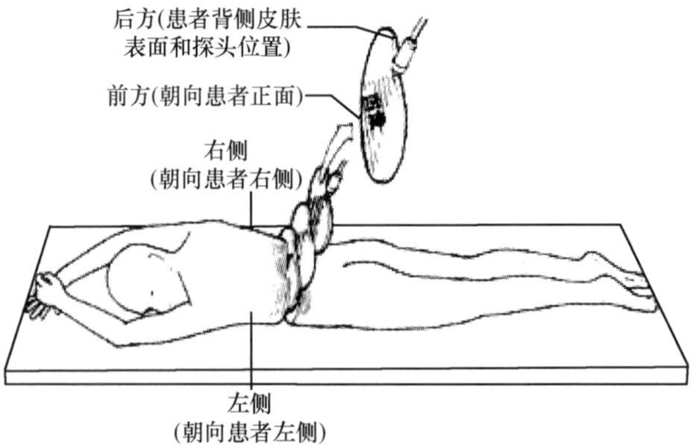

图 4-14　经背部横切面

各个脏器探测时应根据上述方位标准，观察和拍摄图像，力求统一和规范化以便比较观察和交流。

六 多普勒超声检查

二维超声显像是超声检查的主体部分，当今高性能的超声诊断仪同时具有彩色多普勒血流成像和脉冲多普勒装置即三功超声仪。彩色多普勒血流显像（CDFI），系在多点选通式多普勒基础上，将其所接收的信号经自相关技术处理后并以伪彩色编码方式来显示血流的变化。或者以时域法直接测定红细胞群的流动速度，用自相关技术处理。即以红、蓝、绿三种基本颜色为基础，一般朝向探头的血流定为红色，背离探头的血流定为蓝色，正常血流属于层流，故显示出纯正的红色或蓝色（图 4-15，彩图 1），而红、蓝色的亮度与其相应的血流速度成正比。湍流以绿色表示，正向湍流的颜色接近黄色（红色与绿色混合所致）；负向湍流近于湖蓝色（蓝色与绿色混合所致）（图 4-16，彩图 2），由彩色多普勒所显示的实时二维血流图能形象直观地显示血流的方向、流速和血流的性质。

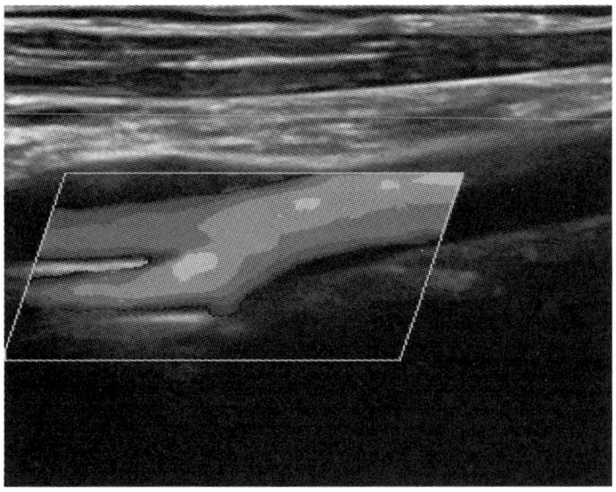

图 4-15 层流

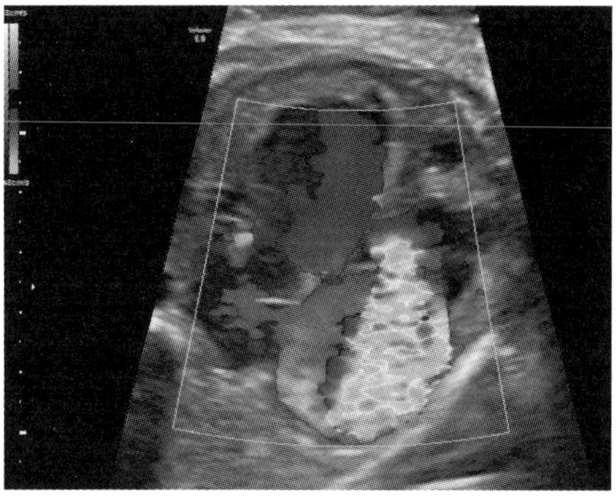

图 4-16 湍流

在实际应用中，一般先选择彩色多普勒观察某部位血流的分布与走向。依据彩色多普勒所显示的血流信息便于准确地选用脉冲多普勒进行重点部位血流采样，取得相应的血流曲线，测定其有关血流动力学的参数。

多普勒超声有脉冲多普勒（PW）和连续多普勒（CW）两种显示方式。两者的区别在于：脉冲多普勒是通过“距离选通”来进行深度定位，采样分析血流曲线，即获取血流信号是通过采样容积（SV）的位置和大小来进行的。SV 位置的上下移动，可调节采样深度，SV 的大小也可调节，其大小视需要而变。SV 宽度一般调至 2～3mm。血管内采样 SV 宽度应基本与所测血管内径一致，以便能准确显示中心与周边的血流（图 4-17，彩图 3。但脉冲多普勒在血流速度过高时即会产生血流混叠现象，高速血流时，由于频谱值（f_d）超过 1/2 PRF（脉冲重复频率），即奈奎斯特（Nyquist）极限值，故产生频谱的混叠，即正性频移将错误地表现为负性频移（频谱曲线中基线上方的频谱转移至底线上方）；反之亦然。混叠现象的出现给频谱曲线分析造成了困难，影响对高速血流的检测。连续多普勒的脉冲重复频率实际上就是超声波发射的频率，理论上可以测出极高速血流而不会产生频谱混叠，故便于对高速血流进行检测（图 4-18，彩图 4）。但连续多普勒不可能采用时间延迟电路，因此无距离选通能力。它所接收到的多普勒信号是采样声束经过途径中所有血流信号的总和，因此不利于准确进行深度定位分析。故在进行频谱多普勒检测时，尤以在心脏疾病的诊断分析中，需两者结合应用，相互补充。关于腹部内脏病变血流的检测，脉冲多普勒已能满足临床诊断的要求，便于准确地定位分析某些特定部位血流动力学参数。

七 超声造影

超声造影/对比增强超声（CEUS）是将超声造影剂通过周围血管的注入，进入人体器官或病灶内，以增强脏器或病灶与其周围组织的反差或提高脏器或病灶的血流信号，进而提高图像信息量的方法。早期在心脏超声造影中常用的造影剂有过氧化氢、二氧化碳等，利用其血液中形成的微气泡在所有方向上

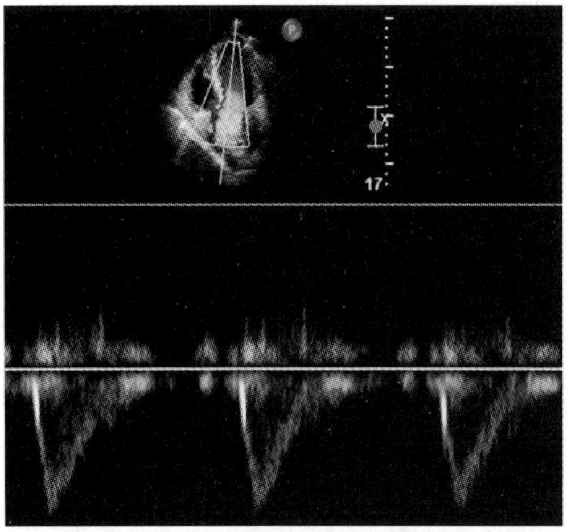

图 4-17　脉冲多普勒超声显像

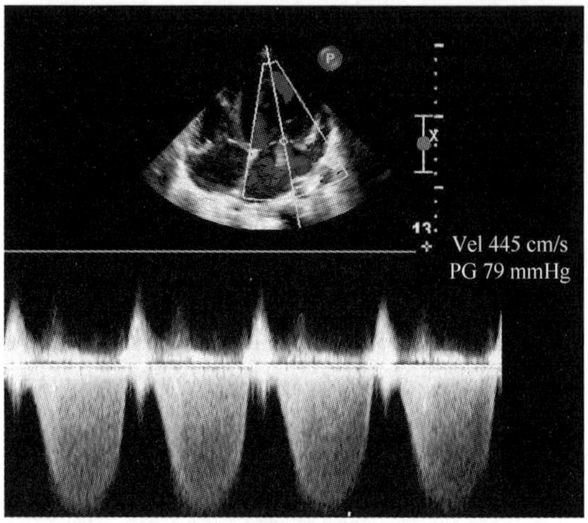

图 4-18　连续多普勒超声显像

散射声波而产生信号的增强，已获得临床应用。20 世纪 90 年代出现各种新型商用型经周围静脉途径注射的超声造影剂研制成功，如血清白蛋白空气微泡包裹剂及半乳糖空气微泡包裹的造影剂。21 世纪初在国内上市的另一类新型超声造影剂声诺维（SonoVue），为一种由磷脂包裹六氟化硫气体的微气泡，其微粒直径 2.5μm，经周围静脉注射后能达到脏器或病灶的实时灰阶增强的效果。目前临床所用的超声造影技术为谐频成像技术，以二次谐频波为主，即发射频率为 f_0，接收谐频波动频率为 $2f_0$。这种二次谐频波成像的信噪比显著提高，可明显增强造影剂区域，抑制周围组织。可构成清晰的谐频波的超声造影图像。超声造影将如同增强 CT 或增强 MRI 中使用增强剂一样成为重要的检查手段之一。

链接

超声造影——继 B 超及彩超之后超声领域的第三次革命

通过浅静脉注射超声造影剂后用具有造影功能的超声仪进行扫查，根据造影剂在病灶与正常组织的充填特征判断病变性质和范围，作出可靠的诊断。诊断准确性及病灶早发现明显比常规的“彩超”要好，尤其是常规超声不能明确的病变，超声造影更能显示其优越性，可与增强 CT 相媲美，且具备实时动态优点，所以目前该技术备受推崇。

超声造影的临床应用：目前超声造影主要应用于肿瘤类和血管类疾病，如肝、肾、心血管、妇科、乳腺等，较为成熟的应用是在肝、肾等方面。研究表明，在检测肝肿瘤的数量方面，超声造影明显优于常规 B 超和彩超，也优于螺旋 CT 等先进的影像检查技术，尤其在检测 1cm 以下的病灶方面。

超声造影的优势：

1. 结构和功能显像。
2. 全程动态显示增强过程，避免诊断信息遗漏，定性更准确。
3. 微小病灶（亚厘米肿瘤）显示率高。
4. 操作简便，可重复性好，在肿瘤介入治疗中更具实用性。
5. 无 X 线辐射，无创检查。
6. 使用剂量小，无须皮试，安全可靠，尤其适用于肝、肾功能不全者及肝肾器官移植或急性胰腺炎患者等。

第三节　超声回声的描述与声像图分析

一　回声的描述与命名

超声图像由许多像素构成，像素的高低反映了回声的强弱。反映在显示屏上从最高到最低的像素变化过程即从白到灰再到黑的过程称为灰度。将灰度分为若干等级，即为灰阶。在显示屏上一侧用格数表示灰阶的标志称为灰标。人体的被测脏器与病灶的切面图像即是根据各种不同界面的灰阶强度、回声的空间范围和几何形状等来加以描述。

（一）回声强弱

根据图像中不同灰阶强度将其回声信号分为：

1. 强回声　灰度明亮的亮白色，呈极亮的回声，后方常因衰减而形成声影，如结石和各种钙化灶即是此类回声表现。

2. 高回声　灰度较明亮，后方不伴声影，如肾窦和纤维组织呈此类回声。

3. 等回声　灰阶强度等于组织回声，不增强也不降低者，一般将正常肝、脾实质回声作为等回声的标准。

4. 低回声　灰度较暗淡，呈细小灰黑点状回声，如正常肾皮质等均质结构。

5. 弱回声　较低回声更灰暗，接近于无回声，有时需提高增益才能显示，如肾锥体和正常淋巴结的回声即属此类。

6. 无回声　灰度极暗的黑色区域，均匀的液体内无声阻差异或无反射界面即呈无回声区，如胆囊内充盈的胆汁、膀胱内的尿液、羊水等（图 4-19）。

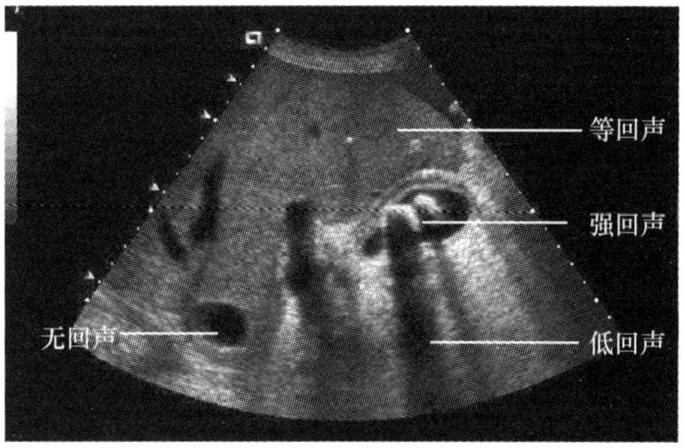

图 4-19　回声

链接

人体组织的声像图表现

1. 均质性液体如胆汁、尿液、羊水、体腔内的漏出液为无回声。血液通常呈无回声或弱回声。某些非常均质的组织如透明软骨、小儿肾锥体，可以表现为无回声或接近无回声，改用较高频率探头或增加动态范围又可呈弱回声。

2. 液体内混有血细胞或组织碎屑等微小散射体，使回声增多，则由无回声（或接近无回声）变成弱回声，如囊肿合并感染、体腔内渗出液、妊娠中晚期的羊水、脓液等。内部原本极少界面的均匀组织，如果发生病变或纤维化、钙化等。

3. 人体组织回声强度的一般规律：骨骼＞肾窦＞胰腺＞肝、脾实质＞肌肉＞肾皮质＞肾髓质（肾锥体）＞血液＞胆汁和尿液。

组织回声强弱的实质所反映的是组织内部不同成分的多少和声特性阻抗差别的大小。如皮下脂肪层内纤维结缔组织成分较少，呈低水平回声；但是肾周脂肪囊、网膜、肠系膜脂肪组织和多数脂肪瘤内的成分复杂，呈高回声。

皮肤组织呈高水平回声。回声强度以表皮组织（表皮-凝胶界面）较强，真皮次之。

4. 病理组织中，单纯的炎症水肿可因水分增加和组织成分相对减少而回声减弱；肝组织纤维化或细胞内脂肪浸润可使其回声增高。结石、钙化回声最强，纤维化次之，大块瘢痕回声反而降低。肝内小血管瘤、肾脏的血管平滑肌脂肪瘤多呈高回声；典型的淋巴瘤回声最弱，甚至接近无回声，但是用高频率探头扫查淋巴瘤，会出现明显的弱回声。

（二）回声分布

回声分布的描述按其图像中点状回声分布情况分为均匀和不均匀两种。不均匀者：①随机性不均，包括点状、线状和小区性分布不均；②规律性深度递减。此外，在病灶内部的回声分布亦可用均匀或不均匀等表述。

（三）回声形态

1. 点状回声　回声呈细小亮点状。

2. 斑片状回声　回声聚集呈明亮的小片状，其大小在 0.5cm 以下，有清晰的边界。

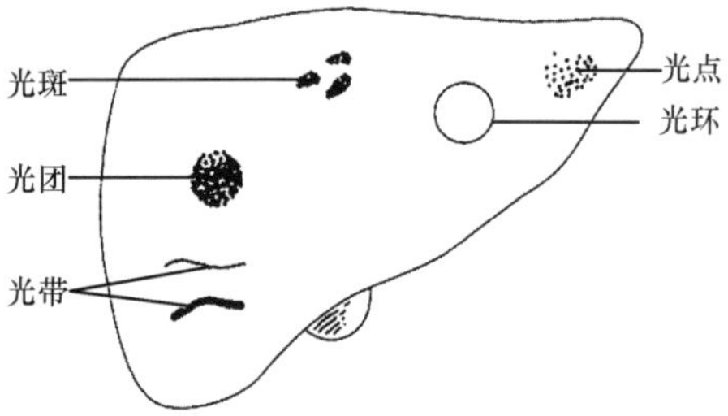

图 4-20　回声形态

3. 团状回声　回声点聚集呈明亮的团状，有一定的边界。

4. 环状回声　回声点排列呈圆环状。

5. 带状或线状回声　回声点排列呈明亮的带状或线状（图 4-20）。

（四）某些特殊征象

一些病变呈现某种特征性或特殊征象，即形象化地命名为某征，用以突出或强调这些征象的特点。常用的有：

1. 靶环征　指结节状高回声影的周围围绕着一圈环形低回声影，形似标靶，故称为“靶环征”。

2. 牛眼征　指“靶环征”中的结节状高回声影中央发生坏死、液化而出现无回声区，形似牛眼睛，故称为“牛眼征”（图 4-21）。“靶环征”和“牛眼征”是一个病变的不同阶段，在临床上多见于转移性肝癌。

3. 声晕（晕圈）　指团块状影周围围绕的 1～2mm 的低回声区（图 4-22）。

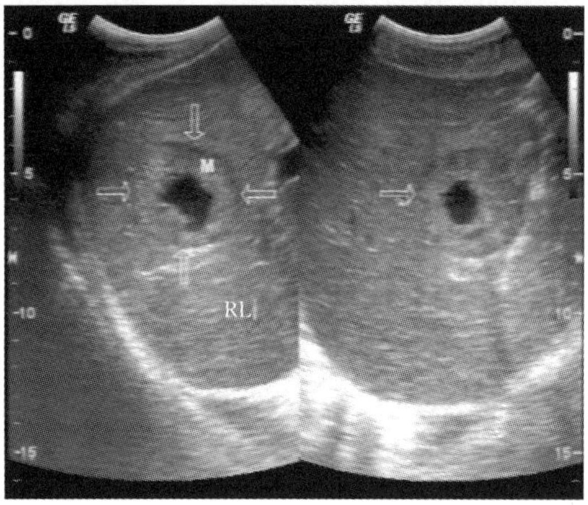

图 4-21　牛眼征

RL：肝右叶；M：肿瘤

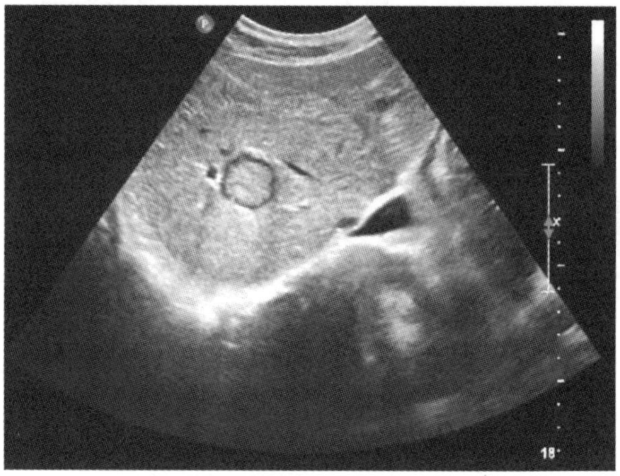

图 4-22　晕圈

4. 双筒枪征　指肝门部肝外胆管因梗阻扩张后在声像图上形成与门静脉主干平行且管腔相近或略宽的图像，即为“双筒枪征”。

5. 平行管征　正常肝内胆管在超声中不易显示，当肝内胆管扩张时，则与伴行的门静脉形成“平行管征”。“平行管征”和“双筒枪征”多见于胆管梗阻扩张后的表现。

6. 假肾征　多见于胃肠道肿瘤。胃肠道肿瘤的低回声影包绕胃肠道内部杂乱的高回声影，外观看很像肾的声像，故称为“假肾征”（图 4-23）。

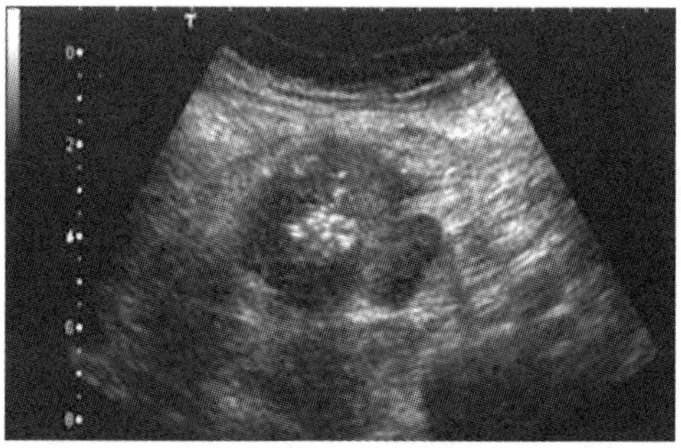

图 4-23　假肾征

（五）病灶后方回声

在某些圆球形病灶后方出现的高于该病灶的回声，即回声增强效应和侧后声影、中心声影等。

在描述超声图像时既要反映图像的回声差异，又要具有形态学特点，并与大体病理改变相对应的客观表述。

二　超声诊断图像的观察方法

在超声检查时，常规灰阶声像图的分析是最基本内容，我们可以通过以下几方面进行观察与分析。

（一）外形

脏器的外形是否肿大或缩小，有无形态失常，如局部边缘的膨出或明显隆凸。如系肿块，则其外形为圆形、椭圆形或不规则形，呈分叶状或条索状等。

（二）边界和边缘回声

肿块有边界回声且显示光滑完整者为具有包膜的证据，无边界回声或模糊粗糙形态不规则者多为无包膜的浸润性病变。除观察边缘回声光滑或粗糙，完整或有中断等重要征象外，边缘回声强度也有重要区别，某些结节状或团块状肿块周边环绕一圈无回声暗圈，即“暗环征”，或周边为高回声的边缘，即“回声环征”等。仔细地观察病变的形态和边缘，对于病变性质的鉴别及了解肿瘤的生物学特性均有重要意义。

（三）内部结构特征

内部结构特征可分为结构正常，正常结构消失，界面的增多或减少，界面散射点的大小与均匀度以及其他各种不同类型的异常回声等。

（四）后壁及后方回声

由于人体各种正常组织和病变组织对声能吸收衰减不同，则表现为后壁与后方回声的增强效应或衰减至后方形成“声影”，如衰减系数低的含液性的囊肿或脓肿，则出现后方回声增强；而衰减系数高的纤维组织、钙化、结石、气体等则其后方形成“声影”。另外，某些质地均匀、衰减较大的实质性病灶，内部可完全表现为低回声，在声像图上酷似液性病灶，但无后壁和后方回声的增强效应则可区别。

（五）周围回声强度

当实质性脏器内有占位性病变时，可致病灶的周围回声的改变。如系膨胀性生长的病变，则其周围回声呈现较均匀性增强或有血管挤压位移；如系浸润性生长的病变，则其周围回声强弱不均或有血管走向的中断。脓肿则在其边缘与正常组织之间出现从高回声向正常回声过渡的“灰阶梯度递减区”。

（六）周邻关系

根据局部解剖关系判断病变与周邻脏器的连续性，有无压迫、粘连或浸润，如胰腺癌时对胃后壁的侵犯及周围血管的挤压移位，淋巴结或远处脏器转移灶等。

（七）量化分析

量化分析包括测量病变所在位置、数量、范围、大小等，即包括测量径线、面积、体积（或容量）、时距 4 种基本时空量度。

（八）功能性检测

应用脂餐试验观察胆囊的收缩功能；排尿后，测定膀胱残余尿量以评判膀胱的排空功能状态等。

三 多普勒超声检查内容

多普勒超声包括彩色多普勒和脉冲多普勒。彩色多普勒超声对判断血流的方向、血流速度和血流的性质等有重要意义。同时，对血管形态学的显示也有一定价值。包括血管的管径、走行、分布和血管的丰富程度等，高性能的彩色多普勒超声仪能显示直径为 1mm 左右的细小血管及 2～3mm/s 低流速、低流量的彩色血流。可用于评价脏器或病灶的血流灌注和血供特点。在彩色多普勒血流图像上，评价脏器或病变的彩色血流丰富程度时可描述为点状、短线状、长线状或树枝状、抱球状、网篮状等彩色血流。但判断彩色血流的多寡与仪器的性能和操作医师的调节有很大关系。对血流的定量分析或血流动力学的测定一般根据彩色多普勒所显示的某一部位的脉冲多普勒血流曲线进行分析。

脉冲多普勒血流曲线有一定宽度及谱宽，代表不同流速的分布范围。曲线的上包络线代表最高流速的变化，其下包络线代表最低流速的变化，曲线上明亮度表示血流流速分布中某速度成分的密集程度。通过此血流曲线，在腹部及周围血管血流动力学的检测中常用下列指标：收缩期最大血流速度（SPV），舒张末期血流速度（EDV），平均血流速度（MV），加速度（AV），加速时间（AT），阻力指数（RI），搏动指数（PI），充血指数（CI）等。

链接

阻力指数与搏动指数

阻力指数（RI）、搏动指数（PI）两项指标，能在一定范围内反映被测血管的远端阻力和动脉管壁弹性等综合因素的情况，且排除了声束与血流夹角的影响，有较大的参考价值，其计算的公式分别为：

RI=（SPV–P-P）/MEAN（注：P-P，曲线的最低值；MEAN，血流速度平均值）

PI=（SPV–EDV）/SPV（注：SPV，收缩期最大血流速度；EDV，舒张末期血流速度）

第四节　超声检查报告规范

常规超声检查报告格式主要内容有一般信息，检查方法、内容、描述及图片，超声提示。

（一）一般信息

1. 人口学内容　包括姓名、性别、年龄，住院信息、联系方式、检查日期、症状、体征等，通常在报告单的上方。

2. 其他内容　检查地点、检查仪器、检查方法、存储方式、图像质量和检查者及确认者。

除检查者及确认者在报告单最下方外，其他各项均在报告单的上方。

（二）检查方法、内容、描述及图片

1. 方法　常用的检查方法有二维超声、频谱多普勒超声和彩色多普勒血流显像，特殊检查方法有超声造影、组织多普勒、经食管超声心动图和弹性成像等。

2. 内容　包括解剖结构、血流动力学参数和主要测量值。

3. 描述　要具有真实性、系统性、准确性、客观性和科学性，争取做到发现异常、描述完整、依据充足、层次清晰、术语准确、重点突出。

4. 图片　应显示异常，清晰易懂，衬托评价，支持结论。

以上这些内容主要位于报告单的中间位置。

（三）超声提示

1. 指示性或提示性病因。

2. 结构性异常。

3. 血流动力学异常。

4. 功能性异常。

5. 待定性提示。

这些内容一般位于报告单的下方。

小结

临床超声诊断的准确性与超声检查规范密切相关，本章为超声诊断学理论与实践的重要基础内容，包括各种基础理论与规范性操作，重点为超声诊断仪的使用，超声探测方法，常用切面和图像识别，超声回声的描述，声像图的观察与分析，超声检查报告规范等。

思考与练习

一、单项选择题

1. 临床常用的超声探头频率约为（　　）

A. 2.5MHz　　B. 3.5MHz

C. 5.0MHz　　D. 7.5MHz

E. 以上都对

2. 关于超声诊断仪的工作条件，以下错误的是（　　）

A. 超声监视器避免阳光直射

B. 设备应避免放置在高温、潮湿的环境中

C. 对超声设备无地线要求

D. 超声设备要求使用稳压源

E. 要远离电场、高磁场

3. 被检查者的基本体位包括（　　）

A. 仰卧位　B. 俯卧位　C. 左侧卧位

D. 半卧位　E. 以上都是

4. 目前高档超声诊断仪配用的线阵探头更多用于（　　）

A. 腹部超声　B. 妇产超声

C. 心脏超声　D. 浅表器官、周围血管超声

E. 经直肠超声

5. 超声耦合剂最主要的作用是（　　）

A. 提高超声波的输出强度

B. 减少超声波在人体组织中的衰减

C. 减少超声波在接触面的散射

D. 消除显示器上信号的闪烁

E. 使探头与检查部位声阻抗匹配良好

6. 中等水平回声见于（　　）

A. 肝实质　B. 骨骼　C. 胆结石

D. 肌腱　E. 血管壁

7. 超声诊断图像描述（　　）

A. 脏器的外形及边界

B. 脏器的实质回声、内部结构

C. 局限性病灶

D. 量化分析、频谱分析、功能分析

E. 以上各项均是

8. 人体不同组织回声强度顺序正确的是（　　）

A. 肾中央区（肾窦）＞肝、脾实质＞胰腺＞肾髓质（肾锥体）＞血液＞胆汁和尿液

B. 肾中央区（肾窦）＞肾皮质＞肾髓质（肾锥体）＞胰腺＞肝、脾实质＞血液＞胆汁和尿液

C. 肾中央区（肾窦）＞胰腺＞肾髓质（肾锥体）＞肝、脾实质＞肾皮质＞血液＞胆汁和尿液

D. 肾中央区（肾窦）＞胰腺＞肝、脾实质＞肾皮质＞肾髓质（肾锥体）＞血液＞胆汁和尿液

E. 肝、脾实质＞肾皮质＞肾髓质（肾锥体）＞肾中央区（肾窦）＞胰腺＞血液＞胆汁和尿液

9. 下列哪项属于彩色多普勒技术（　　）

A. 二维灰阶显像

B. 多普勒频谱图

C. 造影剂增强血流信号

D. 伪彩色编码二维显像

E. M 型超声（超声心动图）

10. 临床重点检查的部位和脏器，以肝脏为例，声像图描述及检查应包括（　　）

A. 外形、包膜、（边界）回声

B. 实质内部回声

C. 血管回声

D. 脏器位置和毗邻关系

E. 以上都正确

二、问答题

1. 如何正确使用超声探头?
2. 超声探测的基本手法有哪些?
3. 如何识别超声图像方位?
4. 简述超声回声强度的命名与特点。
5. 简述超声声像图的观察分析。

（李　拓）

第五章 肝脏超声

学习目标

1. 掌握：肝脏的超声检查方法及正常声像图表现；肝囊肿、肝血管瘤、肝癌的诊断与鉴别诊断；慢性肝炎、脂肪肝与肝硬化的声像图特点。

2. 熟悉：肝脓肿的声像图特点。

3. 了解：肝包虫病的声像图特点。

第一节 肝脏超声解剖

一 肝脏解剖概要

肝脏是人体最大的腺体，呈楔形，右端圆钝、厚，左端扁薄，大部分位于右季肋区和腹上区，小部分位于左季肋区。上面对向膈，隆凸，称膈面。下面紧邻腹腔若干脏器，凹凸不平，称脏面，此面有略呈“H”形的沟。左纵沟窄而深，其前部有肝圆韧带，后部容纳静脉韧带；右纵沟浅而阔，其前部为胆囊窝，后部有腔静脉沟；连接左右纵沟处为横沟，有肝左右管、肝固有动脉左右支、门静脉左右支及淋巴管、神经等出入，故将此横沟称作第一肝门。

二 肝脏血管

肝脏的血管包括入肝血管和出肝血管两组。入肝血管又称肝门血管系，包括肝固有动脉和门静脉，出肝血管主要是肝静脉系。

肝固有动脉是由腹腔干三大分支之一肝总动脉发出的分支，在肝门附近分为左右两支入肝；肝固有动脉的血液中含有丰富的氧和营养物质，供应肝脏本身的代谢需要，供血量占肝总血量的1/4～1/3，所以又把肝固有动脉称作肝脏的营养性血管。

门静脉也在肝门处分为左右两支入肝，入肝后与肝管相伴行，它们在肝内按肝叶和肝段分布。门静脉供血量较大，占肝总血量的2/3～3/4，血液内含有从胃肠道吸收的大量营养物质，在肝内加工后储存或进一步被利用，所以门静脉是肝脏的功能性血管；门静脉主干位于胰腺颈部的后方，既是门静脉系汇流的终末段，又是再分支进入肝脏的起始段，其内径可达1.3cm，长度为4～5cm。门静脉主干的前内侧有肝动脉伴行，前外侧有肝外胆管伴行，并且这三者的关系较为稳定。门静脉右支短粗，走行在横沟的右侧，似门静脉主干的延续，后续分出叶支和段支，左支细长，入左肝延续为横部、角部、矢状部和囊部。

肝静脉分支走行于入肝血管主要分支之间。肝血窦内的血液经物质交换后汇入肝小叶内的中央静脉，再汇入小叶下静脉，它们反复汇集最后汇成三支大干，即肝左静脉、肝中静脉、肝右静脉，最后注入下腔静脉。此时，把三大肝静脉支出肝脏的部位称作第二肝门。

三 肝脏的分叶和分段

库氏（Couinaud）分段法是国际比较通用的肝脏分段法。其把Glisson 系统和肝静脉系统结合起来，将肝脏分为左、右两半肝，进一步再分为右前叶、右后叶、方叶、左外叶、尾状叶五个肝叶和八个肝段（图 5-1），其中尾状叶为 S_1 段，并以 S_1 为起点，沿逆时针方向依次排列为 S_2（左外叶上段）、S_3（左外叶下段）、S_4（左内叶）、S_5（右前叶下段）、S_6（右后叶下段）、S_7（右后叶上段）、S_8（右前叶上段）。

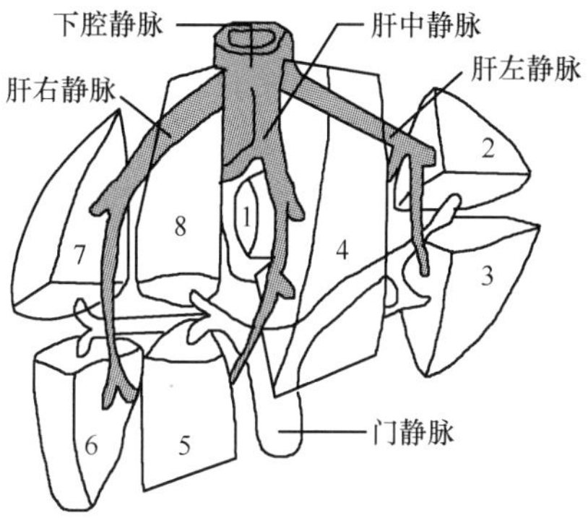

图 5-1 肝脏五叶八段分段法

第二节 肝脏超声检查技术和正常声像图

一 超声检查方法

（一）仪器

选用实时彩色超声诊断仪，常用凸阵探头，频率范围为 3.5～5.0MHz，但必要时可据体型、病变部位、病变性质等选择不同类型或不同频率范围的探头。

（二）检查前准备

肝脏常规超声检查一般无须特殊准备,但要同时检查胆道系统或重点显示肝门区结构或有肝硬化病史者，可行空腹检查，以便更好地显示相关结构和肝被膜等情况。

（三）检查体位

1. 仰卧位 是肝脏检查的常规体位。患者仰卧于检查床上，双上肢尽量上举或置于枕后，以增加肋间隙宽度，增大超声检查的透声窗和扫查的范围。这种体位适合检查肝左叶和部分肝右叶。

2. 左侧卧位 是仰卧位的常用检查补充体位，可使仰卧位不易显露的部分肝右叶或肝门部结构得以充分显示。

3. 坐位或半坐位 该体位采用较少。主要针对肝脏位置较高的患者或为进一步显示膈顶部的病灶而采用。

（四）扫查方法与常用切面

1. 右肋间斜切面扫查 患者取仰卧位，探头的扫描长轴平行置于肋间，自下而上或自上而下逐肋扫描。主要对肝脏右前叶作连续斜断扫查，对肝脏右后叶和第一、二肝门作重点补充检查。

2. 右肋下及剑突下纵切面扫查 患者取仰卧位，将探头扫描长轴纵向置于上腹部剑突偏左，从显示肝脏最左缘起，自左向右肋弓下移动，对肝脏作连续扫查。该法能实现肝脏的全面纵向扫查，有效减少扫描盲区。

3. 剑突下横切面和斜切面扫查 患者取仰卧位，探头横置或斜置于剑突下，声束先与腹壁垂直，再逐渐指向膈顶区。该法适于观察肝左叶和膈顶区。

4. 右肋下斜切面扫查 患者取仰卧位，探头斜置于右肋缘下，声束由垂直指向腹后壁缓慢转向右肩方向，对右肝作扇形扫查。该法可以充分观察肝右叶和膈顶区。

5. 右季肋部斜切面扫查 患者取仰卧位或左侧卧位，探头位置与右肋弓接近垂直，声束向上倾斜式扫查。该法主要显示肝门部结构。

（五）探测要点

1. 检查时，采用合理体位，必要时多体位配合。嘱患者尽量上肢上举，以便增大肋间隙宽度，能更清楚地显示肝脏。

2. 由于肝脏部分区域近膈顶，易受肺部气体干扰，因此检查中，受检者的呼吸配合极为重要。一定程度上，患者呼吸动作与超声扫描动作的协调性会明显影响肝脏声像图的质量。

3. 检查中，探头移动尽量按照一定顺序进行，必要时探头停留在局部进行侧动扫查，以使扫查范围更大、识别更详细。

4. 观察肝脏实质及肝内管道结构很重要，同时要注意观察肝脏周围情况，尤其是肝脏与周围组织的相对运动。

5. 密切结合临床进行动态观测，定期随访，即使急诊超声探测未发现明显异常，亦不宜过早下结论，应继续观察，以免漏诊。

二 正常肝脏声像图与超声测量

（一）正常肝脏声像图

1. 肝脏轮廓和形态　肝脏左叶扁薄，外侧角通常小于 45°；肝脏右叶钝厚，下角通常小于 75°。肝脏表面规整光滑，被膜呈均匀一致的线样高回声，呼吸运动时，与局部腹膜相对运动明显，肝脏膈面为弧度自然的强回声带。

2. 肝脏实质　正常肝脏实质回声是指肝内管道结构、韧带、裂隙等以外的肝内回声。正常肝实质回声由分布均匀的细小点状回声组成，强度与脾脏回声类似，但高于或等于肾皮质回声。

3. 韧带　扫描肝脏时，通常易于显示的韧带有肝圆韧带和静脉韧带。肝圆韧带长轴显示为条带状高回声，从门静脉囊部延伸至肝脏前缘。当局部有腹水衬托时，可追踪到脐部；横断面显示为一块状高回声，后方可伴有浅淡声影。静脉韧带与圆韧带相比，回声偏低、走行纤细，位于门静脉角部后方。

4. 管道结构　在正常肝脏声像图上，可显示门静脉及其属支、肝静脉及其属支、肝左右管及其二级属支。肝固有动脉由于管径细，只在近肝门处部分显示，余大部分区域不易显示。上述管道结构长轴切面均显示为两条平行条状结构，中央为管状无回声；横切面时，为中央呈无回声的环状管壁结构。门静脉起于脾静脉和肠系膜上静脉汇合处，向肝内延伸，走向较为恒定，周围有较厚的纤维结缔组织包绕，故其管壁在声像图上表现得厚且透亮，并且内径不随呼吸而改变；肝静脉左、中、右三支，管壁菲薄、回声低，以至于声像图上不能明显显示，其在肝实质内呈“鸦爪形”，由肝周向第二肝门处汇聚，最终注入下腔静脉，走行平直，内径随呼吸而变化；肝管在肝内伴随门静脉走行，正常只能显示一二级属支，但内径比伴行的门静脉细得多。

5. 肝内血管多普勒血流特征

（1）门静脉：正常为入肝血流，脉冲多普勒呈连续性血流频谱，随呼吸运动而出现波动，平均流速范围较大，多在 18～22cm/s，受饮食因素影响明显。

（2）肝静脉：正常肝静脉为离肝血流，脉冲多普勒多呈三相波，即 S、D、A 波。S 波向下，示心房舒张，下腔静脉血回流入右心房，肝静脉血又快速流入下腔静脉所致；D 波向下，为心室舒张早中期，三尖瓣开放，右心房血流快速进入右心室所致，但幅度较 S 波低；A 波向上，为右房收缩时，部分血流反流入下腔静脉及肝静脉出现的一个反向波。正常肝静脉收缩期平均流速为 29cm/s，舒张期为 22cm/s。肝静脉血流流速也受呼吸影响，常在吸气时加快，呼气时减慢。

（3）肝动脉：内径细，二维声像图上常不易显示，但彩色多普勒可提高其显示率。尤其在肝门区显示率较高，为入肝血流。脉冲多普勒呈搏动状血流频谱，即收缩期快速上升延续为舒张期缓慢下降的曲线。

（二）肝脏超声测量

衡量肝脏大小常用的径线有肝右叶最大斜径、肝左叶上下径和前后径。判断肝脏大小时应结合患者的身高、体型及临床表现等进行综合考虑。

1. 肝右叶最大斜径测量　患者仰卧位，探头长轴置于右肋缘下，声束指向右肩，显示肝右叶膈顶部及第二肝门区，嘱患者深吸气后短暂憋气，当声像图显示肝右静脉长轴并见其汇于下腔静脉，又能清晰显示弧度自然的右侧膈肌时为测量肝右叶最大斜径的标准切面图。此时，冻结图像，测量肝表面至右侧膈内缘之间的最大距离，即为肝右叶最大斜径（图 5-2）。正常值为 12～14cm。

2. 肝左叶上下径、前后径测量　将探头长轴置于剑突下略偏左，声束垂直指向腹后壁，嘱患者平静呼吸，当声像图上同时显示肝上方膈肌、下方左肝外侧和后方腹主动脉长轴时，则该切面为肝左叶上下径和前后径的标准测量切面（图 5-3）。通常上下径不超过 9cm，前后径不超过 6cm。

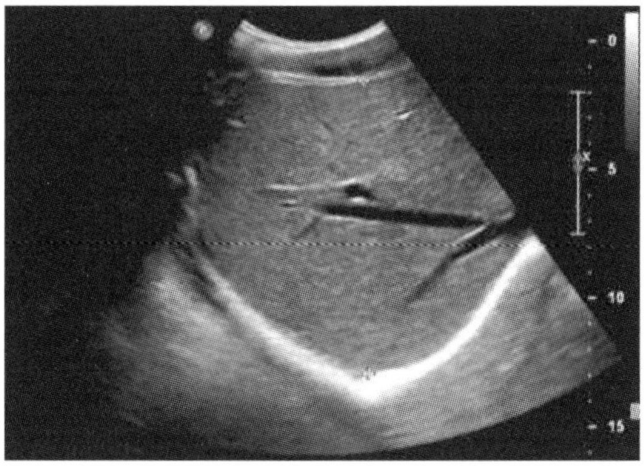

图 5-2　肝右叶最大斜径测量

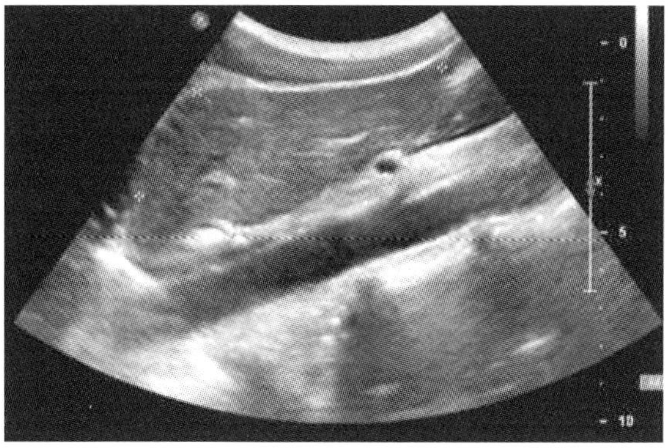

图 5-3　肝左叶上下径和前后径测量

（三）正常报告示例

超声检查所见：肝脏形态正常，被膜光滑、完整，右叶最大斜径 11.4cm，左叶前后径 3.8cm，左叶上下径 8.6cm，实质回声均匀，管道结构显示清晰，门静脉内径 1.0cm，肝静脉内径 0.5cm，胆总管内径 0.4cm。CDFI 及 PW 示血流未见异常。

超声提示：肝脏未见异常。

第三节　肝脏占位性病变

一　肝囊肿

肝囊肿是肝脏最常见的囊性病变。大多数为先天性肝内小胆管发育障碍所致，少数为外伤或手术引起；如果中老年逐渐出现肝囊肿，则是肝脏退行性变的一种表现。肝囊肿可单发或多发，大小不一，常为单房、壁薄、囊液清亮透明。其临床表现依囊肿位置、大小、数目、是否出现并发症以及与周围脏器的关系等而异。

【声像图表现】

典型的肝囊肿声像图示圆形无回声区，囊壁呈纤细高回声，内壁光滑，后方回声增强（图 5-4）。如果囊肿较小，仅可显示前后壁，侧壁显示不清或伴有侧方声影。

大的肝囊肿可致肝脏正常形态发生改变，或使肝脏下移、膈肌抬高、肝内管道结构受压移位等。

多房性肝囊肿表现为囊腔内出现一条或多条纤细、均匀的膜样高回声，甚有随体位改变而浮动现象。

肝囊肿彩色多普勒示无血流信号，个别较大的囊肿，其壁上可见少许点状或细条状血流信号，多为静脉频谱。

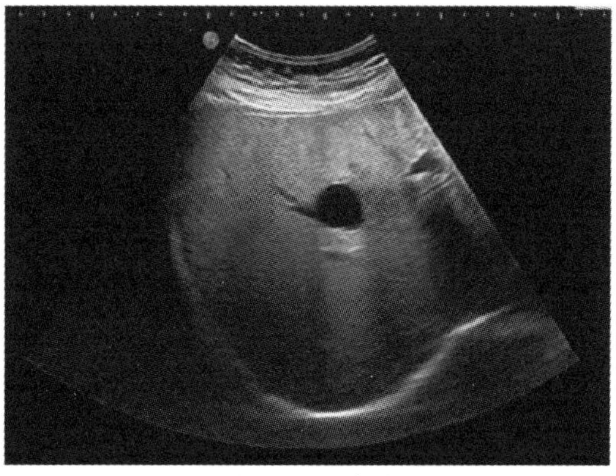

图 5-4　肝囊肿

肝囊肿继发感染时，其声像图表现可发生较大变化，多显示为内壁增厚、不规整，囊腔内出现细小点状回声浮动，或有团块状、条状回声出现，彩色多普勒示内部或周边均可有血流信号。

【超声报告示例】

超声检查所见：肝脏正常大小，被膜完整光滑，于左右叶交界处实质内见一大小 2cm×2cm 囊性无回声区，壁薄，内壁光滑，透声好，后方回声增强，余实质回声均匀，管道结构显示清晰。CDFI 示门静脉内血流充盈良好，PW 示血流频谱正常。

超声提示：肝囊肿。

【鉴别诊断】

1. 肝脓肿　脓肿形成时，病灶区出现坏死、液化，且液性区透声差，脓肿壁厚、不规整，周围有因炎性反应的低回声晕，同时患者多有肝区疼痛不适及高热等感染性表现，据此与常见的肝囊肿鉴别较为容易。但当肝囊肿继发感染时，鉴别有一定困难，应密切结合病史。

2. 肝囊性肿瘤　多表现为体积大，形态不规则，多房，囊腔内可有实质样团块状回声，囊壁不均匀性增厚或内壁有乳头状突起，彩色多普勒于实质性团块内或囊壁上探测到血流信号，多为动脉性频谱。

3. 肝包虫病　患者多有疫区接触史，声像图表现为“囊中囊”、囊肿内有囊砂样回声或较厚的囊壁呈双层样改变等特征。

二　多囊肝

案例 5-1

患者，男，25 岁。平素身体无明显不适，超声体检时，肝脏和双侧肾脏采集到的声像图如图 5-5、图 5-6 所示。

据此作出初步诊断，并说出诊断依据。

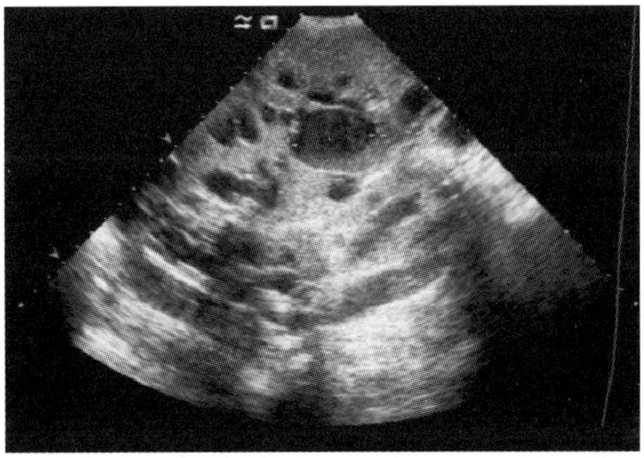

图 5-5　肝脏声像图

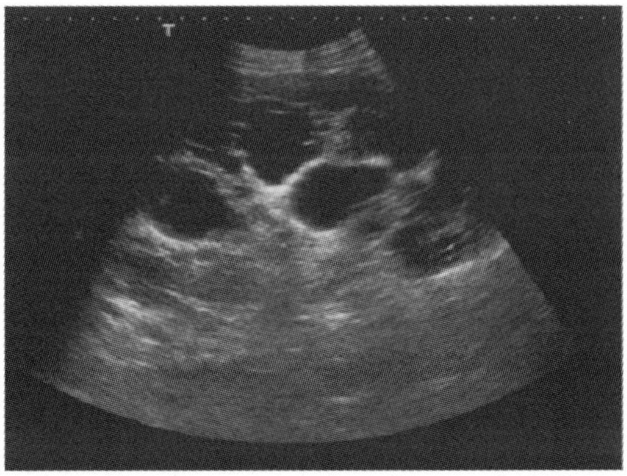

图 5-6　肾脏声影图

多囊肝是肝内多余的胆管未发生退化和吸收，并逐渐形成囊状扩张的一种弥漫性囊性病变，其有家族史和遗传史，多见于女性。常合并多囊肾、胰腺囊肿、脾囊肿等。临床上，约 1/2 的多囊肝合并多囊肾，1/3 的多囊肾合并多囊肝。

【声像图表现】

1. 典型多囊肝表现为肝脏普遍增大，形态正常或部分区域凹凸不平，实质内布满大小不等囊性无回声区，呈圆形或类圆形，壁薄，后方回声增强，囊肿间多无连通。如果囊肿微小，呈小等号样回声弥漫分布于肝实质中。同时，肝内管道结构显示不清，借助彩色多普勒可提高肝内血管显示率，但会出现明显受压后变细或移位（图 5-7）。

2. 轻型多囊肝声像图表现为肝脏大小和形态正常，实质内见数目较多囊性无回声区，多呈圆形，壁薄，后方回声增强，囊肿间距较大，其间肝实质正常，管道结构易于辨认。

3. 多囊肝常合并多囊肾、胰腺囊肿、脾囊肿等，故发现多囊肝后应常规检查肾脏、胰腺、脾脏等器官；同理，若率先发现多囊肾、胰腺囊肿或脾囊肿，应常规扫查肝脏。

【超声报告示例】

超声检查所见：肝脏增大，外形不规则，实质内见无数大小不等囊性无回声区，透声好，内壁光滑，后方回声增强。CDFI：内部血管走行迂曲。

超声提示：多囊肝。

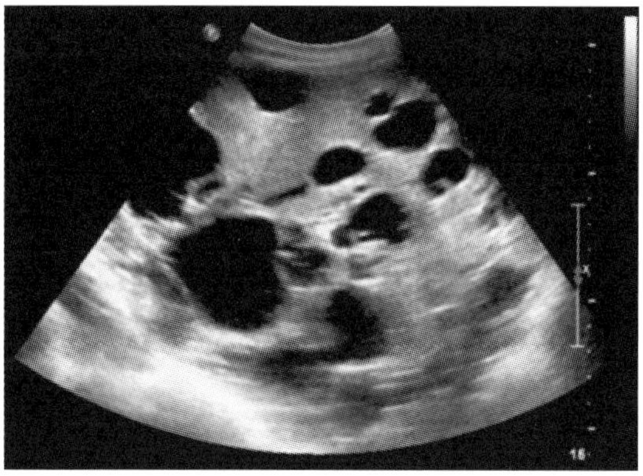

图 5-7 多囊肝

【鉴别诊断】

1. 多发性肝囊肿 与典型的多囊肝容易鉴别，与轻型多囊肝鉴别较为困难，但多发性肝囊肿多散在分布，而多囊肝的囊肿多聚集分布；同时，多发性肝囊肿发病年龄普遍偏大，囊肿大小差异不如多囊肝明显，合并多囊肾、胰腺囊肿或脾囊肿的现象也少见。

2. 先天性肝内胆管扩张症（Caroli 病） 是肝内胆管呈节段性囊状扩张的一种表现。多见于男性，常有右上腹疼痛、发热、黄疸等病史。声像图示肝实质内大小不等囊性无回声区，呈圆形或梭形，囊壁回声较高、欠规整，沿胆管走行分布，追踪扫查发现无回声区不仅互相连通，而且在肝门处与肝外胆管也相通。

三 肝脓肿

临床上，细菌性肝脓肿多见。细菌性肝脓肿常见的致病菌为大肠埃希菌和金黄色葡萄球菌。感染途径：①胆道。胆汁流出不畅时可引起细菌逆行性进入肝脏，常见于胆结石并梗阻。②门静脉。腹腔内器官发生细菌感染时，细菌或脓栓沿门静脉系统到达肝脏，常见于化脓性阑尾炎。③肝动脉。细菌性心内膜炎或败血症时，细菌经肝动脉入肝。④淋巴管。腹腔内器官发生细菌感染时，部分细菌经淋巴系统引流入肝。⑤直接蔓延。肝脏周围组织结构的感染可直接累及肝脏。⑥其他。当机体免疫力低下或发生菌群失调时，位于胃肠道内的正常菌群随血液或淋巴入肝并滞留，进而引起感染。

细菌性肝脓肿形成过程中，多起病急，有寒战、高热，右上腹疼痛不适，肝大，肝区叩击痛明显；如果炎症累及膈肌和胸膜，疼痛可放射到肩部，并伴有刺激性咳嗽或出现不同程度的胸膜腔积液等。

【声像图表现】

肝脓肿依其演变过程可分为 3 期：

1. 脓肿前期 该期主要表现为充血水肿。声像图示肝实质内出现一处或多处片状回声减低区，形状为圆形或不规则形，边界模糊不清，内部回声尚均匀，有时周边可见稍宽的高回声或低回声晕，后方回声亦可增强。病灶内部及周边有点条状血流信号，并呈低阻型动脉频谱。

2. 脓肿形成期 该期主要表现为液化、坏死。声像图根据不同液化程度而有不同表现。

（1）液化区较小：声像图示原先的片状低回声区出现小范围不规则的无回声区，即液化区，但整个病灶边界仍然模糊不清，低回声或高回声晕增宽，彩色多普勒示非液化区及病灶周边可见点条状血流信号，呈低阻型动脉频谱。

（2）液化区增大：声像图示原先的片状低回声区内出现的无回声区明显增大或区域数量增多，使整个病灶呈囊实性或蜂窝状改变，部分区域还可见点片状强回声，周围晕环存在，内部实性区或不均匀分隔上及腔壁上仍可探及低阻型点条状动脉血流信号。

（3）完全液化：脓腔壁厚，内壁不规整，腔内呈无回声，其间有高低不等、粗细不均的点片状高回声或强回声（图 5-8）；如脓液稀薄，可出现分层现象，并随体位改变而运动。腔壁上仍可探及点条状血流信号，呈低阻型动脉频谱。

链接

脓肿形成期，可在超声引导下行介入治疗，如穿刺抽吸或置管引流，必要时药液冲洗，能够使患者症状短时间明显改善，脓肿愈合速度加快。但要求患者及家属同意，并且脓肿位置恰当，患者无麻醉药物过敏史，能耐受穿刺操作等。

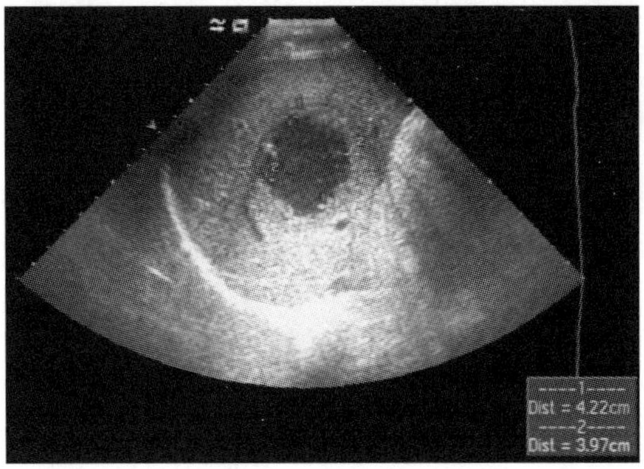

图 5-8　肝脓肿

3. 脓肿吸收期　脓腔逐渐缩小，无回声区逐渐减少，内部回声增高，并出现均匀的斑片状高回声。脓肿的愈合是一个漫长的过程，随病程进展，上述的高回声渐变为比肝组织回声偏低的片状低回声，持续一段时间后，变得与肝组织回声一致。少部分病灶在愈合过程中，局部出现较大钙化，声像图表现为团块状强回声，后伴声影。

【超声报告示例】

超声检查所见：肝脏大小形态正常，被膜完整光滑，右叶实质内见一囊性区，大小 42mm×40mm，透声差，可见絮点状回声浮动，壁厚，内壁欠光滑，周边可见明显动脉样血流信号，后方回声增强，余实质回声均匀，管状结构显示清晰。肝周未见明显液性无回声区。

超声提示：肝实质内囊性区，考虑肝脓肿。

【鉴别诊断】

1. 肝癌　当肝脓肿未液化或脓液稠厚时，易与肝癌混淆；当部分肝癌出现中心坏死液化时，声像图表现易与肝脓肿混淆。所以两者鉴别需详细结合病史、临床表现和其他辅助检查，必要时行穿刺活检。

2. 肝囊肿　脓肿完全液化且脓液稀薄时需与肝囊肿鉴别。肝囊肿通常壁薄，内壁光滑，内部透声好，后方回声增强，侧方可见声影；脓肿壁厚，内壁不规整，内部透声差，可见点片状高回声或强回声。

四　肝包虫病

包虫病又名棘球蚴病，是一种人畜共患的寄生虫病。主要发生于肝，其次是肺。通常棘球蚴的虫卵被人吞食后，在胃内消化液作用下脱壳，孵化发育成六钩蚴，后进入肠壁，随门静脉血流入肝，大多数在肝内发育成成虫，少数随血流继续前行，到达肺等脏器后再发育成成虫并致病。

【声像图表现】

由于棘球蚴的种类与进入肝内生长发育方式的不同，以及其复杂的生长发育过程致超声声像图表现多样化，但常见的声像图类型有以下几种：

1. 囊型

（1）单囊型：肝实质内出现单个圆形或类圆形无回声区，壁厚，回声高，有时呈双层，与周围肝实质界线清楚，后方回声增强，囊腔内近底部可见细小粒状囊砂回声聚集，随体位改变而浮动（图 5-9）。

（2）多囊型：肝实质内出现较大的圆形或类圆形无回声区，壁厚，内有多条高回声分隔，整体呈蜂窝状；部分多囊可表现为“囊中囊”征象。

2. 质变型

（1）内囊分离型：内外囊分离，即囊性无回声区壁间出现不同程度、不等范围的裂隙，甚至内囊破裂、塌陷，呈条带状高回声浮于囊液中（图 5-10）。

（2）钙化型：囊壁增厚，回声不均匀性增强，后伴声影，致囊腔内结构显示不清；或囊腔内不均质低回声间见点片状强回声，后伴声影（图 5-11）。

（3）实变型：肝实质内见一高回声团，边界清晰，包膜完整，内部回声不均匀，多由点片状混杂回声组成（图 5-12）。

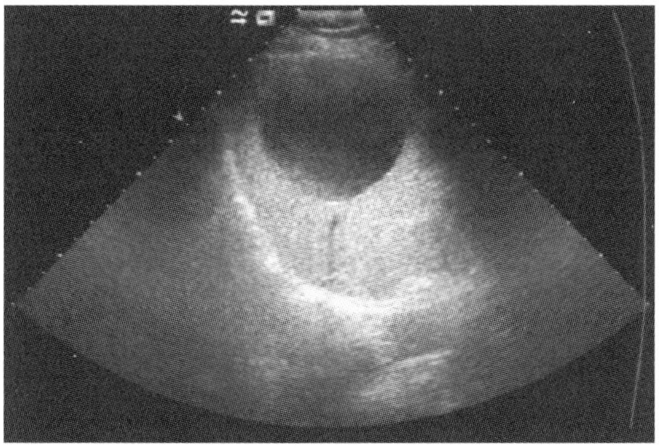

图 5-9 肝包虫病（单囊型，底部可见囊砂回声）

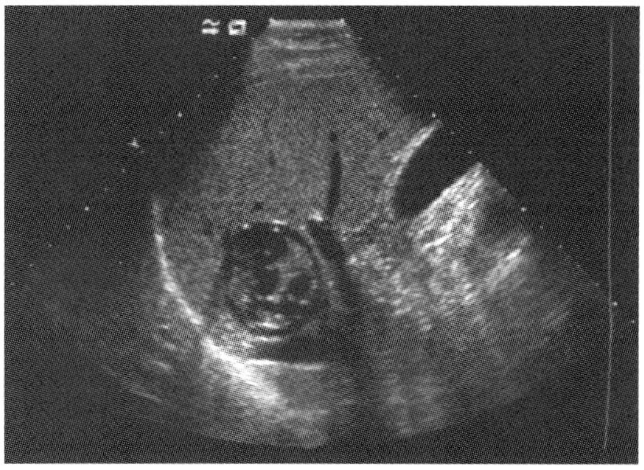

图 5-10 肝包虫病（多囊型及内囊分离型）

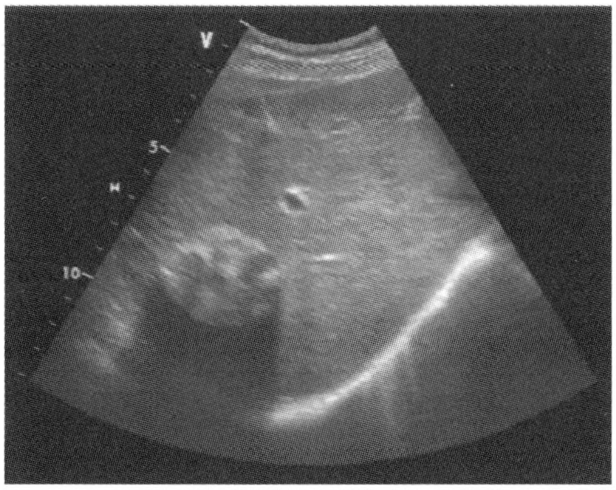

图 5-11 肝包虫病（钙化型）

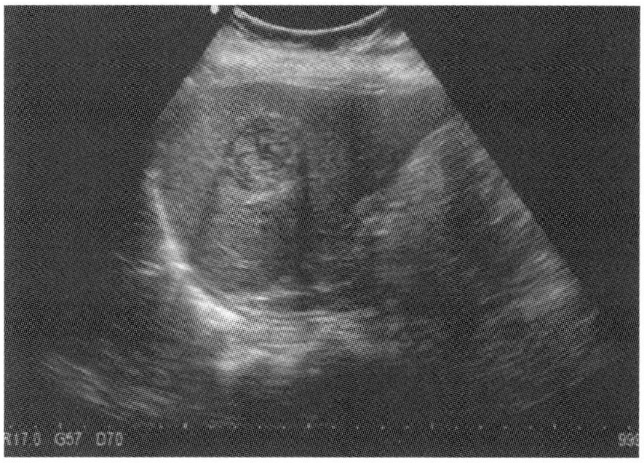

图 5-12 肝包虫病（实变型）

【超声报告示例】

超声检查所见：肝脏外形正常大小，被膜完整光滑，右叶实质内见一 4cm×4cm 囊性区，内部又见多个小囊性无回声区，部分区域分隔较厚，内壁似呈两层，中间有较窄无回声裂隙。CDFI：较厚分隔上无明显血流信号；余实质回声均匀，管状结构显示清晰。

超声提示：肝右叶实质内不均质囊性区，肝包虫病可能。

【鉴别诊断】

1. 肝囊肿　单囊型肝包虫病需与单纯性肝囊肿鉴别。通常单纯性肝囊肿壁薄，透声好，其内无细小粒状囊砂回声聚集。

2. 多囊肝　多囊型肝包虫病需与多囊肝鉴别。但多囊肝累及范围广，囊壁薄，透声好，常并发多囊肾、脾囊肿或胰腺囊肿等。

3. 肝脓肿　囊型包虫病继发感染或内囊分离时，易与肝脓肿混淆。但肝脓肿壁厚，内壁不规整，周围有高回声或低回声晕。

4. 肝癌　实变型肝包虫病与部分性肝癌相似，但肝癌包块内可探及彩色血流信号，多呈动脉频谱；患者多有乙型肝炎病史、甲胎蛋白增高及其他肿瘤标志物异常等表现。

5. 肝血管瘤　当肝血管瘤较大，并呈混合回声时，容易误诊为多囊型或实变型肝包虫病。但肝血管瘤立体感明显，内部多呈网状改变，周边可见血管裂隙征；有时内可探及少许静脉血流信号。

五 肝血管瘤

肝血管瘤主要为海绵状血管瘤，由衬以扁平内皮细胞的大小不等的血管腔构成，是肝脏最常见的良性肿瘤。较小的肝血管瘤，一般无明显临床症状；较大时，可出现右上腹胀痛不适或触及明显包块等表现。

【声像图表现】

1. 高回声型　最多见。常为圆形，边界清晰，立体感强，呈浮雕样，内部回声均匀，呈“筛网状”，后方回声无衰减（图 5-13）。

2. 低回声型　较少见。常为圆形或椭圆形，边界清晰，周边可有环状高回声包绕，内部呈均匀低回声，近边缘处见“血管裂隙征”，后方回声可增强（图 5-14）。

3. 混合回声型　多见于体积较大的血管瘤。边界欠清晰，内部回声不均匀，多种回声并存，呈蜂窝状改变（图 5-15）。

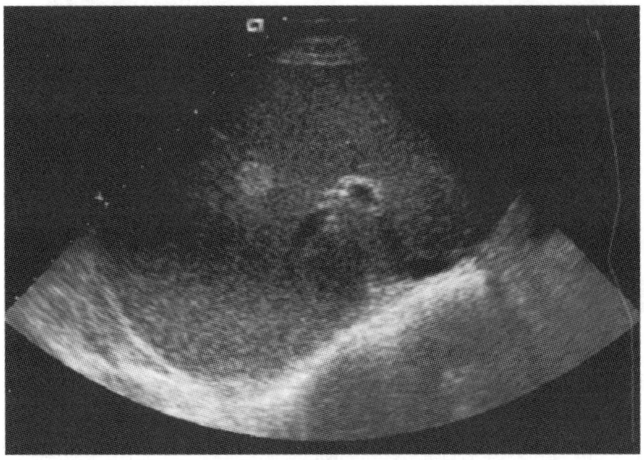

图 5-13　肝血管瘤（高回声型）

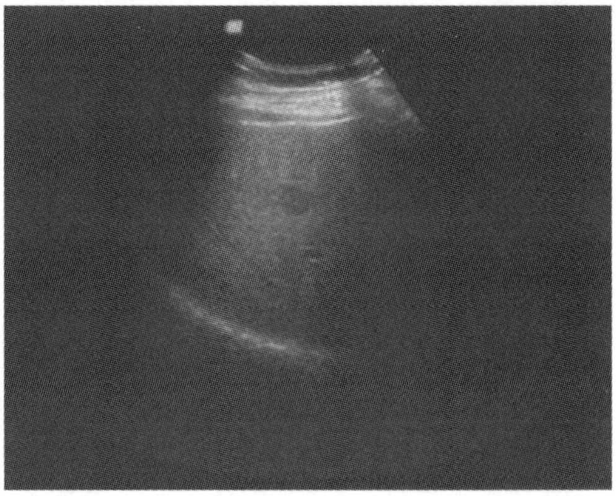

图 5-14　肝血管瘤（低回声型）

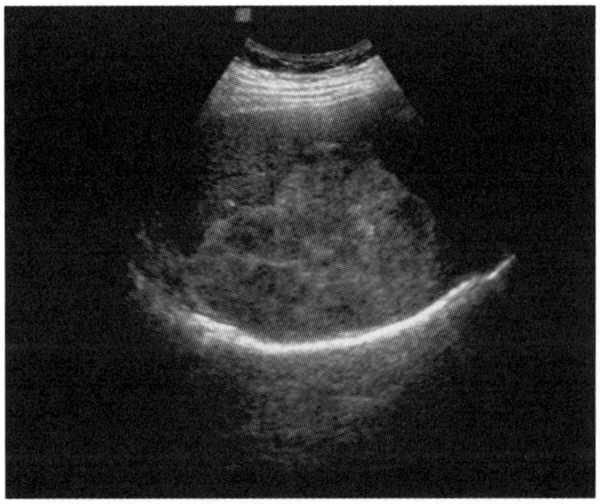

图 5-15　肝血管瘤（混合回声型）

【超声报告示例】

超声检查所见：肝脏形态、大小正常，被膜完好，实质光点分布均匀，血管显示清晰，肝内胆管无扩张，于右叶见一 10mm×9mm 高回声结节，内部回声呈筛网状，境界清晰、锐利，无血供。

超声提示：肝血管瘤。

【鉴别诊断】

高回声型肝血管瘤易于诊断，低回声型和混合回声型需与不同类型肝癌进行鉴别。但肝癌结节常因生长速度快，对周围管道结构具有明显挤压作用，部分外周有声晕，内部可探及动脉血流信号，而血管瘤生长缓慢，内部常无明显血流信号显示。尽管如此，误诊率仍然很高，故可疑低回声或混合回声型血管瘤时，最好行超声造影、CT 造影、穿刺活检、肿瘤标志物化验等相关检查。

六　肝癌

案例 5-2

患者，男，50 岁。主因右上腹疼痛不适半年，加重半个月就诊。既往有乙型肝炎病史多年。查体：腹平软，右上腹饱满，有轻压痛，肝脏肋下 5cm，质韧。超声声像图如图 5-16、图 5-17，彩图 5 所示。

据此对该病作出初步判断，并写出诊断依据。

肝癌是肝脏的恶性肿瘤，可分为原发性和继发性两种。

（一）原发性肝癌

原发性肝癌是我国常见的恶性肿瘤之一。通常按大体形态可分为巨块型、结节型、弥漫型，据病理组织学可分为肝细胞型、胆管细胞型和混合型。

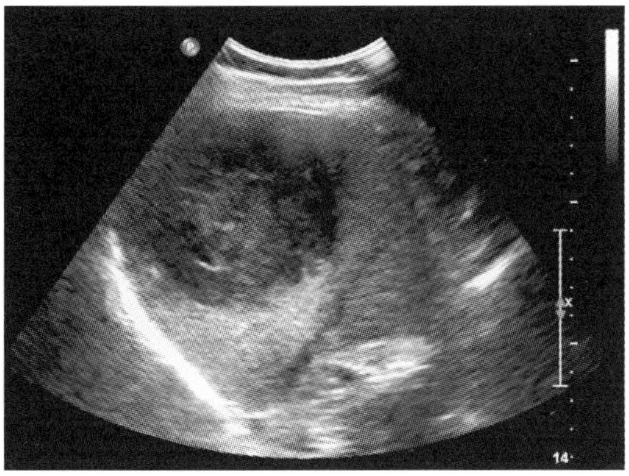

图 5-16　肝癌（巨块型）

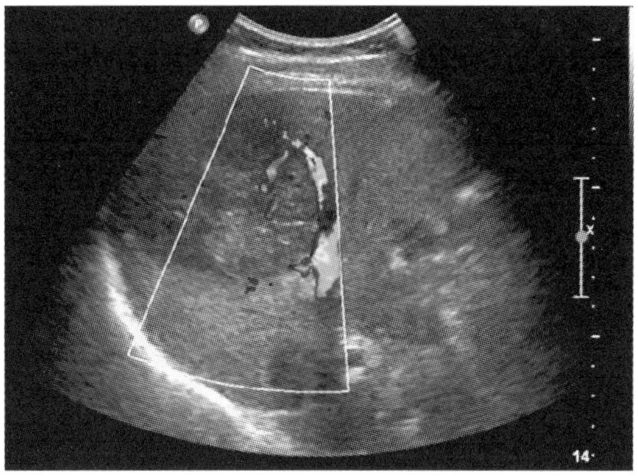

图 5-17　肝癌血流声影图

原发性肝癌早期缺乏典型临床表现，待出现肝区疼痛、肝脏增大、消化系统不适等症状时多属于中晚期。故加强患者定期体检意识，提高影像学医师早期发现和诊断水平至关重要。

【声像图表现】

1. 直接征象

（1）巨块型：直径多在 5cm 以上。边界清楚，形态规则，内部回声不均匀，以高低混合性回声居多。部分肝癌由数个癌结节融合而成，呈"结中结"声像图。该型容易破裂。破裂后，声像图出现近癌肿处的肝包膜连续性回声中断，局部膜内外均出现液性无回声区。

（2）结节型：直径多在 2～5cm。结节状，多发，边界较清晰，周边可出现不典型声晕，或由一纤薄的高回声带包绕；内部常呈以高回声或低回声为主的不均匀性回声（图 5-18）。

（3）弥漫型：直径在 2cm 以下，多见于 1cm 左右。癌结节弥漫性分布于肝脏，边界不清，内部回声强弱不等。此类结节有时与肝硬化结节不易鉴别，需要密切结合病史和其他表现进行诊断（图 5-19）。

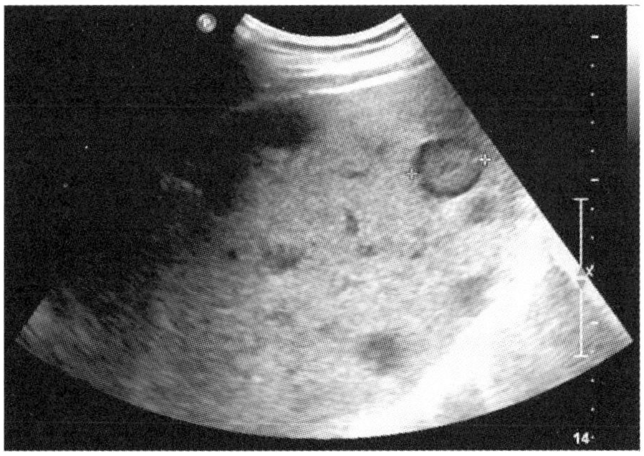

图 5-18　肝癌（结节型）

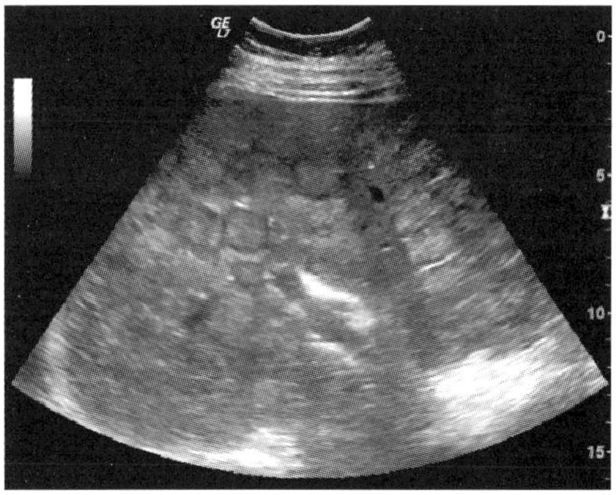

图 5-19　肝癌（弥漫型）

2. 间接征象

（1）挤压征象：较大的癌肿可以挤压门静脉、肝静脉、胆管、下腔静脉及周围脏器，导致其变形、移位。

（2）转移征象：转移可出现在肝内和肝外。①肝内转移征象：肝实质内见多个圆形结节，直径多在 2cm 左右，内部呈低回声或中高回声，立体感较强，多见于主瘤的周围，常称其为"卫星结节"。晚期肝癌病例，还可在管道结构内形成癌栓，尤其是门静脉内，见门静脉内径增宽，腔内充满等回声或低回声不均质团块。②肝外转移征象：肝癌可通过多种途径转移到肝外，多见部位为腹腔，尤其是肝门处和胰头部。表现为该部位多个圆形或类圆形低回声团，部分融合成不规则的团块状，其实为转移性肿大的淋巴结，严重者可压迫和包围局部胆管、门静脉等。

3. 彩色及脉冲多普勒表现　通常肝癌的结节内有较丰富的血流信号，并且大多数呈高速、高阻动脉血流信号。

【超声报告示例】

超声检查所见：肝脏形态失常，边缘欠规则，表面不平整，实质光点增粗，分布欠均匀，肝右叶探及 5cm×6cm 类圆形团块，内回声略低，欠均匀，边界清晰，内可见较丰富血流信号。门静脉内径 1.1cm，内未见团絮状回声。肝周未见明显液性无回声区。

超声提示：肝实质占位性病变，肝癌可能性大。

【鉴别诊断】

1. 肝血管瘤　典型的血管瘤不难鉴别，当部分血管瘤较大，内部回声欠均匀时，鉴别起来比较困难，需密切结合病史和其他检查，必要时行穿刺活检。

2. 肝脓肿　脓肿形成期和吸收期容易鉴别，脓肿前期，尤其临床表现不太典型时，需与肝癌进行鉴别。此时肝脓肿常单发，范围小，边界不清，周围常有较宽的低回声或高回声晕，并且声像图随病程进展而变化速度较快。

3. 肝硬化　原发性肝癌常在肝硬化基础上形成，所以当肝硬化出现多数再生性结节时，不易与弥漫性肝癌进行鉴别。但有重要的一点是，肝硬化的门静脉内没有癌栓出现。

4. 脂肪肝　局灶性脂肪肝时，残存的正常肝组织回声需与肝癌的癌结节进行鉴别。残存正常肝组织多位于肝门旁，不规则，边界不清，内部无明显血流显示。

5. 转移性肝癌　多发不均质结节，内部回声复杂，周围非癌的肝实质回声无肝硬化表现。典型的征象是“牛眼征”，即结节内部呈不规则的低回声或无回声区，周围为环形高回声区。

（二）继发性肝癌

继发性肝癌即转移性肝癌。肝脏是恶性肿瘤转移的常见脏器，尤其是来自于胃肠道和盆腔脏器肿瘤的转移。早期多无明显临床表现，一旦出现，多病情较重，治疗效果不佳。

【声像图表现】

1. 高回声型　癌结节边界清楚，形态欠规则，内部回声显著高于周围肝组织，后方回声衰减。特征性的表现为“牛眼征”，即结节内部呈低回声或无回声，周围为较宽的环状高回声（图 5-20）。多见于肺、胃、卵巢等处肿瘤的转移。

2. 低回声型　结节偏小，边界清楚，内部呈低回声，欠均匀，多有结节相融合而呈“葡萄串征”。多见于乳腺癌和胰腺癌的转移（图 5-21）。

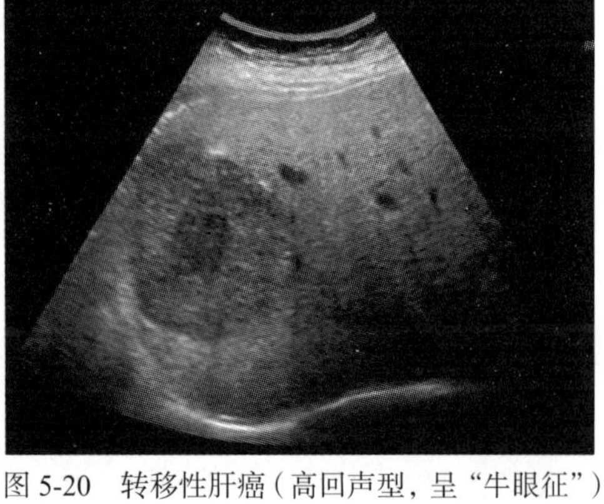

图 5-20　转移性肝癌（高回声型，呈“牛眼征”）

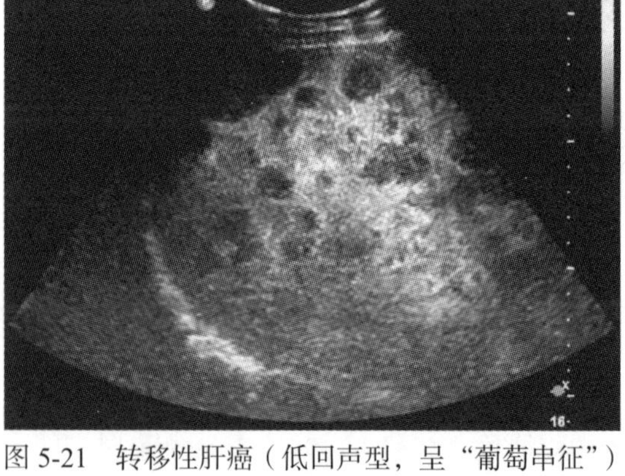

图 5-21　转移性肝癌（低回声型，呈“葡萄串征”）

3. 无回声型　结节呈无回声，壁厚，内部欠光滑，甚有乳头状突起；部分结节边界欠清，呈多房性，隔膜回声不均匀，部分区域不规则增厚。多见于卵巢囊腺癌、胃肠道肉瘤的转移。

4. 混合回声型　结节较大，边界欠清，内部回声明显不均匀。多见于卵巢和胃肠道肿瘤的转移。

转移性肝癌的彩色多普勒超声表现不一，但血流显示率显著低于原发性肝癌。

【超声报告示例】

超声检查所见：肝脏外形正常大小，被膜完整光滑，实质内分布多个大小不等高回声团，较大者2cm×2cm，边界清，内部回声不均匀，可见低回声或无回声区，未探及明显血流信号。肝内管状结构显示清晰。肝周未见明显异常回声。

超声提示：肝实质多发占位性病变，转移瘤可能性大。

【鉴别诊断】

1. 原发性肝癌　单发为主，常有不同程度的肝硬化，彩色多普勒较易于瘤内或瘤周探测到高速高阻动脉血流信号。

2. 肝血管瘤　多发肝血管瘤易与转移性肝癌混淆，但血管瘤周围多无低回声晕，后方无声衰减，周边可见血管裂隙征。甚至较大的表浅性肝血管瘤，在探头加压时可出现形变现象。

3. 肝囊肿　壁薄，内壁光滑，囊液透声好，后方回声增强，即使是多房性囊肿，其分隔也纤细。

第四节　肝脏弥漫性病变

一 脂肪肝

脂肪肝指的是由多种因素引起的过多脂肪在肝细胞内积聚而导致的一种肝脏异常表现。轻度多无明显异常，仅在健康体检时发现，较重者可有肝大、肝区不适等症状。

【声像图表现】

1. 分度　根据肝实质回声强度及其内部管道结构的显示程度，将脂肪肝分为：

（1）轻度：肝实质回声轻度增强，肝内血管壁和深方膈肌显示清楚（图 5-22）。

（2）中度：肝实质回声中等增强，肝内血管壁和深方膈肌显示模糊（图 5-23）。

（3）重度：肝实质回声明显增强，肝内血管壁和深方膈肌显示不清（图 5-24）。

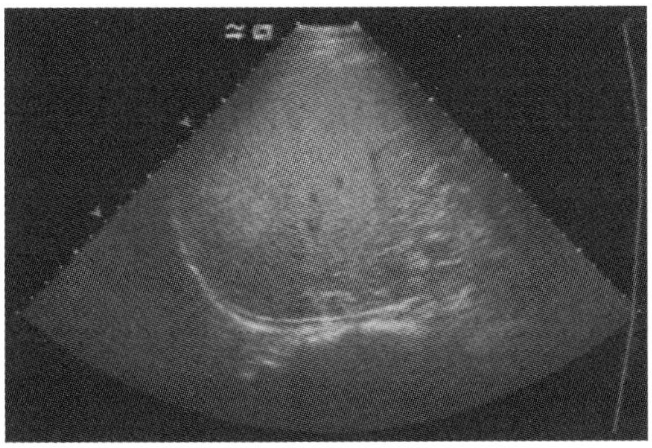

图 5-22　轻度脂肪肝

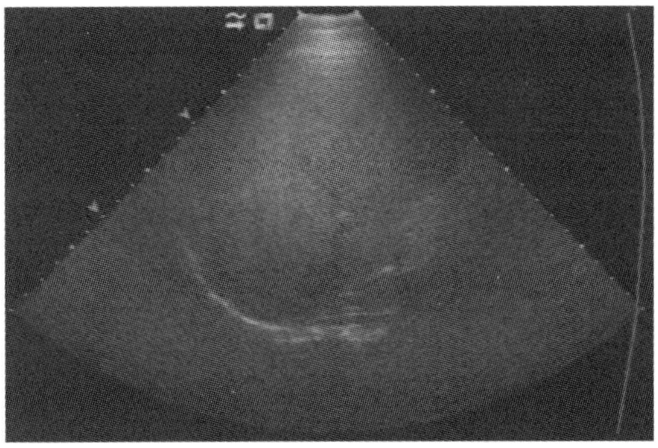

图 5-23　中度脂肪肝

2. 分型　根据脂肪浸润的范围，将脂肪肝分为以下几型。

（1）弥漫型：肝实质几乎均匀地被脂肪浸润，致肝脏不同程度增大，甚至肝角变钝，肝实质呈密集分布的细小点状强回声，所以又称为均匀性脂肪肝；声像图上显得格外明亮，所以又称为“明亮肝”。

（2）局限型：脂肪浸润肝脏的一部分，即脂肪浸润的高回声肝组织与未受脂肪浸润的正常肝组织回声混杂存在，故又称为不均匀性脂肪肝。①局灶型：在正常的肝实质中出现脂肪浸润的相对高回声区，形状不规则，边界清晰；②叶段型：脂肪浸润的高回声区呈肝叶或肝段式分布。

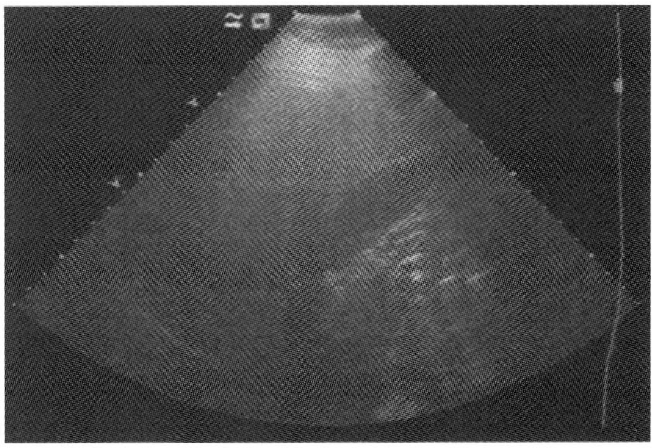

图 5-24　重度脂肪肝

【超声报告示例】

超声检查所见：肝脏大小形态正常，表面平整，肝内光点细密、增强，后方回声衰减，膈肌显示不清，血管壁回声明显减弱；肝内胆管未见扩张。肝内未见明显异常血流。

超声提示：脂肪肝（重度）。

【鉴别诊断】

1. 肝癌　尤其是低回声的肝癌需与不均匀性脂肪肝鉴别。不均匀性脂肪肝中的小范围正常肝组织呈片状低回声，不规则，无立体感，内部回声均匀，周围肝实质为大范围的均匀性高回声或强回声，对周边管状结构亦无挤压征象。

2. 肝血管瘤　血管瘤多为高回声型，其回声强度高于脂肪肝，内部回声呈“筛网状”，边界清晰，立体感强，周边可见血管裂隙征。

二 慢性肝炎及肝硬化

（一）慢性肝炎

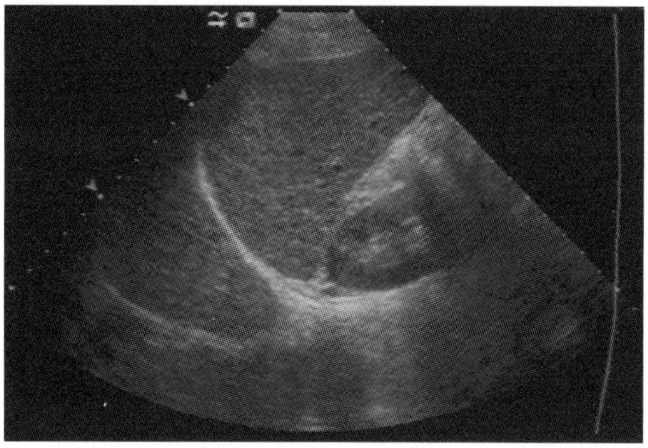

图 5-25　慢性肝炎

肝炎是以肝细胞变性、坏死及炎性反应为特征的病变，多见的是病毒性肝炎。病毒性肝炎据病程长短可分为急性和慢性两种。慢性肝炎病程长，容易被患者忽视，反复的肝细胞损伤及反应性的纤维组织增生，使其最容易发展成肝硬化。

【声像图表现】

肝脏径线正常或轻度增大，实质回声增粗增高（图 5-25），分布欠均匀，肝内管道结构显示清楚，无明显变形移位，血流充盈良好，频谱正常。胆囊壁厚度正常或略增厚，脾脏径线正常或略增大。

【超声报告示例】

超声检查所见：肝脏外形正常大小，被膜完整光滑，实质回声增高增粗，管状结构显示清晰，门静脉内血流充盈良好，频谱正常，肝周未见明显异常回声。

超声提示：肝实质回声增高增粗，慢性肝炎可能。

【鉴别诊断】

1. 脂肪肝　脂肪肝时肝实质通常回声增高，但致密均匀，管道结构走行正常，血流充盈良好，胆囊壁及脾脏径线无明显异常。

2. 肝硬化　慢性肝病实质回声表现其实是肝脏纤维化的一种表现，故其回声增高增粗，不易与早期肝硬化鉴别，或者说慢性肝炎就是肝硬化早期。肝硬化后期表现增多、典型，鉴别无明显困难。

（二）肝硬化

肝硬化是由多种原因引起的肝细胞弥漫性变性坏死、纤维组织增生、肝细胞结节状再生，以及这三种变化反复交错进行而导致肝脏变形变硬的慢性疾病。临床多见的肝硬化有肝炎后肝硬化和酒精性肝硬化。肝硬化早期无明显临床表现，后期可出现肝大、脾大、腹水、黄疸、肝性脑病、侧支循环的建立与开放等（图 5-26）。

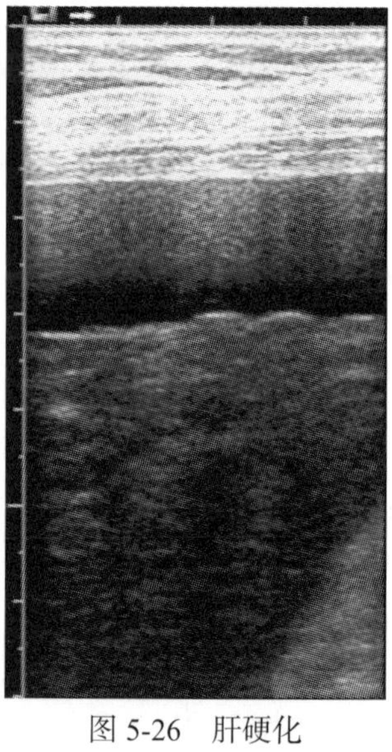

图 5-26　肝硬化

【声像图表现】

1. 形态　典型的肝硬化由于纤维组织的增生，肝脏形态发生改变。多为右叶下角和左叶外侧角变钝，左右叶大小比例失调，主要是右叶和左内叶缩小，而此时左外叶与尾状叶显得增大。同时，肝表面不规整，呈锯齿状或结节状凹凸不平。

2. 实质　由于纤维组织的增生和肝细胞的结节状再生，使肝实质回声弥漫性增高、增粗，不均匀。部分病例可见明显硬化结节，周围有长短不一的粗亮线样结构包绕；亦可出现大小不等的肝再生结节，低回声多见，呈圆形或椭圆形，但缺乏立体感。

3. 管道结构　早期肝硬化，肝内管道结构无明显异常；后期管道结构可出现如下变化：

（1）肝静脉：增生的纤维组织压迫肝静脉，致其管径变细，甚至显示不清。彩色多普勒示肝静脉内血流变细、走行扭曲；脉冲多普勒示肝静脉频谱呈连续性频谱或呈反向波消失的门静脉样频谱。

（2）门静脉：门静脉内径主要与肝硬化的程度、门静脉高压及侧支循环建立的情况有关。肝硬化常致门静脉变细，尤其右支比左支更细，但当出现门静脉高压时，其内径会增宽，甚至走行迂曲。彩色多普勒示门静脉内血流暗淡，或出现反向蓝色血流，脉冲多普勒示其流速降低，频谱受呼吸影响减弱或消失。

（3）肝内动脉：由于肝硬化致门静脉循环障碍，肝动脉出现代偿性扩张，并与门静脉形成吻合和交通，结果使肝动脉血流增多，门静脉出现“海绵样变”，即门静脉周围出现大小不等管状无回声的分布区，彩色多普勒示内部充满血流信号。

链接

门静脉海绵样变

门静脉海绵样变是指肝门部或肝内门静脉分支慢性部分性或完全性阻塞后，导致门静脉血流受阻，引起门静脉压力增高，为减轻门静脉高压，在门静脉周围形成侧支循环或阻塞后的再通。这是机体为保证肝脏血流灌注量和肝功能正常的一种代偿性改变。

4. 门静脉高压

（1）脾大：门静脉高压患者 90%以上可出现脾脏径线增大，内部回声增多增密，脾门部血管迂曲扩张。

（2）腹水：是门静脉高压和肝硬化失代偿的标志。声像图示腹腔内游离无回声区，可出现在肝周、脾周、肠间、盆腔等部位，主要为漏出液，透声好。

（3）侧支循环建立与开放：门静脉高压时，腹腔、盆腔及腹膜后等部位出现侧支循环的建立与开放。超声检查容易发现且对临床诊断和治疗有重要指导意义的侧支循环：①脐旁静脉。门静脉高压时，脐旁静脉扩张，纵断面示条状无回声，内径大于 3mm，周围有条状高回声包绕，彩色多普勒示其内部血流延续至脐部。②食管静脉曲张。食管下段近胃底处管壁增厚，表面不规整，局部黏膜下可见管状无回声、走行迂曲甚至聚集扭曲呈蜂窝状的团块，彩色多普勒示无回声区内有血流充盈。

【超声报告示例】

超声检查所见：肝脏左叶前后径 40mm、上下径 61mm，右叶最大斜径 76mm，内回声增粗、不均匀，肝包膜不光滑，呈波浪状。门静脉内径 22mm，肝静脉内径 4mm。肝内胆管无扩张。肝周未见明显游离液性无回声区。

超声提示：肝硬化。

【鉴别诊断】

1. 肝癌　常需要与肝硬化进行鉴别的是弥漫性肝癌。弥漫性肝癌对肝内管道结构的影响，主要是局部推移和挤压，并且可有肝内和肝外的转移，尤其门静脉内常可见到癌栓填充，同时部分肿瘤标志物会出现明显异常。

2. 脂肪肝　可有肝脏增大，肝角变钝，实质回声增高，但其通常较为均匀，管道结构无明显变形移位，肝被膜规整。

小结

肝脏是人体最大的腺体，也是最大的代谢器官，因此对肝脏进行超声检查成为定期体检或对相关疾病进行诊断和鉴别诊断的常规检查项目。这就要求超声医师不仅要对肝脏解剖结构了如指掌，还要对肝脏的扫查方法进行规范化练习，使得到的声像图标准、合理，同时要分析研究肝脏常见病、多发病的声像图特点，使超声诊断更准确，为临床诊断和处理提供可靠的依据。

思考与练习

单项选择题

1. 超声易于显示的肝门内三结构是（　　）
   A. 肝动脉、肝静脉、胆总管
   B. 门静脉、肝动脉、胆总管
   C. 脾静脉、肝静脉、门静脉
   D. 胆总管、胆囊管、左右肝管
   E. 门静脉、肝静脉、肝动脉
2. 为清晰显示肥胖患者门静脉内彩色血流信号，应首选探头类型为（　　）
   A. 2～3.5MHz　B. 5.0～7.0MHz
   C. 7.0～10.0MHz　D. 12MHz
   E. 14MHz
3. 右上腹探及一包块，与肝右叶关系密切，深呼吸时，肝脏在包块表面滑动，并且下腔静脉向前内侧推移，据此判断肿物的来源为（　　）
   A. 肝　B. 胆囊　C. 胰腺
   D. 胃　E. 腹膜后
4. 有牧区生活史，超声示肝内囊性无回声区，壁厚，外壁光滑，其内见多个小囊性无回声区，最可能的诊断是（　　）
   A. 多囊肝　B. 多发肝囊肿
   C. 肝脓肿　D. 肝包虫病
   E. 肝癌
5. 某中年男性，发现肝炎、肝硬化 8 年，超声见肝右叶等回声团块，大小 4cm×3cm，近圆形，边界尚清，周围可见低回声晕，彩色多普勒示内部有高速动脉血流信号。该团块最可能为（　　）
   A. 肝血管瘤　B. 局限性脂肪肝
   C. 肝硬化结节　D. 肝癌
   E. 肝包虫病
6. 患者无明显不适，体检时超声见肝内一高回声结节，边界清，周边呈细线状高回声，内部呈筛网状，最可能的诊断是（　　）
   A. 肝癌　B. 肝脓肿
   C. 肝包虫病　D. 肝血管瘤
   E. 肝硬化
7. 关于多囊肝的叙述错误的是（　　）
   A. 先天性病变　B. 有家族史
   C. 会伴有多囊肾　D. 可治愈
   E. 囊肿间为正常肝脏组织回声
8. 如果患者有多囊肝，应特别注意检查的其他器官是（　　）
   A. 胆囊　B. 脾　C. 肾
   D. 胰腺　E. 心脏
9. 患者有慢性肝炎病史，超声发现肝脏体积稍增大，实质回声增强增粗，门静脉增宽，脾大，首先考虑（　　）
   A. 脂肪肝　B. 肝癌　C. 血管瘤
   D. 肝硬化　E. 多囊肝
10. 以下哪一项不是肝脓肿常见的声像特点（　　）
    A. 病变区不均匀的中、低回声，边界模糊
    B. 病灶区声像图随病程发生明显变化
    C. 囊内不规则低回声，随体位改变可有漂浮光点回声
    D. 囊壁薄而光滑
    E. 囊壁可有钙化
11. 当肝脏占位性病变用二维超声有效诊断时，应考虑的最佳检查方法有（　　）
    A. 多普勒超声　B. M 型超声
    C. 四维超声　D. 超声引导穿刺活检
    E. 内镜超声
12. 转移性肝癌声像图特征有（　　）
    A. 病灶多发，大小相近
    B. 病灶外的肝实质回声可正常
    C. 病灶血供相对比原发性肝癌少
    D. 病灶多分布在静脉端
    E. 以上均可
13. 关于肝硬化声像图表现正确的是（　　）
    A. 肝表面不平整
    B. 实质回声粗糙、不均匀
    C. 尾状叶增大
    D. 门静脉增宽而肝静脉变细
    E. 以上均正确
14. 肝内最常见的良性占位性病变是（　　）
    A. 肝癌　B. 血管瘤　C. 脂肪瘤
    D. 错构瘤　E. 腺瘤
15. 鉴别囊肿和实性肿瘤最可靠的依据有（　　）
    A. 边界光滑，整齐与否
    B. 外形是否为圆形或椭圆形
    C. 内部为无回声或有回声

D. 后方回声增强与否
E. 需要结合边界、外形、内部回声、后方回声等综合分析

16. 关于囊性肿物描述错误的是（　　）
A. 壁薄光滑
B. 内部多为无回声
C. 内部无血流信号
D. 后方有声影
E. 后壁回声清晰

17. 患者，男，65岁。右上腹疼痛伴发热1周，超声示肝右叶见一 4cm×3cm 低回声区，边缘厚而不齐，边界模糊，后方回声略增强，右侧胸膜腔内见半月形液性无回声区。该患者最可能的诊断是（　　）
A. 肝脓肿
B. 肝囊肿并出血
C. 肝内血肿
D. 肝包虫病
E. 肝癌

18. 正常肝超声表现错误的是（　　）
A. 光点细小，分布均匀
B. 呈中等回声
C. 肝静脉显示清晰
D. 门静脉显示离肝血流
E. 被膜光滑

19. 第二肝门是指（　　）
A. 肠系膜上静脉和脾静脉汇合处
B. 门静脉左右分支处
C. 门静脉、肝管、肝动脉出入肝门处
D. 尾状叶静脉汇入下腔静脉处
E. 3支肝静脉汇入下腔静脉处

20. 关于转移性肝癌描述错误的是（　　）
A. 结节内可见较为丰富的血流信号
B. 多发结节
C. 高回声结节
D. 低回声结节
E. “牛眼征”

（李素和）

第六章 胆道超声

学习目标

1. 掌握：胆道器官超声探测方法及正常声像图表现；胆囊结石、胆囊炎的声像图特点。
2. 熟悉：胆囊息肉及胆道蛔虫病的声像图特征。超声在阻塞性黄疸鉴别中的价值。
3. 了解：胆囊肿瘤的超声表现及鉴别诊断。

第一节 胆道系统超声解剖

胆道系统由胆囊和胆管组成，其功能是输送储存和浓缩胆汁。胆管起始于肝汇管区的胆小管，它们相互汇合，逐渐形成小叶间胆管和肝左、右管，在肝门处汇合成肝总管，胆囊通过胆囊管与肝总管汇合成胆总管。

1. 胆囊及胆囊管 胆囊呈梨形，位于肝脏面的胆囊窝内，位置相对恒定，体表投影的位置是右侧腹直肌外缘和肋弓的交界处。胆囊长7～9cm，宽2.5～3.5cm，容量30～50ml，分为底、体、颈三部分，颈部在胆囊窝的最深处呈“S”状弯曲，与胆囊管相接处有一囊状膨大，称为哈氏（Hartmann）囊，胆囊结石常嵌顿其内。胆囊管从颈部延伸，长2.5～4cm，内径2～3mm。胆囊血供来源于胆囊动脉，多发自肝右动脉，一般位于胆囊管、肝总管和肝下缘围成的胆囊三角内。胆囊静脉与胆囊动脉伴行，汇入门静脉。

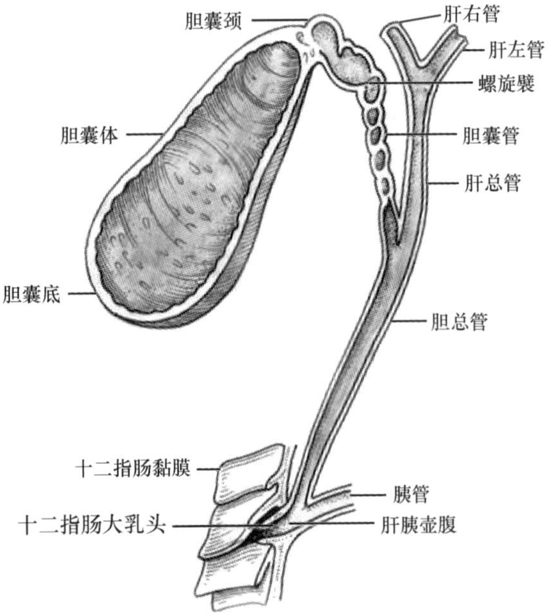

图6-1 胆道系统解剖

2. 胆管 分为肝内胆管与肝外胆管两部分（图6-1）。

（1）肝内胆管：由胆小管、小叶间胆管和肝左、右管组成。肝左管平均长1.6cm，肝右管平均长0.8cm。肝左、右管直径为2mm。肝内胆管在肝内呈树枝状分布，与相应门静脉伴行。

（2）肝外胆管：包括肝总管和胆总管两部分，肝总管在门静脉右支起始部之前上方由肝左、右管汇合而成，长3～4cm，直径4～6mm。在肝、十二指肠韧带内下行，其左为肝动脉，左后方为门静脉。胆总管长4～8cm，内径4～6mm（老年人可达8mm），管壁厚2～3mm，富有弹性纤维，胆总管依行程和毗邻关系可分四段：①十二指肠上段，自胆囊管汇合处至十二指肠上缘，位于门静脉右前方，肝固有动脉右侧。②十二指肠后段，紧贴十二指肠第一段的后面，位于门静脉前右侧、下腔静脉前方，与胃十二指肠动脉伴行，此段下行时向右弯曲，离开门静脉。③胰腺段，约 2/3 的人穿过胰腺实质，1/3 的人位于胰头背侧胆总管沟内，位于下腔静脉的前方。该段管腔较窄，结石容易嵌顿于此，胰头癌或胰腺炎等也容易累及该处造成阻塞。④十二指肠壁内段，斜行穿入十二指肠降部内后侧壁，多数与主胰管汇合形成膨大的 Vater 壶腹，最后开口于十二指肠降部的十二指肠乳头；少数开口于十二指肠腔。

第二节　胆道系统超声检查技术和正常声像图

一　胆道系统超声检查方法

（一）仪器

选用彩色多普勒超声诊断仪，依据患者年龄、体型选择适当探头及频率，成人一般采用 3.5MHz 凸阵探头，儿童或消瘦患者选用 5.0MHz 探头，肥胖者可选用 2.5MHz 探头。

（二）检查前准备

1. 患者在检查前需禁食 8 小时以上，通常在检查前一天晚餐后开始禁食，至次日早上空腹检查，以保证胆囊、胆管内胆汁充盈，并减少胃肠内容物和气体的干扰。

2. 检查前 24 小时禁脂肪餐，同时亦需戒烟，以免引起胆囊收缩和增加胃肠气体干扰。

3. 超声检查应在 X 线胃肠造影、胃镜检查或胆系造影 2～3 日后进行。

4. 检查前停用利胆性药物，腹胀严重的患者可服消胀药或清洁灌肠，最大限度地减少胃肠内容物及气体对声像图的干扰，提高显示率。

5. 急诊患者则不受任何限制，可随到随查。

（三）检查体位

1. 仰卧位　是最常用的体位。观察肝内胆管、胆囊效果好，但易受胃肠道气体干扰，影响胆囊底部及肝外胆管的观察。

2. 右前斜位　可使肝脏和胆囊向左下移位，扩大肝脏和胆囊的声窗，减少气体干扰，与仰卧位结合并快速改变体位，有利于观察胆囊内可疑结石的移动情况。

3. 坐位或站立位　肝脏、胆囊位置较高者可利用该体位使其下降，便于扫查并可观察结石移动。

4. 胸膝位或俯卧位　腹壁抬高离开床面，仍自腹部探查。有利于观察胆囊颈部结石移动，扫查胆囊颈部的隐蔽结石。

（四）检查方法

1. 胆囊

（1）胆囊长轴扫查：在仰卧位或右前斜位，探头置于右肋缘下或右肋间斜向扫查。扫查到胆囊后，调整探头方位和角度，与胆囊长轴平行扫查。胆囊位置较高者，可采用右前斜位或嘱受检者深吸气后屏气检查。右肋间扫查有利于胆囊颈部的显示。

（2）胆囊短轴扫查：在胆囊长轴切面上旋转探头 90°，从胆囊颈部向底部连续扫查。

2. 胆管

（1）肝内胆管：左、右肝管在解剖上实际位于肝外，正常情况下容易显示，在肝内的二级分支有时也可显示，三级以上分支则一般不易显示。各级肝管与相应的门静脉伴行，可先显示门静脉，在附近寻找伴行胆管。从剑突下或右侧肋缘下向上横切或斜切扫查，可显示门静脉左、右支及伴行的左、右肝管。右肋间扫查可显示门静脉右支和右前、后支及伴行的胆管。剑突下扫查还可显示左肝外叶门静脉分支及伴行胆管。

（2）肝外胆管

1）右肋间扫查：显示肝总管及上段胆总管，在门静脉主干右前方与之平行走行。

2）上腹正中剑突下横切扫查：显示胰腺长轴切面，在胰头后外方显示胆总管胰头段的短轴图像。

3）右上腹斜、纵切扫查：显示胆总管胰头段的横切面后，旋转探头扫查，显示胆总管胰头段的长轴切面，再向上斜切扫查，显示与门静脉主干伴行的胆总管上段。胆总管下段多与脊柱平行走行，向下、向右折曲进入十二指肠降部。在右上腹肝门部至胰头区域行纵、斜切扫查，可追踪肝外胆管。

3. 胆囊收缩功能检查　当临床需要了解胆囊收缩功能时，可采用简便的脂肪餐试验。让受检者进食 2 个油煎鸡蛋，1～2 小时后测定胆囊大小并与餐前比较。若胆囊大小减少 1/3 以上，且肝外胆管内径不增加减少至正常，并无临床症状者，则为阴性；若胆囊大小减少不足 1/3，且肝外胆管内径增大 2mm，则为阳性。

（五）探测要点

1. 正常情况下，扫查肝外胆管上段不难，下段由于肠气干扰，较难清晰显示。扫查时可适当加压，必要时让受检者服高脂肪餐，使肝外胆管产生不同程度的扩张；饮无气水或口服胃肠超声对比剂，可增强透声窗。

2. 位于门静脉主干前方的肝固有动脉或副肝动脉、肝动脉右支可能被误认为胆总管，可利用彩色多普勒血流成像进行鉴别。

3. 某些常规体位下不易诊断的胆囊颈部结石，可采取俯卧位，将探头放在右腋中线处利用肝脏做透声窗经肋间扫查，以避开多重反射伪影和肠气干扰。

4. 主肝裂内有脂肪及结缔组织，约 70%的人在超声上显示为连接胆囊颈部和门静脉右支根部间线状高回声。当胆囊高度收缩、萎缩或充满结石显示不清时，主肝裂是寻找胆囊的线索。

5. 常见的胆囊伪差及其辨别　①混响伪差，在胆囊体、底部靠近腹壁时容易出现，表现为胆囊腔内多条与胆囊壁平行的高回声带。②旁瓣伪差，酷似胆泥沉着于胆囊颈体部。③声束厚度效应，亦称部分容积效应，表现为胆囊邻近的胃肠道气体强回声及声影看似位于胆囊腔内的结石。上述伪差可妨碍病灶的显示或易误诊为病变，可通过改变体位或扫查方向、调节增益及聚焦或采用组织谐频等方法予以辨别。

二　正常胆道系统声像图

（一）胆囊

正常胆囊纵切面呈梨形、长茄形，横断面呈圆形或椭圆形，颈部可呈分隔状。整个胆囊轮廓清晰，壁薄光滑，囊内为无回声区，后方回声增强。胆囊管纤细，常不能显示。

（二）胆管

肝内胆管分为近端和外周两部分，一般均与门静脉伴行，正常肝内胆管内径多为并行门静脉内径的 1/3 左右，除左、右肝管外，二级以上的分支一般不易显示（图 6-2）。肝外胆管上段与门静脉伴行，有肝作透声窗易于显示，内径为伴随门静脉内径的 1/3～1/2（图 6-3）。横断面位于门静脉右前，与门静脉和位于门静脉左前方的肝动脉组成“米老鼠”征，肝外胆管上段与肝动脉分别为“米老鼠”的“右耳”和“左耳”。肝外胆管下段与下腔静脉平行，常因为气体干扰难以显示。

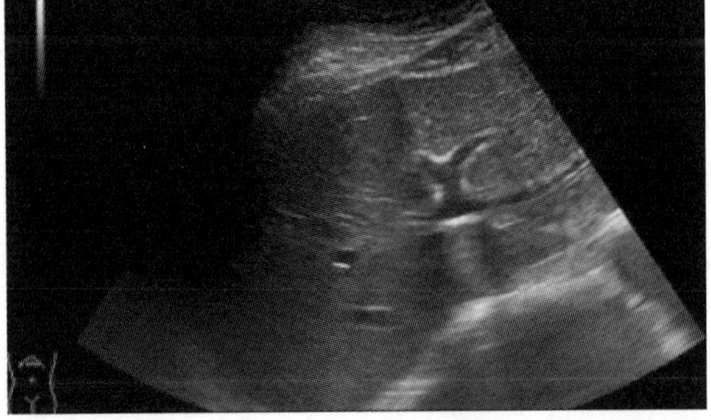

图 6-2　肝内胆管声像图

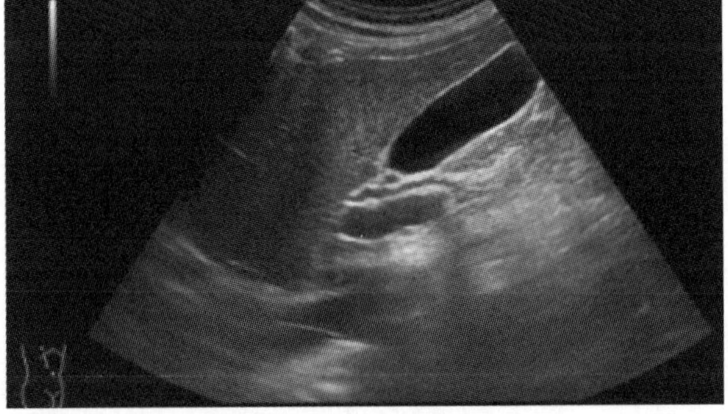

图 6-3　肝外胆管声像图

（三）脂肪餐试验

详见前页“胆囊收缩功能检查”。

（四）正常超声测量值

1. 胆囊测量　在胆囊长轴最大切面上测量胆囊的长径和短径，测量时不包括胆囊壁，均测量内径。对于折叠胆囊，测长径时可分段测量并累加。成人正常胆囊长径不超过 9cm，横径<4cm（图 6-4）；儿童胆囊长径<7cm，横径<3.5cm；1 岁以下的婴儿和新生儿胆囊长径 1.5～3.0cm。经右肋间胆囊体部长轴切面上，探头垂直于胆囊壁测量其厚度，正常厚度<3mm。进食后胆囊收缩变小，胆囊壁增厚。如果声束与胆囊壁成角或偏离胆囊的中心部测量，会造成假性胆囊壁增厚。

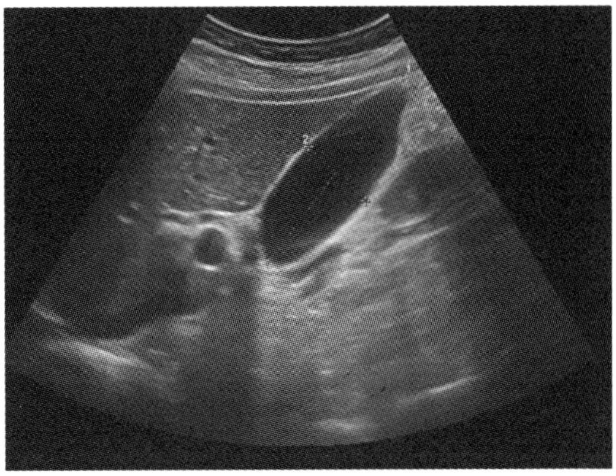

图 6-4　正常胆囊测量

2. 胆管内径测量　在肝外胆管长轴上，测量管腔最大内径，测量时不包括管壁。肝外胆管或胆总管正常内径为 4～6mm，一般不超过 8mm，下段的管径通常比上段宽，部分人在深吸气状态下的测量值比呼气状态下要大 1mm 或更多。胆总管可随年龄增长而增宽，65 岁以上正常人最大内径可达 10mm，约有 15%胆囊切除术后受检者胆总管内径可增至 10mm，但无任何胆道梗阻的证据。婴幼儿胆总管最大内径一般不超过 2mm，较大儿童一般不超过 4mm。左右肝管内径<3mm，肝内二级以上分支较难显示。

（五）正常报告示例

超声检查所见：胆囊位置、形态未见异常，大小 6.8cm×2.5cm，壁厚 0.2cm，光滑，胆囊腔透声性好，未见异常回声。胆管走行正常，管壁光滑，肝外胆管 0.5cm，肝左管 0.2cm，肝右管 0.2cm，肝内胆管未见扩张，胆管腔内未见异常回声。

超声提示：胆囊和肝内、外胆管未见异常。

第三节　胆囊疾病

一　胆囊炎

（一）急性胆囊炎

急性胆囊炎是常见的急腹症之一，细菌感染、胆石梗阻、缺血和胰液反流是本病的主要诱因。其中，多数合并胆囊结石，由于胆石梗阻引起的胆汁淤滞、胆囊内压增高和血供障碍等综合作用引起。

急性胆囊炎视炎症改变的程度不同，临床病理学可分为 3 种类型：①单纯性胆囊炎，胆囊稍肿胀，壁轻度增厚，黏膜充血水肿，胆汁正常或略混浊，常伴有黏膜腺分泌亢进。②化脓性胆囊炎，胆囊肿大，囊壁充血水肿，明显增厚，胆汁混浊或呈脓性。胆囊与周围组织粘连，或形成胆囊周围脓肿。③坏疽性胆囊炎，胆囊极度肿大，如胆囊壁血液循环发生障碍时该处可发生出血坏死甚至穿孔而并发局限性或弥漫性腹膜炎。

临床表现为突然发作上腹绞痛，绞痛后右上腹痛持续加重，可向右肩背部放射，常伴恶心、呕吐、发热或寒战。少数患者出现轻度黄疸。可反复发作，脂肪餐、饱食、劳累、受凉后易诱发；胆囊结石引起者，夜间发病是一特点。体格检查时右上腹压痛、肌紧张、反跳痛及墨菲（Murphy）征阳性，部分患者可触及肿大的胆囊。

【声像图表现】

1. 急性单纯性胆囊炎　声像图上仅表现为胆囊轻度增大，胆囊张力增高，壁轻度增厚，内壁粗糙或模糊。

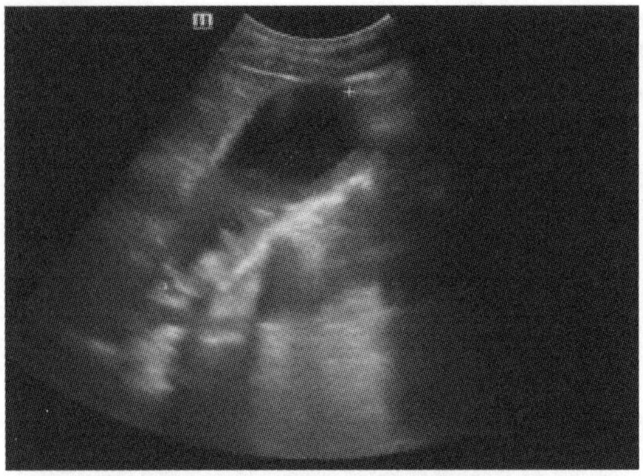

图 6-5　急性化脓性胆囊炎

2. 急性化脓性胆囊炎　胆囊显著肿大，前后内径可达 4cm，壁弥漫性增厚＞3mm，因浆膜下水肿而呈“双边征”。内外缘轮廓线都比较模糊，胆汁透声性降低，出现较多的回声（图 6-5）。探头稍加压力时，患者疼痛反应明显。

3. 急性坏疽性胆囊炎　胆囊体积增大，壁明显增厚＞5mm，且囊壁厚薄不规则，回声强弱不均匀或呈多层弱回声带，气性坏疽时囊内可伴气体多重反射。

4. 胆囊穿孔　扩张的胆囊缩小，胆囊内回声增多，胆囊周围出现无回声或胆囊周围炎症改变与透声性减低的胆囊形成一模糊的炎性肿块，整个胆囊轮廓模糊不清，穿孔同时十二指肠形成内瘘时胆囊腔内可有积气。

5. 胆囊腔内出现稀疏或粗大的絮状回声，后方无声影，可以出现沉积性回声带。

6. 常伴有胆囊结石，包括结石颈部嵌顿。

7. 胆囊收缩功能差或丧失。

【超声报告示例】

超声检查所见：胆囊位置正常，胆囊大小约 8.4cm×3.8cm，胆囊壁增厚约 0.6cm，连续性完整，呈“双边征”。胆囊颈部见一直径 2.6cm 强回声，伴声影，随体位改变移动不明显，胆囊内另见密集中等回声沉积。肝内、外胆管不扩张，胆管壁不增厚；胰腺及其周围未见异常回声；肝脏未见异常回声。

超声提示：急性胆囊炎；胆囊颈部结石嵌顿；胆囊胆汁淤积。

【鉴别诊断】

1. 胆囊体积增大　胆道梗阻及胆囊颈部结石均可致胆囊体积增大，可发现颈部有结石或肝外胆管结石或肿瘤等征象。长期空腹和胃切除术后也可导致胆囊增大，胆囊内可见点状强回声沉积物，但其囊壁一般无增厚，进食后改善。

2. 胆囊壁水肿增厚　多种疾病均可导致胆囊壁增厚，呈双边影，如肝硬化、低蛋白血症、急性肝炎、右心衰竭、腹水等，但这些疾病引起的胆囊壁水肿，胆囊体积大小正常，临床上有相应的临床表现和实验室检查结果，易于鉴别。

3. 胆汁内异常回声　包括沉积物、胆泥、凝血块及胆固醇结晶回声。这些回声可移动但多切面多体位观察后方无声影。

（二）慢性胆囊炎

慢性胆囊炎是胆囊常见疾病，常由于急性炎症反复发作迁延而来，常与结石并存，由于炎症和结石反复刺激，胆囊壁纤维组织增生、囊壁增厚，囊腔缩小、肌纤维萎缩，收缩功能减退或丧失。

不同病程阶段患者临床表现差别很大，通常病史中有多次急性胆囊炎的症状，反复发作。一般症状不典型，可有右上腹发胀、隐痛、反酸、厌油等“消化不良”的症状，常被误认为胃病。部分患者右上腹胆囊区有轻压痛或不适感，少数患者可触及肿大的胆囊。

【声像图表现】

1. 轻型慢性胆囊炎无明显的声像图特征，胆囊壁可稍增厚。

2. 胆囊壁增厚呈均匀的弱回声或中等高回声，厚度大于 3mm（图 6-6）。当胆囊与周围粘连萎缩时，轮廓及内腔均变得模糊不清而且固定。

3. 胆囊无回声区内可出现中等或较弱的沉积性回声团，呈团块状、乳头状或长条状，无声影，伴体位改变而缓慢流动和变形。这是陈旧、稠厚胆汁或炎性胆汁团的表现，反映其胆囊功能不全。常伴有结石强回声及声影。

4. 增殖型胆囊炎的胆囊壁显著增厚，可以超过15mm，呈中等或较弱回声，黏膜腔显著缩小，黏膜表面较光整。萎缩型显示胆囊缩小，囊腔变窄，严重萎缩的胆囊仅残留一块瘢痕组织，超声显像难以发现和识别。

5. 胆囊收缩功能明显减低或消失。

【超声报告示例】

超声检查所见：胆囊位置正常，大小约4.3cm×1.7cm，胆囊壁不均匀性增厚，最厚约0.5cm，胆囊腔内胆汁透声欠佳。肝内、外胆管不扩张，胰腺及肝脏未见异常回声。

超声提示：胆囊小；慢性胆囊炎可能。

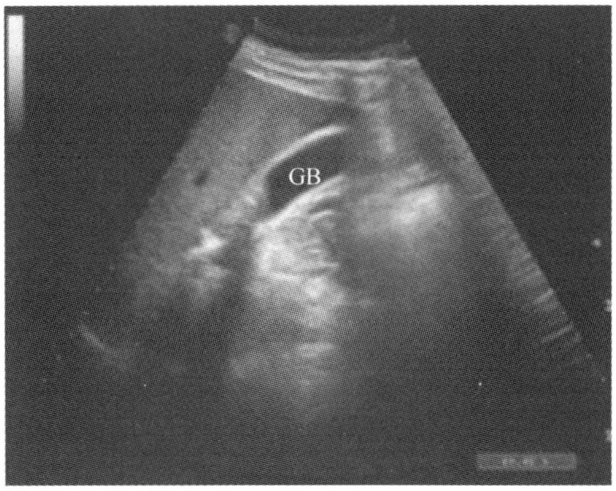

图6-6 慢性胆囊炎

GB：胆囊

【鉴别诊断】

1. 判断胆囊壁增厚时应注意排除伪差和非胆囊病变所致的胆囊壁增厚。

2. 慢性胆囊炎囊壁增厚与胆囊癌鉴别 前者囊壁增厚呈弥漫性，且连续性好，后者囊壁呈局限性增厚明显，可同时伴有弥漫性浸润，胆囊内腔模糊不清，胆囊有变形，彩色多普勒超声检查可显示其内血流信号丰富。

二 胆囊结石

胆囊结石是最常见的胆囊疾病，以肥胖中年女性多见。结石可单发、多发或呈泥沙样，按化学成分不同分为胆固醇结石、胆色素结石和混合性结石等。较大的结石不易引起胆囊梗阻，患者可无明显症状；当结石嵌顿于胆囊颈部时，可出现胆绞痛发作，即突发性右上腹疼痛，并向右肩、胸背部放射，可伴恶心、呕吐。胆囊结石常合并慢性胆囊炎，并互为因果。临床表现为慢性胆囊炎症状。

【声像图表现】

1. 典型胆囊结石声像图 典型胆囊结石有3个特征：①胆囊腔无回声区内的强回声；②强回声后方伴有“干净”的声影（图6-7）；③强回声可随体位改变而移动。

2. 不典型胆囊结石声像图

（1）充满型胆囊结石：正常胆囊内的无回声液性暗区消失，表现为胆囊前壁出现长弧形或半月形的强回声带，后方伴宽阔声影，胆囊后壁及其后方结构均不能显示，失去了正常胆囊的声像图表现。由浅至深分别可见高回声的胆囊壁、与胆囊壁走行一致的强回声带（充满囊腔的结石）、边界清晰的宽大声影，构成囊壁-结石-声影三联征，即“WES”征（图6-8）。

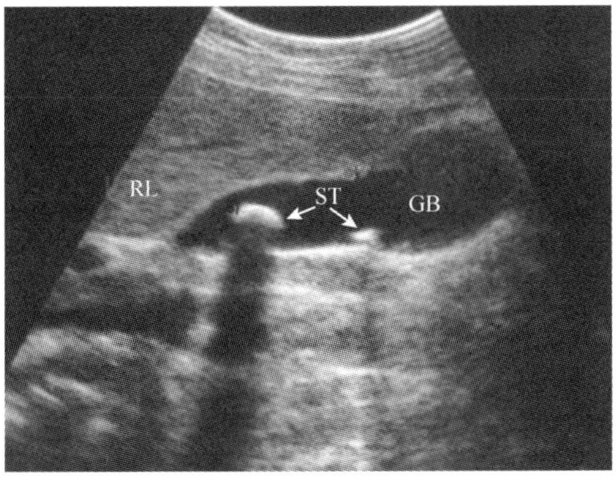

图6-7 胆囊结石

RL：肝右叶；GB：胆囊；ST：结石

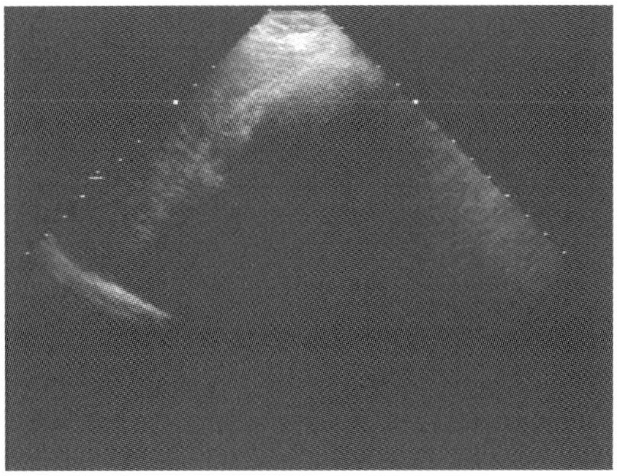

图6-8 “WES”征

（2）泥沙型结石：胆囊内见直径较小，宛如泥沙堆积的细点状或斑片状强回声（图6-9），后方声影浅淡或无声影。

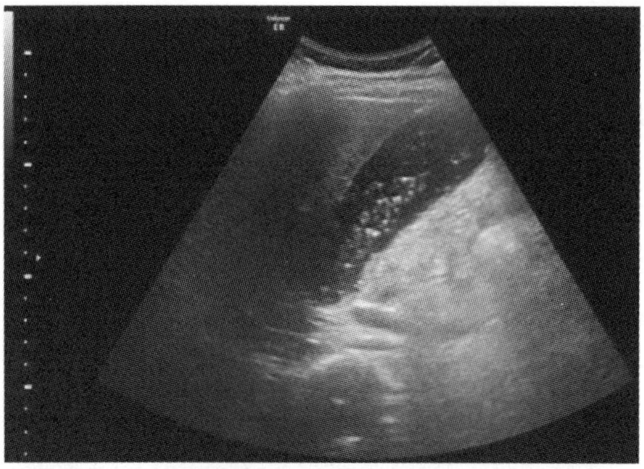

图 6-9　胆囊泥沙样结石

（3）胆囊颈部结石：位于胆囊颈管内的强回声，容易漏诊，多合并胆囊肿大和胆泥形成，横断面可见“靶环征”，有胆汁衬托时易显示。

【超声报告示例】

超声检查所见：胆囊位置、形态正常，大小约7.8cm×3.1cm，壁厚约0.2cm，光滑，胆汁透声良好，囊腔内见多个团块状强回声，其一大小1.8cm×1.4cm，伴声影，随体位改变而移动。肝内、外胆管不扩张。

超声提示：胆囊多发结石。

【鉴别诊断】

1. 与胆囊内回声伪差的鉴别　多重混响、部分容积效应及肠气旁瓣伪差均可于胆囊内见高回声，但应用适当的检查技术及多切面观察，可排除此类伪差。

2. 胆囊结石可与胆囊癌合并存在。如见合并囊内实性回声或胆囊壁不规则增厚，或充满型胆囊结石合并胆囊壁增厚，应注意排除胆囊癌。

三　胆囊息肉样病变

胆囊息肉样病变是指影像学显示的胆囊壁上直径在2cm以下的局部隆起，不是严格意义上的病理学分类。它既包含胆囊的炎症性或代谢性增生疾病（如炎性或胆固醇性息肉、腺肌增生等），也包含胆囊良、恶性肿瘤（小的腺瘤、胆囊癌等）。超声检查的主要目的是确认息肉样病变的存在和鉴别其性质。由于病变小，一般无临床症状，多于体检时发现。

【声像图表现】

胆囊息肉样病变的诊断需符合胆囊内壁上局部突出的异常回声，不随体位改变移动，后方不伴声影的特点。

1. 胆固醇性息肉　常多发，体积小，大小一般在1cm以下，高回声多见（图6-10），基底部较窄或带细丝状蒂，表面呈桑葚状或颗粒状。

2. 腺瘤性息肉　常单发，多位于胆囊颈部或底部，类圆形中等回声，表面平滑，基底部较宽也可带蒂。直径＞10mm者应警惕癌变可能。

3. 炎性息肉　较少见，常多发，基底宽，无蒂，多合并胆囊炎、胆囊结石。

【超声报告示例】

超声检查所见：胆囊位置、形态正常，大小为6.7cm×2.9cm，壁厚3mm，欠光滑，胆囊前壁见一点状强回声，直径约2mm，伴彗星尾征，体位改变后未见明显移动，胆汁透声尚可。

超声提示：胆囊息肉样病变（胆囊壁胆固醇结晶）。

【鉴别诊断】

息肉型胆囊癌酷似腺瘤性息肉，鉴别非常困难。如果观察到病灶形态不规则，内部回声不均质，表面回声模糊欠光滑，基底部较宽，胆囊壁层次不清，彩色多普勒病灶内部见粗大且不规则的血流信号，应考虑胆囊癌可能。

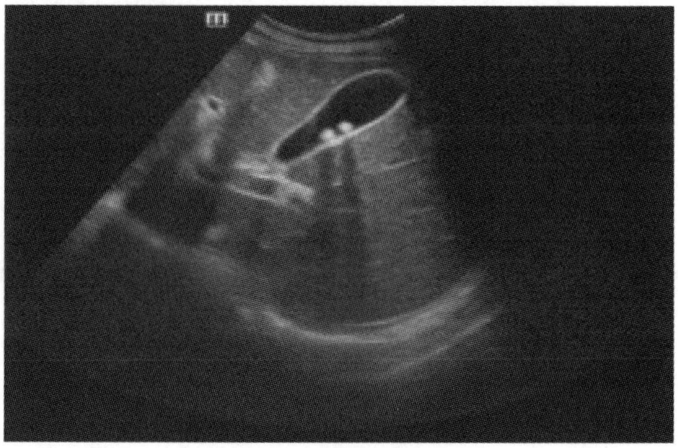

图 6-10　胆囊胆固醇性息肉

四　胆囊癌

胆囊癌是胆道系统最常见的恶性肿瘤，早期无临床表现，肿瘤浸润周围组织可引起胆囊区疼痛、黄疸、厌食和体重下降，发现时多为晚期。大多数肿瘤呈浸润性生长，好发于颈、体部，根据肿瘤大体病理可分为结节型、肿块型和厚壁型。组织学类型有腺癌和鳞状细胞癌两种，以前者居多。

【声像图表现】

1. 直接征象　根据胆囊癌大体病理的不同，声像图表现略有差异，可分 5 种类型。

（1）厚壁型：胆囊壁呈局限性或弥漫性不均匀增厚，以颈部、体部显著，外壁不光滑，内壁线不规则，胆囊腔不均匀性狭窄或扩张。

（2）结节型：为早期表现，病灶一般较小，呈乳头状中等回声突入囊腔（图 6-11），基底较宽，表面不光滑。

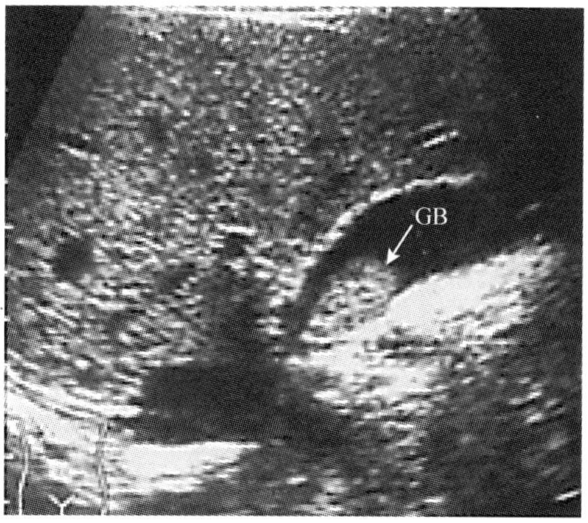

图 6-11　胆囊癌
GB：胆囊

（3）蕈伞型：肿块呈低回声或中等回声似蕈块状突入囊腔，基底宽而不规则，囊壁连续性破坏，可单发，也可多发或相互融合呈不规则团块状。

（4）混合型：胆囊壁增厚，同时伴有结节状或乳头状肿块突入腔内。

（5）实块型：正常胆囊腔消失，整个胆囊表现为低回声或回声粗而不均匀的实性肿块，边缘不规则，常伴有结石强回声。

彩色多普勒超声检查于胆囊壁或肿块内探及丰富的动脉血流信号，阻力指数多<0.4。

2. 间接征象　胆囊癌易侵犯肝，发生早期转移，表现为肝内转移灶、肝门部胆管梗阻、肝胆管扩张、胆囊颈或胰头等部位淋巴结肿大。

【超声报告示例】

超声检查所见：胆囊形态欠规则，胆囊壁弥漫性不规则增厚，以胆囊底部最明显，最厚约 3.1cm，内部呈不均匀低回声，胆囊黏膜面不光滑，胆囊腔不规则缩小。CDFI：于低回声内探及动脉血流信号，峰值流速（V_{max}）53cm/s，阻力指数（RI）0.62。肝脏大小、形态未见异常，回声欠均匀，未见明确占位。肝门区未见明显肿大淋巴结。肝内、外胆管不扩张。

超声提示：胆囊壁弥漫性不规则增厚（厚壁型胆囊癌可能性大）。

【鉴别诊断】

小结节型胆囊癌与胆囊隆起样病变鉴别：较小的胆囊癌不易与胆囊息肉样病变鉴别，但前者结节基底部宽，结节周围可有囊壁增厚，结节内录及动脉血流。

实块型胆囊癌与肝实性肿瘤鉴别：肝门部肿块常可显示正常或移位的胆囊回声，鉴别容易。但如果肝门肿块合并胆囊不显示时，需注意鉴别，此时可根据肝主裂强回声线判断是否为胆囊肿块，正常肝主裂强回声线由门静脉右支根部指向胆囊颈部。

案例 6-1

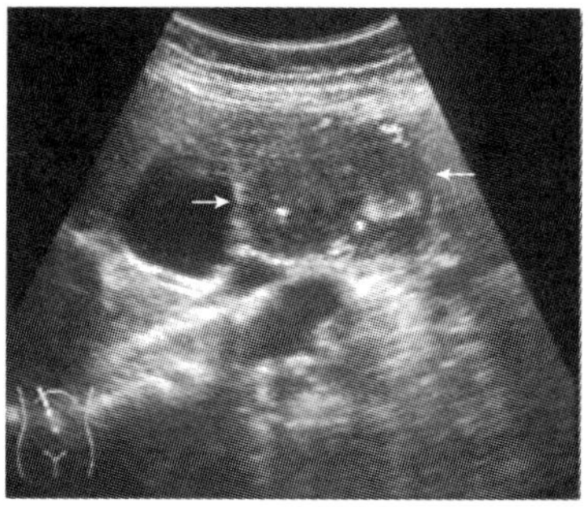
图 6-12　胆囊癌声像图

患者，女，56 岁。右上腹持续隐痛，食欲缺乏，伴恶心、呕吐已 3 个多月，近 1 周出现右上腹明显疼痛，伴低热，纳差。查体：右上腹有压痛，腹软，皮肤巩膜无黄染，体温 38.4℃。超声检查：胆囊增大，局部可见不规则的团块状影向腔内突起，形态不甚规则，边缘不规整，胆囊腔不规则狭窄，胆囊僵硬变形，彩色多普勒显示团块内血流信号丰富（图 6-12，彩图 6）。

请根据声像图特点做出初步诊断并给出诊断依据。

第四节 胆管疾病

一 胆管结石

胆管结石分为原发性和继发性两种。原发性胆管结石是指原发于胆管系统（包括肝内胆管）内的结石，结石的性质大多为含有多量胆红素钙的色素性混合结石；继发性胆管结石是指胆囊内结石通过扩大的胆囊管进入胆总管而形成的结石。结石的形状和性质多与胆囊内的结石相同，多数呈多面形的胆固醇混合结石。由于继发胆道感染，结石的外层带有胆红素钙沉着。

胆总管结石的典型临床表现为胆绞痛、发热、寒战和黄疸，即查科三联征。但不少患者缺乏完整的三联征表现。多数患者有剑突下偏右突发性绞痛，可放射至右肩背部，少数人可完全无痛，仅感上腹闷胀不适。约 2/3 的患者继急性腹痛发作后出现寒战和高热。一般继腹痛后 12～24 小时开始出现黄疸，此时腹痛常已缓解。黄疸一般不很深，并有波动性的特点。有时黄疸也可为少数胆总管结石患者唯一的临床表现。

【声像图表现】

1. 肝外胆管结石　肝内外胆管扩张，肝外胆管管壁可有增厚，回声增强；管腔内出现恒定的强回声团（图 6-13）；强回声团与胆管壁之间有分界，典型者可见液性暗环包绕结石强回声而成为“靶环征”，强回声团后方伴有声影。

2. 肝内胆管结石　肝内出现强回声伴声影，沿胆管走行分布；强回声远端小胆管扩张呈小双管、囊状或分叉状；有胆汁淤积表现为扩张的肝内胆管内出现结石强回声，后方伴声影（图 6-14）。

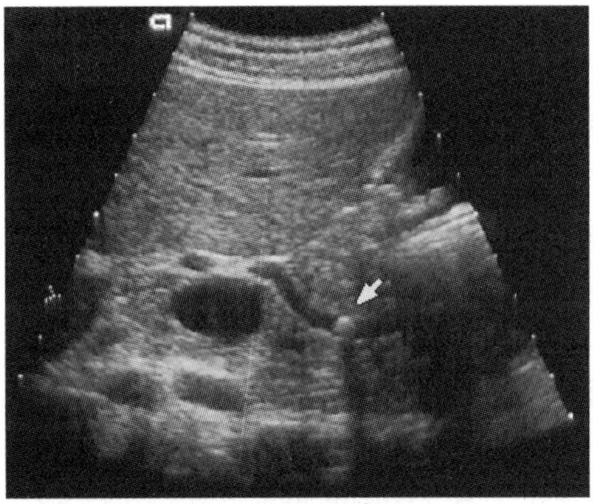

图 6-13　胆总管结石

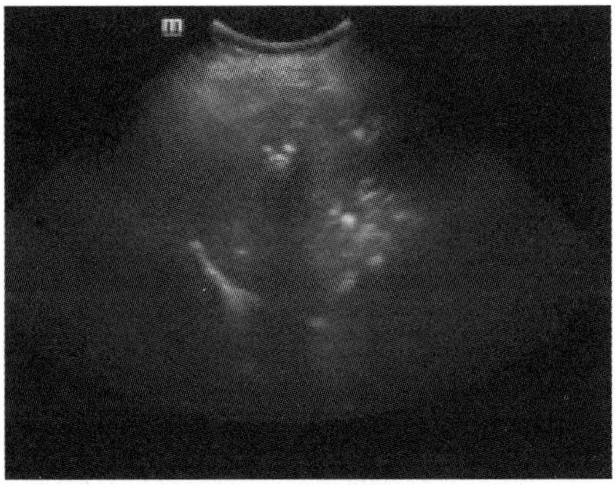

图 6-14　肝内胆管结石

【超声报告示例】

超声检查所见：胆总管中上段宽 1.2cm，下段内见一 0.8cm×0.6cm 强回声，后方伴声影。左、右肝管宽 0.5cm。胆囊 9.0cm×4.2cm，内见数个强回声，最大直径为 1.0cm。胰腺大小、形态、回声未见异常，胰管未见扩张。

超声提示：①胆总管下段结石，肝内外胆管扩张；②胆囊增大，胆囊多发结石。

【鉴别诊断】

1. 肝内胆管结石与肝内钙化灶鉴别　肝内胆管结石沿胆管走行分布，周围胆管可见扩张肝内钙化，可出现在肝内任何部位，以肝周围多见，且不伴周围胆管扩张。

2. 肝内胆管结石与肝内胆管积气鉴别　后者可呈条状强回声，后方可伴彗星尾征，排列成串，其形态可随时发生改变，多有胆道手术史。

链接

硬化性胆管炎

硬化性胆管炎指由于胆囊颈部或胆囊管结石嵌顿和（或）其他良性疾病压迫或炎症波及引起肝总管或胆总管不同程度梗阻，导致以胆管炎、梗阻性黄疸为特征的一系列的症候群。本病多见于老年人，大多数患者有胆囊结石病史，有反复发作的胆绞痛及黄疸，并发胆管炎的患者可有典型的腹痛、黄疸、高热寒战三联征；多数患者有轻度黄疸或黄疸史，也可无黄疸。

病变基础是胆囊管开口过低或平行于胆总管；相邻两管壁有时缺如，仅间隔一层覆有胆管上皮的薄的纤维膜；有时周围组织形成一鞘样结构，将胆囊管与肝总管一并包裹在内。这样的结石一旦嵌顿在胆囊管中，十分容易压迫肝总管使之狭窄，甚至形成瘘。其他存在的因素：①胆囊颈或胆囊管结石嵌顿，胆囊结石或炎症压迫肝总管或炎症累及肝总管。②伴有胆囊周围炎，胆囊三角有严重的炎症细胞浸润。③胆总管壁神经元数目的减少，造成胆总管调节障碍。

超声表现为病变胆管管壁明显增厚，凹凸不平，回声增强，后方可伴声影，管腔狭窄呈串珠样改变甚至闭塞。

二 先天性胆管囊状扩张症

先天性胆管囊状扩张可发生在除胆囊外的肝内、外胆管的任何部位，胆管末端狭窄或闭锁以及胆管壁先天性发育不良是本病的基本因素。目前国际普遍使用 Todani 分型法将其分为 5 种类型：Ⅰ型为胆总管囊性扩张型，包括胆总管梭形或球形扩张；Ⅱ型为胆总管憩室型；III型为胆总管末端囊肿；Ⅳa 型为肝内外胆管多发性囊肿；Ⅳb 型为胆总管多发性囊肿；Ⅴ型为肝内胆管单发或多发性囊肿（Caroli 病）。其中Ⅰ型最常见，占发病率的 90%以上，Ⅱ、Ⅲ型均罕见，Ⅳ、Ⅴ型相对少见。

本病的典型临床表现为腹痛、黄疸和腹部包块三联征，但临床上具有典型的三联征者非常少见，大多数患者无特异性临床表现。

【声像图表现】

1. 先天性胆总管囊肿　胆总管扩张，呈囊状、梭形或椭圆形，常常在 10mm 以上，特别注意囊状扩张的两端与胆管相通为特征性表现，壁光滑清晰，其内回声清亮（图 6-15）。合并结石、胆汁淤积时其内可见强回声或中低回声。多无其他胆道系统异常表现，可合并肝内胆管囊性扩张。

2. 肝内胆管囊性扩张症　又称 Caroli 病，声像图表现为左、右肝内胆管节段性或弥漫性的囊性扩张，呈椭圆形或梭形，囊腔间相互连通，边缘清晰光滑。

【超声报告示例】

超声检查所见：肝门区可见纺锤形无回声区，为 3.2cm×1.8cm，边缘清晰，内回声清亮，上、下两端与胆总管相连，下段胆总管未见结石或占位。肝内胆管未见扩张。胆囊大小、形态、回声未见异常。

超声提示：先天性胆总管囊状扩张。

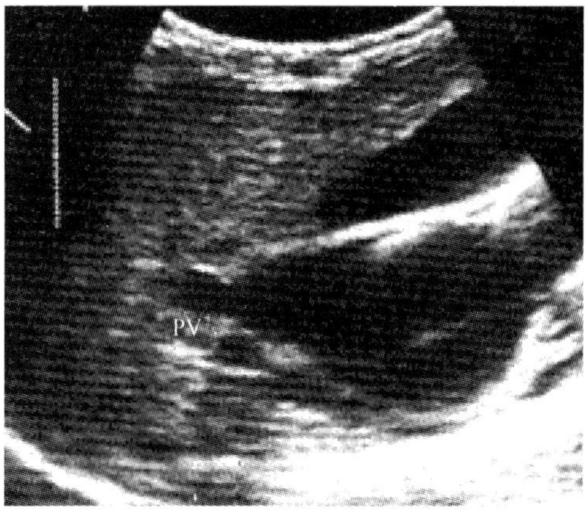

图 6-15　胆总管囊肿
PV：门静脉

【鉴别诊断】

与肝门区的肝囊肿鉴别：肝囊肿呈圆形无回声区，上、下端无与之相通的管状结构，囊肿周围可见受压的肝外胆管及门静脉。

三 胆道蛔虫病

胆道蛔虫是肠蛔虫症常见的并发症，包括胆囊蛔虫和胆管蛔虫。一般在发热或肠道功能紊乱或肠道环境发生变化时，蛔虫活动增加，易通过十二指肠乳头的开口钻入胆道内，

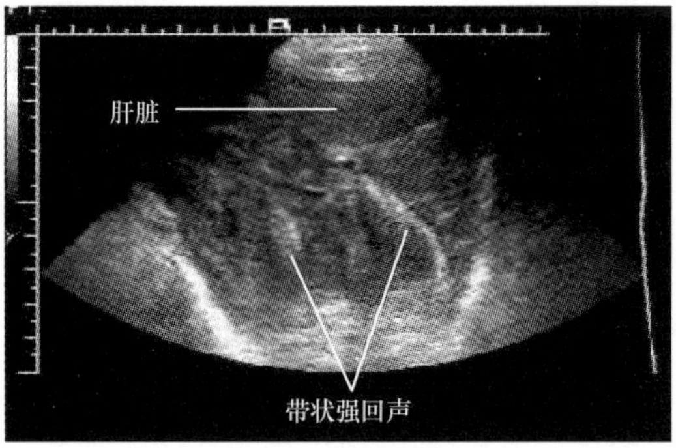

图 6-16　胆管蛔虫

可引起胆道机械性阻塞和细菌感染。

胆道蛔虫病的主要临床表现为突然发生的剑突右下方阵发性“钻顶样”剧烈绞痛，向右肩放射，疼痛亦可突然缓解。查体时剑突下或稍偏右有深压痛，无腹肌紧张及反跳痛。腹痛剧烈而体征轻微，两者不相称是本病的特点。如合并胆道感染及梗阻严重时可发生寒战、发热、黄疸症状，右上腹出现肌紧张、压痛与反跳痛，局限性腹膜炎的体征。

【声像图表现】

1. 肝外胆管有不同程度的扩张，扩张的胆管内可见平行的双线状虫体回声，虫体内为无回声区；蛔虫与扩张的胆总管长轴切面形成“管中管征”（图 6-16），横切面呈“靶环征”，前端圆钝，边缘清晰，活的蛔虫可以显示蠕动。

2. 如蛔虫死于胆道时间过长，虫体干枯，则在胆道的无回声区内可见条索状的高回声带；如虫体裂解成碎片则超声显像不易诊断。

【超声报告示例】

超声检查所见：胆总管扩张，内见条状强回声，纵切呈两条平行线状，并可见其蠕动。

超声提示：胆总管内蛔虫。

【鉴别诊断】

1. 肝门部管道结构叠加可出现类似扩张胆管内的双线状改变。可通过改变探测角度和方位，显示肝门部各结构（门静脉、肝动脉和胆管）的解剖关系，彩色多普勒检查便于鉴别。

2. 胆道引流管可出现类似虫体样的双线状结构，但引流管的双线边缘特别清晰规整，腹部可见留置的引流管。

四　胆管癌

胆管癌较胆囊癌少见，近年来发病率有增高的趋势。胆管癌好发于肝门部左右肝管汇合处、胆囊管与肝总管汇合处及壶腹部。多为腺癌，偶见未分化癌和鳞癌。胆管因癌细胞的弥漫性浸润变硬、增厚，肿瘤环绕胆管浸润使胆管狭窄或堵塞，亦可呈乳头状或结节状肿块突入管腔，使胆管部分或完全阻塞。

胆管癌的临床表现以阻塞性黄疸最为突出，其起病隐袭，早期即出现黄疸，黄疸进行性加重。常伴有上腹疼痛或胆绞痛样发作。如伴继发感染，有高热、上腹剧痛、胃肠道症状。其他症状有体重减轻、身体瘦弱、乏力、肝大、腹水、恶病质等。另外，胆总管壶腹部癌可有消化道出血及顽固性脂肪泻，并可发生继发性贫血。

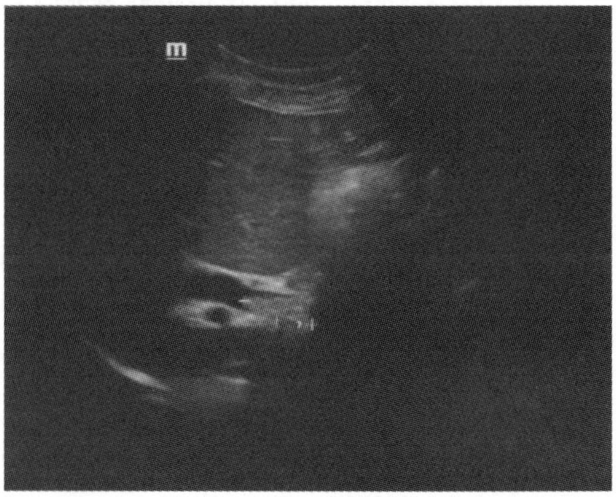
图 6-17　胆管癌

【声像图表现】

胆管内见中等回声或低回声，自管壁突入扩张的管腔内，肿块边缘不整，与管壁黏膜层分界不清，管壁回声中断或胆管壁局限性不均匀增厚，致管腔明显狭窄（图 6-17）。CDFI：其内无或见少许血流信号，其远段胆管扩张。晚期胆管癌可见肝脏弥漫性肿大，回声粗糙不均匀，以及肝门淋巴结肿大或肝内有转移灶。

【超声报告示例】

超声检查所见：下段胆总管内见 1.5cm×1.5cm 低回声，与胆管壁分界不清，胆总管中上段宽 2.1cm，左、右肝管宽 0.7cm，胆囊 10.0cm×4.1cm×4.0cm，壁光滑，内未见异常回声。胰腺大小、形态未见异常，胰管宽 0.4cm。肝回声均匀，未见异常回声区。

超声提示：①胆总管下段实性占位，胆管癌可能性大；②肝内外胆管扩张，胰管扩张，胆囊增大。

【鉴别诊断】

1. 与胆管结石鉴别　胆管结石在扩张的肝管内可见结石的强回声，后方伴声影，局部管壁连续、整齐，与结石分界清楚。

2. 与十二指肠乳头癌和胰头癌鉴别　胰头癌可见胰头体积增大，胰头内可见低回声团块，同时伴有胰管扩张等征象，特别是胰管扩张而胆管扩张不明显者诊断更明确。十二指肠乳头癌等壶腹周围肿瘤与胆管癌的鉴别比较困难，需要做病理检查才能完全区分。

五　阻塞性黄疸的鉴别诊断

阻塞性黄疸是由肝内毛细胆管、小胆管、肝胆管、肝总管或胆总管的机械性梗阻所致，阻塞性黄疸只是征象而不是独立的疾病，与胆道梗阻并非同一概念，一侧的肝胆管梗阻不一定出现黄疸，因对侧肝叶有能力排出足量的胆红素。梗阻性黄疸的原因有肝外梗阻和肝内梗阻两种，而以前者为常见。临床上梗阻性黄疸病因多种多样，按胆管本身分为 3 种类型：①胆管内因素，如胆管结石、蛔虫等；②胆管壁因素：如胆管损伤、炎症、肿瘤、先天性胆管闭锁等；③胆管外因素：如胰头癌、肝门区淋巴结转移性癌肿压迫侵犯肝管等。

临床表现为皮肤呈暗黄色，完全梗阻者可为黄绿及绿褐色，伴有皮肤瘙痒及心动过缓，尿色加深如浓茶，粪便颜色变浅，完全梗阻粪便呈白陶土色，并常有出血倾向，尿结合胆红素试验阳性，不同的病因还会有相应的临床症状。

【声像图表现】

1. 肝外阻塞性黄疸的超声图像

（1）肝内胆管扩张，左、右肝管内径＞3mm，二级以上肝内胆管与伴行门静脉分支形成“小平行管征”。

（2）肝外胆管扩张，肝外胆管内径＞6mm 提示扩张，7～10mm 为轻度扩张，＞10mm 为显著扩张，扩张的胆总管与伴行的门静脉形成“双筒枪征”。

（3）胆总管内病变引起的梗阻，胆总管内蛔虫可见平行光带呈“空心面”征，结石可见胆管内强回声伴声影，沉积的泥沙样结石、胆泥可见点状强回声，前者伴声影，陈旧性炎性胆汁呈絮状光团、光斑，胆管癌可见胆管局部不规则团块回声等。

（4）胆管本身病变，胆管炎性狭窄可见管壁增厚，先天性胆总管囊状扩张局部可见囊状无回声与近端胆管相通。

（5）胆道外及周围病变压迫引起的梗阻，如肝门部、胰头部、壶腹部肿瘤可见相应部位肿块回声。

2. 梗阻部位的判断

（1）胆总管显示扩张是下端梗阻的可靠佐证，提示胆道下段梗阻。

（2）肝外胆管正常或不显示，而肝内胆管或肝左、右肝管仅一侧扩张，提示肝门部梗阻。

（3）肝总管水平梗阻胆囊不增大，胆总管水平梗阻则胆囊增大。

（4）单纯胆囊肿大，肝内、肝外胆管均正常者，则提示胆囊颈管处梗阻或胆囊本身的病变。

（5）胆总管扩张而胆囊不增大，可能由胆囊颈部阻塞或胆囊本身疾病所致，因而不能只根据胆囊是否增大来判断梗阻部位。

（6）肝内外胆管扩张、胆总管扩张、胆囊肿大和胰管扩张，则提示十二指肠 Vater 壶腹水平发生阻塞。

考试链接

患者，女，69 岁。右上腹剧烈疼痛 2 天，Murphy 征阳性，伴发热、白细胞增高。超声检查显示：胆囊增大，大小约为 10cm×4cm，胆囊壁弥漫性增厚，呈双层结构，轮廓线模糊，胆囊腔内充盈密集细小的斑点回声。

1. 最可能的诊断是（　　）

A. 急性单纯性胆囊炎　　B. 急性化脓性胆囊炎
C. 慢性胆囊炎　　D. 胆道蛔虫症
E. 充满型胆囊结石

2. 该病需要和下列哪些疾病相鉴别（　　）

A. 肝硬化合并低蛋白血症　　B. 急性肝炎导致胆囊受累
C. 肝外低位胆道梗阻导致胆囊增大　　D. 长期不进食或胃切除术后
E. 以上都正确

3. 因患者身体条件不允许手术，保守治疗 3 天后复查超声，显示胆囊增大，壁增厚，不平整，胆囊底部局部缺损，周围形成局限性积液，胆囊内见大量絮状物回声并可见气体强回声，可能的诊断是（　　）

A. 急性胆囊炎穿孔　　B. 胆囊肿瘤　　C. 胆汁淤积
D. 分隔胆囊伴胆囊积脓　　E. 瓷器胆囊

答案：B E A

解析：患者有腹痛、发热、白细胞增高，胆囊大，胆囊腔内充盈密集细小的斑点回声即胆囊积脓，故第 1 题选 B。第 2 题中，急性胆囊炎需要与表现为胆囊肿大、胆囊壁增厚的疾病相鉴别，前 4 项均正确，故选 E。保守治疗后复查超声，显示胆囊增大、壁增厚，不平整，胆囊底部局部缺损，周围形成局限性积液，胆囊内见大量絮状物回声并可见气体强回声，考虑伴发穿孔，故第 3 题选 A。

小结

超声诊断在胆道器官检查中占有重要的地位，超声能很好地显示胆道各器官的走行、形态、大小、囊（管）壁厚薄、内部回声及与周围结构的关系。并且能够对胆道器官疾病有特异性表现，为临床提供准确的诊断和治疗依据。

思考与练习

一、单项选择题

1. 关于胆囊超声检查前的准备正确的是（　　）
   A. 无须特殊准备
   B. 可在钡餐之后检查
   C. 肠胀气对检查无影响
   D. 禁食 8 小时以上
   E. 膀胱充盈

2. 观察胆囊颈部和胆总管的最佳体位是（　　）
   A. 仰卧位　　B. 膝胸位
   C. 左侧卧位　　D. 右侧卧位
   E. 坐位

3. 正常空腹胆囊内胆汁是（　　）
   A. 强回声　　B. 等回声
   C. 无回声　　D. 弱回声
   E. 高回声

4. 胆囊壁的超声测量宜选择胆囊的（　　）
   A. 胆囊底　　B. 胆囊颈前壁
   C. 胆囊体前壁　　D. 胆囊体后壁
   E. 胆囊颈后壁

5. 典型胆囊结石呈（　　）
   A. 强回声后伴有声影　　B. 弱回声
   C. 等回声　　D. 不伴声影
   E. 高回声

6. 患者，女，61 岁。自诉右上腹部隐痛多年，近 1 个月加重。超声检查示：胆囊显示不清，胆囊区呈长弧形的强回声影，后方伴很宽的声影，应考虑（　　）
   A. 胆囊炎　　B. 胆囊息肉

C. 胆囊充满结石　　D. 胆囊癌
E. 胆囊切除后改变

7. 患者，男，23岁。自诉右上腹部疼痛，畏寒、发热，伴恶心、呕吐。超声检查示：胆囊明显增大，囊壁弥漫性增厚、模糊，其间可出现间断的弱回声带，胆囊无回声区内可见细小的斑点状影，应考虑（　　）
A. 胆囊息肉　　B. 胆囊结石
C. 胆囊癌　　D. 急性胆囊炎
E. 慢性胆囊炎伴胆囊结石

8. "WES"征，即囊壁、结石、声影三联征，最常发生于（　　）
A. 急性胆囊炎　　B. 慢性胆囊炎
C. 胆囊癌　　D. 胆囊壁钙化
E. 慢性胆囊炎合并结石

9. 患者，女，44岁。右上腹不适多年，近期加重伴恶心、呕吐。超声检查示：胆总管起始段内径1.2cm，其旁可见8.4cm×12.2cm梭形的无回声区，无回声区与胆总管相通。最可能的诊断为（　　）
A. 肝囊肿　　B. 先天性胆总管囊状扩张
C. 胰腺囊肿　　D. 脾囊肿
E. 肾囊肿

10. 引起黄疸的疾病主要有（　　）
A. 胆管结石　　B. 胆管炎
C. 胆管受压　　D. 肝细胞性黄疸，如肝炎
E. 以上均正确

二、问答题

1. 胆道超声检查前需做哪些准备？
2. 简述胆囊结石的典型超声表现，及与非典型胆囊结石的区别。
3. 简述胆囊癌的类型和诊断要点。

（董建党）

第七章 胰腺超声

学习目标

1. 掌握：胰腺的切面解剖及其周围脏器和血管的关系。
2. 熟悉：胰腺的超声检查方法和正常声像图表现。
3. 了解：胰腺常见疾病的超声诊断。

第一节 胰腺解剖概要

胰腺是腹膜后器官，质软无真正的包膜，周边仅有纤细的纤维组织包绕。胰腺分为头、颈、体、尾4部分，各部无明显界线，头部在腹中线右侧，居于十二指肠曲内，胆总管胰腺段从十二指肠上部的后方略向右行。胰颈为胰头和胰体之间的狭窄部，其后有肠系膜上动、静脉。肠系膜上静脉常于此与脾静脉汇合成门静脉。胰体向脊柱左侧延伸，向后向上行至左肾上腺和左肾上部的前方，延续为胰尾而终止于脾门处。胰体周围的血管，有位于后方的腹主动脉和脾静脉，脾静脉的走向与胰腺长轴一致。胰体上方有腹腔动脉和脾动脉，胰腺下方有左肾动脉。胰腺分泌的胰液通过胰腺导管输入十二指肠。胰腺导管分主胰管和副胰管，主胰管直径为2～3mm，从胰尾起始，贯穿整个胰腺至胰头右侧，开口于十二指肠降部左后壁处的十二指肠乳头，约70%的胰管在肠壁入口处与胆总管末端汇合成Vater壶腹。副胰管通过胰头部，在Vater壶腹上方进入十二指肠（图7-1）。

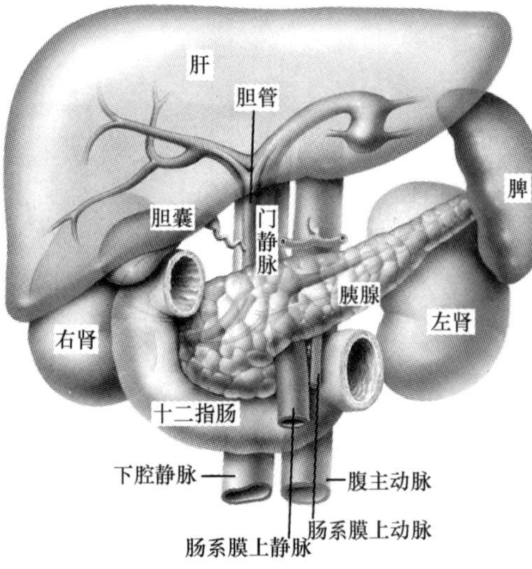

图7-1 胰腺解剖

第二节 胰腺检查方法和正常声像图

一 仪器

应用腹部超声诊断仪器，成人常用3.5MHz凸阵探头，消瘦者及儿童选用5.0～10.0MHz凸阵或线阵探头，肥胖者可适当降低探头频率，选用2.5MHz探头。

二 检查前准备

患者禁食8～12小时，空腹检查效果较好，对于腹部胀气或便秘患者，检查前日晚还应清淡饮食，禁食豆、奶等易产气食物；检查中，必要时可饮水 500ml 左右，以充盈的胃腔作为透声窗，便于显示胰腺。

三 检查体位

1. 仰卧位　最常用的体位，在平稳自然呼吸状态进行；当深吸气时，可使横膈向下，通过下移的左肝作为透声窗观察胰腺。

2. 侧卧位　当胃肠气体较多时，可采用左侧卧位，使气体向右侧移位以利看清胰体尾部；采用右侧卧位以利于看清胰头和胆道。

3. 半卧位或坐位　肝充分下移、胃内气体上移，使胰腺得以良好显示。

4. 俯卧位　此体位经背侧或经左侧腹部以脾和左肾作透声窗观察胰尾，但显示范围有限。

四 检查方法

1. 经腹部横切扫查　剑突下横切扫查，可上下移动探头，可右低左高斜切扫查（胰腺的走行通常呈胰头低而胰尾高），目的在于清晰显示胰腺的长轴切面，可观察胰头、胰体、胰尾等结构。

2. 经腹部纵切扫查　横切显示胰腺长轴后，可旋转探头做一系列纵切扫查以显示胰腺矢状面或矢状斜切面。常用切面：上腹偏右系列纵切面，显示胰头和钩突部与胆管、门静脉、肠系膜上静脉之间的关系；上腹偏左系列矢状面或矢状斜切面，显示胰尾与脾血管、肾上极、肾上腺的关系。

3. 经左肋间斜切面扫查　在显示胰尾时，可采用左肋间斜扫查，以脾为透声窗，沿脾门血管显示胰尾脾门侧。

4. 经腰部纵切扫查　利用肾或脾作为透声窗，在肾上极前方并紧贴肾上极显示胰腺尾部。

五 胰腺超声测量

胰腺测量方法并未完全统一，正常值范围也尚不一致。常见的胰腺测量方法有两种：切线测量法和最大前后径测量法。

1. 切线测量法　该测量方法于 1977 年由 Weill 提出。在胰腺的前后缘，根据胰腺走行的弯曲度，在前缘画出切线，并在胰腺的头、体、尾的切点作垂直线测量胰腺的厚度。在下腔静脉前方测量胰头，横切面应清楚显示胰头的内侧缘（脾静脉和肠系膜上静脉汇合处作为标记）；在肠系膜上动脉前方测量胰体，若肠系膜上动脉显示不清，在腹主动脉前方测量；在腹主动脉左侧方或左前外方测量胰尾（图 7-2）。

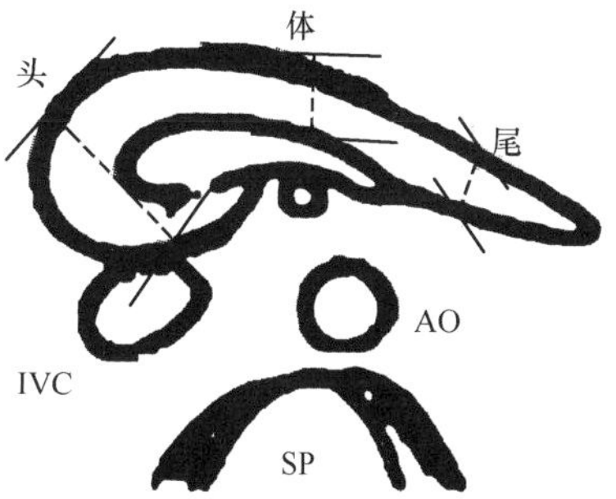

图 7-2　胰腺切线测量法

IVC：下腔静脉；AO：腹主动脉；SP：脊柱

2. 最大前后径测量法　显示胰头最大的胰腺横切面，在下腔静脉前方，胰腺后缘中点向前引垂直线到前缘，测量胰头；在主动脉前方测量胰体；在主动脉左侧方或左前外测量胰尾最大前后距离。

综合国内、外的胰腺测量值，胰腺的正常值一般为：胰腺头部厚径＜2cm，体尾部厚径＜1.5cm，因胰腺的个体差异较大，受探头切面方向和呼吸的影响，此数据仅供参考，诊断中应在测量胰腺大小的同时，重点观察胰腺整体形态和回声变化。正常胰管超声测量体部管腔内径一般≤0.2mm。

六 正常胰腺声像图

正常胰腺一般可分为蝌蚪形、哑铃形和腊肠形 3 种形态。可分为胰头、胰体、胰尾等部分。胰头一般较膨大，略呈椭圆形，向左后突起部分为胰头钩突部，与胰头相连最窄的部分为胰颈部，逐渐向左延

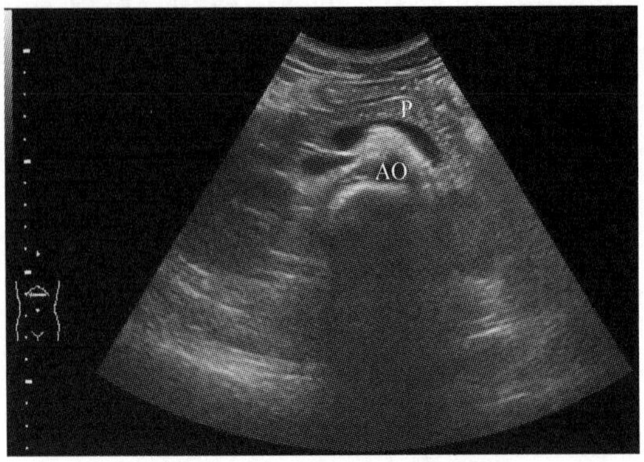

图 7-3　正常胰腺长轴切面

P：胰腺；AO：腹主动脉

伸为胰体部（腹主动脉前方），位于脾门前方者为胰尾部。后者较其他都分相对较长，截面多呈三角形。正常胰腺边界光整，内部回声均匀、细小，较之肝脏回声略高。有时可显示纤细的主胰管。寻找胰腺的方法主要靠血管定位法：在脊柱前方的下腔静脉，腹主动脉，肠系膜上动脉、静脉，脾静脉等（图 7-3）。

正常报告示例：

超声检查所见：胰腺边界清晰，胰头 1.6cm，胰体 1.2cm，胰尾 1.2cm，内部回声均匀，胰管 0.15cm，管壁呈细线样高回声，胰周未见异常回声。

超声提示：胰腺未见异常。

七　注意事项

1. 胰腺是超声检查最困难的腹腔脏器之一。利用胰腺背侧的下腔静脉、腹主动脉、肠系膜上动（静）脉的短轴断面以及脾静脉的长轴断面等标识血管来判断胰腺的位置。

2. 当进行横断面扫查时，是否看清了脾静脉的走行，并位于胰腺的后方。不要将头侧的脾动脉或足侧的左肾静脉误认为脾静脉。

3. 当胰头部肿瘤等病变不明显，而胰管均匀性扩张时，勿将扩张的胰管看作脾静脉而漏诊。彩色多普勒有利于鉴别。

4. 与胰头紧贴的肝尾叶，容易被误认为胰腺肿瘤。多断面扫查可判定肝尾叶与肝左叶背侧的连续关系。

5. 胰周围肿大的淋巴结与胰腺紧贴时，很容易被误认为胰腺肿瘤。

第三节　胰 腺 疾 病

一　急性胰腺炎

案例 7-1

某患者，因急性腹痛就诊。超声检查发现胆囊内多发结石，胰腺弥漫性肿大，回声减弱，不均匀，胰腺周围可见弱回声带，肠管扩张，腹腔内见大量混浊液体。

最可能的诊断是什么?

急性胰腺炎是一种常见急腹症，病理分为急性水肿型（轻型）胰腺炎和急性出血坏死型（重型）胰腺炎两种。轻型主要变化为胰腺局限或弥漫性水肿、肿大变硬、表面充血、包膜张力增高。重型者变化为高度充血水肿，呈深红、紫黑色。镜下见胰组织结构破坏，有大片出血坏死灶、大量炎细胞浸润。晚期坏死胰腺组织可合并感染，形成胰腺脓肿。两型间无根本差异，仅代表不同的病理阶段。

急性胰腺炎多数为突然发病，表现为剧烈的上腹痛，并多向肩背部放射，同时伴有恶心、呕吐、发热、黄疸等，实验室检查血清、尿液或腹腔穿刺液胰腺淀粉酶含量增加。

【声像图表现】

1. 胰腺体积弥漫性肿大，也可局部明显肿大，以胰头、胰尾部多见（图 7-4）。

2. 轻型者胰腺形态只是略显饱满，边缘整齐，形态规则；重型者胰腺形态变化显著，边缘模糊不清，形态不规则，胰腺与周围组织分界不清。

3. 肿大的胰腺回声明显降低，后方回声增强。急性水肿型胰腺实质回声尚均一，出血坏死型内部回声不均，呈高低混合回声，可有液化无回声及钙化强回声。

4. 胰管内径轻度扩张或正常，存在胰液外漏时扩张可消失或减轻。

5. 胰腺周围、小网膜囊及肾旁间隙、腹腔、盆腔积液。

6. 胰腺周围出现假性囊肿。

7. 胰腺内部脓肿形成时胰腺结构显示不清晰，可呈不均匀混合回声。

8. 彩色多普勒超声难以显示胰腺内部血流，出血坏死区及脓肿形成区无血流信号。

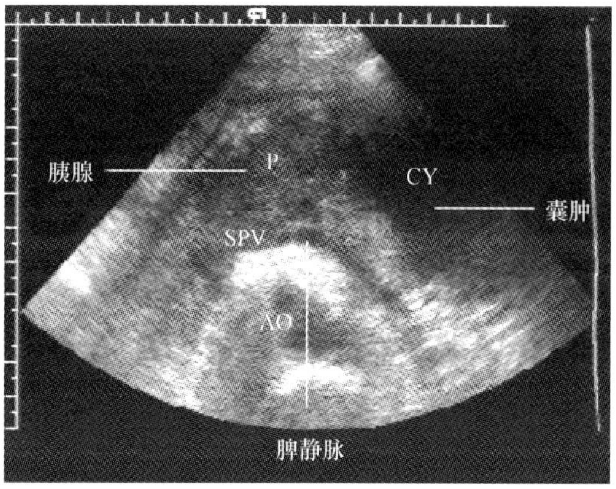

图 7-4 急性胰腺炎

P：胰腺；SPV：脾静脉；AO：腹主动脉；CY：囊肿

【超声报告示例】

超声检查所见：胰腺弥漫性增大，胰头 3.5cm，胰体 3.1cm，胰尾 3.5cm，实质回声减低、均匀，边缘光滑，边界清，主胰管 0.2cm，胆总管无扩张，胰周未见异常回声。

超声提示：胰腺增大、回声减低，结合临床考虑急性水肿型胰腺炎。

【鉴别诊断】

与胰腺肿瘤相鉴别：局限性胰腺炎可见胰腺局部回声减弱，边缘完整或模糊，其内可见胰管回声，远端胰管不扩张或有轻度扩张。胰腺癌则呈边缘不规则的低回声区，呈“蟹足样”改变，胰管于肿块区域中断，远端胰管明显扩张。

二 慢性胰腺炎

慢性胰腺炎是由于各种因素造成的胰腺组织和功能的持续性损害。胰腺出现不同程度的腺泡和胰岛组织萎缩、胰管变形、胰腺实质纤维化、钙化及假性囊肿形成，导致不同程度的胰腺内、外分泌功能障碍，临床上主要表现为反复发作性的腹痛以及腹泻或脂肪泻、消瘦、营养不良等胰腺功能不全的症状。

【声像图表现】

1. 胰腺体积正常或不同程度的肿大，少数萎缩。

2. 胰腺形态僵硬、饱满，边缘不整齐。

3. 胰腺实质弥漫性或局灶性回声增粗、增强（图 7-5），并可见钙化灶。

4. 胰腺导管不同程度扩张，呈串珠样，钙化型胰腺炎常伴有单发或多发的胰管内结石。

5. 胰周可见假性囊肿形成，囊壁较厚而不规则，边界模糊，囊内见弱回声。

【超声报告示例】

超声检查所见：胰头 2.8cm，胰体 2.7cm，胰尾 3.0cm，边界不清，表面不平，实质回声不均匀、内有点状不规则高回声。胰管扩张、内径约 0.6cm，粗细不均，内有大小不等的强回声，伴声影，呈串珠样。

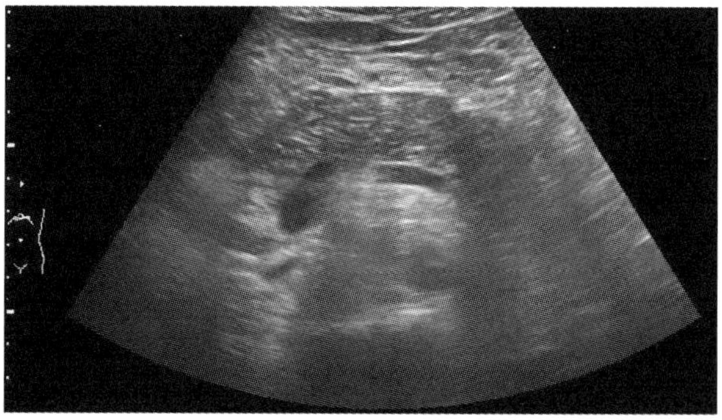
图 7-5 慢性胰腺炎

超声提示：胰腺增大、回声不均匀、胰管扩张合并胰管结石，符合慢性胰腺炎超声表现。

【鉴别诊断】

1. 与老年、肥胖和糖尿病患者的胰腺相鉴别 这类患者的胰腺实质亦多表现为均匀性增强，但无胰腺钙化和胰管结石；此外，结合临床多无急性胰腺炎病史及慢性反复发作史。

2. 慢性胰腺炎与弥漫性胰腺癌相鉴别　这两种胰腺弥漫性病变在声像图上很难区别，况且两者也常合并存在。鉴别诊断主要依靠临床表现结合肿瘤相关标志物检测和超声引导细针活检。

三 胰腺囊肿

胰腺囊肿包括真性囊肿、假性囊肿两类，前者由胰腺组织发生，囊壁内层为上皮细胞。按病因可分为先天性囊肿、潴留性囊肿、退行性囊肿、赘生性囊肿与寄生虫性囊肿。后者系外伤、炎症后胰液外渗被邻近组织包裹而成，囊壁由纤维组织构成，囊壁内无胰腺上皮细胞。真性囊肿大多较小，不引起明显临床症状；假性囊肿患者常有腹痛和消化道症状。

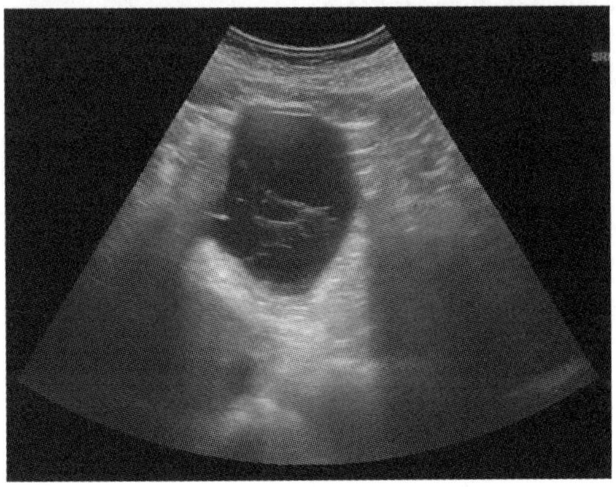

图 7-6　胰腺假性囊肿

【声像图表现】

1. 真性囊肿　囊肿单发或多发，体积较小，呈圆形或椭圆形；囊肿壁薄、回声清晰，边界光滑完整；囊肿内无回声，透声良好，伴有出血或感染可出现沉积物样回声。

2. 假性囊肿　胰周可探及圆形、类圆形或不规则形态液性暗区，囊壁较厚，部分内部可见散在光点回声或不规则低回声；相邻胰腺无正常结构回声；不典型假性囊肿可表现为囊内分隔，因感染、出血、凝血块可使内部回声明显增多（图 7-6），囊肿壁钙化等；较大囊肿挤压周围器官，使其受压、移位，并与周围组织分界模糊。

【超声报告示例】

超声检查所见：胰腺形态失常，胰头部可见 3.5cm×2.8cm 的无回声，形态不规则，囊壁较厚，不光滑，内有线样分隔，囊液透声好，后方回声增强。胰体 2.6cm，胰尾 2.8cm，实质回声减低，胰管无扩张，宽 0.16cm。

超声提示：胰腺炎合并胰腺假性囊肿。

【鉴别诊断】

1. 真性囊肿与假性囊肿鉴别　真性囊肿较少见，女性居多，体积小，常在体检中发现，囊肿壁薄而光滑。假性囊肿较多，常见于男性，体积大，有上腹外伤史或急性胰腺炎病史，声像图显示囊肿形态多不规则，囊内可见点状低回声堆积或漂浮。

2. 胰腺囊肿与囊腺瘤或囊腺癌鉴别　后者一般无胰腺炎病史，囊壁可增厚，囊内可见分隔样回声或乳头状低回声，彩色多普勒可于其内录及动脉血流信号。

四 胰腺癌

胰腺癌是消化道常见的恶性肿瘤之一，多发于胰头部，其次为体尾部，弥漫性胰腺癌可累及整个胰腺，较为少见。胰腺癌绝大部分是胰腺导管腺癌，其次为腺泡细胞癌，其他类型还有腺鳞状细胞癌、黏液囊腺癌、黏液性腺癌、多形性癌和胰岛细胞癌等，但均较少见。

胰腺癌的临床表现与肿瘤发生部位、病程早晚等相关，胰头癌出现症状较早，体尾部癌出现症状较晚，一旦有症状，已属晚期。腹痛及进行性黄疸为胰头癌的常见症状，90%胰腺癌有迅速而显著发展的体重减轻，晚期常伴恶病质，乏力与食欲缺乏常见。体格检查早期无特异，晚期可触及结节状质硬肿块。

【声像图表现】

1. 胰腺多局限性肿大，呈结节状、团块状、不规则局部隆起，弥漫型表现为胰腺弥漫性肿大而失去正常形态。

2. 胰腺轮廓多有改变，较小肿块可见局部向外突起，轮廓略显不规则，较大肿块轮廓不规则，呈蟹足状向周围浸润（图 7-7）。

3. 胰腺内部出现肿块是诊断胰腺癌的直接依据，小于2cm的肿块多为均匀低回声，圆形，无包膜，后方回声衰减不明显。随肿瘤增大内部回声不均匀增加，部分可有钙化、液化或高回声改变，肿块边界不清，呈浸润性生长，形态不规则，后方回声衰减。

4. 胰管不同程度均匀扩张，内壁光滑，肿瘤侵犯胰管可致胰管闭塞。

5. 胆管由于癌肿或肿大淋巴结浸润或压迫梗阻，导致远端胆管扩张。

6. 周围血管受压、移位、梗阻，也可直接侵犯血管壁，致血管壁局部连续性中断。

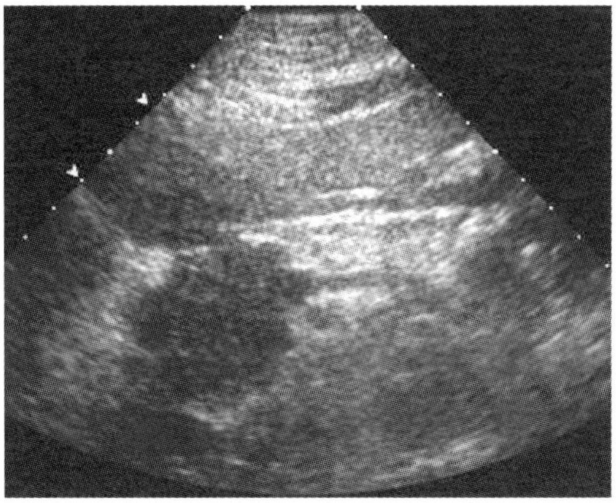

图 7-7 胰腺癌

7. 晚期出现转移征象腹膜后淋巴结肿大，肝内出现转移灶，胰腺后方软组织增厚，腹水等。

8. 彩色多普勒超声显示癌肿为乏血供，无明显血流信号；较大肿块内可录及点、线状血流信号。

【超声报告示例】

超声检查所见：胰腺不规则增大，形态失常，胰头 4.8cm，胰体 3.1cm，胰尾 2.6cm，胰头部可见 4.3cm×4.3cm×4.1cm 的低回声，形态不规则，边界不清晰，内部回声不均匀，后方衰减。CDFI 内部可见少许点状血流信号。胰管均匀性扩张、内径 1.0cm。胆囊 10cm×4.3cm，壁光滑，厚 0.2cm，囊腔内未见结石及占位，肝内外胆管均扩张，胆总管 1.6cm。胰周可见多个大小不等的低回声结节，较大者 2.2cm×1.8cm。

超声提示：①胰头实性占位（考虑胰头癌）；②胰管扩张；③胆囊增大，肝内外胆管扩张；④胰周淋巴结肿大。

【鉴别诊断】

胰腺癌与胰岛细胞瘤鉴别：功能性胰岛细胞瘤常有低血糖症状，肿瘤小，超声不易发现，两者易于区别。无功能性胰岛细胞瘤，往往较大，常与胰体尾癌难以鉴别。胰岛细胞瘤的病程长，症状轻，患者一般情况好，肿瘤多呈低回声与高回声混杂，且边缘光滑，有包膜，根据这些特点有助于鉴别。

五 壶腹周围癌

壶腹周围癌包括壶腹部癌、胆总管末端癌、胰管末端癌和十二指肠乳头癌。组织学类型以腺癌多见，其次为乳头状癌，大体形态有肿瘤型和溃疡型两种。肿瘤生长首先阻塞胆管和（或）胰管开口，引起黄疸和消化不良。癌肿浸润肠壁可引起十二指肠梗阻和上消化道出血，晚期患者可累及周围大血管和脏器或出现淋巴结转移或肝转移。

临床表现为较早出现的黄疸，有时伴有胆囊肿大、肝大、粪便呈陶土色等。早期即可因胆总管扩张而发生上腹疼痛，进食后较明显，随着癌瘤浸润范围增大或并发炎症，疼痛加重，并可出现脊背痛。还可出现发热、食欲缺乏、饱胀、消化不良、腹泻、贫血、消瘦等。

【声像图表现】

1. 癌瘤较小，位于胰头及下腔静脉的右侧区域。
2. 肿块内部回声多数增高，部分表现为管壁增厚。
3. 胰头正常，有时可见胰头内胆管扩张，管内可见肿瘤回声。
4. 较早出现胆管、胰管扩张，胆管扩张程度较胰管显著。

【超声报告示例】

超声检查所见：胰头 2.1cm，胰体 1.8cm，胰尾 1.9cm，胰腺形态正常，边界清晰，实质回声均匀。胰管均匀性扩张、内径 0.9cm，内未见异常回声。胆囊 10.1cm×4.2cm，壁厚 0.2cm、光滑，囊腔内未见结石回声，肝内外胆管高度扩张，胆总管内径 2.2cm，胆总管末端可见一直径约 2.0cm 的低回声，形态不规则，边界不清，内部回声尚均匀。CDFI 内见点状血流信号。腹腔干周围及肝门部可见多个低回声，最大者 1.6cm×1.5cm。

超声提示：①壶腹部实性占位病变（考虑恶性病变）；②肝内外胆管扩张；③胰管扩张；④腹腔淋巴结肿大。

【鉴别诊断】

壶腹癌与胰头癌的鉴别见表 7-1。

表 7-1　壶腹癌与胰头癌的鉴别

项目	壶腹癌	胰头癌
肝内、外胆管扩张	中或重度	轻或中度
肿瘤回声	增强	减低
胰头	正常	肿大
胰管扩张	轻度	中或重度
下腔静脉	正常	受压

小结

胰腺位于腹膜后，位置深，超声检查时易受胃肠气体干扰和腹壁厚度的影响，使其检查有一定难度和局限性。为了提高胰腺超声显示率和诊断的准确性，不仅需要仔细调节超声仪器的相关参数，还要注意检查前准备和操作手法，必要时可让受检者改变体位或饮水后检查。因此，熟练的操作手法，熟悉胰腺的解剖、病理及临床知识，掌握检查中的要点及注意事项，是获得胰腺清晰图像的关键，为正确诊断胰腺疾病创造条件。

思考与练习

一、单项选择题

1. 下列关于胰腺的描述错误的是（　　）
   A. 是腹膜内位器官
   B. 是腹膜后脏器
   C. 它无包膜
   D. 长 14～20cm 的多个小叶性腺体
   E. 平第 1～2 腰椎水平的腹后壁
2. 胰腺钩突的正确位置在（　　）
   A. 十二指肠腔内
   B. 胆总管末端
   C. 胆管的下段，门静脉的起始部
   D. 肠系膜上动脉的前方，下腔静脉的左侧
   E. 肠系膜上静脉的后方，下腔静脉的前方
3. 儿童胰腺的特点是（　　）
   A. 相对较小，回声偏强
   B. 与成人大小无明显区别
   C. 相对较大而回声低
   D. 较小而回声低
   E. 以上都不是
4. 下列有关胰腺的超声检查不正确的是（　　）
   A. 空腹 4～6 小时以上常规仰卧
   B. 饮水后检查
   C. 检查前食少渣饮食
   D. 半坐位或坐位
   E. 探头横置于上腹正中呈右高左低的扫查
5. 胰腺实质正常的回声是（　　）
   A. 略低于肝脏回声
   B. 略强于肝脏回声
   C. 低于肾皮质回声
   D. 稍低于脾脏
   E. 与集合系统回声相等
6. 下列哪组血管是胰腺的定位标志（　　）
   A. 下腔静脉、腹主动脉、胃左动脉
   B. 十二指肠动脉、脾静脉、肠系膜下动脉
   C. 腹主动脉、肠系膜上动脉、脾静脉
   D. 肠系膜上动脉、脾动脉、十二指肠动脉
   E. 门静脉、肝动脉、肾动脉
7. 胰腺疾病中最常见的是（　　）
   A. 胰岛素瘤　　B. 胰腺囊肿
   C. 急性胰腺炎　　D. 胰腺癌
   E. 胰腺囊腺瘤
8. 急性胰腺炎诊断中具有重要意义的检查是（　　）

A. 左上腹部压痛 B. 心率加快或血压降低
C. 腹胀 D. 血和尿淀粉酶升高
E. 腹部移动性浊音

9. 对急性胰腺炎描述不正确的是（ ）
A. 胰腺正常或略小
B. 胰腺增大，回声减低
C. 胰腺增大，轮廓不清
D. 胰外周环绕低回声区
E. 脾静脉、门静脉常不易显示

10. 下列哪项易与胰头肿块混淆（ ）
A. 门静脉 B. 十二指肠
C. 肝尾叶 D. 右肾上腺
E. 门腔淋巴结

二、问答题

1. 试述胰腺的超声测量。
2. 简述慢性胰腺炎的超声声像图特点及鉴别诊断。
3. 简述胰腺癌的超声声像图特点及鉴别诊断。
4. 简述壶腹周围癌与胰头癌的声像图鉴别要点。

（李 拓）

第八章 脾脏超声

学习目标

1. 掌握：脾脏的超声检查方法；正常脾脏声像图表现与超声测量；弥漫性脾大的超声表现。
2. 熟悉：脾脏超声解剖，脾血管瘤、脾破裂的声像图表现。
3. 了解：脾淋巴瘤。

第一节 脾脏超声解剖

脾脏是人体最大的淋巴器官和储血器官。正常脾脏位于左季肋部稍靠后方的横膈下，处于第 9～11 肋腋前线与腋后线之间，其长轴与第 10 肋一致。脾脏右前方与胃底及胃体相邻，后下方与左肾及左肾上腺相贴，上方与膈肌相贴，下方与结肠脾曲相接，脾门与胰尾相邻。内脏转位者脾脏和肝脏位置互换，甚至脾可以位于腹腔其他位置，称为异位脾。脾先天发育不良者形态小，超声不易显示。

脾脏形态个体差异较大，多似橘瓣状。脾分为膈面和脏面，膈面光滑隆起，紧贴膈肌，脏面向内凹陷而不规则，其中央凹陷处为脾门，有脾动脉、脾静脉、神经和淋巴管出入，是重要的超声探测标志。脾前缘稍钝，有 2～3 个切迹，脾切迹是脾脏触诊的标志，超声检查勿将其误诊为脾包膜中断。脾实质由红髓和白髓形成，含有丰富的血窦，外有包膜，质地柔软；除脾门外，脾其余部分均被腹膜所遮盖。

正常成人脾长 10～12cm，宽 6～8cm，厚 3～4cm，重 100～200g。

脾脏的血管供应：脾动脉起自腹腔动脉，沿胰腺上缘向左走行至脾门附近分成数支入脾脏，正常内径 4～5mm；脾静脉与脾动脉伴行并靠近胰腺背侧，在脾门处收集脾内的静脉分支。脾静脉与肠系膜上静脉在胰颈背面汇合形成门静脉主干。正常脾静脉宽 5～8mm。

在脾门的附近，尤其是脾胃韧带和大网膜中可存在副脾，其位置、大小、数目不定，通常为单个，有时可为多个。副脾的临床意义在于脾切除后副脾可增大。

第二节 脾脏超声检查技术和正常声像图

一 超声检查方法

（一）仪器

选用实时彩色超声诊断仪，探头多选凸阵或线阵型，探头频率成人为 3.5MHz，儿童或瘦长体型成年人可选择 5.0～8.0MHz，超肥胖者应用 2.5MHz 的探头。

（二）检查前准备

一般无须特殊准备，但不宜在饱餐后进行，以免脾过度地向后上方移位。为清楚显示脾门区、胰尾、左肾附近肿物，或进行左上腹部病变的鉴别诊断，应在空腹情况下进行检查，空腹检查后饮水 300～

500ml 再查，可以提高脾脏及其周围脏器的清晰度和显示率，有利于脾脏肿物的鉴别诊断。婴幼儿可在哺乳后进行检查。

（三）检查体位

1. 右侧卧位　是最常用的一种体位，最常用于脾脏的厚径和长径测量。

2. 仰卧位　也是常用的探测体位，操作不够方便，且易受肋骨声影的干扰，但可补充右侧卧位扫查的不足，尤适用于危重不宜翻动的患者。

3. 俯卧位　不常用，多用于脾萎缩、肺气肿或其他体位时脾脏探测不清的患者，或用于脾大需与腹膜后肿瘤鉴别时。

（四）扫查方法与常用切面

1. 左肋间斜切面扫查　患者向右侧卧位，左手上举，将探头置于左侧第 7～11 肋间靠近腋中线和腋后线，沿脾长轴作一系列切面，选择脾最长径和脾门血管显示处冻结图像，测量脾脏长径和厚径。观察脾轮廓、实质回声，必要时彩色多普勒观察脾门部血管及其走行。

2. 前倾冠状切面（斜冠状切面）扫查　患者取仰卧位，探头在左腋后线附近作冠状扫查，以显示脾脏声像图与脊柱的关系，将探头角度偏向腹侧直至显示脾门为前倾冠状切面，更有利于观察膈肌周围、左下肺、胸腔积液等，可以弥补右侧卧位脾脏扫查不足。同时，以脾脏为声窗，还可以观察脾门血管及胰腺尾部，有利于与左肾和左肾上腺病变、胰腺尾部病变鉴别。

3. 左上腹部横切面扫查　患者取仰卧位，探头置于前腹壁，相当于在第 1～2 腰椎平面作横切面扫查，可显示脾门处脾动脉和脾静脉。

4. 左肋下斜切面扫查　用于脾大时观察脾肋缘下的厚度。

（五）探测要点

1. 无论患者采取何种体位检查，均应嘱受检者左臂上举、手抱头使肋间隙增大，有利于更清楚地显示脾。由于脾位置较深且位于膈顶部，易受肺部气体干扰，因此检查中嘱受检者深吸气使脾位置下移，更有利于脾的完整显示。

2. 厚径测量　常采用左肋间斜切和“前倾冠状扫查”技术显示脾门及其血管，对于准确测量厚径十分重要。如果采用随意的冠状切面扫查，容易造成误测，往往使得脾厚测值过大。

3. 密切结合临床进行动态观测，定期随访，尤其是对有腹部外伤史者，应仔细扫查，即使急诊超声探测未发现明显异常，亦不宜过早下结论，必要时复查，以免漏诊，延误病情。

二　正常脾脏声像图与超声测量

【正常脾脏声像图】

正常脾的肋间斜切面略呈半月形，边缘稍钝。膈面呈整齐光滑的弧线样高回声，部分被肺气遮挡；脏面略凹陷，回声较高，有特征性的脾门切迹和脾血管断面，主要显示为脾门静脉（图 8-1）。脾内小血管常不易显示。正常脾实质回声呈细腻均匀的点状中低回声，强度略低于肝实质，稍高于左肾皮质。偶尔在少数正常人的脾门附近可发现副脾（图 8-2），为椭圆形或小圆形结节，与脾实质回声相同，属正常变异，勿误诊为脾门肿大的淋巴结或胰尾肿瘤。

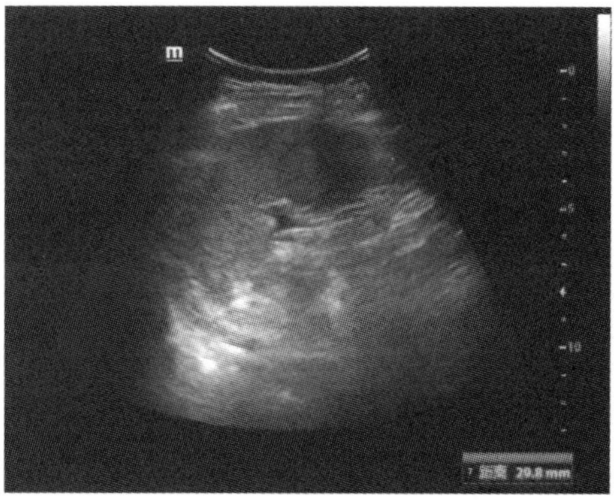

图 8-1　正常脾脏声像图

【脾超声测量】

正常脾的大小随年龄及含血量的多少而变化，形态比较复杂而且多变异，个体差异较大。

1. 脾长径测量　通过左侧肋间扫查经脾门的最大切面图像上测量脾上极最高点到下极最低点的间距，即为脾长径。正常值为 8～12cm。

2. 脾厚径测量 通过左侧肋间扫查经脾门的最大长轴切面，清楚显示脾门及脾静脉，测量脾门到脾膈面的间距即为脾厚径。正常值≤4cm（图 8-3）。

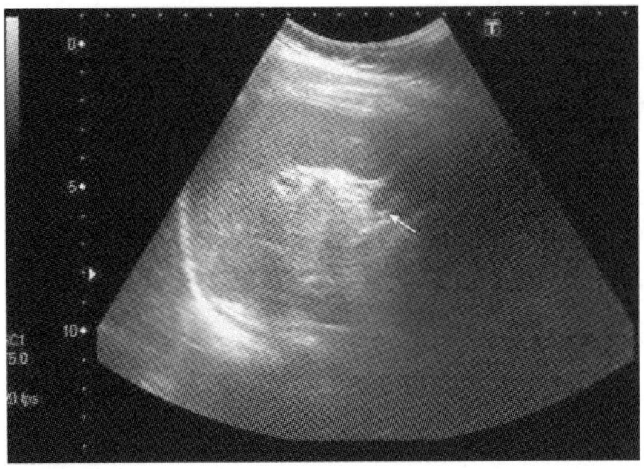

图 8-2 副脾

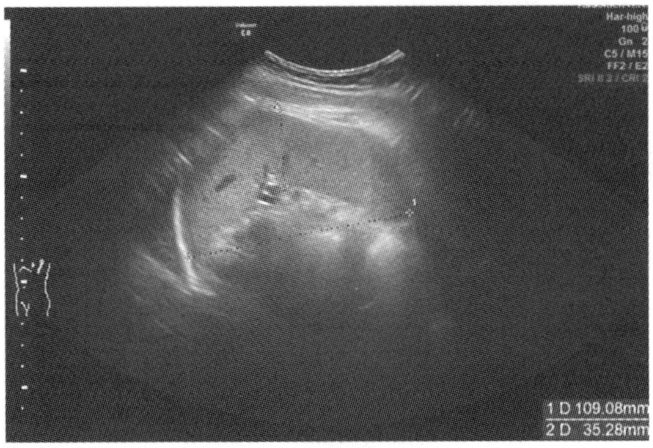

图 8-3 脾脏测量

3. 脾宽径测量 垂直于脾长轴切面，测量脾门处的最大横径即为脾宽径。正常值为 5～7cm。

【正常报告示例】

超声检查所见：脾脏大小、形态未见明显异常，厚径 3.4cm，被膜光滑、完整，脾实质回声细腻均匀，脾门处脾静脉内径 0.6cm。CDFI：显示血流未见异常。

超声提示：脾未见明显异常。

第三节 脾脏疾病

一 弥漫性脾大

弥漫性脾大多数是全身性疾病的一部分。因此临床表现除有不同程度的脾大外，主要是全身性疾病的表现。脾大常见的病因：①感染性脾大，包括急性感染，如病毒性感染、细菌性感染、寄生虫感染等；慢性感染，如慢性病毒性感染、慢性血吸虫性感染、慢性疟疾、梅毒等。②充血性脾大，如肝硬化、慢性充血性右侧心力衰竭、脾门静脉栓子形成等。③血液病及其他原因致脾大，如白血病、恶性淋巴瘤、溶血性贫血、系统性红斑狼疮等结缔组织病和网状内皮细胞增多症等。④脾肿瘤及脾囊肿。上述各种病因的脾大均可导致脾功能亢进。

【声像图表现】

1. 脾大主要表现为超声测值增加，有以下异常声像图之一者，可考虑肿大

（1）成年男、女脾厚径分别超过 4cm 和 3.8cm，同时脾下缘超过肋缘线（图 8-4）。

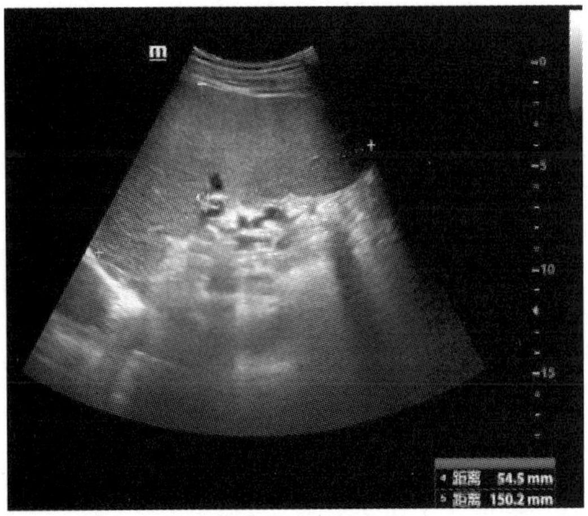

图 8-4 脾大

（2）脾长径超过 12cm。

（3）婴幼儿和儿童脾长径超过正常相同年龄组上限值或脾/左肾长径值＞1.25。

（4）脾脏面积指数超过 $20cm^2$。

2. 脾大程度的估测

（1）轻度脾大：仅表现为脾超声径线测值增加，脾形态无明显变化。仰卧位平静呼吸时，脾下缘可达左肋缘，深吸气时，脾下缘不超过左肋缘下 3cm。

（2）中度脾大：脾超声各径线测值明显增大，脾失去正常形态。仰卧位平静呼吸时，左肋缘下可探及脾，深吸气时，脾下缘不超过脐水平，脾静脉可增宽。

（3）重度脾大：脾明显失去正常形态，脾超声各径线测值进一步增大，甚而难以准确测量。脾两极较圆钝，脾门切迹消失，脾前缘可超过左锁骨中线，甚至抵达腹正中线，脾下缘超过脐水平，甚至可达盆腔，脾周围脏器可被推挤而向四周移位。脾实质回声增粗，脾静脉内径明显增宽。

【超声报告示例】

超声检查所见：脾脏厚径约 5.6cm，长径约 15.8cm，肋下长径约 4.9cm，被膜光滑，边缘圆钝，实质回声均匀性稍增强，脾门处脾静脉内径 1.1cm。CDFI：血流通畅，充盈好。

超声提示：脾中度肿大，脾门静脉增宽。

【鉴别诊断】

1. 弥漫性脾大与左上腹部肿物鉴别　腹膜后巨大肿物、左叶肝巨大肿瘤等周围脏器肿瘤，可使脾发生移位，勿将肿物误认为脾及其肿物。

2. 弥漫性脾大与脾下垂和游走脾的鉴别　脾下垂常合并其他内脏下垂，且多数脾下垂患者脾体积正常，这些都有助于鉴别。游走脾多位于左侧盆腹腔，其回声与脾相似，努力寻找脾门血管和脾切迹有助于鉴别。必要时核素检查可以协助诊断。

二 脾血管瘤

脾血管瘤是脾最常见的良性肿瘤，可是全身性血管瘤的一部分。根据其组织学表现分为毛细血管瘤、海绵状血管瘤和混合型血管瘤，成人以海绵状血管瘤多见，儿童多为毛细血管瘤。海绵状和混合型血管瘤可伴有蜂窝状的囊性结构。病变可单发或多发，通常无明显包膜，一般直径在 2cm 以下，直径＞2cm 的病变中有 20%可发生破裂出血。肿瘤生长缓慢，病史长达数年以上。一般无明显临床症状，常在腹部超声检查或腹部手术中被发现。

【声像图表现】

声像图特征与肝血管瘤相似，多表现为脾内出现一个或数个较有特征性的边界清晰的高回声结节，可有筛孔状无回声区，边缘可不规则；有时可见周围血管进入病灶，使边缘出现裂隙现象。当有大的血窦或囊变存在时，相应区域呈无回声，少数脾血管瘤呈低回声。靠近脾实质边缘的较大的血管瘤在加压扫查时，可发现瘤体质地较软，受压变形（图 8-5）。

【超声报告示例】

超声检查所见：脾厚径约 3.5cm，表面光滑，被膜连续，实质内可见一约 1.9cm×1.6cm 的高回声结节，内可见筛孔状无回声，边缘可见裂隙现象。CDFI：其周边可见点状血流信号。

超声提示：脾血管瘤。

【鉴别诊断】

1. 脾血管瘤与脾错构瘤鉴别　彩色和能量多普勒显示两者内部均为少量血流信号，但前者频谱分析可探及肿瘤内小动、静脉血流。

2. 脾血管瘤与脾转移瘤鉴别　后者为低回声或混合回声者易于鉴别，两者均为高回声时鉴别困难，结合临床病史，后者有原发肿瘤病史有助于鉴别诊断。

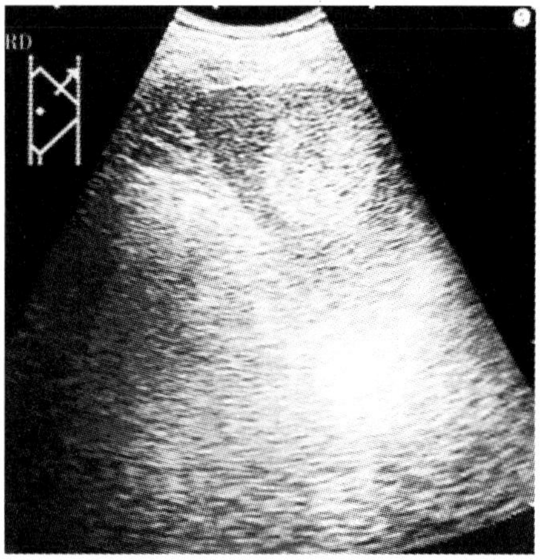

图 8-5　脾血管瘤

三 脾淋巴瘤

脾是淋巴瘤最易累及的实质脏器，原发脾淋巴瘤虽远比继发脾淋巴瘤少见，但仍是最常见的脾原发肿瘤之一。原发脾淋巴瘤分为霍奇金淋巴瘤和非霍奇金淋巴瘤，以后者多见。原发脾淋巴瘤多发生在脾动脉分支周围的淋巴样组织。诊断标准：①脾（包括脾门淋巴结）受累；②无浅表淋巴结淋巴瘤；③无骨髓受累。

左上腹疼痛及肿块是最常见的症状，部分患者伴有发热，体检脾明显增大，浅表淋巴结多无异常，可有脾功能亢进和外周血细胞减少，个别病例有鼻出血、齿龈出血、皮肤紫癜等。

【声像图表现】

超声声像图表现为 4 型：

Ⅰ型—弥漫浸润型：脾正常或增大，内部回声减低，无占位性病变特征。

Ⅱ型—粟粒样病变：结节直径一般小于 1cm，脾实质内可见密布的小弱回声区，间以较厚的高回声分隔，呈筛孔样。

Ⅲ型—多灶病变：结节直径一般在 1～3cm，脾实质内多发低或极低回声病灶，无包膜，内部回声均匀。当肿瘤融合时，可呈分叶状。CDFI 示肿瘤内动脉血流信号。

Ⅳ型—孤立性病变：结节直径一般大于 3cm，脾实质内单发低回声肿物，形态不规则，边界清晰，肿瘤内部可发生液化坏死，可见无回声区。CDFI 示肿瘤内动脉血流信号。

脾门淋巴结肿大常提示淋巴瘤的可能。

这种分类方法有一定的临床意义。一般Ⅰ型、Ⅱ型倾向于相对低度的恶性淋巴瘤，而Ⅲ型、Ⅳ型更倾向于高度侵袭性的恶性淋巴瘤。

【超声报告示例】

超声检查所见：脾厚 4.5cm，左肋缘下未探及，被膜光滑连续，实质内可见 2.6cm×2.4cm×1.9cm 的低回声肿物，形态不规则，边界清晰，内可见形态不规则无回声。CDFI：其内可见动脉血流信号。

超声提示：脾大、脾脏实质占位性病变，淋巴瘤可能性大。

【鉴别诊断】

1. 脾淋巴瘤与脾大鉴别　前者常伴脾门淋巴结肿大，结合临床，后者常有原发病史有助于鉴别诊断。

2. 脾淋巴瘤与脾转移瘤鉴别　主要与低回声转移瘤相鉴别，仅从声像图鉴别困难，结合临床病史，后者有原发肿瘤病史有助于鉴别诊断。

3. 脾淋巴瘤与脾囊肿鉴别　脾淋巴瘤呈极低回声的孤立性病变时与脾囊肿鉴别，前者加大增益后，内见细小光点回声。CDFI：淋巴瘤可见动脉血流信号。

四　脾破裂

案例 8-1

患者，男，42 岁。车祸外伤后左季肋区疼痛，急诊超声检查显示脾内部回声欠均匀，可见不规则偏低回声，彩色多普勒显示低回声区内未见明显血流信号（图 8-6）。

请根据声像图特点做出初步诊断并给出诊断依据。

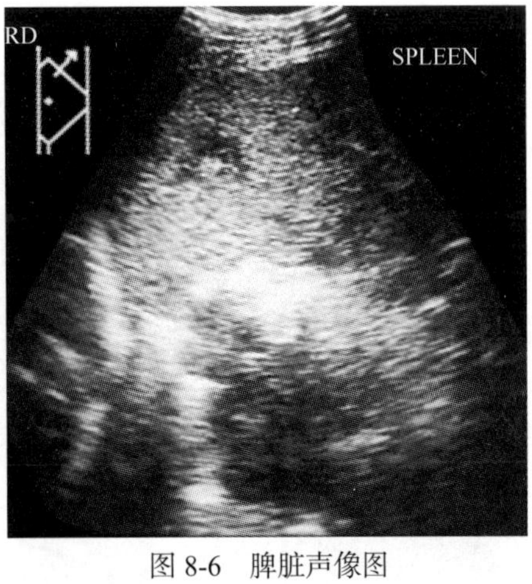

图 8-6　脾脏声像图
SPLEEN：脾脏

脾破裂可分为自发性和外伤性两种，自发性脾破裂多见于血友病、白血病性巨脾患者。外伤性脾破裂为常见腹部损伤之一。根据损伤的范围和程度脾破裂可分为 3 种类型：①真性破裂，脾实质与包膜破裂，可引起不同程度的出血，如脾周血肿或游离性腹腔内出血，大量时易导致失血性休克；②中央型破裂，脾包膜完整，是发生在脾实质内部的破裂，易形成血肿，致脾在短期内不同程度增大；③包膜下破裂，脾包膜完整，为包膜下脾实质出血形成血肿。血液积聚在包膜下，张力不高时，暂时没有出血现象。随着出血量的增多，易发生迟发性脾破裂，发生腹腔内急性大出血现象。

脾破裂的临床表现与破裂类型、失血量和速度有关。患者可有不同程度的腹痛、左肩胛牵涉痛、左上腹压痛和腹肌紧张。亦可表现为贫血貌、心率加快、腹腔移动性浊音等。脾周围血肿偶被网膜包裹时，左上腹可叩出固定浊音区，如多发性损伤，易受其他脏器损伤症状所掩盖而难以确诊。

【声像图表现】

1. 真性脾破裂　声像图表现与破裂程度有关。多数表现为脾包膜连续性中断、局部回声模糊，或有局限性无回声区。实质内有不均匀性回声增强或减低区。脾周或腹腔内显示异常无回声区是脾破裂较为可靠的间接征象，亦可能是脾微小破裂时唯一的诊断依据。急性脾破裂应当动态观察出血量变化，若在最初几小时出血量明显增多，应提示活动性出血。

2. 中央型脾破裂　脾轮廓不同程度增大，包膜光滑完整。实质内回声不均匀，可见不规则的回声增强或减低区。有血肿形成者，脾实质内可见不规则无回声区。

3. 包膜下脾破裂　脾不同程度增大，包膜光滑完整。被膜光整。包膜下血肿部位可见局限性无回声区（图 8-7），多为梭形或不规则形，其内可见细小点状回声，出血时间较长者，可见血凝块形成的强回声光团，或机化形成的高回声条索。当血肿较大或内部压力较高时，脾实质可有凹状压痕。

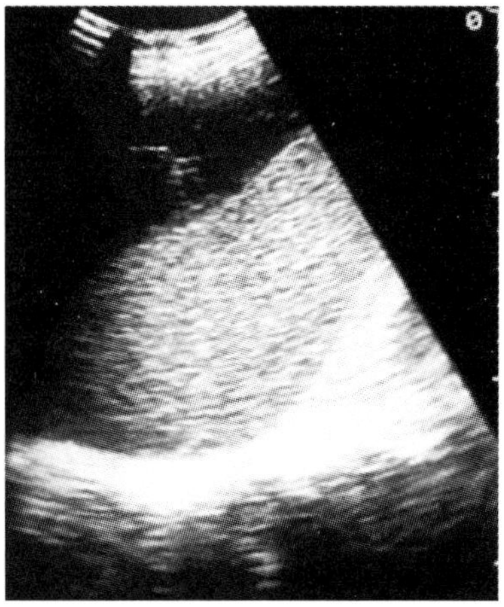

图 8-7　脾包膜下血肿

【超声报告示例】

超声检查所见：脾脏形态失常，厚 6.3cm，长 14cm，脾下极包膜回声连续性中断，脾实质回声杂乱不均，间有不规则无回声区。脾周围可见不规则无回声区，其内见密集点状回声，探头加压后无回声区变窄。左侧膈下、肝肾间隙、膀胱周围、肠间隙可探及无回声区，膀胱直肠窝无回声区深度 5.2cm。

超声提示：脾大、脾破裂合并腹腔积血。

【鉴别诊断】

1. 脾破裂与脾囊肿性疾病鉴别　后者表现为脾实质内出现圆形或椭圆形无回声区，边缘清晰，后方回声增强。结合临床病史，前者有外伤史，随诊可见动态变化。

2. 脾破裂与脾分叶畸形鉴别　后者由于深陷的脾切迹可表现为自脾表面向内延伸的裂缝状回声带，脾呈分叶状，内部回声正常，如有腹外伤史时，可被误诊为脾破裂或左上腹肿瘤。结合临床病史，前者有外伤史，后者腹腔、盆腔无积血现象。

3. 微小脾破裂和少量腹水鉴别　脾破裂有相应部位的外伤史，短期内连续观察有量的变化，脾破裂出血的无回声区内有点状弱回声。

小结

脾脏是人体最大的淋巴器官，超声可清晰显示脾的位置、形态、大小、边界及内部回声，能够对脾占位性病变做出准确诊断，对脾破裂提供临床诊断依据。

思考与练习

一、单项选择题

1. 脾门处见低回声小结节，与脾相连，回声相似，考虑是（　　）

　A. 淋巴结　　B. 胰腺尾部

　C. 血管瘤　　D. 副脾

2. 脾中央破裂与脾真性破裂的主要区别为（　　）

　A. 实质内有无不均质回声区

　B. 脾内无回声区有无点状强回声

　C. 有无外形的增大

　D. 腹腔内有无游离的无回声

　E. 有无左季肋区疼痛

3. 以下对脾囊肿的描述错误的是（　　）

　A. 脾内见圆形无回声

　B. 感染出血时可有点状回声

　C. 囊壁光滑、清晰

　D. 假性囊肿内有条索状回声

E. CDFI 囊内见血流信号

4. 急性脾破裂时，下列超声表现错误的是（　　）

A. 脾包膜下见液性无回声区或低回声区

B. 脾实质受压

C. 可见腹腔游离积液

D. 脾实质萎缩

E. 脾实质移位

二、问答题

1. 试述正常脾的声像图表现。
2. 试述脾大的分度标准。
3. 试述真性脾破裂的声像图特点。

（张玉艳）

第九章　胃肠超声

学习目标

1. 掌握：正常胃肠道的正常声像图表现。
2. 熟悉：胃肠道超声扫查方法及胃溃疡、胃间质瘤、肠梗阻、肠套叠、急性阑尾炎的声像图特点。
3. 了解：胃肠的超声解剖及胃癌、胃息肉、大肠癌的声像图特点。

第一节　胃肠的超声解剖

一　胃

1. 胃（stomach）的分布及毗邻　胃的上端与食管相连接处为贲门（cardia），是胃的入口，也是唯一较固定处，体表投影在左侧第 7 肋软骨与第 11 胸椎左缘的连线上。位于贲门附近的部分称贲门部。胃的下端与十二指肠相连接处为幽门（pylorus），是胃的出口，体表投影相当于右锁骨中线与肋弓交点左侧的 20～30mm 处，高出贲门平面上方膨出的胃腔是胃底部。胃角切迹向左下方至胃大弯连线与胃底之间的部分是胃体部，约占胃的 2/3。胃角切迹右侧至幽门的部分是胃窦部（图 9-1）。

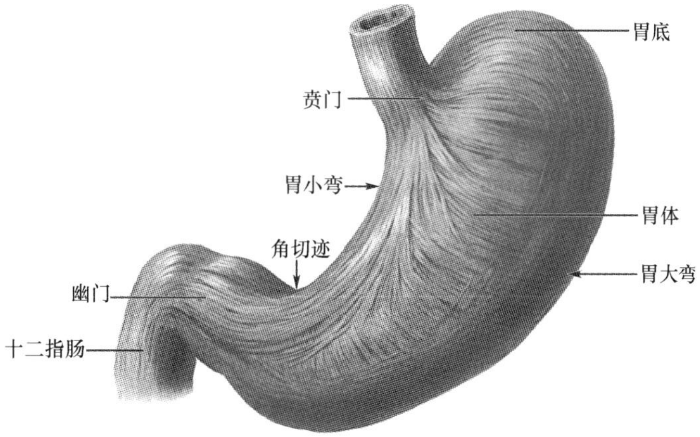

图 9-1　胃的形态、分布

2. 胃的形态　一般分为 4 型。

（1）角型胃：多见于矮胖体型，胃肌紧张力高，位置较高，胃角切迹不明显，并可呈横位，胃下缘常在脐以上。

（2）钩型胃：胃肌紧张力中等，是胃的常见类型，胃体垂直，胃角切迹明显，角切迹处胃小弯夹角略小于 90°，胃下缘在脐水平以上。

（3）无力型胃：见于瘦弱体型。胃呈悬垂囊袋状，胃上部狭长，下部低垂膨大，角切迹处胃小弯夹角明显小于 90°，胃下缘低于髂嵴连线。

（4）瀑布型胃：胃位置高，胃底膨大，胃底常位于胃体后上方，胃窦部较小。

3. 胃壁的结构　胃壁由外向内依次分为浆膜层、肌层、黏膜下层和黏膜层四层。浆膜层主要由覆盖在胃表面的脏腹膜组成，为致密的结缔组织。肌层较发达，伸缩性大，由内斜、中环、外纵三层平滑肌组成。胃黏膜下层为结缔组织，内含丰富的血管、淋巴管及神经丛等。胃黏膜有皱襞，它随着胃的分布和充盈程度不同而不同，胃底部胃黏膜皱襞排列紊乱，与胃体大弯侧皱襞相连续，胃充盈时，也不易消失，其他部位的胃黏膜皱襞在胃充盈状态时可消失。胃壁蠕动自贲门呈波浪状推向幽门，约 20 秒一次。胃体壁厚度为 0.3～0.5cm，胃窦壁厚度为 0.4～0.6cm。

二 肠道

1. 十二指肠（duodenum）　是小肠的起始段，与幽门相连接，全长约 250mm，充盈时管内径约 30mm，呈“C”形包绕胰头（图 9-2）。可分为球部、降部、水平部及升部。球部壁薄，黏膜无环状皱襞，是溃疡好发部位。降部中后内侧壁有十二指肠乳头，是胆总管与胰管的共同开口处。

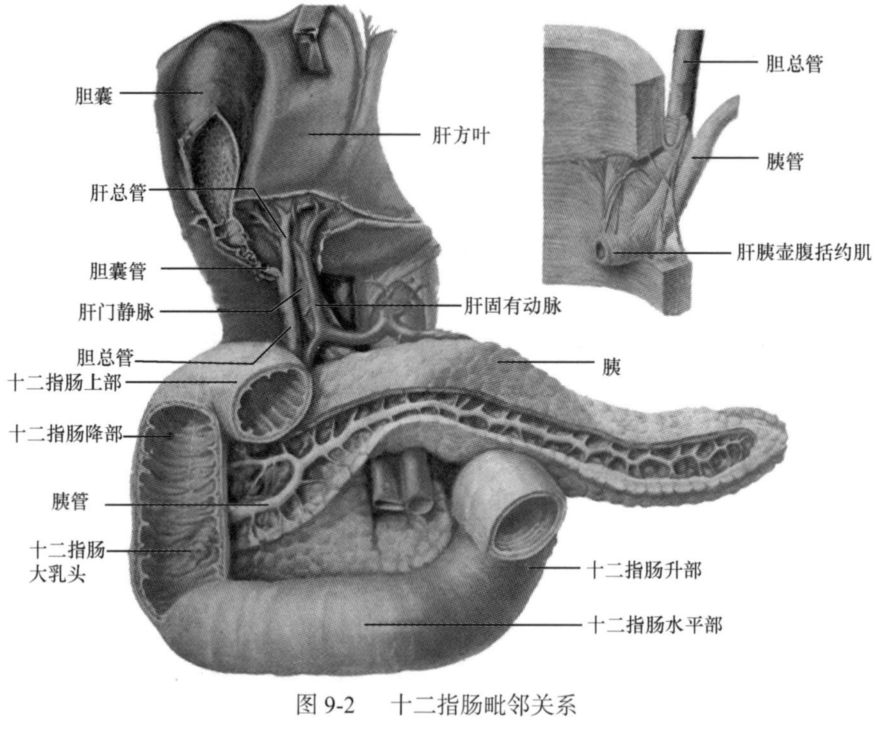

图 9-2　十二指肠毗邻关系

2. 空肠（jejunum）和回肠（ileum）　空肠和回肠盘曲于腹膜腔中部，二者无明显分界，移动性大。空肠长度约 2m，大部分分布于左上腹、左侧腹、左髂窝部。回肠长度约 3m，大部分位于脐部及右下腹，小部分位于盆腔内。空肠、回肠均借助于小肠系膜固定于腹膜后壁。

3. 盲肠（caecum）和阑尾（appendix vermiformis）　盲肠是大肠的起始部分，位于右下腹，其内回肠盲肠交界处有回盲瓣。阑尾位于盲肠后下端，长约 80mm，远端为盲端，位置变化较大，近端开口于回盲瓣下方 20～30mm 处，位置较固定，体表投影为脐与髂前上棘连线的中外 1/3 交界处，即麦氏点。

4. 结肠（colon）　上接盲肠，下接直肠，是大肠最长的一段，可分为升结肠、横结肠、降结肠、乙状结肠四部分。横结肠与升结肠相连续的弯曲部分为结肠肝曲，左侧与降结肠相连续的弯曲部分为结肠脾曲。

5. 直肠（rectum）　是上接乙状结肠的消化道末段，末端为肛门。全长 150～160mm，分为盆膈以上的直肠盆部和盆膈以下的直肠肛门部。男性直肠前方与膀胱、精囊、前列腺相邻，女性直肠前方与子宫、阴道后壁相邻。直肠后方与骶、尾骨相邻。

小肠包括十二指肠、空肠、回肠，其黏膜由环状皱襞和较多的绒毛组成。大肠包括结肠、盲肠、直肠，其中结肠表面有 3 条纵行的结肠带和呈囊状局部膨大的结肠袋。结肠黏膜凸向腔内形成结肠半月襞。所有肠壁由内向外均分为黏膜层、黏膜下层、肌层和浆膜层四层。

第二节　胃肠超声检查技术和正常声像图

一　胃肠道超声检查方法

（一）检查仪器

胃肠超声检查一般选用实时超声诊断仪。探头可选用线阵式、凸阵式及扇形扫描式。胃的超声检查以凸阵式为最佳，线阵式较好，扇形次之；肠道的超声检查应根据患者体形和胖瘦情况来选用探头，胖者或肠气干扰多者应选扇形探头，瘦而图像较清晰者应选线阵探头，凸阵探头介于两者之间。探头频率一般选用 3.0～3.5MHz，小儿可用 5.0MHz 探头。直肠的超声检查，可选用直肠腔内探头，频率为 5.0～7.5MHz。

（二）检查前准备

患者检查前需禁食 8～12 小时，检查前日晚餐进清淡、易消化、不易产气的食物。肠道检查前日晚餐进流食，睡前服用轻泻剂，检查前再行清洁灌肠。做过 X 线钡剂灌肠或纤维镜者，需隔日再行胃肠检查，检查前应准备好所需物品，如对比剂、灌肠物品及设施，检查乙状结肠和直肠时，受检者应充盈膀胱。胃内容物潴留过多时，可先行洗胃。

（三）检查体位及方法

胃超声检查，常选用坐位和仰卧位，服用对比剂时取坐位检查，然后可按需要选用仰卧位、侧卧位或坐位。肠道检查多选用仰卧位，也可用坐位或侧卧位。行结肠灌水或灌对比剂时，为了便于显示各部结肠，可辅以左、右侧卧位或仰卧位并垫高臀部。

1. 显像方法　由于胃肠道属于空腔脏器，内含气体、黏液等，直接探查很难显示胃肠壁组织结构，故需通过胃对比剂作透声窗来显示胃肠壁结构。对比剂可分为无回声型、混合回声型和等回声型，各自的代表分别有水、汽水、胃窗等。具体显像方法如下：

（1）对比剂显像法：一般选用等回声型对比剂。因为它能使胃肠后壁不产生明显的回声增强或回声衰减现象，既能口服用于检查胃、十二指肠、空肠，也能灌肠用于大肠检查。胃、十二指肠检查的口服用量为 500～600ml，检查空肠时适当加量。检查大肠时，灌肠量为 1000～1500ml，温度约为 37℃，边灌肠边检查。由于对比剂排空时间较水长，还可以用来观察胃的排空功能。

（2）甘露醇显像法：多用于小肠检查。患者一次口服 20% 甘露醇 250ml，10 分钟后小肠内出现液体无回声，30 分钟后可行肠道超声检查。此方法主要是通过甘露醇的脱水作用，使肠道内液体聚积，从而起到造影的效果。

（3）结肠灌水显像法：通过肛门灌注 37℃左右的温开水或生理盐水，边灌注边进行大肠检查。

（4）直肠水囊显像法：通过直肠内的水囊透声窗，经腹探查直肠及其周围结构。

2. 胃的标准切面检查方法

（1）贲门及食管下段切面：将探头斜置于邻剑突的左季肋下部位（仰卧位），略向左后方移动扫查，可得食管下段和贲门的长轴切面图，再将探头原地旋转 90°，略向上倾斜扫查即可得食管下段和贲门的短轴切面图。

（2）胃底切面：探头斜置于左肋弓下，向左后上方倾斜 45°，侧动探头扫查即可得胃底的光整切面声像图。

（3）胃体部切面：探头置于左上腹，自右向左纵向移动扫查，即可获得胃体连续长轴切面声像图，自上向下横向移动扫查，可获得胃体连续短轴切面声像图。

（4）胃角横切面：探头置于上腹正中，自上而下横向移动扫查，可获得横“8”形的胃角横切面声像图，其横“8”形交叉点即胃角。

（5）胃窦部切面：探头纵向斜置于右上腹，行不同倾斜角度的连续扫查，即可获得胃窦短轴切面声像图。

（6）胃冠状斜切面：探头斜置左上腹，向右上方倾斜连续扫查，即可获得胃的冠状斜切面声像图，此断面可较好地观察胃小弯及胃角。

由于胃属于空腔脏器，形态、位置存在较大个体差异，加之活动度及伸缩性大，因此检查时我们应多方位、多切面灵活扫查，尤其要以“缓慢移动”和“连续扫查”为原则，以免遗漏病变。

3. 肠的标准切面检查

（1）十二指肠切面：探头置于右上腹近腹部正中线处纵切，左右侧动探头，即可根据需要获得十二指肠各部位的断面声像图。

（2）空、回肠切面：由于分布范围较广泛，因此无特殊标准切面，可以以脐部为中心，向下腹、上腹、左右腹连续移动扫查，发现异常时，局部再多方位、多切面扫查。

（3）大肠断面：一般情况探头扫查步骤按回盲部、升结肠、横结肠、降结肠、乙状结肠的顺序进行，各部位可分别行横断、纵断、斜断扫查。

二 正常胃肠道声像图

（一）胃的正常声像图

1. 空腹时正常胃声像图　胃声像图随胃潴留液多少、收缩状态及切面部位的不同而不同，可表现为“月牙”“马鞍”等多形态，其中心部强回声为腔内气体、黏液及内容物的混合回声（图 9-3）。若胃内积气较多时，后方常因伴声影而显示不清。

2. 饮水后正常胃声像图　充盈的胃腔内为无回声，内有微小气泡形成强回声光点。清晰时可显示胃腔周围的五层胃壁结构，腔内第一层呈中等回声，为胃壁表面的黏液层；第二层呈低回声，为黏膜层；第三层呈强回声，为黏膜下层；第四层呈低回声，为肌层；第五层呈强回声，为浆膜层与周围组织界面回声。由于胃壁结构显示受探头声束与胃壁垂直程度、局部声束聚焦程度和胃腔充盈程度的影响，胃底部及胃体前壁组织层次显示较困难。

3. 服用等回声对比剂的正常胃声像图　胃腔内充满均匀、中等偏高回声的点状回声，可在贲门及幽门部观察到对比剂的进出。胃壁层次结构显示较清晰（图 9-4）。

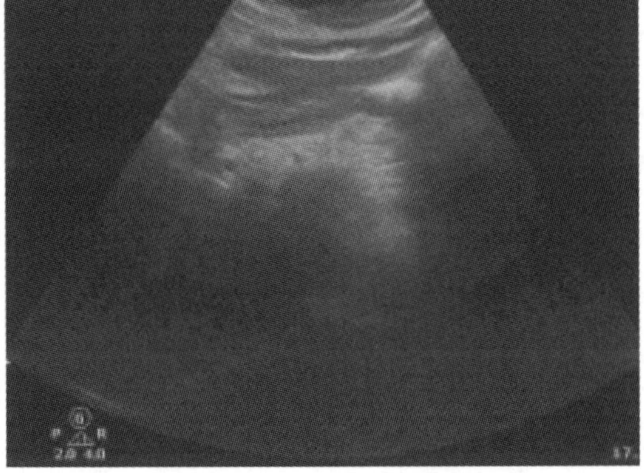

图 9-3　空腹正常胃声像图

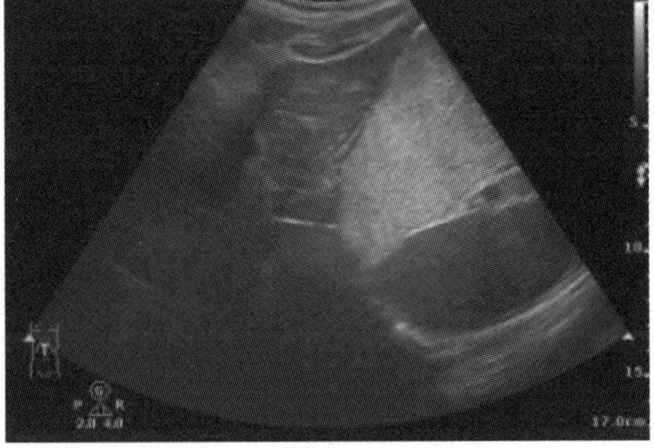

图 9-4　充盈正常胃声像图

4. 胃壁蠕动波　起自胃底，呈对称性，有节奏并向幽门方向推进。

5. 正常超声测值　长轴切面上，贲门外径一般不超过 15mm，管壁厚不超过 6mm。胃腔内充盈 500～600ml 内容物后，胃壁厚度不超过 6mm。胃壁蠕动频率为 3～4 次/分。

（二）肠道正常声像图

1. 经腹壁扫查法

（1）空腹状态下扫查：可了解空腹肠道回声、肠内容物潴留等情况。声像图显示肠管内可有强回声气体反射，后方伴声影，可显示肠的蠕动，横断面呈圆形低回声的扩大和缩小。肠腔内气体较多时，较难显示肠腔的形态和结构。

（2）肠道液体充盈状态下声像图：十二指肠在充盈状态下呈三角形或椭圆形，位于胆囊左后方并与胃窦部幽门相连接，黏膜平滑，可显示肠壁层次（图 9-5）。十二指肠降部及水平部肠管规则，肠壁层次完整。空肠、回肠表现为脐周腹腔内弯曲迂回的管状回声，肠壁呈中等强回声。腔内可见“鱼刺样”光带的黏膜皱襞回声（见于空肠）。大肠在液体充盈后能显示肠壁层次，黏膜表面整齐光滑。

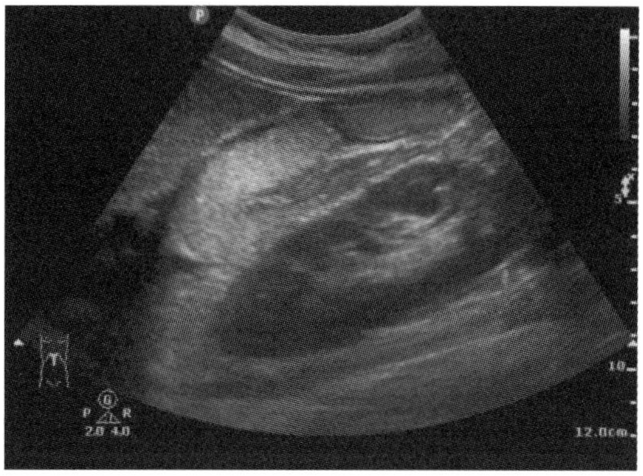

图 9-5　正常充盈十二指肠声像图

2. 经直肠腔内超声探查法　因常采用较高频率的探头，故可清晰显示肠壁各层次的结构特点。

（三）正常报告示例

超声检查所见：口服胃肠造影剂 500ml 后扫查，贲门通过顺利，胃腔内造影剂充盈良好，胃大小形态正常，胃黏膜光滑完整，胃壁五层结构显示清楚，厚度约 4mm，胃蠕动正常。腹腔肠管无扩张，无局限性占位。

超声提示：胃肠道未见明显异常。

第三节　胃部疾病

一　胃溃疡

胃溃疡是消化系统最常见的疾病之一，在我国此病近年来发病率逐步上升，胃溃疡和十二指肠溃疡合称为消化道溃疡。胃溃疡好发于胃体小弯侧及胃窦部，特别是胃角处，而胃底及大弯侧十分少见。可单发或多发，直径多为 5～15mm。病理示溃疡常较深，边缘平整，四周黏膜皱襞呈放射状排列，底部常破坏黏膜下层，深达肌层甚至浆膜层；浆膜面常有脂肪粘连。典型的慢性溃疡有 4 层结构：渗出层、坏死层、肉芽层、纤维瘢痕层。其好发于 20～50 岁，近年来 60 岁以上患者逐渐增多。

临床表现有进食后上腹疼痛、返酸、上腹胀满、嗳气，病理呈慢性经过，反复发作，可并发呕血、黑便、急性穿孔和幽门梗阻、恶变等。个别患者可无症状而在体检时偶然被发现。

【声像图表现】

1. 病变处胃壁呈局限性增厚，厚度常小于 15mm，范围小于 50mm，增厚胃壁回声大多减低，部分回声略增强。

2. 病变处胃壁黏膜面完整性破坏，在增厚胃壁中央黏膜层破溃、中断，出现大小不一的缺陷型黏膜凹陷（图 9-6），其失状切面呈月牙形，陷坑状；冠状切面呈圆环形或靶环形。其黏膜凹陷形态规整，柔软。一般口大底小，底部平坦；表面可有强回声斑点、斑块回声，一般急性溃疡较少见，而多次反复发作的慢性溃疡其凹陷底部常有大量强回声斑块覆盖，不随胃蠕动去掉。

3. 黏膜凹陷不随胃蠕动波而消失，其周缘胃壁呈对称性、均匀性增厚，以近黏膜凹陷处最厚，向远处逐渐变薄；胃壁五层结构（尤其是第三层强回声清晰显示）除近凹陷处破坏外，余均可辨认。

4. 较大溃疡其黏膜凹陷可向腔内突起，部分凹陷口周围有多量黏膜皱襞聚集，沿溃疡周围呈放射状排列，称为黏膜纠集征。

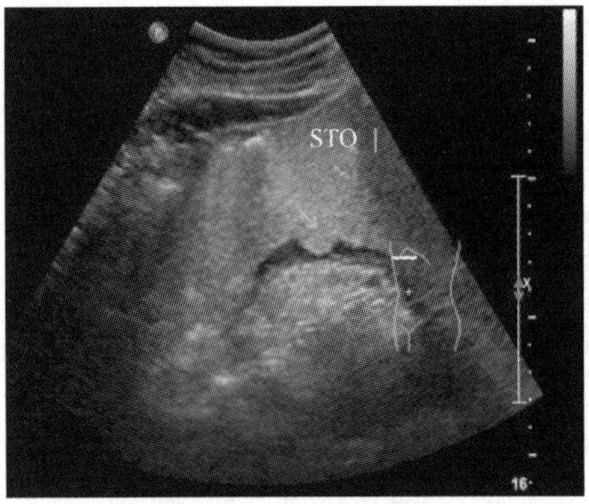

图 9-6　胃溃疡声像图

STO：贲门

5. 溃疡直径大于 10mm 者局部胃壁蠕动减弱，溃疡直径小于 10mm 者，一般胃蠕动不受影响。

6. 部分溃疡在胃周围可扫查到肿大的淋巴结，以活动型、胼胝型和穿透型较多见。

【超声报告示例】

超声检查所见：口服胃肠造影剂 500ml 后扫查，于胃角处见胃壁局限性增厚，回声减低，其黏膜层粗糙，连续性差，中断，中央见一大小约 10mm 的黏膜凹陷，表面见强回声斑点附着，其周围胃壁层次清晰，该处胃壁蠕动减弱。余胃和十二指肠球部未见明显异常。

超声提示：胃角溃疡（建议胃镜活检）。

【鉴别诊断】

超声诊断胃溃疡的主要依据是声像图显示胃各部胃壁局限性低回声增厚隆起，胃黏膜面完整性破坏，出现凹陷性缺损，其表面常附着强回声光斑，周围增厚胃壁层次清晰，但对直径小于 3mm 的溃疡及线状溃疡（黏膜凹陷不明显）者，易产生漏诊。

良性胃溃疡主要和溃疡型胃癌相鉴别（表 9-1）。实际工作中，慢性穿透型、胼胝型溃疡与溃疡型胃癌单纯从超声图像上很难鉴别，即使在胃镜下、手术中肉眼观察也难区分，最终须靠病理活检才能确诊。因此超声不易作为鉴别良、恶性溃疡的常规手段。此外，胃溃疡须和糜烂性胃炎相鉴别，后者病变范围较广泛，但胃壁结构清晰，胃黏膜凹陷性缺损不明显，一般容易鉴别。

表 9-1　良性胃溃疡和溃疡型胃癌的声像图鉴别

项目	良性胃溃疡	溃疡型胃癌
溃疡形状	陷坑状、月牙形，形态柔软	火山口状、弹坑状、多峰状，形态僵硬
溃疡特征	腔外型，规则	腔内型，不规则
溃疡直径	常小于 15mm	常大于 20mm
溃疡口	光滑、口大底小或口底一致	粗糙不平，口小底大
溃疡底	浅、平坦、回声均质	深，高低不平，回声强弱不均质
周缘壁厚度	一般小于 15mm	多数大于 15mm
壁厚范围	常小于 50mm，不累及对侧壁	常大于 50mm，常累及对侧壁
周缘壁形态	城墙状，均匀对称	堤坡或尖峰状，高低不对称
增厚胃壁回声及层次	中等偏低，均质，层次清晰（黏膜下第三层强回声带显示）	明显减低，不均质，层析紊乱不清晰（黏膜下第三层强回声带不显示）
黏膜纠集征	有	无
胃蠕动	存在或减弱	消失或僵硬，有蠕动跳跃征
周围浸润	无	多见
周围淋巴结肿大	少见	多见
邻近或远处转移	无	有
腹水	无	可有

二　胃癌

胃癌（gastric carcinoma）是最常见肿瘤之一，在我国居各消化道肿瘤的首位。胃癌分为早期胃癌和中晚期胃癌（进展期胃癌）。早期胃癌是指癌肿浸润仅限于黏膜层或黏膜下层。中晚期胃癌是指病变侵犯深达肌层以上，按其形态不同通常可分为肿块型、溃疡型、溃疡浸润型、弥漫浸润型四种。胃癌在组织学上以腺癌多见，还包括黏液癌、低分化癌、腺鳞癌等。

临床上早期多无明显症状，中晚期可出现黑便、消瘦、上腹痛等症状。有转移时，可出现转移的相应临床表现。

【声像图表现】

1. 早期胃癌　经腹扫查显示困难。超声内镜对其有重要价值。

2. 进展期胃癌　声像图上显示胃壁层次紊乱、中断，肿块深达肌层以下，甚至穿透浆膜层向外生长（图 9-7）。根据声像图的不同表现可分为以下几型。①肿块型：胃壁局限性隆起凸向胃腔，可似菜花状或蕈伞状低回声或杂乱回声肿块，其周围胃壁可较正常；②溃疡型：局部胃壁不规则增厚，胃壁凸向胃腔，其中央有明显凹陷；③局部浸润型：胃壁局限性增厚，向胃腔内呈小起伏状突起。向外侵犯时，胃壁与周围的界面消失；④混合型：为以上两型或三型合并的存在；⑤弥漫浸润型（皮革样型胃癌）：全胃壁增厚、变硬，呈皮革状。胃腔缩窄，蠕动僵硬。

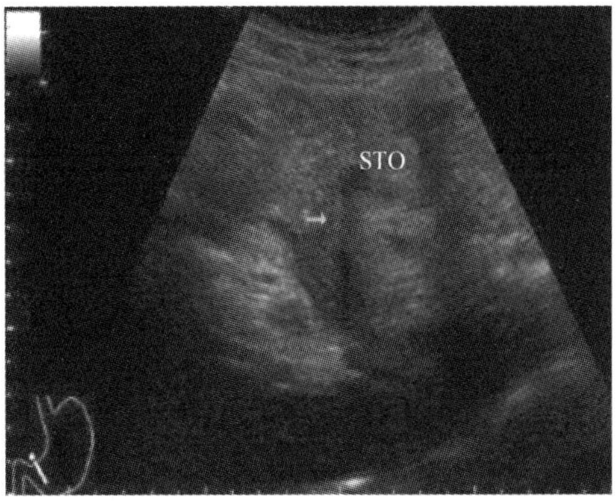

图 9-7　胃癌声像图
STO：贲门

3. 转移性病灶声像图　以淋巴转移多见，可在胃大弯、胃小弯、贲门、幽门、胃窦等周围显示圆形或椭圆形低回声区，可呈孤立性，亦可呈多个融合。血行转移时表现为转移部位出现多个病灶回声。直接扩散则表现为病变周围组织结构紊乱破坏，分界不清等。

【超声报告示例】

超声检查所见：口服胃肠造影剂 500ml 后扫查，于胃角小弯见胃壁局限性不规则增厚，最厚达 9mm，范围达 45mm，其回声减低，层次紊乱不清，其黏膜面破溃，见大小约 15mm 黏膜凹陷，呈“火山口”状，表面见强回声斑块附着，其浆膜不连续，和周围组织粘连浸润，其后壁改变明显，该处胃壁蠕动僵硬。胃周围数个低回声结节分布，大小约 12mm。

超声提示：胃角小弯处胃癌（侵及浆膜，胃周围淋巴结区域性转移）。

【鉴别诊断】

典型中晚期胃癌超声诊断不难，但非典型溃疡型胃癌易与良性胃溃疡相混淆。前者溃疡呈腔内型，形似火山口状，口小底大，溃疡底部不平整，多数大于 15mm，有“蠕动跳跃”征象，周围浸润多见，远处可有转移。后者形状呈陷坑状，其余特征相反。此外胃癌还需与胃息肉、胃肉瘤等相鉴别，单凭声像图鉴别并不一定可靠，确诊尚需要胃镜活检。

三　胃平滑肌瘤

胃平滑肌瘤（gastric leiomyoma）是胃良性肿瘤中最常见的一种，多见于 50 岁以上患者。胃平滑肌瘤起源于胃壁肌层，约 2/3 病变发生在胃体部和胃窦部。其形态上多呈向胃腔内的卵圆形或球形突起，直径通常在 20～40mm，也有部分达 100～200mm。一般无真包膜结构，也不向周围组织侵犯。瘤体小于 20mm 时，可无临床表现，较大时可出现胃部受压或消化道出血症状。亦可在上腹部触及肿块。

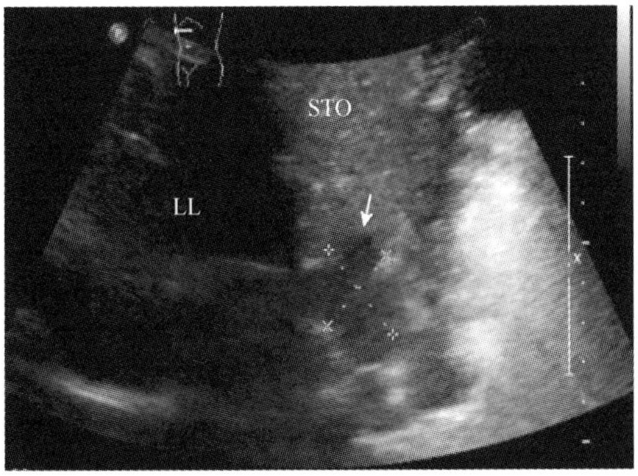

图 9-8　胃平滑肌瘤声像图
STO：贲门；LL：肝左叶

【声像图表现】

1. 胃壁内局限性肿块，多呈圆形，也可呈哑铃状、分叶状或不规则状。

2. 肿块周缘边界清晰，呈均匀的低回声（图 9-8）。

3. 部分肿块黏膜面伴有溃疡凹陷。

4. 肿块以单发多见，常小于 5cm，多发生于胃上部。

根据胃平滑肌瘤的生长突向，肿块又可分为腔内型、壁间型、腔外型。腔内型是指肿块向腔内生长，黏膜层被抬起；腔外型是指肿块向腔外生长，仅浆膜面膨出；而壁间型介于两者之间。

【超声报告示例】

超声检查所见：口服胃肠造影剂 500ml 后扫查，于胃底部见一圆球状低回声实质性肿块，直径约 29mm，起自胃黏膜下，向胃腔内突起，内回声均匀，其黏膜面完整，周围胃壁层次清晰。余胃和十二指肠未见明显异常回声。

超声提示：胃底部黏膜下实质性肿块，考虑胃平滑肌瘤。

【鉴别诊断】

1. 胃平滑肌肉瘤（gastric leiomyosarcoma） 胃平滑肌肉瘤起自胃壁肌层，表现为胃壁内形态不规则、周缘略毛糙的肿块，其内部回声不均匀，常可有液化后呈现的无回声区。胃壁黏膜面常有较深大溃疡，溃疡凹陷的形态不规则。胃周常可有淋巴结转移现象，或出现其他脏器内的转移灶。

2. 胃恶性淋巴瘤　起自黏膜下层，呈均匀低回声，生长迅速，预后差。

四 胃息肉

胃息肉是指胃黏膜表面的一种良性、局限性增生性病变，是最常见的胃良性肿瘤，40 岁以上发病率高达 80%。分为假性和真性两种。假性息肉又称炎性息肉，为正常胃黏膜单纯炎性增生形成，直径多在 5mm 以下，表面光滑，呈小颗粒状隆起，基底宽。真性息肉，又称腺瘤样息肉，为真性肿瘤，最常见，由增生的黏膜腺上皮构成，好发于胃窦部，直径在 10～20mm，单发多见，其表面呈乳头状或绒毛状，多数有蒂。真性息肉属于癌前病变，有 25%～50%可发生癌变。

本病好发于 40 岁以上人群，男性多于女性，大多数患者无明显症状或体征，常在胃镜、超声检查中被偶然发现。当息肉表面发生溃疡时，可有腹痛、呕吐、上消化道出血等症状；胃窦部较大息肉可堵塞幽门，出现间歇性幽门梗阻症状。

【声像图表现】

1. 胃壁自黏膜层向胃腔内突起的局限性小肿物，形态各异，可呈圆球形、椭圆形、桑葚状、乳头状或分叶状，边界清晰（图 9-9）。

2. 肿块呈相对低回声或中等回声，直径 0.5～2.0cm，以 1.0cm 多见；内部回声均质，周围胃壁层次清晰完整。

3. 肿物基底较窄，常有细蒂与胃壁相连，多为单发，好发于胃窦部。

4. 肿物可随胃蠕动而移动，但不消失，也不随体位改变而与胃壁分离。

5. 部分较大肿物表面发生糜烂或溃疡时，可见肿瘤黏膜表面粗糙不平或出现黏膜溃疡小凹陷，并附有不规则强回声斑点。

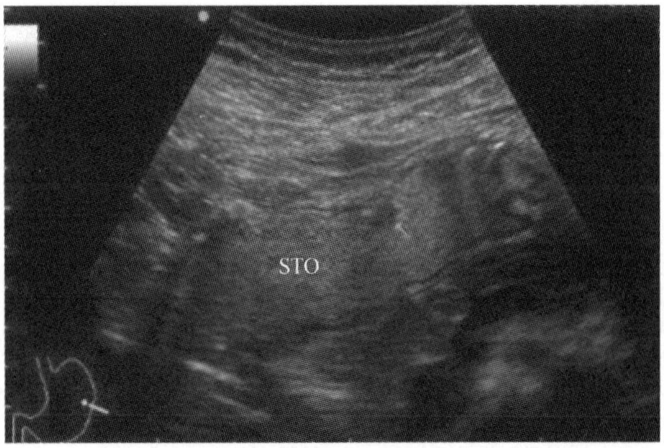

图 9-9　胃息肉声像图

STO：贲门

6. 胃窦部较大肿物可随胃蠕动而堵塞幽门管，使胃内内容物不能进入十二指肠，又可随胃蠕动消失而解除梗阻，呈间歇性反复出现。

7. 部分患者可合并胆囊息肉。

【超声报告示例】

超声检查所见：口服胃肠造影剂 500ml 后扫查，胃壁层次清晰，于胃窦部见一大小约 12mm 低回声团，自黏膜面向胃腔内隆起，表面尚光滑，随胃蠕动而移动但不消失。十二指肠球部未见明显异常回声。

超声提示：胃窦部黏膜小肿块，考虑胃息肉。

【鉴别诊断】

超声显示自胃壁黏膜层均匀带蒂肿物突向胃腔，直径1.0～2.0cm，胃壁层次结构清晰，应考虑胃息肉。但超声对于1.0cm以下息肉常不易显示，主要原因是采用造影剂充盈胃腔法，使较小息肉展平，和黏膜皱襞声像图相似所致。因此，对胃息肉超声敏感性不如胃镜。

胃息肉需与肿块型胃癌、胃黏膜巨大肥厚征、胃黏膜下平滑肌瘤相鉴别。胃癌生长快，直径多大于2.0cm，对胃壁有浸润，层次结构常不清晰；胃黏膜巨大肥厚征则为黏膜皱襞粗大，呈“琴键征”改变。

五 胃恶性淋巴瘤

胃恶性淋巴瘤（malignant lymphoma of the stomach）是起源于胃黏膜下层的淋巴组织的胃恶性肿瘤，以恶性淋巴肉瘤多见。肿瘤大小不等，直径多在4cm左右，也可达10～20cm，可单个或呈分叶状突向胃腔，也可为似“脑回状”突起的粗大皱襞或表浅的局部隆起。肿瘤质软，内部常发生坏死、出血或囊性变，其黏膜面也可发生溃疡，易出血。临床上可有上腹部疼痛、胀饱、恶心、呕吐、食欲减弱等症状，有时可触及肿块。

【声像图表现】

1. 胃部表现

（1）局部增厚型：胃壁黏膜下层局限性不规则增厚，呈小起伏状低回声区，病变部黏膜层及黏膜肌层的线状高低回声仍清晰。局部胃壁蠕动不改变。

（2）弥漫浸润型：胃壁浸润广泛，五层结构消失，呈明显增厚的起伏不平的低回声区，蠕动僵硬，胃腔狭窄。

（3）单结节型：黏膜下圆形或椭圆形孤立的肿块，呈低回声，边界较清，回声略增强（图9-10）。

（4）多结节型：表现为突向胃腔的多个息肉样、边界清晰的低回声区或类似无回声区，胃腔缩小。

2. 腹腔内淋巴结和脏器侵犯表现　胃恶性淋巴瘤易向胃周淋巴结、腹主动脉旁及腹腔其他部位淋巴结侵犯，也可转移到肝脏、脾脏、卵巢等脏器。转移灶可表现为低回声、类无回声、强回声或混合回声等多种类型，可为单个，亦可为多个病灶融合。

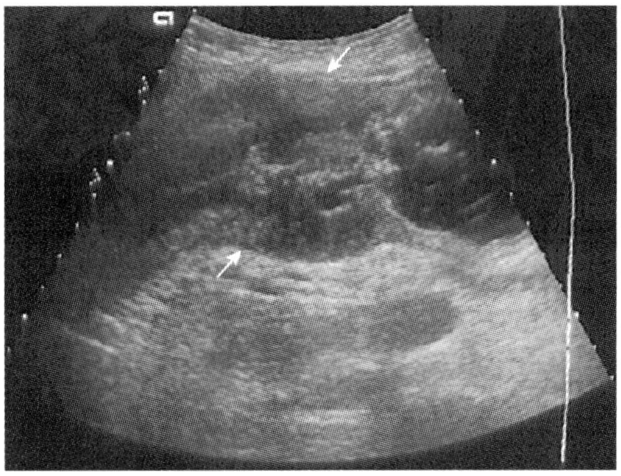

图9-10　胃恶性淋巴瘤声像图

【超声报告示例】

超声检查所见：口服胃肠造影剂500ml后扫查，胃壁弥漫性增厚隆起，内部呈低回声，透声性好，后方回声略增强，胃腔略狭窄。

超声提示：胃恶性淋巴瘤。

【鉴别诊断】

1. 与胃癌鉴别　胃癌多发生于年龄较大的患者，病变自黏膜层开始逐渐向腔内或胃外浸润性生长。典型的进展期胃癌在声像图上有时也可作鉴别。

2. 与胃巨大皱襞症鉴别　胃巨大皱襞症是一种原因不明的黏膜及腺体疾病，仅发生于贲门部和胃底部。声像图表现为黏膜层局限性增厚的强回声，而黏膜下层的线状强回声带仍完整清晰。

案例 9-1

患者，男，52岁。上腹部隐痛不适，进食后明显，伴饱胀感，食欲缺乏已2个多月，近半个月自觉乏力，体重较2个月前下降3kg。近日大便色黑。查2次粪便隐血（+），查血Hb 96g/L。超声检查：胃壁不规则增厚，层次消失，胃窦近小弯侧可见低回声不均匀肿块，表面回声增强，呈火山口状（图9-11）。

请根据声像图图9-11特点做出初步诊断并给出诊断依据。

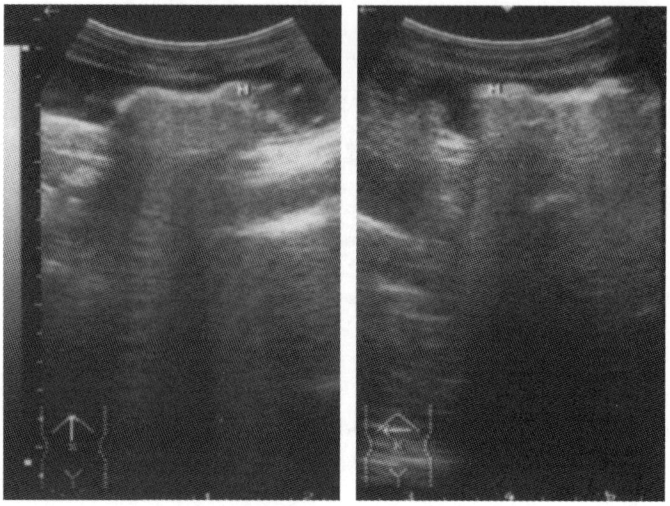

图 9-11　胃声像图

第四节　肠 道 疾 病

一　肠道肿瘤

（一）大肠癌

大肠癌是胃肠道常见的恶性肿瘤，居胃肠道癌的第二位，以直肠部位最多见，其次为乙状结肠和结肠肝曲部。结肠癌可分为巨块型、溃疡型、狭窄型和混合型，其中以混合型多见，但以前三种中的一种类型为主。大肠癌可通过直接扩散、淋巴、血行转移及腹腔种植等途径浸润和转移。

早期临床表现以便血为主要症状，甚至可产生失血性贫血，同时可伴有大便习惯改变，后期可出现腹部包块、腹水等。

【声像图表现】

1. 肠壁增厚，多呈“假肾征”和“靶环征”改变，肠壁厚度可达 10～45mm。

2. 肿瘤部位呈不均质性或较低回声区（图 9-12）。肿瘤部位肠管僵硬，肠蠕动消失等。

3. 由于癌肿沿肠壁向肠腔内浸润生长，肠腔狭窄变形，呈线条状强回声改变。

4. 由于肠壁增厚、癌肿浸润等原因造成肠腔狭窄，出现梗阻征象，如肠管扩张，积液、积气的声像图改变。

5. 肿瘤周围淋巴结肿大或肝脏等器官内出现转移灶。

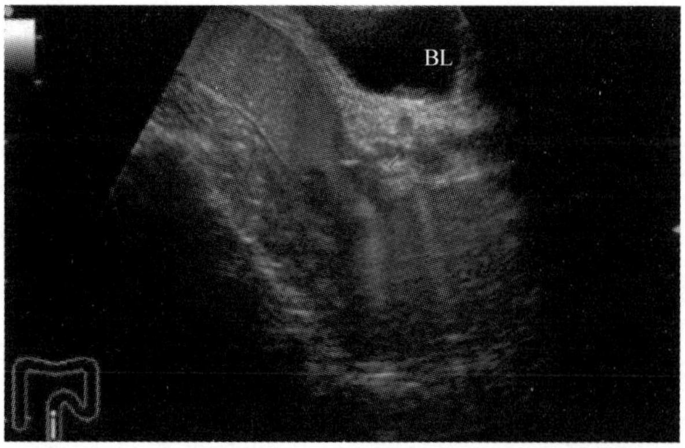

图 9-12　结肠癌声像图

BL：膀胱

应用结肠灌水法、灌对比剂法及口服甘露醇法扫查时声像图特征：

（1）肿块型：病变向腔内或腔外局限性隆起呈菜花状，周围肠壁正常。

（2）局部浸润型：肠壁局限性增厚，向腔内呈凹凸不平的隆起，肠壁呈环行狭窄。

（3）局限溃疡型：病变肠壁呈现中心凹陷、边缘隆起增厚的低回声。

（4）混合型：以上三型中任意两型同时存在。

【超声报告示例】

超声检查所见：右下腹升结肠处可探及一异常回声区，边界尚清，形态不规则，肠壁不规则增厚，为低回声，最厚处约 10mm，呈“假肾征”，局部肠腔狭窄。

超声提示：升结肠肿物，结肠癌可能性大。

【鉴别诊断】

1. 与结肠恶性淋巴瘤鉴别　结肠恶性淋巴瘤以回盲部多见，表现为肠壁增厚或肿块形成，呈弱回声。

2. 与结肠平滑肌肉瘤鉴别　结肠平滑肌肉瘤瘤体较大，直径多大于 5cm，可向肠腔内或腔外生长，形态可规则或不规则，其内可见液化坏死后的无回声区，溃疡深大而不规则，瘤内可见假腔。易发生周围淋巴结和肝脏转移。

3. 与肠结核鉴别　肠结核好发于回盲部。声像图可与大肠癌相混淆，诊断还需结合病史、临床表现及 X 线等其他检查。

（二）小肠肿瘤

小肠肿瘤较少见，其中 3/4 为恶性。良性肿瘤以腺瘤最多见，其次为平滑肌瘤和脂肪瘤。恶性肿瘤以腺癌多见，其次为平滑肌肉瘤、淋巴肉瘤。小肠腺瘤好发于十二指肠，而小肠淋巴肉瘤好发于回肠。临床表现主要是不同程度的腹痛、腹部包块、黑便或大便潜血试验阳性。

【声像图表现】

十二指肠癌表现为边界不规则的低回声区，内部回声不均匀，肿块较固定。空回肠肿瘤移动度大，为恶性淋巴瘤时小肠壁全层增厚，呈低回声或弱回声，横断面呈现“假肾征”或“靶环征”；如为平滑肌瘤时横断面多呈圆形或不规则形，边界清晰，包膜完整，内部呈均匀性等回声或低回声；如为平滑肌肉瘤则多大于 5cm，内部回声不均匀，或伴有坏死液化后无回声表现，容易发生周围淋巴结和肝转移。

二　肠梗阻

肠梗阻（intestinal obstruction）是肠蠕动不能正常运行，或肠内容物通过肠道发生障碍的一种疾病。其原因有多种，可发生在不同部位，但都存在肠管扩张、积气、积液，甚至可出现肠穿孔和肠坏死的病理改变。临床主要表现为腹痛、腹胀、呕吐。梗阻严重时可出现肛门停止排气和排便。

【声像图表现】

1. 肠管扩张　小肠部肠管内径大于 3cm，立位或坐位纵行扫查可见液平面。

2. 肠壁改变　肠管纵断面可见皱襞水肿、增厚，在液体陪衬下呈“琴键征”或“鸡冠状”改变（图 9-13）。

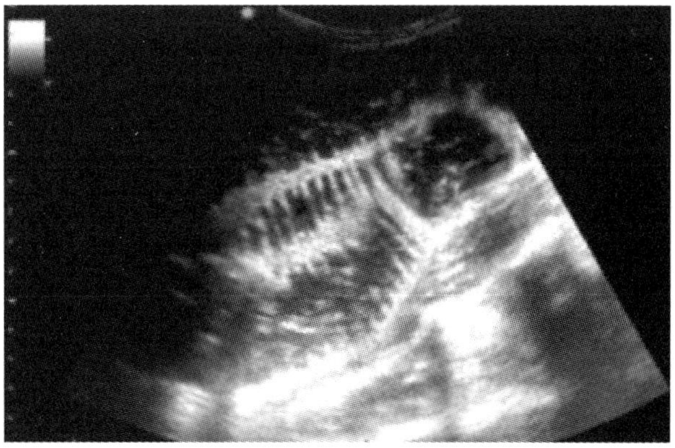

图 9-13　肠梗阻声像图

3. 肠蠕动改变　肠蠕动波幅增大，频率加快，肠管内回声双向流动。发生绞窄性肠梗阻时，有时还可以见到肠蠕动迅速由强变弱，幅度由大变小，以至无蠕动。腹腔内出现游离性积液，而且短时间内可大量增加。麻痹性肠梗阻时，肠蠕动明显减弱或消失。

【超声报告示例】

超声检查所见：空肠肠管明显扩张，内径约 40mm，肠壁增厚，黏膜皱襞显示清晰，肠蠕动加强，可见肠内容物旋流。

超声提示：小肠梗阻。

【鉴别诊断】

结合声像图表现，一般不难与其他急腹症鉴别。

链接

肠梗阻的分类

（一）按发病原因分类

1. 机械性肠梗阻　最常见，由于种种原因引起的肠腔变狭小，使肠内容物通过障碍。①肠壁病变，如先天性肠道闭锁、狭窄、肿瘤、套叠、炎症等。②肠管受压，如粘连带、肠管扭转、嵌顿疝、肿瘤压迫等。③肠腔堵塞，如蛔虫团、粪块、胆石、异物等。

2. 动力性肠梗阻　凡由于神经抑制或毒素刺激导致肠壁肌肉运动紊乱，致使肠内容物不能运行，分为麻痹性和痉挛性两类。麻痹性多见，麻痹性肠梗阻是肠管失去蠕动功能，可见于急性弥漫性腹膜炎、腹部大手术后、腹膜后血肿、腹部创伤。痉挛性肠梗阻是由于肠壁肌肉过度、持续收缩所致，比较少见，如慢性铅中毒、急性肠炎等可以见到。

3. 血运性肠梗阻　肠系膜血管发生血栓或栓塞，引起肠管血液循环障碍，导致肠麻痹，失去蠕动功能，肠内容物不能运行。

（二）按局部病变分类

将肠梗阻分为单纯性与绞窄性两类。如肠壁血运正常，仅内容物不能通过，称为单纯性肠梗阻，而伴有肠壁血运障碍的肠梗阻，如肠扭转、肠套叠等常常合并肠系膜血管受压称为绞窄性肠梗阻，后者如不及时解除，将迅速导致肠壁坏死、穿孔，进而造成严重的腹腔感染，全身中毒，可发生中毒性休克，死亡率相当高。

（三）按梗阻部位分类

可将肠梗阻分为高位肠梗阻、低位小肠梗阻和结肠梗阻。如果一段肠袢两端均受压造成梗阻又称为闭袢型肠梗阻，结肠梗阻由于回盲瓣的存在也可称为闭袢型肠梗阻。这类梗阻肠腔内容物不能上下运行，造成肠腔高度膨胀，肠壁薄、张力大，容易发生肠壁坏死、穿孔。因此，闭袢型肠梗阻需紧急处理。

（四）按梗阻程度分类

将肠梗阻分为部分性肠梗阻与完全性肠梗阻。

（五）按发病缓急分类

将肠梗阻分为慢性肠梗阻与急性肠梗阻。

肠梗阻的分类是为了便于对疾病的了解和治疗，肠梗阻处在不断地发展之中，在一定条件下可以转化。肠梗阻不能得到及时适当的处理，病情可迅速发展、加重，单纯性可变为绞窄性，不完全性可变成完全性，机械性可变为麻痹性。

三 肠套叠

肠套叠（introsusception）是指一段肠管套入相连接的另一段肠管内，多见于小孩，成人少见。套叠处包含三层肠壁，最外层称鞘部，反折层与最内壁层合称套入部。套入的肠管常发生充血、水肿甚至坏死。肠套叠的类型以回盲型多见，其次为回结型，回回型和结结型较少见，各型均可导致肠梗阻。临床主要表现为腹痛、呕吐、腹部包块、“果酱样”血便等症状。

【声像图表现】

1. 肠套叠表现　局部出现边界清晰的包块回声，其横断面呈“同心圆征”或“靶环征”，即大环套小环的特征（图 9-14）。外环呈低回声，为鞘部肠壁及折返壁和鞘部之间的少量积液构成。在外环内又有一低回声环带，形成内环，是套入部的肠壁回声。内、外环之间为一高回声环，是由套入部肠管的浆膜与鞘部肠管的黏膜面相互紧密挤压所致。肠套叠肠管长轴切面呈“套筒征”（图 9-15）。

2. 肠梗阻表现　肠管扩张，肠壁水肿，肠管腔内积气、积液等。

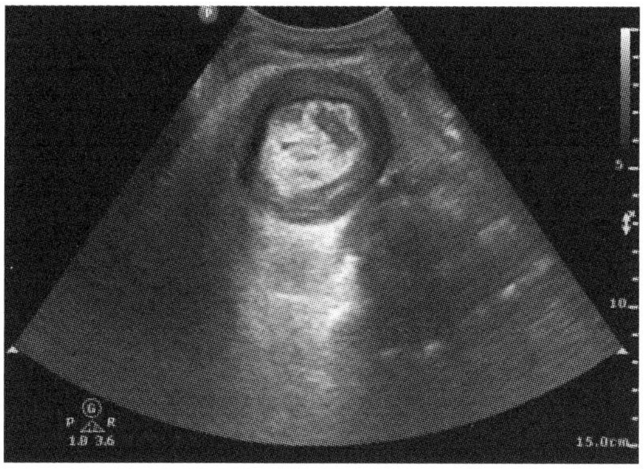

图 9-14 肠套叠横断面声像图

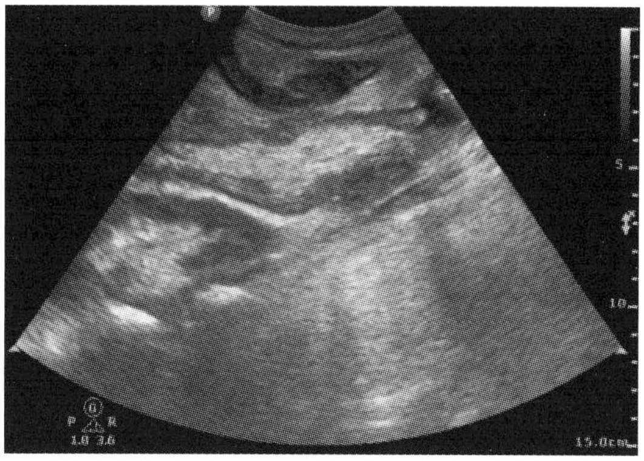

图 9-15 肠套叠长轴断面声像图

【超声报告示例】

超声检查所见：回盲部可见一边界清晰为主的包块，横断面呈低回声与中等回声交替“同心圆征”，近心段肠管略扩张。

超声提示：回盲部肠套叠。

【鉴别诊断】

由于肠套叠声像图有特征性表现，临床多有明显症状，不难与其他急腹症鉴别。

四 急性阑尾炎

急性阑尾炎（acute appendicitis）是阑尾梗阻和感染后引起的急性炎症，居急腹症发病的首位。它可分为三种不同阶段，或称为三种类型：单纯性阑尾炎、化脓性阑尾炎和坏疽性阑尾炎。单纯性阑尾炎阑尾轻度肿胀，腔内可有少量渗液，肠壁水肿。化脓性阑尾炎阑尾肿胀更为显著，肠壁有小脓肿形成，浆膜高度充血，肠腔内常有积脓。发生坏疽性阑尾炎时阑尾坏死，可出现穿孔。

【声像图表现】

正常阑尾位置深而多变，加之肠气干扰，所以很难显示，但当阑尾明显肿胀时则多能显示。

1. 单纯性阑尾炎　阑尾肿大，长轴切面呈管状腊肠形，肠腔内常伴积液（图 9-16）。短轴可呈“同心圆征”，“同心圆”中间的低回声环为壁肌层，外层强回声环为浆膜层反射。

2. 化脓性阑尾炎　阑尾肿大明显，腔内积脓呈无回声或低回声，腔内亦可出现不规则或不均匀强回声（粪石或气体）。

3. 坏疽性阑尾炎　阑尾肿胀更加明显，除上述表现外，阑尾周围可见不规则无回声包绕，有时盆腔也可出现游离性暗区。

阑尾穿孔后，阑尾肿大，轮廓不清晰，表现为不均匀低回声区，右下腹及盆腔出现较多的游离液性暗区。慢性穿孔者，右下腹可显示混合回声的炎性包块。常伴有不规则游离性暗区。

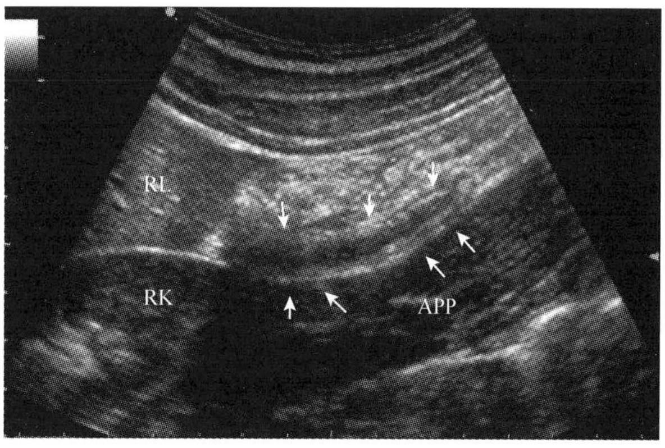

图 9-16 阑尾炎声像图

RL：肝右叶；RK：右肾；APP：阑尾

【超声报告示例】

超声检查所见：右下腹阑尾区探查可见一蚯蚓状管形结构，与周围组织边界清晰，直径约 10mm，长度约 60mm，管壁厚，腔内为无回声区，周围未见积液。

超声提示：右下腹所见为肿大阑尾，符合急性阑尾炎改变。

【鉴别诊断】

穿孔型阑尾炎要与胃肠穿孔、异位妊娠、卵巢囊肿扭转、回盲部肿瘤相鉴别，除比较声像图外，结合病史、临床表现及其他检查结果，可予鉴别。

考试链接

患者，男，63 岁。既往因结肠病变有手术史，现因阵发性腹痛、腹胀、呕吐、肠鸣音亢进而行临床检查，超声见肠管扩张，最宽径达 4.0cm，肠腔内充满液体，逆蠕动出现，肠间可见少量条状无回声区。

1. 以下关于该病的叙述错误的是（　　）

A. 该病可由肠壁外病变、肠壁本身病变或肠腔内病变引起

B. 病变类型可以是动力性、机械性或血运性的

C. 根据病变部位可分为高位和低位

D. 机械性梗阻是由于神经抑制或毒素刺激导致肠壁肌肉运动紊乱所致

E. 长时间的机械性梗阻也可导致肠管蠕动减弱或消失

2. 对其声像图的描述错误的是（　　）

A. 梗阻处肠黏膜皱襞可发生水肿　　B. 梗阻的肠内容物出现逆蠕动

C. 肠蠕动可增强、减弱或消失　　D. 梗阻以上部位的肠管多无扩张

E. 合并穿孔时可有腹水

3. 经扫查，于下腹部切口处皮下可见局部腹膜中断，并形成一 7cm×6cm 的囊性占位，其内可见肠管回声，肠壁增厚，该患者梗阻原因最可能是（　　）

A. 肠粘连　　B. 嵌顿疝　　C. 肠道肿瘤　　D. 肠穿孔　　E. 肠扭转

4. 因腹水渐进性增多，通过超声引导下穿刺抽出血性液体，考虑为（　　）

A. 抽出由穿孔肠壁流到腹腔的肠内容物　　B. 穿刺刺破小毛细血管

C. 肠管出血性炎性改变　　D. 肠肿瘤破裂出血

E. 发生绞窄性肠梗阻

答案：D D B E

解析：动力性肠梗阻是由于神经抑制或毒素刺激导致肠壁肌肉运动紊乱所致，故第 1 题选 D。第 2 题中，梗阻以上部位的肠管多扩张，故选 D。第 3 题中，因有手术史，超声所见切口皮下腹膜中断并形成囊性占位，考虑嵌顿疝导致肠壁增厚，故选 B。第 4 题中，由于嵌顿疝的疝环过小，肠管不能回纳腹腔，导致发生绞窄性肠梗阻，腹水渐进性增多并形成血性液体，故选 E。

小结

胃肠道超声检查是通过造影剂充盈胃肠腔，消除胃肠腔内气体、内容物等对超声波的干扰，使声束能顺利穿透，从而达到胃肠壁结构及其病变能更加清晰显示的目的。超声检查不仅可发现胃肠黏膜的病变，而且能显示、观察肿瘤的内部结构特征及病变范围、浸润深度，并能显示周围脏器的病变，弥补了内镜和 X 线钡餐检查的不足。

思考与练习

单项选择题

1. 经腹壁胃肠超声检查准备，下列错误的是（　　）

A. 检查应安排在 X 线钡剂检查之后

B. 检查前一天宜进流食

C. 禁食 8～12 小时

D. 大肠检查不必禁食

E. 胃内潴留物较多时可考虑先洗胃

2. 上腹部横切扫查，横“8”形的交叉点是指（　　）

A. 胃体　　B. 贲门　　C. 胃窦

D. 胃角　　E. 胃底

3. 经体表扫查正常胃声像图表现，下列错误的是（　　）

A. 正常胃壁厚度 3～6mm

B. 正常胃体部胃壁显示最厚

C. 经体表超声可显示胃壁呈 3～5 层结构

D. 最内层强回声代表黏膜层及黏膜与胃腔的界面反射

E. 第二层弱回声代表黏膜肌层

4. 超声显示正常胃壁五层结构的强弱顺序是(　　)

A. 强-弱-强-弱-强　B. 强-弱-强-强-弱

C. 强-强-弱-弱-弱　D. 弱-强-弱-强-强

E. 弱-强-强-弱-强

5. 以下关于胃肠超声检查方法叙述错误的是(　　)

A. 胃肠超声检查方法包括经腹壁检查、术中检查、经内镜检查、超声引导下穿刺活检

B. 经腹壁胃肠超声检查常采用胃肠充盈检查法

C. 内镜超声使用专用超声探头，可独立完成对食管、胃肠及其周围脏器疾病的检查诊断

D. 直肠腔内超声是使用腔内探头检查直肠壁及直肠周围脏器的一种技术

E. 内镜超声探头的频率选择范围多为 7.5～20.0MHz，微细型内镜超声探头直径仅1.0mm 左右

6. 关于十二指肠分段错误的是(　　)

A. 壶腹部　B. 球部　C. 降部

D. 水平部　E. 升部

7. 下列哪项不是超声检查胃的主要目的(　　)

A. 早期胃癌的诊断　B. 胃癌的分期

C. 胃石及异物的确诊　D. 胃壁结构的观察

E. 胃排空及蠕动的观察

8. 关于小肠的解剖，不正确的是(　　)

A. 分为十二指肠、空肠和回肠

B. 空肠一般位于左上腹

C. 回肠黏膜皱襞明显数量多

D. 空、回肠之间无明显分界

E. 空肠续于十二指肠

9. 容易与胃平滑肌瘤做出鉴别诊断的是(　　)

A. 胃平滑肌肉瘤　B. 胃溃疡

C. 胃腺瘤　D. 胃淋巴瘤

E. 胃癌

10. 胃肠穿孔的首选方法是(　　)

A. 超声　B. 常规 X 线检查

C. 上消化道造影　D. CT

E. MRI

11. 以下描述胃癌声像图表现正确的是(　　)

A. 胃壁弥漫性或局限性增厚，呈高回声

B. 胃癌声像图可分为三型：弥漫浸润型、肿块型和坏死型

C. 病变处内腔变窄，中心强回声区位置可偏移

D. 正常胃壁的层次结构清晰，但均匀增厚

E. 胃壁的蠕动波亢进

12. 患者，男，40 岁。诉上腹部不适，消瘦，超声检查提示胃窦部胃壁不规则增厚，最厚处达2.5cm，呈中心强回声的“假肾样”低回声团块，其近端胃腔扩大，胃内容物潴留，最可能的诊断是(　　)

A. 胃平滑肌瘤　B. 胃癌

C. 胃平滑肌肉瘤　D. 慢性肥大性胃炎

E. 胃黏膜巨大肥厚征

13. 2 岁男孩，突发性腹痛，大便带血，腹部可触及包块，包块处探及多层强弱回声团，呈“同心圆征”改变，最可能的诊断是(　　)

A. 肠套叠　B. 肠扭转

C. 小肠肿瘤　D. 急性阑尾炎

E. 坏死性肠炎

14. 以下对肠梗阻描述不正确的是(　　)

A. 肠梗阻处肠黏膜皱襞水肿

B. 肠蠕动增强、减弱或消失

C. 合并穿孔时可有腹水

D. 梗阻以上部位的肠管扩张

E. 梗阻以上部位的肠管多无扩张

15. 关于肠套叠的超声表现不正确的是(　　)

A. 短轴图像上可见多环同心圆征象

B. 套叠的肠壁全周性增厚

C. 远端肠管扩张

D. 套入的肠系膜血管血流异常

E. 套叠的肠壁均匀性增厚

16. 下述哪项不是浸润型胃肠癌的特征(　　)

A. 胃肠壁弥漫性显著增厚

B. 胃肠壁局限性结节样肿块

C. 弥漫性增厚的肠壁呈“假肾征”

D. 胃肠蠕动减弱或消失

E. 中央区强回声偏移

17. 最常见的胃黏膜下良性肿瘤是(　　)

A. 脂肪瘤　B. 淋巴瘤　C. 囊肿

D. 神经鞘瘤　E. 平滑肌瘤

（董建党）

第十章 泌尿系统超声

学习目标

1. 掌握：泌尿系统脏器超声探测的常用途径及正常声像图表现。

2. 熟悉：肾盂积水声像图特征及其鉴别诊断；肾、输尿管、膀胱结石的声像图特征及其鉴别诊断。

3. 了解：常见泌尿系统肿瘤的超声表现及其鉴别诊断；能够对泌尿系统的正常及常见疾病声像图进行超声描述。

第一节 泌尿系统解剖

一 肾脏的超声解剖

（一）肾脏位置和形态

肾位于腹膜后脊柱两旁的肾窝内，左右各一，是成对的腹膜后实质性器官，外形似蚕豆。左肾上端平第 11 胸椎，下端平第 2 腰椎；右肾上端平第 12 胸椎，下端平第 3 腰椎。右肾位置比左肾低半个到一个椎体，呼吸时，肾脏位置略有移动，一般不超过一个椎体范围。背面观，双肾上极距中线 4～5cm，下极距中线 5～6cm，故两肾长轴略呈“八”字形排列。正常成人肾长径 10～12cm，宽径 5～7cm，厚径 3～5cm，重量 100～150g。

（二）肾实质和肾窦

冠状切面观，肾脏分为肾实质和肾窦两部分。肾实质的厚度为 1.5～2.5cm，由皮质和髓质组成。皮质在外层，厚度为 0.8～1.0cm，皮质伸入髓质的部分称为肾柱。髓质在内层，由 8～15 个肾锥体构成，其底部朝向皮质，尖端指向肾窦称肾乳头。肾门向肾内延续为由肾实质围成的肾窦，肾窦内含有肾动脉分支、肾静脉的属支、肾小盏、肾大盏、肾盂和脂肪等组织。肾盂呈扁平漏斗状，为输尿管上端膨大部分，在肾窦内向肾实质展开，形成 2～3 个肾大盏后又分成 8～12 个肾小盏。

（三）肾门及肾血管解剖

肾内缘凹陷称为肾门，是肾动脉、肾静脉、输尿管、神经和淋巴管的出入部位。肾动脉粗大，平第 2 腰椎处起源于腹主动脉，水平走向两侧分出右肾动脉和左肾动脉。右肾动脉走行于下腔静脉、胰腺头部和肾静脉之后，并在肾静脉水平进入右肾门；左肾动脉则行经左肾静脉、胰体尾部后方进入左肾门。双侧肾动脉到达肾门附近处分为前后两支进入肾窦，后分为 5 支段动脉后进入肾实质。上述 5 支段动脉再分出大叶间动脉进入肾柱，沿肾锥体周围向肾表面伸展，到达髓质与皮质交界处时，大叶间动脉呈弓状转弯移行为弓状动脉。弓状动脉随后成直角向肾皮质分出小叶间动脉。

肾静脉由出球小动脉在肾实质内形成毛细血管网，在肾门附近汇合成左右肾静脉。右肾静脉向左行经肾动脉前方，注入下腔静脉，左肾静脉则向右行经肾动脉和腹主动脉前方、肠系膜上动脉后方注入下腔静脉，因此左侧肾静脉稍长于右侧。熟悉肾脏血管的解剖在肾血管彩色多普勒显示和血流动力学检查中至关重要。

（四）肾的被膜

肾的表面有3层被膜，由内向外依次为纤维囊、脂肪囊和肾筋膜（图10-1）。

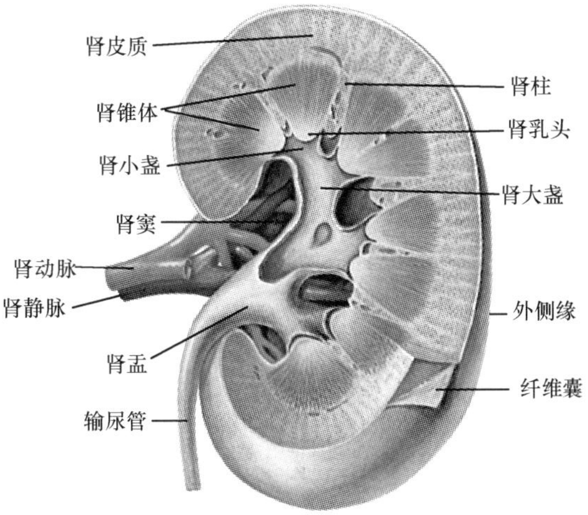

图10-1 肾的构造

二 输尿管的超声解剖

输尿管是一对细长的肌性管状器官，左右各一，长20～30cm，粗0.5～0.7cm，上端起自肾盂，下端终止于膀胱三角区。全长分为腹段、盆段和膀胱壁内段。腹段起自肾盂下端，沿腰大肌前面下行达小骨盆入口处；盆段自小骨盆入口处，沿盆腔侧壁和髂内血管、腰骶干和骶髂关节前方下行达坐骨棘水平，向下至膀胱穿入膀胱壁内；壁内段为斜穿入膀胱壁内的部分。

输尿管全程有3个狭窄，第一个狭窄在肾盂输尿管移行处；第二个狭窄在输尿管跨过髂血管处；第三个狭窄在输尿管膀胱壁内部，三处狭窄是结石容易滞留的部位。

三 膀胱的超声解剖

（一）膀胱的位置形态与大小

膀胱为储存尿液的囊状肌性器官，其形状、大小、位置及壁的厚度等特征与充盈程度有关。膀胱充盈时略呈椭圆形或近圆形，膀胱空虚时呈三棱锥形；可分为尖、底、体和颈四部，各部分之间无明显界线。膀胱尖细小，朝向前上方。膀胱底近似三角形，朝向后下方。膀胱尖与膀胱底间的部分为膀胱体，膀胱底的下方为膀胱颈部，尿道内口位于该处，它是膀胱声像图正中矢状面的重要标志。

（二）膀胱内部结构

膀胱壁由内至外分别为黏膜层、黏膜下层、肌层和浆膜层。黏膜层为移行上皮，膀胱空虚时，黏膜聚集成皱襞。肌层由3层平滑肌组成，内外两层为纵行肌纤维，中层为环行肌纤维。膀胱底内面，由两个输尿管口和一个尿道内口形成的三角区，称为膀胱三角，此处膀胱黏膜与肌层紧密连接，缺少黏膜下层组织，是肿瘤、结核和炎症的好发部位。

（三）膀胱与毗邻脏器的关系

膀胱前方是耻骨联合和下腹壁，两侧为髂腰肌，男性膀胱后方为前列腺、精囊腺和输尿管，女性膀胱后方为子宫和阴道。下方为膀胱颈部，尿道内口位于该处。

第二节　肾脏超声检查技术和正常声像图

一　超声检查方法

（一）仪器

肾脏的探测应首选高分辨力的彩色多普勒诊断仪。探头首选凸阵探头，避免肋骨遮挡，视野广阔，容易获得整个肾的切面图像。成人常用的探头频率为3.0～3.5MHz，儿童常用的探头频率为5.0MHz。

（二）检查前准备

肾脏探测一般不需要作特殊的准备，但若同时检查膀胱、输尿管、前列腺或盆腔其他结构，可让受检者在检查前饮水 500～1000ml 并憋尿，保持膀胱适当充盈。检查有无肾血管疾病或肾肿瘤有无转移而需探测肾静脉、下腔静脉和肾门淋巴结时，患者应在空腹状态下检查，避免肠气干扰。

（三）检查体位

1. 仰卧位经侧腰部冠状扫查　系最常见体位，可对肾进行冠状切面扫查。其优点是侧腰部肌肉层薄，右肾以肝为声窗，左肾以脾为声窗，透声好，声像图清晰，容易探测到肾上极；获得的声像图与传统的前后位 X 线肾盂造影片方位相同，便于比较；同时，显示肾内血管亦佳。缺点是左上腹常有胃肠气干扰，观察左肾上极欠满意，此时可让受检者吸气后屏气，胸压增加，使肾位置下移，以利于观察。

2. 侧卧位经侧腰部扫查　左侧卧位时检查右肾，右侧卧位时检查左肾，受检者手臂抬高放于头部。侧卧位扫查可使肠管移向对侧，有利于肠道气体较多的患者检查时肾的显示，是全面观察肾内结构和肾上腺区极为重要的一个途径。

3. 俯卧位经背部扫查　让受检者取俯卧位并暴露两侧腰背部肾区，对肾进行纵切面及横切面扫查。俯卧位扫查受肋骨影响小，容易获得完整的肾脏的声像图并能显示积水的上端输尿管，而缺点是声衰减较大，适用于瘦者。

4. 仰卧位经前腹壁扫查　此体位适用于右肾及肾血管的扫查，左肾因有胃气干扰，显示欠佳。

（四）扫查方法与常用切面

1. 仰卧位经侧腰部冠状切面扫查　仰卧位作冠状切面，探头置于腋后线第 11 肋间下缘，声束指向内侧偏前方。将肝、脾作为透声窗扫查右肾和左肾，可清晰显示肾皮质、肾锥体、集合系统和肾血管。

2. 俯卧位经背部扫查　俯卧位做纵断切面和横断切面，探头置于脊柱旁，俯卧位背部肾长轴呈外“八”字形，故探测方向应沿肾长轴相应倾斜。俯卧位背部横轴扫查肾实质呈“C”形，“C”形的缺口即肾门结构，位于人体的内前方。

3. 上腹部横断面扫查　受检者仰卧位，探头置于第 1、2 腰椎水平，声束垂直身体长轴，获得肾横断面和肾门部血管的长轴断面。以腹主动脉、下腔静脉及肠系膜上动脉为标记，寻找肾动脉和肾静脉，采用彩色及频谱多普勒方法进行检查（图 10-2）。

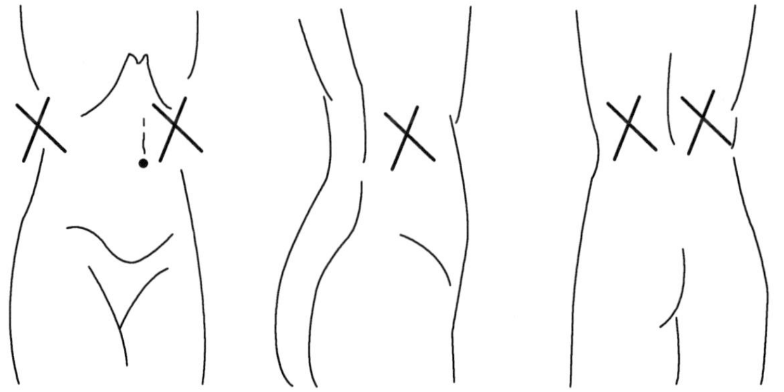

图 10-2　肾脏扫查方法

（五）探测要点

检查时可根据检查者的实际情况，取不同的体位，作不同切面的扫查，探头可适当加压，推挤肾周围的肠管，减少肠道气体的干扰，缩短探头与肾之间的距离。同时可嘱受检者做吸气、呼气及屏气的动作配合检查，以达到将肾及周围结构显示清楚的目的。探测时应仔细观察肾的形态、大小、位置、内部回声。在肾窝内如找不到肾，则需探测盆腔及腹腔，寻找是否存在异位肾及游走肾。如发现病变时，要描述病变大小、回声、形态，并与对侧肾进行对比。

二 正常肾脏声像图与超声测量

【正常肾脏声像图】

1. 肾脏形态、边界回声　肾脏冠状面呈椭圆形，横切面呈马蹄形。肾的包膜紧贴于肾皮质外，包膜连续、光滑、清晰，呈高回声。

2. 肾内部回声

（1）肾皮质回声：位于肾包膜和髓质之间，肾皮质回声呈低回声，略高于肾髓质，但略低于肝、脾回声。肾皮质伸入肾髓质的部分，称肾柱，其回声与皮质相似。

（2）肾髓质回声：肾锥体呈卵圆形或锥形放射状排列在肾窦回声周围，回声低于肾皮质，呈弱回声，青少年和婴儿可近似呈无回声。

（3）肾窦回声：肾中心部分为肾窦，包括肾盂、肾盏、血管、脂肪等组织，呈不规则的高回声团，一般肾窦回声的宽度占肾的 1/3～1/2（图 10-3）。

3. 正常肾血管彩色多普勒声像图　目前高分辨力彩色超声多普勒诊断仪可清晰显示肾内血管树，包括左右肾动脉主干、段动脉、叶间动脉、弓状动脉直至小叶间动脉及各段伴行静脉。肾动脉主干内径 0.5～0.6cm，走行迂曲。肾静脉位于肾动脉的前外侧，内径较宽，为 0.8～1.2cm（图 10-4，彩图 7）。

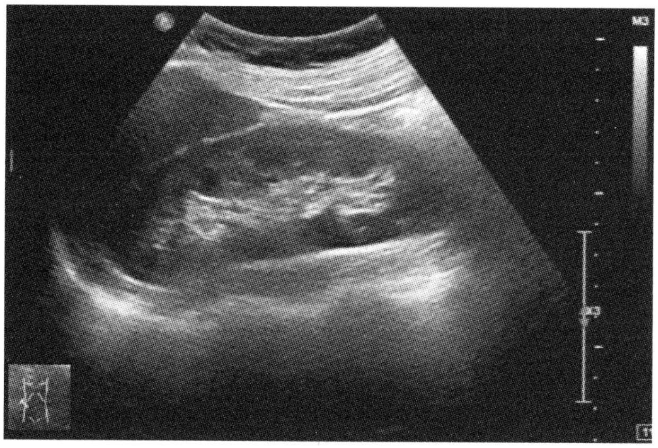

图 10-3　正常肾声像图

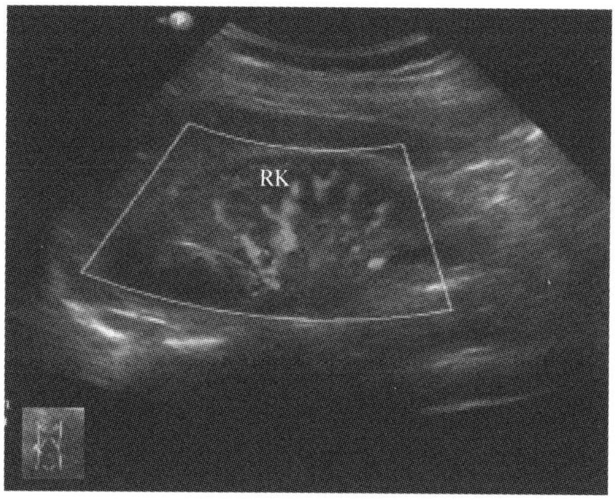

图 10-4　正常肾血管彩色多普勒声像图
RK：右肾

【常用标准切面声像图】

1. 右肾及左肾冠状切面声像图

（1）右肾冠状切面声像图：肾上极位于图像的左侧，位置较深，下极位于图像的右侧，位置较浅，右肾上极浅表可见肝脏回声，下极可见肠管及肠气干扰，右肾的深部可见腰大肌及脊柱回声。此切面以显示肾门的最大冠状切面为标准。

（2）左肾冠状切面声像图：与右肾冠状切面相似，左肾上极浅表可见脾回声。

2. 右肾及左肾背部纵切声像图

（1）右肾背部纵切面声像图：右肾位于背部肌肉的深处，肾上极位于图像的左侧，可被肺气体掩盖不显示，下极位于图像的右侧，上极上方可见肝回声，腹侧中上方可见下腔静脉回声，腹侧下方可见肠管回声。

（2）左肾背部纵切面声像图：与右肾背部纵切面声像图相似，左肾上极上方可见脾回声，腹侧中上方可见脾静脉和胰尾。

3. 右肾及左肾背部横切声像图

（1）右肾背部横切面声像图：右肾位于背部肌肉的深处，呈椭圆形，周围可见腰大肌、脊柱、下腔静脉回声。

（2）左肾背部横切面声像图：与右肾背部横切面声像图相似，周围可见腰大肌、脊柱、腹主动脉回声。

【正常肾超声测量方法、参考值】

1. 肾长径　在经侧腰部肾冠状切面图上，显示清晰的肾轮廓后，自肾上极的上缘测至肾下极的下缘，男性肾长径（10.7±1.2）cm，女性肾长径（10.3±1.3）cm。

2. 肾宽径　在经肾门的肾冠状切面图上，自肾门上缘肾轮廓线的外缘测至肾外侧的外缘，测量时应注意与肾长径相垂直，男性肾宽径（5.5±0.9）cm，女性肾长径（5.3±1.0）cm。

3. 肾厚径　经背部途径肾横断面上，在肾门上缘肾轮廓线的前缘测至肾轮廓线的后缘，男性肾厚径（4.4±0.9）cm，女性肾厚径（4.1±0.8）cm。

【正常报告示例】

超声检查所见：肾脏大小形态未见异常，长 10.3cm，宽 5.4cm，被膜连续、光滑、完整，实质回声均匀，集合系统未见扩张。CDFI 显示血流未见异常。

超声提示：肾脏未见异常。

第三节　肾脏疾病

一　肾积水

肾积水指尿路发生梗阻后，尿液的分泌、排泄和重吸收三者之间不平衡，引起肾盂、肾盏扩张，肾盂内压力增高，严重者可伴有不同程度的肾萎缩。一侧上尿路梗阻使同侧肾积水，下尿路梗阻可造成双侧性肾积水。少量肾积水仅有十余毫升，大量肾积水可达上千毫升之多，肾实质可被压迫变薄甚至萎缩成薄纸状。肾积水由于原发病因、梗阻部位、程度和时间长短不同，临床表现也不相同，主要表现为肾区胀痛，肾积水程度较重者可于患侧腹部触及肿块，尤其小儿常以腹部肿块就诊，尿路不同病理性质的梗阻病因，可产生相应的临床症状，并发感染时，可有发热、尿痛和血尿等。

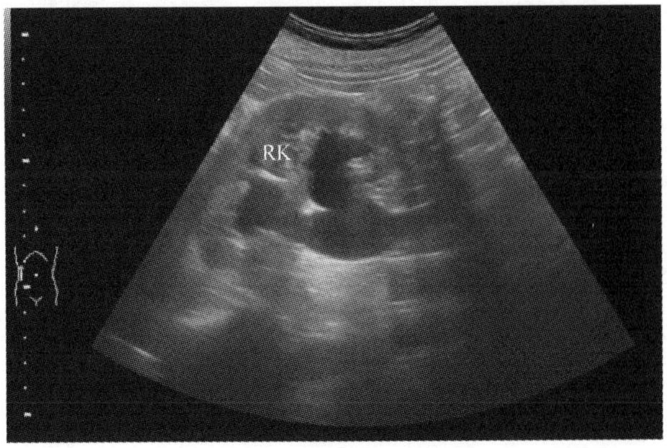

图 10-5　肾积水声像图
RK：右肾

【声像图表现】

肾积水的超声表现可有肾窦回声分离，肾窦高回声部分或全部被增宽的无回声区所取代，积水较多时可导致肾体积增大及肾实质萎缩变薄。根据声像图表现可将肾积水分为轻、中、重三种类型（图 10-5）。

1. 轻度肾积水　肾形态大小及肾实质回声无明显改变，仅见肾窦部出现窄带状无回声区，肾盂轮廓饱满，肾锥体尖端变平。

2. 中度肾积水　肾形态大小可根据肾积水的发展程度出现相应变化。肾盂、肾盏显著扩张，肾窦内显示“烟斗样”或“花瓣样”无回声区，肾小盏终末端和肾锥体尖端均变平坦，肾实质轻度受压。

3. 重度肾积水　肾体积明显增大，形态失常，肾实质变薄甚至完全萎缩。肾盂及各肾盏积水相互融合，肾窦回声由无回声取代，呈调色板样，有时也呈囊肿样，酷似巨大“肾囊肿”。

【超声报告示例】

超声检查所见：双肾形态大小未见明显异常，包膜光整，实质回声均匀，左肾集合系统未见分离，右肾集合系统分离，前后径约 2.3cm。CDFI：显示血流未见明显异常。

超声提示：右侧肾脏轻度积水。

【鉴别诊断】

1. 生理性肾盂扩张　大量饮水或使用利尿剂使膀胱过度膨胀时，肾盂可产生扩张，此时肾盂扩张通常为双侧，且排尿后可消失，梗阻所致的轻度肾积水通常位于梗阻单侧，排尿后无改变，频谱多普勒肾动脉阻力指数增高。

2. 肾囊肿　单纯性肾囊肿无回声区位于肾实质内，肾积水的无回声区位于肾窦内。肾盂旁囊肿位于肾窦回声附近，容易与肾积水混淆，但肾盂旁囊肿通常呈圆形或椭圆形，轻度肾积水呈窄条状。多囊肾或多发性肾囊肿与调色板样肾积水易混淆，多囊肾为双侧发病，肾内充满大小不等的囊肿，无回声区彼此不相通，可伴有多囊肝等表现，而肾积水的无回声区彼此相通，同时伴有同侧输尿管扩张。

3. 结核性肾脓肿　肾积水合并感染与结核性肾积脓的鉴别较为困难，前者肾内无回声区透声较差，但其他回声与肾积水相同，而后者无回声区内有较多沉积，改变体位可显示向重力方向移动，此外，实质部多可见钙化强回声，后伴声影或呈彗星尾状。

二　肾囊肿

单纯性肾囊肿，又称孤立性肾囊肿，是一种最常见的肾囊性疾病。多见于成年人，发生机制尚未完全明了。囊肿壁很薄，其内充满澄清液体。部分患者有 2 个以上孤立散在的囊肿，称多发性肾囊肿。肾盂旁囊肿又称肾盂周围囊肿，一般是指肾窦内或位于肾盂旁向肾窦内扩张的肾囊性病灶。患者一般无临床症状，多数是在体检时发现，囊肿较大时，可引起相应的压迫症状，如患侧腰腹部不适，胀痛，活动与劳累后加重，若肾囊肿出血较多或继发感染时，除上述症状加剧之外，尚可有发热、周身不适等，少数可产生镜下血尿。

【声像图表现】

单纯性肾囊肿超声表现多呈孤立圆形或类圆形无回声区，大小不一，位于肾实质内，囊肿壁菲薄，光滑整齐，内透声性好，其后壁回声增强，侧壁边缘折射可出现声影。肾囊肿数目较多时，超声表现为肾实质见多个无回声区，囊壁薄，光滑，后方回声增强，肾局限性增大，无囊肿的肾实质部分与正常肾实质回声相同。肾盂旁囊肿超声表现为位于肾窦或紧贴肾窦的囊性无回声区，特点是不伴有肾小盏扩张，若囊肿体积较大，可阻碍尿液排出，而引起肾盂轻中度积水，其余同肾囊肿典型的声像图改变（图 10-6）。

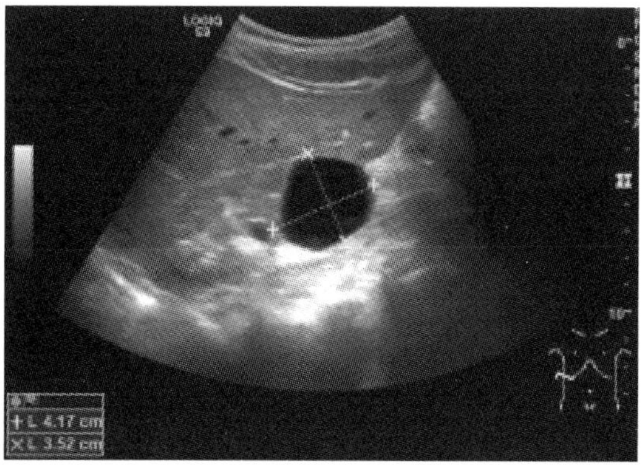

图 10-6　肾囊肿声像图

【超声报告示例】

超声检查所见：双肾大小形态正常，被膜连续，实质内可见一直径 1.8cm 的圆形无回声区，壁薄、光滑、边界清晰、内部无分隔，后壁回声明显增强。CDFI 内未见血流信号。

超声提示：肾囊肿。

【鉴别诊断】

1. 多囊肾与多发性肾囊肿　前者肾脏普遍性增大，轮廓不清，且具有家族遗传史，无回声区多而密集，不能数清囊肿的个数，多为双侧性，后者肾脏局限性增大，边缘轮廓较清，无家族遗传史，无回声区呈散在分布，囊肿数目少，单侧居多。

2. 肝囊肿　较大的右肾囊肿向外突出，肝脏受压形成弧形压迹时，可能被误认为肝囊肿，嘱患者深呼吸，动态观察肝或肾与囊肿的相对移动情况可加以区分。

3. 肾包虫囊肿　若患者同时合并肝包虫囊肿，或囊肿无回声内透声差并可见子囊回声，囊壁较厚，回声较高，应考虑包虫囊肿的可能。

三 多囊肾

多囊肾是一种先天性发育异常疾病，分为常染色体显性遗传多囊肾和常染色体隐性遗传性多囊肾，前者称为成人型多囊肾，较常见，症状多发生在 40～60 岁。后者称为婴儿型多囊肾，较少见，可同时合并其他器官多囊性病变，如多囊肝、多囊胰、多囊脾等。成人型多囊肾主要临床表现为疼痛、腹部肿块与肾功能损害。若伴有结石或尿路感染者，可出现血尿、脓尿、发热、肾区疼痛等相应症状。婴儿型多囊肾儿童期可有肾或肝功能不全的表现，多早期夭折。

【声像图表现】

1. 成人型多囊肾　超声表现为双肾受累，双肾体积明显增大，典型者形态失常，肾区内布满囊泡样无回声区，直径 0.1～10cm 大小不等，肾乳头与锥体无法分辨，囊肿以外的肾实质回声较正常增强，肾实质受囊肿压迫萎缩，逐渐丧失功能。

2. 婴儿型多囊肾　是一种常染色体隐性遗传病，因患儿出生不久即死亡，较少见。肾内出现无数微小囊肿，直径 1～2mm，由于囊肿较小，超声尚不能显示出囊肿的无回声特征，而表现为双侧肾体积增大，肾内回声增强的声像图特点（图 10-7，彩图 8）。

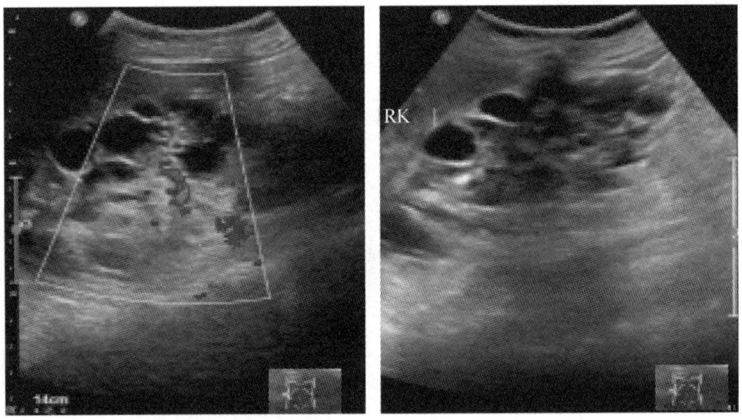

图 10-7　多囊肾声像图

RK：右肾

【超声报告示例】

超声检查所见：双肾增大，右肾 13.5cm×6.5cm，左肾 13.9cm×6.3cm，形态失常，实质内可见多个大小不等的无回声区，最大者 1.8cm×0.8cm，壁薄、光滑、内部无分隔，后壁回声明显增强。CDFI 内未见血流信号。

超声提示：多囊肾。

四 肾肿瘤

肾原发性肿瘤可分为恶性和良性，肾肿瘤又分为肾实质肿瘤和肾盂肿瘤，90%以上的肾实质性肿块为恶性病变，成人多数是肾细胞癌，儿童多为肾母细胞瘤；肾实质良性肿瘤中血管平滑肌脂肪瘤最多见，又称为错构瘤。肾盂肿瘤较少见，其中80%左右为移行上皮癌。

（一）肾实质性肿瘤

肾细胞癌又称肾癌，是最常见的发生于肾小管上皮性恶性肿瘤，多数的肾癌病理显示为透明细胞癌。肾癌可发生于肾脏的任何部位，多为单侧肾脏单发或多发，肿瘤组织分布较均匀，可有假包膜，表面不光滑或呈结节状，也会伴有灶性液化坏死或钙化等。随着肿瘤的生长可侵犯肾内及肾外脏器，较多经血行转移至肺、肝、脑、骨骼等处。无痛性全程肉眼血尿是肾癌最主要的初发症状，呈间歇性，有时可伴有血块。肿瘤较大时可出现腰部钝痛或隐痛，腹部或腰部可触及肿块，少数患者可有低热、消瘦、贫血、衰弱、血沉增快、红细胞增多症、高血压等肾外症状。当肾静脉有癌栓形成时，可引起同侧精索静脉曲张。若同时有血尿、腹部肿块、疼痛症状，即所谓“肾癌三联征”。

【声像图表现】

1. 二维超声表现　为肾实质内或肾表面隆起的异常回声肿块，形状多呈圆形或椭圆形或不规则形，肿块多呈中等或偏低回声，也可见高回声。肿块内部回声均匀或不均匀，如果肿瘤内部出血、坏死，则会形成无回声的液性区，若有钙化则会出现强回声。

2. CDFI 表现　较多表现为肿瘤周边血流信号丰富，内部散在点状或条状，呈抱球型血流；也可见肿瘤周边彩色血流较少，内部有少数星点状，呈星点型血流；少血流型表现为肿瘤内部很少的彩色血流信号，甚至没有血流信号；血流丰富则表现为肿瘤内部彩色血流信号增多。

3. 肾外扩散与转移超声表现　肾癌向外生长突破肾包膜，可表现为肾轮廓不完整，肾形态失常，肾包膜连续性中断，肾活动受限；肾癌向内侵犯肾盂肾盏可造成肾盂积水；沿肾静脉扩散可引起肾静脉、下腔静脉癌栓和阻塞征象，彩色血流信号缺损或消失；肾癌淋巴转移则表现为肾门或腹主动脉旁淋巴结肿大，肾静脉、下腔静脉移位受压等表现（图10-8，彩图9）。

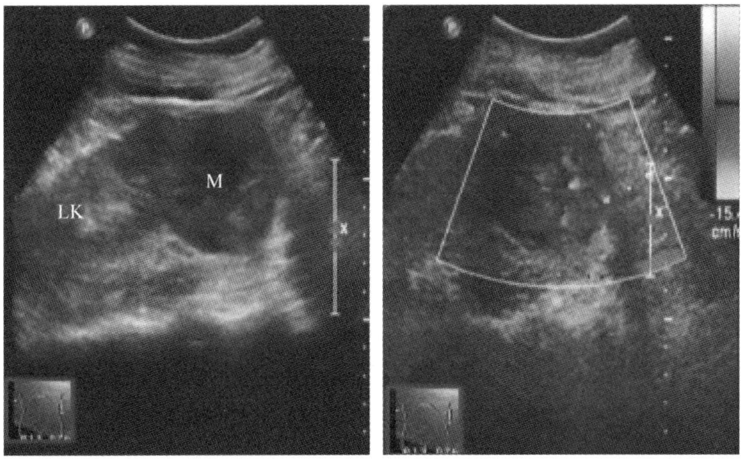

图10-8　肾细胞癌声像图

LK：左肾；M：肿瘤

【超声报告示例】

超声检查所见：左肾增大、13.6cm×6.4cm，形态失常，下极可见一低回声团块，大小3.8cm×2.8cm，边界欠清，形状欠规则。CDFI 团块内可见血流信号。

超声提示：左侧肾脏内低回声团块（考虑肾癌）。

【鉴别诊断】

1. 肾柱肥大　表现为圆形或椭圆形的低回声区，与肾窦分界清晰，与肾皮质回声相连续，无球体感。

2. 肝肿瘤　较大的右肾上极肿瘤与肝右叶重叠或突向肝内者，可误认为肝肿瘤，须多切面连续观察，肾肿瘤时肝包膜虽有凹陷或压迹，但包膜完整，呼吸时肿瘤的移动不与肝脏同步运动。

3. 肾脓肿　较大的肾肿瘤内伴出血、坏死液化时与肾脓肿形成脓腔容易混淆，可结合临床症状加以区分，鉴别困难可行超声导向下经皮肾穿刺抽液或活检。

（二）肾母细胞瘤

肾母细胞瘤又称为Wilms瘤，最多见于2～5岁小儿。肿瘤从胚胎性肾组织发生，是上皮和间质组成的混合瘤，包括腺体、神经、肌肉、软骨、脂肪等。肿瘤生长极快，质地柔软，切面均匀呈灰黄色，但可有囊性变和出血，肿瘤与正常组织无明显界线。男女发病数相近，偶见于成人。消瘦的婴幼儿腹部发现迅速生长的巨大包块为其特点，多在洗澡、穿衣时发现。常无明显疼痛，因早期很少侵入肾盂、肾盏，故血尿不明显。

【声像图表现】

1. 二维超声　肾实质区见圆形或椭圆形肿块，肿块边界清楚，内部回声中等稍强，一般回声均匀，当肿瘤内组织坏死崩解时，可在肿块内出现无回声区，少数肿瘤可出现钙化引起的强回声和声影。

2. CDFI表现　肾母细胞瘤血供极其丰富，肿瘤内部彩色血流信号甚多，有助于肿瘤的检出。

3. 肾外扩散与转移超声表现　肿瘤体积较大，压迫肾窦会造成肾盂积水的表现，肿块向外扩展时，肾体积增大、变形，肾包膜及周围组织破坏。扫查时除应检查肾静脉和下腔静脉及局部淋巴结有无侵犯外，尚应仔细检查对侧肾脏。

【超声报告示例】

超声检查所见：左肾增大、10.5cm×4.0cm，形态失常，上极可见一中等稍强回声团块，大小3.6cm×2.6cm，内部回声均匀，边界清。CDFI团块内可见血流信号。

超声提示：左肾内中等稍强回声团块（考虑肾母细胞瘤）。

（三）肾盂肿瘤

肾盂肿瘤多来源于移行上皮细胞。以乳头状瘤为常见，其癌细胞的分化和基底的浸润程度可有很大差别。因为泌尿系统的肾盂、输尿管、膀胱及尿道均覆有移行上皮，因此移行上皮肿瘤可在这些不同的部位先后或同时出现，肿瘤可单发，亦可多发。早期多表现为无痛性血尿，但无肿块，晚期因肿瘤增大，造成梗阻时可出现肿块。有血块阻塞输尿管时可有绞痛，体征多不明显。

【声像图表现】

1. 二维超声　肾窦内出现异常肿块回声，肿块形态不规则，可呈乳头形、平坦形、椭圆形等，正常肾窦回声被破坏，肿块压迫肾窦内组织可伴肾盂积水。

2. CDFI表现　肿块内彩色血流信号常较少。

3. 肾外扩散与转移超声表现　随着肿瘤侵犯输尿管和膀胱，会出现肾盂输尿管扩张、膀胱内异常肿块等表现。

【超声报告示例】

超声检查所见：右肾增大，大小15.5cm×5.0cm，肾窦内可见一低回声团块，大小2.6cm×1.6cm，形状不规则，边界欠清。CDFI团块内可见血流信号。

超声提示：右肾窦内低回声团块（考虑肾盂来源肿瘤）。

（四）肾血管平滑肌脂肪瘤

肾血管平滑肌脂肪瘤又称为肾错构瘤，由血管、平滑肌和脂肪组织混合构成。此病分为两种类型，一种为常染色体显性遗传疾病，多数患者有面颊部红褐色结节硬化斑及其他器官异常；另一种为不伴结节性硬化的单发疾病。此类患者多无临床症状，但随着肿瘤体积逐渐增大并伴有出血时，患者会突发急性腹痛，腰部肿块及低热，严重时会发生休克，压迫十二指肠或胃可出现胃肠道症状。部分患者伴有面部蝶形分布的皮脂腺瘤、癫痫、智力减退等肾外症状。

【声像图表现】

1. 体积较小者表现为边界清楚的高回声肿块，后方无回声衰减，肿块形态规则、内部回声欠均匀。

可单发，也可多发。

2. 体积较大者表现为高、低回声相间的杂乱回声，有的呈层状分布，呈“洋葱样”改变。

3. 彩色多普勒血流图表现为肿块内没有明显的血流信号。

【超声报告示例】

超声检查所见：左肾大小形态正常，肾下极皮质内可见一高回声团块，大小 1.0cm×0.8cm，内部回声均匀，边界清。CDFI 团块内未见血流信号。

超声提示：左肾错构瘤。

五 肾结石

肾结石是一种常见的泌尿系统疾病。患者以 20～40 岁居多，多见于男性。结石主要分布在肾集合系统中，常由尿路感染、尿路梗阻、异物、新陈代谢紊乱等因素诱发，可单发，也可为多发，大小不一。结石主要成分为草酸盐、磷酸盐和尿酸盐，大部分结石以一种成分为主，同时含有其他成分。肾区或上腹部隐痛或绞痛，隐痛是较大结石在肾盂或肾盏内压迫、摩擦或肾积水所致。绞痛是较小结石在肾盂或输尿管内移动和刺激，引起肌肉痉挛所致。结石损伤肾盂或输尿管黏膜可出现血尿。患者亦可伴有恶心、呕吐等消化道症状。

【声像图表现】

肾结石典型声像图表现是肾盂、肾盏内可见大小不等的强回声。根据结石的大小、成分及形态的不同，强回声可以呈点状、团状或带状；小结石及结构疏松的结石后方可无声影或有较淡的声影，而中等及大结石后方有声影（图 10-9）。

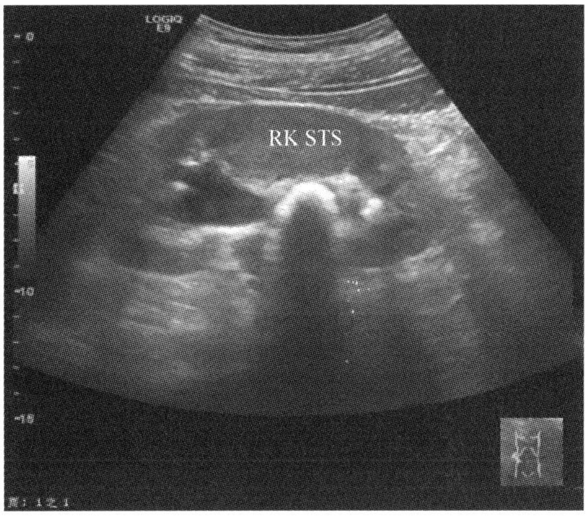

图 10-9 肾结石声像图

RK：右肾；STS：结石

【超声报告示例】

超声检查所见：右肾大小形态正常，下盏内可见一强回声团块，大小 2.6cm×2.5cm，边界清，后方伴声影。CDFI 未见异常血流信号。

超声提示：右肾结石。

【鉴别诊断】

1. 肾内钙化灶　位于肾皮质或肾包膜下的强回声多为钙化灶，后方伴彗星尾征，而肾结石通常位于集合系统内，后方伴声影。

2. 肾窦灶性纤维化或管壁回声增强　肾窦内点状或短线状强回声，改变体位及变换扫查角度，如强回声消失或呈短线状，提示为肾窦灶性纤维化，如强回声位置固定不变，则为肾结石。

3. 髓质海绵肾　多为双肾性改变，强回声位于肾锥体的乳头部，呈放射状排列。

六 肾外伤

肾外伤包括闭合性损伤和开放性损伤两种类型。肾闭合性损伤常为腰腹部直接受外来暴力撞击或挤压，肾脏受到沉重打击或被推向肋缘，外力直接作用所致，或由自高处落下足跟或臀部着地时的间接暴力所致。开放性损伤常为锐器如刀、子弹、弹片的贯通伤引起。其病理分类为肾实质挫伤、肾实质裂伤、肾盏撕裂、肾广泛性撕裂 4 种类型。肾实质损伤可出现不同程度的血尿，是肾损伤的主要症状，损伤侧腰痛，局部出现肿块，有触痛及肌紧张。严重的肾损伤、肾血管损伤或合并其他脏器损伤因出血常引起休克。

【声像图表现】

1. 肾实质挫伤　肾轮廓轻度肿大，实质内出现局限性带状高回声或较小片低回声与无回声区，包膜完整。包膜下与肾实质之间可出现新月形低回声，即为包膜下血肿。

2. 肾实质裂伤　肾弥漫性或局限性肿大。裂伤处包膜外为无回声或低回声区包绕，破裂处可见包膜中断现象，肾实质内可见血肿引起的带状或“新月形”低回声区。

3. 肾盏撕裂伤　肾外形明显增大，包膜完整。肾实质内可见不规则小无回声区。肾窦扩大、外形不规则，肾盂分离扩张积血呈均匀点状回声。

4. 肾广泛性撕裂伤　声像图除可见肾实质和肾盏裂伤的表现外，肾可呈完全性断裂或破碎成数块，与肾周围血肿和血凝块混合在一起，肾脏结构显示不清，肾周大量积液回声。

【超声报告示例】

超声检查所见：左肾增大，大小 16.5cm×6.0cm，形态失常，轮廓模糊，包膜不连续，包膜下与肾实质之间可见“新月形”低回声，范围 2.1cm×1.8cm。

超声提示：肾实质挫伤。

七　肾周脓肿

肾周脓肿指发生于肾包膜与肾周筋膜之间脂肪组织中的脓肿，常继发于身体某个局部感染化脓病灶，通过血行播散而引起，亦可由肾感染化脓性疾病直接蔓延而来，致病菌以金黄色葡萄球菌及大肠埃希菌多见。如继发于严重慢性肾脏感染，则有持续和反复发作尿路感染病史。患者常伴有高热、寒战、乏力等中毒症状，患侧腰痛，局部肾叩压痛，腰部肌肉紧张和皮肤水肿，并可触及肿块。

【声像图表现】

主要表现为环绕肾周围的带状无回声或低回声区，带区的宽度和形态依积脓量多少而不同。改变体位或缓慢加压扫查，实时观察可见低回声区或无回声区内有点状回声漂浮，而肾实质多为正常。

【超声报告示例】

超声检查所见：右肾大小形态正常，轮廓模糊，肾周围可见带状无回声区，宽 1.8cm，缓慢加压扫查，可见无回声区内有点状回声漂浮，肾实质未见异常。

超声提示：右肾周脓肿。

【鉴别诊断】

本病需与急性化脓性肾盂肾炎、肾脓肿等其他肾脏化脓性疾病进行鉴别。主要区别是后两者疾病均发生在肾脏之内，而不是肾包膜之外。

八　肾先天性病变

在泌尿系统疾病中，肾脏先天性发育异常占有重要的位置，不但较为多见，而且种类繁多。这与泌尿系统胚胎发育过程复杂有关。其中，肾先天性病变包括肾的数目、大小、位置、形态、结构、肾盂及血管反常等。

（一）肾缺如

肾缺如又称肾不发育。双侧缺如难以存活，生后短期内死亡。故临床上均为单侧肾缺如。一般患者无临床症状，可在体检中意外发现。

【声像图表现】

声像图上可见一侧肾区探测不到肾脏回声，另一侧肾脏体积代偿性增大，形态和内部回声正常。

【超声报告示例】

右侧肾区未探测到正常肾脏回声，盆腔及腹部多切面扫查，亦未探测到肾脏回声，左侧肾脏体积增大，形态正常，大小 16.0cm×6.0cm，内部结构未见异常。CDFI 显示未见异常血流。

超声提示：右肾缺如可能性大、左肾代偿性增大。

【鉴别诊断】

一侧肾缺如应与先天性肾萎缩、异位肾和游走肾相鉴别。先天性肾萎缩肾脏体积缩小，肾实质回声增强与肾窦回声分界不清，异位肾和游走肾位置低，常规检查肾区不能探测到肾脏，而在腹部骶前或盆腔处扫查可见肾脏回声。

（二）肾发育不全

肾发育不全由于胚胎期血液供应障碍或其他原因，肾组织未能充分发育所致，可为单侧或双侧，双侧肾发育不全患者易导致肾衰竭而死亡。临床上可无症状或伴高血压、结石、感染等表现。

【声像图表现】

声像图表现为肾体积明显缩小，大小仅为正常肾脏的1/2左右，长径5～8cm，宽径＜4cm。肾形态正常，皮质较薄，髓质显示不清，肾窦回声可见。对侧肾脏代偿性体积增大。

【超声报告示例】

超声检查所见：左肾体积明显缩小，大小 6.2cm×3.5cm，形态正常，皮质较薄，髓质显示不清，肾窦回声可见。右侧肾脏体积增大，大小16.8cm×6.2cm，形态正常，内部结构显示清楚，未见异常。

超声提示：左肾体积缩小、形态正常，考虑左肾发育不全、右肾代偿性增大。

【鉴别诊断】

本病需与肾萎缩鉴别，肾萎缩肾内模糊不清，肾实质和肾窦不易区别。

（三）肾下垂

正常人在呼吸运动或改变体位时，因肾周筋膜和腹肌的支持，肾的上下移动度不超过1个椎体。若超过此范围，则称为肾下垂。发病率女性高于男性，大多数发生于右侧。大多数患者无主诉症状，通常由于其他原因进行腹部检查时才发现。患者久站或过多活动后可出现腰部钝痛或牵扯痛，平卧后可缓解。当肾蒂血管扭曲时，可出现肾绞痛。继发结石时可有典型的上尿路结石的临床表现。继发感染时出现发热、尿频、尿急、血尿等症状。

【声像图表现】

声像图表现为患者俯卧或仰卧位时，以肾下极为界定点，立位后肾下极向下移动＞3cm 或超过 1个椎体应考虑为肾下垂，肾脏大小形态和内部回声均正常。

【超声报告示例】

超声检查所见：双肾大小形态正常，内部回声未见异常，左肾立位后肾下极较仰卧位向下移动3.8cm。

超声提示：左肾下垂。

（四）异位肾和游走肾

在胚胎时期，因肾血管发育障碍等原因形成异位肾，多位于腰骶部、骶髂部或盆腔内。游走肾罕见，多由于肾蒂过长，肾脏可在腹腔内各个方向移动。

【声像图表现】

1. 异位肾　声像图表现为在一侧肾区内探测不到肾脏回声，而在其他部位探测到肾脏图像，最常异位于同侧髂腰、盆腔，偶可见异位于对侧肾下方或髂窝附近。异位肾体积常小于正常肾脏，并可伴发肾积水等（图10-10）。

2. 游走肾　声像图表现为肾区内探测不到肾脏回声，而在上腹部、脐周或盆腔内显示肾脏回声。推动肾脏时或改变体位时，该肾可在较大范围内移动。

【超声报告示例】

超声检查所见：右侧肾区内未探测到正常肾脏回声，

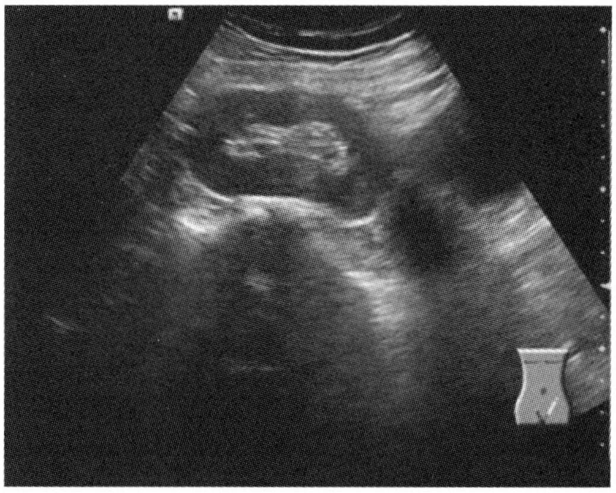

图10-10　异位肾声像图

右侧髂腰部可见类肾脏回声，大小 8.9cm×3.2cm，内部回声显示尚清晰。

超声提示：右侧异位肾。

（五）马蹄肾

马蹄肾为较常见的先天性双肾融合畸形，融合部位多发生在双肾下极，双肾下极越过腹中线相连呈马蹄形。

【临床表现】

本病一般无症状，如峡部压迫腹腔神经丛，可有严重腹痛、腰痛和消化道症状。可伴有梗阻、结石、感染等并发症。

【声像图表现】

探头置于患者背部扫查可见双肾纵轴排列异常，呈倒“八”字改变。腹部横断面扫查可见在脊柱、主动脉和下腔静脉前方有实性低回声，在上腹部正中纵断面沿主动脉扫查可见马蹄肾的峡部断面。诊断马蹄肾必须注意与腹膜后肿瘤、主动脉旁淋巴结肿大相鉴别。

【超声报告示例】

超声检查所见：双肾背部扫查可见，双肾纵轴排列异常，呈倒“八”字改变。腹部横断面扫查可见双肾的下极相连，在脊柱、主动脉和下腔静脉前方有实性低回声。

超声提示：马蹄肾。

第四节　输尿管超声

一　输尿管超声检查方法

1. 仪器　输尿管的探测探头首选凸阵探头，成人探头常用频率为 3.0～3.5MHz，儿童常用的探头频率为 5.0MHz。

2. 扫查前准备　检查前可让受检者饮水 500～1000ml 并憋尿，保持膀胱适当充盈。为了避免肠气干扰，患者宜在空腹状态下检查。

3. 体位

（1）仰卧位：系最常见体位，患者仰卧，充分暴露腹部至耻骨联合区域。

（2）侧卧位：根据需要可采取左侧卧位或右侧卧位，受检者手臂抬高放于头部，充分暴露前腹壁、侧腹壁及背部。侧卧位扫查可使肠管移向对侧，有利于肠道气体较多的患者检查时输尿管的显示。

（3）俯卧位：让受检者取俯卧位并暴露两侧腰背区，必要时腹下可垫枕以保持腰背部平坦。

4. 具体扫查方法

（1）仰卧位经腰部扫查：首先经侧腹壁对肾脏进行冠状断面扫查，清晰显示肾门后了解肾盂有无扩张，重点观察肾盂输尿管连接处及输尿管上段有无扩张。扫查时可适当加压探头，以排除肠道气体干扰。然后经前腹壁沿输尿管走行方向自上而下行纵断扫查，利用膀胱作透声窗观察输尿管。最后在耻骨联合上方横断扫查膀胱三角区，观察输尿管壁内段及其开口，了解有无病变。

（2）侧卧位经侧腰部扫查：首先显示肾脏长轴及肾门结构，观察肾盂输尿管移行处有无病变。然后沿输尿管走行自上而下纵断扫查，观察输尿管腹部有无病变。

（3）俯卧位经背部扫查：首先沿肾脏长轴向内纵断扫查，显示肾门和肾盂输尿管移行处后，再沿腰大肌走行对输尿管腹部进行纵断扫查。

5. 扫查注意事项　检查时可根据检查者的实际情况，取不同的体位，作不同切面的扫查，探头可适当加压，推挤肾周围的肠管，减少肠道气体的干扰，缩短探头与输尿管之间的距离。探测时如发现病变，要描述病变大小、回声、形态，并与对侧输尿管进行对比。

二 正常声像图

正常输尿管因位置深、管径细，一般处于闭合状态，声像图上不易显示。如大量饮水或膀胱充盈时，输尿管超声表现为中间无回声的细管状结构且可见蠕动。

三 输尿管疾病

（一）输尿管结石

输尿管结石多由肾结石下移入输尿管形成，是一种较常见的输尿管疾病，常停留在输尿管解剖上的三个狭窄段，多为单侧性，可引起尿路梗阻，导致肾和输尿管扩张积水。在输尿管中，上段部位的结石嵌顿堵塞或结石在下移过程中，常引起典型的患侧肾绞痛和镜下血尿。疼痛可向大腿内侧、睾丸或阴唇放射。常伴有恶心、呕吐、镜下或肉眼血尿，并发感染时可引起尿频、尿急、尿痛等。

【声像图表现】

输尿管结石的声像图表现为输尿管不同程度扩张，内可见弧形或斑点状强回声，后方伴声影。同侧的肾盂、肾盏可伴有积水的表现，部位多发生在输尿管的三个生理性狭窄处（图 10-11）。

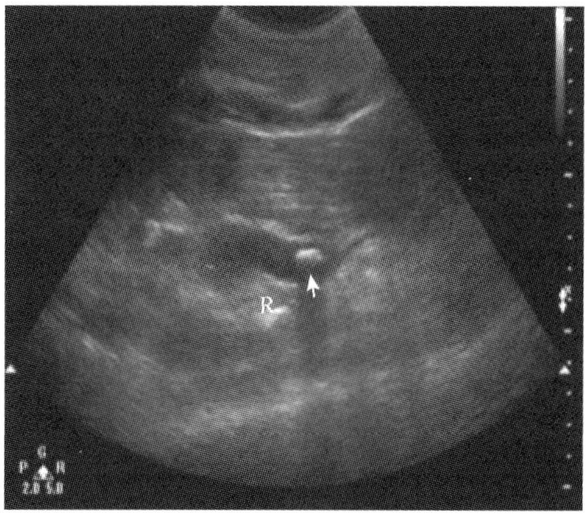

图 10-11 输尿管结石声像图
R：右

【超声报告示例】

超声检查所见：右侧输尿管上段扩张，内径 1.2cm，右侧输尿管肾盂移行部可见强回声光团，大小 0.6cm×0.5cm，后方伴声影。

超声提示：右侧输尿管结石伴右侧输尿管上段扩张。

【鉴别诊断】

肠道内容物：输尿管周围肠管内容物为高回声，易误诊为输尿管结石，对此，实时观察可发现肠管内容物随肠管蠕动，有时可见内有气体高回声移动，后伴声影，再次移行扫查时，上述肠管内高回声的位置可改变。而输尿管结石变化扫查切面仍可在原位显示结石回声。

输尿管肿瘤：乳头状肿瘤在输尿管无回声区的衬托下，也可呈现高回声。仔细观察可见输尿管局部管腔呈不规则中断，表面不光滑，有僵硬感。

（二）输尿管囊肿

输尿管囊肿是一种先天性发育异常，又称为输尿管膨出，多因胚胎期输尿管结缔组织发育不良或输尿管与尿生殖窦间隔膜未被完全吸收形成狭窄，导致内压力增加末端囊性扩张膨向膀胱内。早期患者临床上多无明显症状，由于输尿管囊肿出口狭窄，会引起输尿管及肾盂积水，此时出现尿路梗阻的症状，如排尿困难等。囊肿较小时，可无明显临床症状，继发感染或因囊肿出口部狭窄较重，导致输尿管扩张和肾积水时，可有尿路感染的临床表现，少数可伴有腰腹部胀痛、排尿不畅、尿流中断等症状。

【声像图表现】

输尿管囊肿超声表现为膀胱三角区圆形或类圆形囊性无回声区，囊壁纤薄光滑。囊肿可以单侧或双侧发病，大小不等，较大的囊肿可在 4cm 以上，较小的囊肿可小于 1cm。当囊肿合并结石时，则可见无回声区伴强回声及声影。

【超声报告示例】

超声检查所见：膀胱三角区右侧输尿管开口处可见圆形囊性无回声区，大小 3.2cm×1.8cm，囊壁纤薄光滑。

超声提示：右侧输尿管囊肿。

【鉴别诊断】

输尿管囊肿应与膀胱憩室相鉴别，后者为膀胱壁向外突出的无回声区，随着膀胱的充盈和排空，无回声区的大小会相应地增大及缩小甚至消失。

（三）输尿管肿瘤

输尿管肿瘤临床上较少见，病理上可分为良性与恶性，良性病变多为输尿管腺瘤或息肉，恶性病变多为输尿管移行上皮乳头状癌。多见于 40～70 岁的中老年，男女比例为 3∶1，主要临床表现为无痛性肉眼或镜下血尿，少数因尿路梗阻而引起腰、腹部疼痛，当有血块通过输尿管狭窄部时，可发生肾绞痛。

【声像图表现】

声像图可见输尿管内低回声肿块，局部输尿管肿大，肿块以上输尿管扩张伴有积水，位于输尿管膀胱开口处的肿瘤可见向膀胱内突出的菜花样低回声肿块，彩色多普勒血流可见肿块内显示血流信号。

【超声报告示例】

超声检查所见：右侧输尿管上段扩张，距肾盂输尿管移行 3cm 处可见低回声团块，大小 1.8cm×0.5cm，形态不规则，边界不清，CDFI 显示肿块内可见血流信号。

超声提示：右侧输尿管内低回声团块（考虑输尿管肿瘤）。

第五节 膀胱超声

一 膀胱超声检查方法

1. 仪器　膀胱的探测应选用经腹部或经直肠扫查。腹部探头成人常用的频率为 3.0～3.5MHz，儿童常用的频率为 5.0MHZ，直肠探头常用频率为 5.0～10.0MHz。

2. 检查前准备　经腹部和经直肠扫查均需充盈膀胱。受检者在检查前饮水 500～1000ml 并憋尿。无法憋尿的患者必要时可通过导尿管向膀胱注入无菌生理盐水 250～400ml。

3. 体位

（1）经腹部扫查采用仰卧位。

（2）经直肠扫查采用截石位、左侧卧位或胸膝位。

4. 具体扫查方法

（1）经腹部扫查：嘱患者充分暴露下腹部至耻骨联合，探头局部涂耦合剂后，首先进行正中矢状扫查，在清晰显示膀胱和尿道内口后，将探头分别向左右两侧缓慢移动，直至膀胱图像消失，然后进行横断，先朝足侧方向扫查膀胱颈部及三角区，随后将探头向上滑动直至膀胱顶部。

（2）经直肠扫查：嘱患者脱下右侧裤腿后，双腿弯曲躺在检查床上，检查前探头表面涂适量耦合剂，然后套一次性避孕套，避孕套与探头紧贴，中间不留空隙后再在避孕套外涂一层耦合剂，插入肛门即可开始检查，经直肠超声检查尤适用于对膀胱颈部、三角区和后尿道细微病变的观察。

5. 注意事项　在对膀胱扫查过程中，重点观察膀胱壁的轮廓、各层回声的连续性和完整性、厚度；内壁有无局限性凹陷或隆起；有无占位性病变及其浸润程度，发现病变应描述病变的大小、回声、形态、边界等。

二 正常声像图及超声测量

正常膀胱充盈时，内部呈均匀的无回声区，排尿后，正常膀胱腔内无回声区应基本上消失。膀胱壁为连续光滑的高回声带。经腹部扫查膀胱壁各层组织隐约分辨，但经尿道扫查，可显示黏膜、肌层及黏膜下层的结构。

膀胱横切面在耻骨联合以上显示圆形或椭圆形，纵切面呈钝三角形。二维超声动态观察膀胱时，膀胱三角区可观察到输尿管口喷尿现象。彩色多普勒超声检查时，于输尿管出口位置可见彩色喷尿现象。正常成人膀胱容量平均约 400ml，残余尿量少于 10ml（图 10-12）。

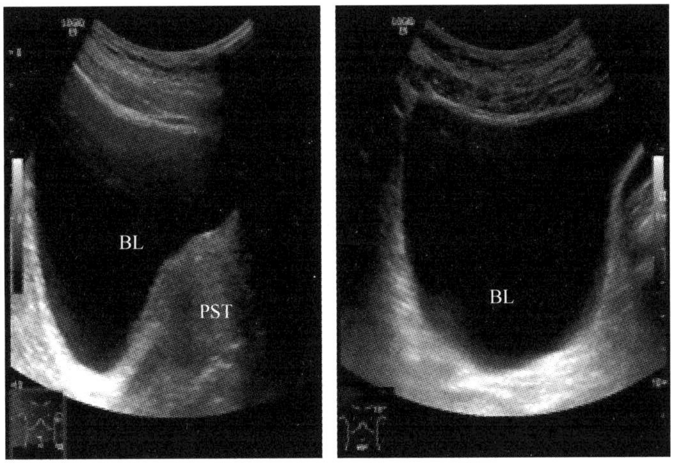

图 10-12　正常膀胱声像图

BL：膀胱；PST：前列腺

膀胱容量的测定：

$$V=0.5d_1 \cdot d_2 \cdot d_3 \qquad (10\text{-}1)$$

V 代表容量，d_1、d_2、d_3 分别代表上下径、左右径和前后径。

测量残余尿量有助于了解膀胱功能及其病变程度。应用上述公式测定膀胱容量或残余量与导尿方法测定结果有一定误差。但超声测量方法简便，对患者无痛苦，也无尿路感染的弊端。在治疗过程中多次测量可作为估测膀胱功能的有效方法。

三 膀胱疾病

（一）膀胱肿瘤

膀胱肿瘤是泌尿系最常见的肿瘤，居泌尿系肿瘤首位，男性发病多于女性。90%为移行上皮癌。好发于膀胱三角区。膀胱癌依据浸润程度可分为以下几期。T_{is} 期：原位癌，病变局限在黏膜内；T_0 期：乳头状带蒂，无浸润；T_1 期：病变累及黏膜层或黏膜下层；T_2 期：病变突破黏膜浸润浅肌层；T_3 期：病变浸润至深肌层（全肌层）或至膀胱周围；T_4 期：病变浸润至膀胱壁以外或膀胱邻近脏器、淋巴结转移。临床症状多为间歇或持续性全程无痛肉眼血尿，常反复发作，严重时伴有血块，血块阻塞尿道或肿瘤位于膀胱颈部，排尿时阻塞膀胱出口而引起排尿困难。晚期肿瘤浸润至膀胱壁时可出现尿频、尿急、尿痛等膀胱刺激症状。

【声像图表现】

膀胱肿瘤多数表现为膀胱无回声区见局限性增厚或团块隆起，隆起团块呈结节状或菜花状，向腔内突出。肿瘤大小不一，形态不规则，表面不光滑，内部回声不均匀。有蒂肿瘤可随体位变化摆动或有漂浮感。膀胱肿物以高回声或中等高回声占多数，少数呈中低水平回声。个别膀胱肿物表面附有小结石或钙化斑时，后方可出现声影。较大的肿瘤后方可见衰减。

早期病变未侵犯膀胱壁时，膀胱壁回声正常，回声连续。晚期病变侵犯膀胱浅层或深层肌层时，肿物基底部增宽而固定，膀胱壁回声连续性破坏，出现凌乱不清或缺失现象。

彩色多普勒可探及肿瘤内部血流信号（图 10-13）。

【超声报告示例】

超声检查所见：膀胱充盈良好，下壁可见局限性团块隆起，大小 2.9cm×2.1cm，团块呈菜花状，向膀胱腔内突出，形态不规则，表面不光滑，内部回声不均。CDFI 显示团块内可见丰富血流信号。

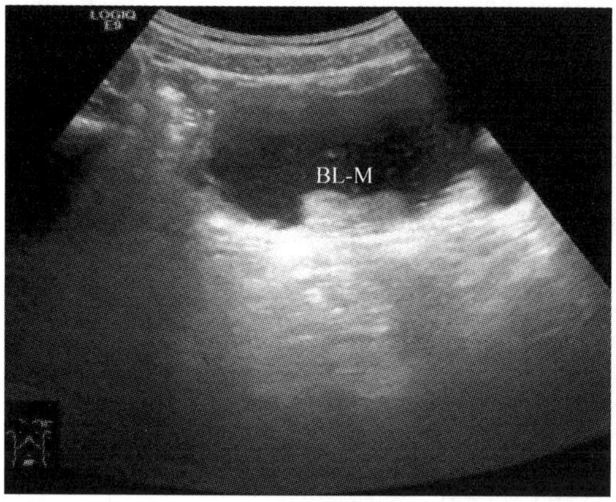

图 10-13　膀胱肿瘤声像图
BL-M：膀胱肿物

超声提示：膀胱癌。

【鉴别诊断】

1. 膀胱内血凝块和结石　在改变患者体位时，膀胱内血凝块常随膀胱有较大幅度移动，与膀胱壁不相连，血凝块内无彩色血流信号。膀胱结石具有典型的强回声、可移动、伴声影征象，一般容易区别。

2. 良性前列腺增生　前列腺增生明显可突入膀胱，横断时易误认为膀胱肿瘤，应该注意显示尿道内口图像，采用多切面连续扫查有助于鉴别。

3. 腺性膀胱炎　结节型表面光滑，回声均匀，基底较宽大，不累及肌层，不影响输尿管出口，彩色血流图在病变处不显示血流。但最后诊断仍有赖于膀胱镜检和组织学活检。

（二）膀胱结石

膀胱结石多在膀胱内形成，只有少数来自肾脏，常继发于下尿路梗阻，前列腺增生是最常见的发病原因，男性明显多于女性。典型症状为尿流突然中断并伴尿道放射痛。有时变换体位后又能继续排尿。因结石摩擦膀胱黏膜，可有血尿。小儿膀胱结石排尿时啼哭不止，往往用手牵拉阴茎。合并感染时可有尿频和脓尿。

【声像图表现】

典型的膀胱结石声像图表现为膀胱无回声暗区内出现点状或团块状强回声，膀胱内强回声可随患者体位改变而移动，其后方伴有声影，即“强回声、可移动、伴声影”。结石可以单发或多发，大小不等，<3mm 的结石常无典型声影（图 10-14）。

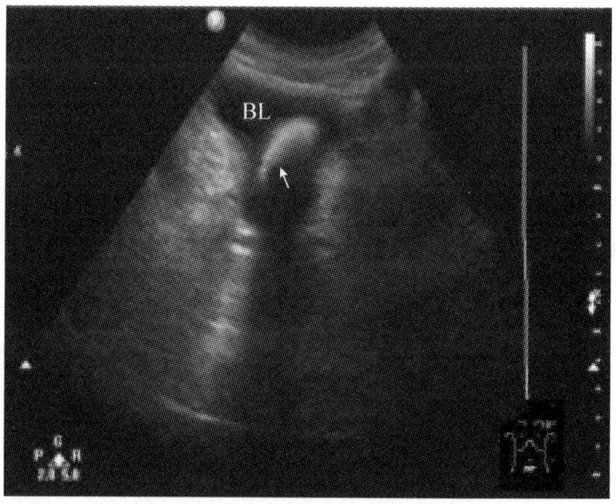

图 10-14　膀胱结石声像图
BL：膀胱

【超声报告示例】

超声检查所见：膀胱充盈良好，内可见一强回声团块，大小 3.2cm×2.1cm，随患者体位改变可移动，后方伴声影。CDFI 未见异常血流信号。

超声提示：膀胱结石。

【鉴别诊断】

应与膀胱肿瘤相鉴别，膀胱肿瘤表面出现钙化斑时，也可能出现强回声及声影，但不随体位变动而改变位置，与膀胱结石不难区别，且肿瘤内部可探测到血流信号，结石则无血流信号。

（三）膀胱炎

膀胱炎可继发于尿道感染、膀胱结石、前列腺肥大等泌尿系统疾病，也可继发于泌尿系以外的疾病，如生殖器官炎症、肠道疾病等，女性多见。膀胱炎按发病的快慢分为急性和慢性两种。急性膀胱炎发病突然，临床主要表现为尿痛、尿急、尿频，严重者数分钟排尿一次，不分昼夜，排空后仍有尿不尽感，尚可有血尿或脓性尿。慢性膀胱炎表现为反复或持续存在尿频、尿急、尿痛，并有耻骨上膀胱区不适，膀胱充盈时疼痛较明显，尿液混浊。

【声像图表现】

1. 急性膀胱炎　膀胱壁回声正常或因局限性或弥漫增厚水肿表现为低回声。膀胱容量减少，可降至 100ml 以下。当膀胱内积脓时，可见均匀的细点状回声漂浮，有时膀胱内可见一层呈低水平回声的沉淀物。糖尿病患者可引起气肿性膀胱炎，其膀胱高度增厚，壁内有点状强回声或彗星尾征，构成本病特征。

2. 慢性膀胱炎　早期慢性膀胱炎声像图无明显变化。长期病变可见膀胱壁增厚，表面欠光滑，回声不均匀。病变轻者膀胱容量改变不大，重者膀胱容量显著减少。

3. 腺性膀胱炎　是慢性膀胱炎的一种特殊类型，发病部位以膀胱三角区多见，亦可连接成片，累及整个膀胱。膀胱黏膜在慢性炎症的刺激下，移行上皮细胞呈灶状增生，延伸至固有膜，形成实性的上皮细胞巢，其内常可见腺性增生，形成腺样结构。声像图改变分为以下 3 种类型。

（1）结节型：膀胱三角区呈结节状增生，局限性增厚，边界清晰、表面光滑，基底宽大，内部回声均匀，部分较大结节可见小囊状改变，周围膀胱壁回声及厚度正常。

（2）乳头型：病变呈乳头状或息肉状增生，突入膀胱腔内，基底窄小，回声较强，边界清晰，振动腹壁有漂浮感。周围膀胱壁回声及厚度正常。

（3）弥漫增厚型：膀胱壁呈弥漫性增厚，病变可累及膀胱壁一部分或全部，轻者部分膀胱壁增厚仅数毫米，重者整个膀胱壁增厚可达几厘米，呈椰壳样改变。增厚的膀胱壁黏膜不光滑，回声强弱不均，膀胱容量减少。

【超声报告示例】

超声检查所见：膀胱充盈较差，膀胱壁增厚，厚 0.2cm，表面欠光滑，回声不均匀，透声差，内可见中等回声光点漂浮。

超声提示：慢性膀胱炎。

【鉴别诊断】

对于腺性膀胱炎，应注意与膀胱肿瘤鉴别，鉴别时应当结合病史和临床表现及必要的特殊检查。

（四）膀胱憩室

膀胱憩室分为真性和假性两类。前者少见，系先天性发育畸形所致，后者多见，可由前列腺增生、尿道狭窄引起慢性尿道机械性梗阻导致膀胱肌层菲薄所致，憩室好发于膀胱侧壁、三角区上部及输尿管开口附近。临床一般没有症状，多发生于男性。

【声像图表现】

超声检查时可在膀胱壁外周显示紧靠膀胱壁的无回声区，多呈圆形或椭圆形，多与膀胱内无回声区相连通，囊壁薄且光滑。膀胱憩室可随膀胱充盈或排空时增大缩小。憩室合并感染时，无回声区内可出现点状回声飘动。当憩室合并结石或肿瘤时，可出现相应的声像图表现（图 10-15）。

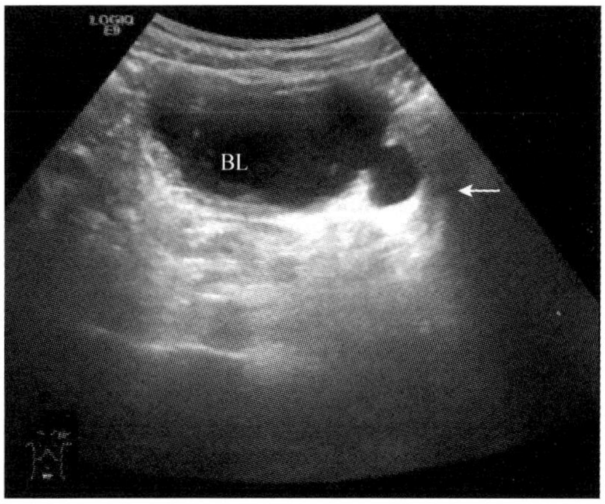

图 10-15　膀胱憩室声像图

BL：膀胱

【超声报告示例】

超声检查所见：膀胱充盈良好，左侧壁下部可见紧靠膀胱壁的圆形无回声区，大小 3.2cm×2.3cm，与膀胱内无回声区相连通，囊壁薄且光滑。排尿后无回声区缩小，显示不清。

超声提示：膀胱憩室。

【鉴别诊断】

本病主要与膀胱周围囊肿和输尿管囊肿相鉴别。前者的大小不随膀胱的充盈排空而发生变化，后者发生在输尿管口，有节律地舒缩变化。

（五）膀胱异物和血块

膀胱异物大多数为患者本人经尿道放入，少数见于膀胱手术或经尿道器械检查时不慎遗留，膀胱异物种类较多，形态不一，如圆珠笔、体温计、钢珠等。膀胱尿道异物可直接造成膀胱和尿道的机械性刺激和损伤，尿道及其周围组织感染，排尿障碍、血尿、尿外渗、结石、膀胱瘘或尿道瘘等并发症。

【声像图表现】

1. 膀胱内非金属异物　呈较高或中等高回声，后方可无声影或淡声影，金属异物呈强回声，后方伴声影或彗星尾征；异物高回声可随患者体位移动而移动，异物的形态随异物的不同而出现较大差异。

2. 膀胱内血块　表现为团块状高回声，大小不等，形态不规则，漂浮于膀胱尿液中或附在膀胱壁上，可随体位改变而移动。

【超声报告示例】

超声检查所见：膀胱充盈良好，内可见一强回声，大小 0.8cm×0.5cm，后方伴彗星尾征，可随患者体位移动而移动。

超声提示：膀胱内异物。

小结

泌尿系统是超声诊断应用较多领域之一，由于超声检查具有实时动态、无创且价格低廉的优势，目前已成为诊断泌尿系统疾病不可或缺的诊断工具。本章从不同视角对肾、输尿管、膀胱的解剖概要及其超声探测方法和正常测值进行了讲述，对疾病病理生理、临床表现、声像图特征与鉴别诊断、超声诊断评价等进行了重点阐述。

思考与练习

一、单项选择题

1. 检查肾脏用（　　）
   A. 凸阵探头　B. 扇形探头
   C. 线阵探头　D. 腔内探头
   E. 小器官探头

2. 临床上膀胱病变好发于（　　）
   A. 膀胱体　B. 膀胱三角
   C. 膀胱底　D. 膀胱颈
   E. 膀胱尖

3. 关于肾脏超声声像图表现叙述错误的是(　　)
   A. 肾皮质回声略低于肾髓质
   B. 皮质深入髓质的部分称为肾柱
   C. 肾窦为高回声
   D. 人体站立时，左肾略高于右肾
   E. 肾脏为成对的实质性器官

4. 关于正常肾脏声像图表现不正确的是（　　）
   A. 肾锥体呈放射状排列在肾窦周围
   B. 肾窦呈高回声
   C. 弓状动脉位于肾皮质与肾髓质之间
   D. 肾脏横断面在肾门部呈马蹄形
   E. 肾锥体回声高于肾皮质回声

5. 患者无痛性血尿，超声示膀胱三角区乳头状隆起性病灶 3cm×2cm，基底部较宽，不随体位移动，首选诊断是（　　）
   A. 膀胱结石
   B. 膀胱内血凝块
   C. 血管瘤
   D. 膀胱癌
   E. 膀胱内异物

6. 下列有关多囊肾的叙述错误的是（　　）
   A. 有遗传性
   B. 不会伴有多囊肝
   C. 有家族史
   D. 呈无回声
   E. 肾脏形态可失常

7. 左肾静脉走行于（　　）
   A. 腹主动脉与肠系膜上动脉之间
   B. 腹主动脉后方

C. 与门静脉伴行

D. 下腔静脉后方

E. 与脾静脉伴行

8. 正常人体软组织的内部回声强度排列顺序，下述正确的是（　　）

A. 肾窦＞胰腺＞肝＞肾实质

B. 肾窦＞肝＞胰腺＞肾实质

C. 胰腺＞肾窦＞肝＞肾实质

D. 胰腺＞肾窦＞肾实质＞肝

E. 肝＞肾窦＞肾实质＞胰腺

二、问答题

1. 简述正常肾脏超声探测的方法及标准切面。
2. 简述肾积水的分度及鉴别诊断。
3. 简述输尿管的解剖分段及输尿管结石的探测要点。
4. 简述膀胱结石的声像图表现。

（黄晓云）

第十一章　男性生殖系统超声

学习目标

1. 掌握：男性生殖系统器官超声探测的常用途径及正常声像图表现。

2. 熟悉：前列腺增生和前列腺癌的鉴别诊断；鞘膜积液声像图特征及其鉴别诊断；附睾炎的声像图特征及其鉴别诊断；睾丸扭转声像图特征及其鉴别诊断。

3. 了解：睾丸肿瘤的超声表现及其鉴别诊断。

第一节　男性生殖系统解剖

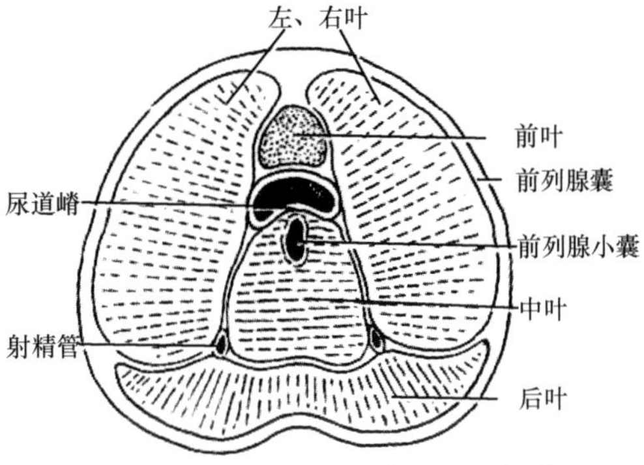

图 11-1　前列腺五叶分区法示意图

前列腺是由腺体和纤维肌肉组成的腺肌性器官，外有包膜，位于膀胱与尿生殖膈之间，尿道从其中央穿过，呈前后略扁的栗子形，重 8～20g。

传统上前列腺可分为 5 叶：前叶、中叶、后叶、左叶、右叶（图 11-1）。目前临床上根据带区划分将前列腺分为周缘区、移行区、中央区、前纤维肌肉基质区（图 11-2）。周缘区是前列腺癌的好发部位。移行区是前列腺增生的好发部位。前纤维肌肉基质区属于前列腺非腺体组织，一般不发生病变。

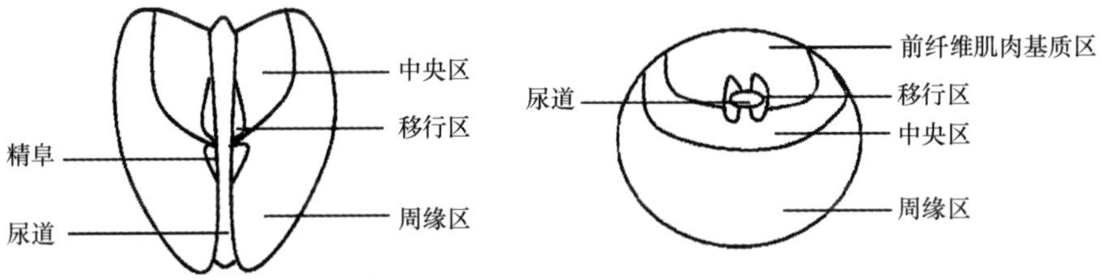

图 11-2　前列腺带区划分法示意图

阴囊是位于阴茎后下方的囊袋状器官，形态呈梭形，阴囊正中线上有一纵行的阴囊缝，深面有阴囊中隔，将阴囊分为左右两部分，分别容纳左右侧的睾丸、附睾和精索下段。睾丸鞘膜起源于胚胎时的腹膜，为腹膜的延续，分为壁层和脏层。壁层和脏层之间为鞘膜腔，内有少量浆液，起润滑作用（图 11-3）。

睾丸为男性的生殖腺，位于阴囊内，外形呈椭圆形，左右各一，表面光滑，分上下两端、前后两缘、内外两侧面，上端和后缘有附睾附着，后缘有血管出入。睾丸表面被覆浆膜。成人睾丸长 3～4cm，宽 2～3cm，厚 1～2cm。

附睾由头、体、尾三部分组成，上端膨大、下端变细呈新月形，分别附着在睾丸上端、睾丸体部后缘和睾丸下端。

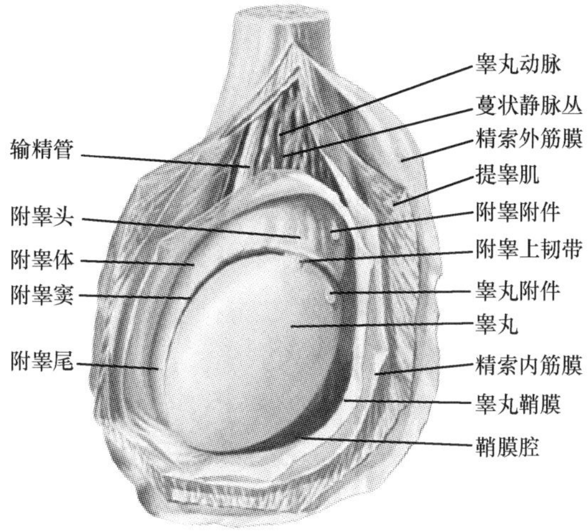

图 11-3 阴囊解剖

精索为质柔软的圆索状结构，位于睾丸上端与腹股沟管腹环之间，内有输精管、睾丸动脉、蔓状静脉丛、淋巴管、神经等结构。

第二节 前列腺超声

一 前列腺超声检查方法

1. 仪器 前列腺可选用经腹部或经直肠扫查。腹部探头成人常用的频率为 3.0～3.5MHz，儿童常用的频率为 5.0MHz，直肠探头常用频率为 5.0～10.0MHz。

2. 检查前准备 经腹部扫查需适度充盈膀胱。经直肠扫查需作探头清洁，是否充盈膀胱根据检查需要而定。

3. 体位

（1）经腹部扫查最常用仰卧位，也可适当调整成侧卧位或截石位使图像更加清晰。

（2）经直肠扫查采用截石位、左侧卧位或胸膝位。

4. 具体扫查方法

（1）经腹部扫查：嘱患者充分暴露下腹部至耻骨联合，探头置于耻骨上，局部涂耦合剂后，利用充盈的膀胱作为透声窗，将探头向患者足侧缓慢移动，进行横向扫查，然后进行正中矢状扫查，将探头分别向左右两侧缓慢移动，直至前列腺像消失，可分别获得精囊和前列腺声像图。

（2）经直肠扫查：检查方法同直肠扫查膀胱。前列腺横断扫查有精囊水平横断面、前列腺精阜以上水平横断面和精阜以下水平横断面，矢状扫查有正中矢状断面和向左右两侧分别进行的旁矢状断面。经直肠超声检查可清晰显示前列腺形态、大小及内部结构，径线测量更加准确。

二 前列腺的正常声像图及超声测量

1. 正常前列腺声像图 横切时前列腺呈栗子形，包膜光滑、完整，内部回声为低回声，分布均匀。纵切面时前列腺呈椭圆形，尖端朝向后下方，正中矢状面可见部分凹入尿道内口，后方两侧可见长条状低回声的精囊（图 11-4、图 11-5）。

2. 正常前列腺超声测量参考值 经腹壁测量前列腺大小，长径为（2.9±0.5）cm，宽径为（4.1±0.6）cm，厚径为（2.8±0.4）cm。经直肠测量前列腺经线略大于经腹壁测量。归纳起来，正常前列腺大致宽径为4cm，长径为3cm，厚径为2cm。

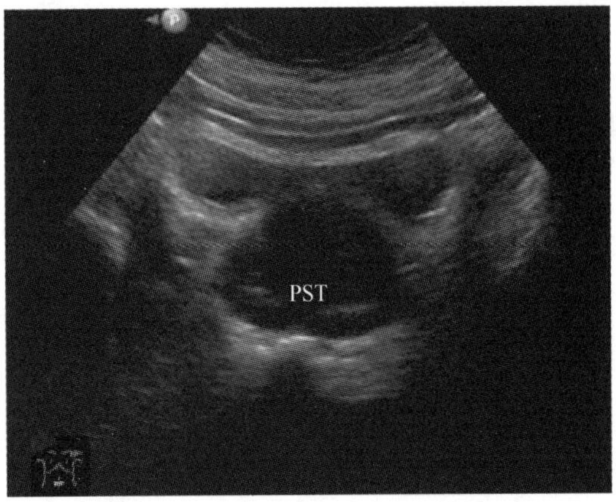

图 11-4　正常前列腺声像图（横切）

PST：前列腺

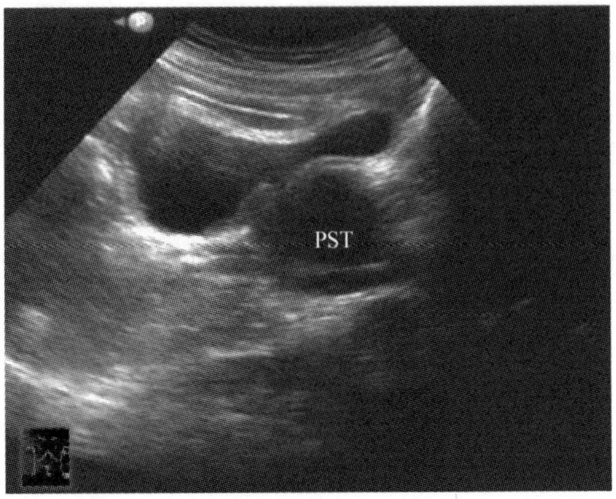

图 11-5　正常前列腺声像图（纵切）

PST：前列腺

三 前列腺疾病

（一）良性前列腺增生

良性前列腺增生病理学表现为细胞增生，是引起老年人排尿障碍原因中最为常见的一种良性病变。病因可能与人体雄激素平衡失调有关。主要发生在移行区，即内腺区，由腺体、平滑肌和间质组成。增生的前列腺自两侧压迫尿道，使尿道前列腺段受压、弯曲、变窄引起下尿路梗阻。临床主要表现为尿频、排尿困难、尿潴留三大症状。尿频是前列腺增生最常见的早期症状，夜间更为明显。排尿困难是前列腺增生最重要的症状，病情发展缓慢，典型表现为排尿迟缓、断续、尿流细而无力、射程短等。当梗阻加重达一定程度时，可使膀胱逼尿肌功能受损，收缩力减弱，残余尿逐渐增加，继而发生尿潴留。

【声像图表现】

1. 外形　前列腺径线增大，各径线均超过正常值，前后径更显著，外形变圆，接近球形。包膜完整、光滑。肿大的腺体引起膀胱颈部抬高变形，严重者向膀胱内凸进。

2. 内腺瘤样增大，外腺萎缩，两者分界清晰，内外腺比例失常。

3. 内部出现增生结节，结节呈球形，单个或多个，低回声或中等回声，边界清晰，两侧叶对称。

4. 良性前列腺增生常伴有前列腺结石，内外腺之间可见弧形强回声团，后方伴声影。

5. 重度良性前列腺增生可伴有膀胱排空障碍而引起残余尿，膀胱壁代偿性增厚和假憩室形成，膀胱壁小房小梁形成，双侧输尿管积水和肾积水（图 11-6）。

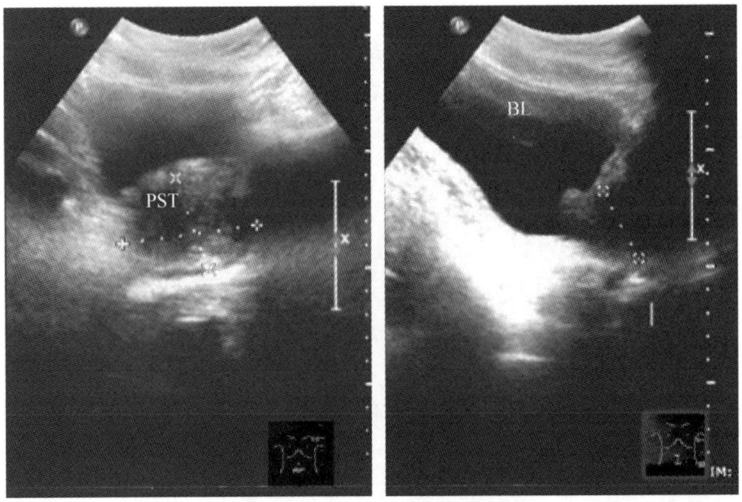

图 11-6　正常前列腺声像图

PST：前列腺；BL：膀胱

【超声报告示例】

超声检查所见：前列腺增大，呈球形，大小 5.5cm×4.6cm×3.5cm，包膜完整、光滑，向膀胱内凸入，范围 3.0cm×1.8cm，内部回声不均匀，内可见一强回声区，大小 0.8cm×0.5cm，后方伴声影。

超声提示：前列腺增生伴结石。

（二）前列腺癌

前列腺癌病因尚未查明，可能与环境、遗传、性激素等有关。本病好发于周缘区，约占 70%；中央区少见，约占 8%；内腺或移行区约占 10%，这与良性前列腺增生几乎完全发生于内腺区不同。本病 95%为腺癌，肿瘤质地坚硬，形成单个或多个结节。癌瘤向腺体浸润，也可穿破包膜向邻近器官浸润或向远处转移。多数无明显临床症状，常在直肠指检或检测血清前列腺特异性抗原（PSA）值升高时被发现。表现为下尿路梗阻症状，如尿频、尿急、尿流缓慢、尿流中断、排尿不尽，甚至尿潴留或尿失禁。出现远处转移时可引起骨痛、脊髓压迫神经症状及病理性骨折。晚期可出现贫血、衰弱、下肢水肿、排便困难、少尿或无尿等。

【声像图表现】

1. 早期前列腺癌声像图　前列腺增大不明显，内回声不均匀，出现强光点或光斑，伴或不伴声影。外腺区可见低回声结节，少数呈等回声或非均质性回声增强，结节边界模糊不清，较大的结节有包膜隆起。CDFI 示病变局部血流信号增加，但并非特异性。

2. 进展期前列腺癌声像图　前列腺体积明显增大，两侧叶不对称，包膜不完整，回声连续中断甚至缺失。前列腺内部回声不均匀，可出现大小不等光点或低回声区，病变部位回声增强和减弱参差不齐，内外腺结构和境界不清。

3. 邻近器官受累征象　如膀胱颈部回声不规则增厚、隆起，精囊周围和精囊本身回声异常，失去两侧对称性，直肠内出现肿块回声。CDFI 示病变区内血流信号增加（图 11-7）。

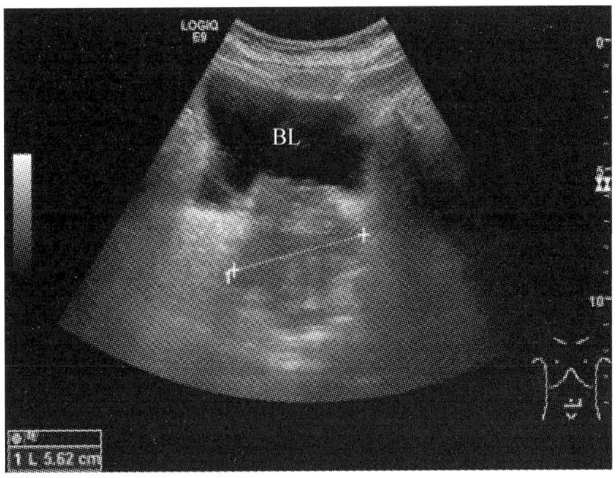

图 11-7　前列腺癌声像图

BL：膀胱

【超声报告示例】

超声检查所见：前列腺增大，大小 5.6cm×4.6cm×4.5cm，形态不规则，边界不清，内部回声不均匀，包膜不完整，内外腺境界不清。CDFI 内可见丰富血流信号。

超声提示：前列腺癌可能。

【鉴别诊断】

前列腺癌声像图需与良性前列腺增生进行鉴别，鉴别要点见表 11-1。

表 11-1　前列腺增生与前列腺癌的声像图鉴别要点

项目	前列腺增生	前列腺癌
好发部位	内腺多见	外腺居多
内腺与外腺	内腺呈球形增大，外腺不同程度萎缩，两者分界清楚	外腺病变使内腺受压变形，内外腺组织界线模糊不清
左右对称	对称	不对称
内部回声	均匀	不均匀
包膜	回声较强，完整光滑	不完整，表面隆起，边缘模糊不清
侵犯邻近器官	无，但可向膀胱凸出	侵犯精囊、膀胱、直肠等

链接

超声引导下前列腺穿刺活检

前列腺穿刺活检是术前诊断前列腺癌的金标准，前列腺穿刺活检的引导方法有直肠指检（DRE）指导下经直肠穿刺活检和影像技术引导前列腺穿刺活检，前者也称为盲穿法，目前在有影像技术引导穿刺活检的单位已废弃不用。引导前列腺穿刺活检的影像技术主要有超声、MRI、MRI和超声融合成像等方法，其中超声引导法实时性强且不需要任何复杂的附加装置及特殊针具而成为目前临床最常用的前列腺穿刺引导方法。超声引导方法又有经直肠超声和经会阴超声引导法之分，经会阴超声引导方法由于其图像质量差，除各种原因无法行经直肠超声检查者外已不用此法作穿刺引导。经直肠超声引导按其穿刺路径不同分为经直肠前列腺穿刺活检和经会阴前列腺穿刺活检，这两种穿刺活检方法因其穿刺准确性和安全性高而成为目前临床最常用的前列腺穿刺活检法。

第三节 阴囊、睾丸超声

一 超声检查方法

1. 仪器 采用高分辨力实时超声仪，探头频率常用7.0～10.0MHz。

2. 扫查前准备 无须特殊准备。

3. 体位 常用仰卧位，嘱患者暴露下腹部和外阴部，用纸巾将阴茎向上提拉，固定阴囊。站立位用于隐睾、精索静脉曲张和疝的检查。

4. 扫查方法

（1）横断面扫查：观察双侧阴囊壁层、睾丸和附睾大小、形态、内部回声，观察睾丸周围液体的多少及其回声有无异常，注意双侧对比扫查。

（2）纵断面扫查：左右侧阴囊分别扫查，从阴囊根部开始，注意观察附睾、精索及睾丸周围液体有无异常。

二 正常阴囊、睾丸声像图与超声测量

（一）正常声像图

1. 阴囊壁 呈整齐的高回声，厚3～5mm，两侧对称。

2. 睾丸 左右各一，纵断面呈卵圆形，包膜光整，睾丸实质均匀，呈点状中等回声。睾丸纵隔呈线条高回声向睾丸内部延伸，位于中央靠后外侧，属正常结构。CDFI显示睾丸内部星点状或条状血流信号（图11-8，彩图10）。

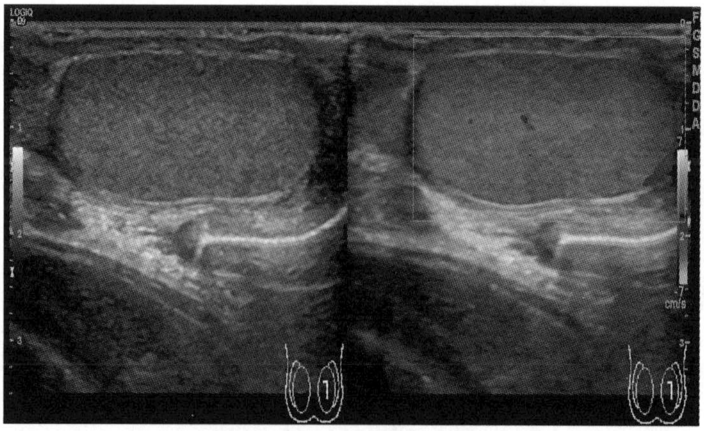

图11-8 正常睾丸声像图

3. 附睾 回声与睾丸相似，附睾头呈“三角形”或“新月形”，位于睾丸上端，附睾体、尾部位于

睾丸背侧和下端，回声较弱，容易漏检。

4. 精索　位于腹股沟区的圆索状结构，呈中等回声，其内包含输精管、睾丸动脉、蔓状静脉、精索内静脉、神经、淋巴管等组织。CDFI：正常人平静呼吸时不显示精索内静脉及蔓状静脉的血流信号。

（二）正常超声测量参考值

1. 睾丸长径　纵切面显示睾丸和附睾清楚的轮廓后，自睾丸上缘测量至下缘，正常成人 3.5～5.0cm。

2. 睾丸宽径　横切面显示睾丸清楚的轮廓后，自睾丸的外缘测量至内缘，正常成人 1.5～2.5cm。

3. 睾丸厚径　在纵切面或横切面上，自睾丸的前缘测量至后缘，正常成人 0.2～0.5cm。

4. 附睾　附睾头部厚约 1cm，附睾体部厚 0.2～0.5cm，附睾尾部厚约 0.5cm。

5. 精索　正常成人精索静脉内径＜0.18cm。

三 阴囊、睾丸疾病

（一）鞘膜积液

根据鞘状突发生闭合不全的部位，本病可分为四种类型，即睾丸鞘膜积液、精索鞘膜积液、睾丸精索鞘膜积液和交通性鞘膜积液。其中，以睾丸鞘膜积液最为常见。鞘膜积液可以继发感染、出血，使积液性质有所改变。一侧鞘膜积液多见，表现为阴囊或腹股沟囊性肿块，呈慢性、无痛性逐渐增大。积液量少时无不适，积液量多时才感到阴囊下坠、胀痛和牵扯感。巨大睾丸鞘膜积液时，阴茎缩入包皮内，影响排尿、行走和劳动。

【超声图表现】

鞘膜积液的共同表现为患侧阴囊肿大，睾丸、附睾周围见无回声包绕，睾丸、附睾的形态、大小、内部回声无异常。

1. 睾丸鞘膜积液　睾丸鞘膜内积聚的液体超过正常量，液性暗区仅包绕在睾丸周围。

2. 精索鞘膜积液（精索囊肿）　精索鞘状突部分局限性积液，两端关闭，不与腹腔及睾丸鞘膜相通，囊性肿物位于睾丸上方，呈圆形或椭圆形，边界清晰、光滑，位置可高、可低。

3. 睾丸精索鞘膜积液（婴儿型）　精索鞘状突积液并与睾丸鞘膜囊相通，上端不与腹腔相通，阴囊内无回声区呈梨形，向上延伸至精索。

4. 交通性鞘膜积液（先天性鞘膜积液）　鞘状突在出生后未闭，鞘膜内液体可流入腹腔。患者仰卧位时，阴囊内无回声区较小，站立时无回声区显著增大（图 11-9）。

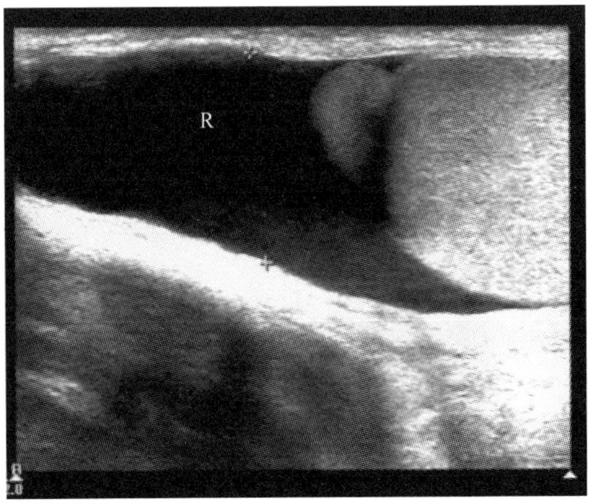

图 11-9　睾丸鞘膜积液声像图

R：右

【超声报告示例】

超声检查所见：右侧睾丸大小 3.6cm×2.0cm，形态正常，内部回声均匀，周围可见无回声液性暗区，范围 2.5cm×1.8cm，内透声好。

超声提示：右侧睾丸鞘膜积液。

【鉴别诊断】

1. 腹股沟疝　阴囊也可增大，声像图显示阴囊内不均质团块，团块与腹腔相通。团块内可见肠内容物蠕动。

2. 阴囊血肿　阴囊也可增大，阴囊或睾丸周围出现无回声区，内有细小光点。需结合患者临床病史加以鉴别，阴囊血肿通常有外伤史。

（二）睾丸肿瘤

原发性睾丸肿瘤，有生殖细胞肿瘤和非生殖细胞肿瘤之分，绝大多数为恶性。前者又以精原细胞瘤最多见，胚胎癌次之。本病多见于青年男性和隐睾患者。睾丸肿瘤临床表现为睾丸肿大、触及无痛性肿块。典型的表现是睾丸肿胀或变硬。睾丸肿瘤较小时，临床症状不明显。肿瘤逐渐增大，表面光滑，质硬而沉重，有轻微坠胀或钝痛。极少数患者起病较急，突然出现疼痛性肿块，局部红肿伴发热。少数分泌绒毛膜促性腺激素升高的睾丸肿瘤患者可引起男性乳房女性化。肿瘤转移可出现胸痛、咳嗽或咯血、呕吐或出血、颈部肿块、骨痛、下肢水肿等症状。

【声像图表现】

1. 患侧睾丸弥漫性或不规则肿大，表面不光滑，与健侧睾丸不对称。

2. 肿块内部回声可呈多样性，低回声型一般为单个或多个均匀低回声，与正常睾丸组织回声分界清楚，此型多见于精原细胞瘤。高回声型睾丸实质内见单个或多个高回声病灶，一般较小，边界清，此型多见于精原细胞瘤或转移癌。

3. 彩色多普勒检查可见肿瘤部位血流信号增多和睾丸内血管走行异常。

4. 转移性征象　睾丸恶性肿瘤可沿精索淋巴管向肾门淋巴结和腹膜后转移。在腹主动脉或髂总动脉旁可探及低回声的肿大淋巴结，肾门部可见低回声肿块，伴肾盂积水。

【超声报告示例】

超声检查所见：右侧睾丸大小 3.9cm×2.1cm，形态正常，上极内可见一高回声，大小 2.0cm×1.6cm，边界清，形态规则。CDFI 内部可见血流信号。

超声提示：睾丸内高回声（考虑睾丸肿瘤）。

【鉴别诊断】

1. 睾丸扭转　以突发性疼痛、睾丸肿大就诊，声像图表现为睾丸实质回声减低。CDFI 在睾丸实质内探测不到血流信号。

2. 急性睾丸炎　睾丸体积迅速增大，形态规则，表面光滑，实质内可见呈片状的低回声区，无立体感，结合病史可加以鉴别。

（三）附睾炎

急性附睾炎多见于中青年，大多继发于尿路感染及导尿管或器械插入等。感染多从输精管逆行传播，血行感染少见。致病原多为大肠埃希菌。慢性附睾炎多由于急性附睾炎治疗不彻底而形成，部分患者无急性炎症过程，可伴有慢性前列腺炎。急性附睾炎发病突然，全身症状明显，可有畏寒、高热。患侧阴囊明显肿胀，阴囊皮肤发红、发热、疼痛，并沿精索、下腹部及会阴部放射，可伴有膀胱刺激症状。慢性附睾炎表现为阴囊有轻度不适或坠胀感，休息后好转。附睾局限性增厚及肿大，与睾丸的界线清楚，精索、输精管可增粗，前列腺质地偏硬。

【声像图表现】

声像图呈现附睾弥漫性肿大，有球形感，内可见回声减低，以尾部为主，继发少量鞘膜积液时，其内部可见不规则液性暗区，透声差。CDFI 显示附睾血流信号明显增加，血流速度加快（图 11-10、图 11-11，彩图 11）。

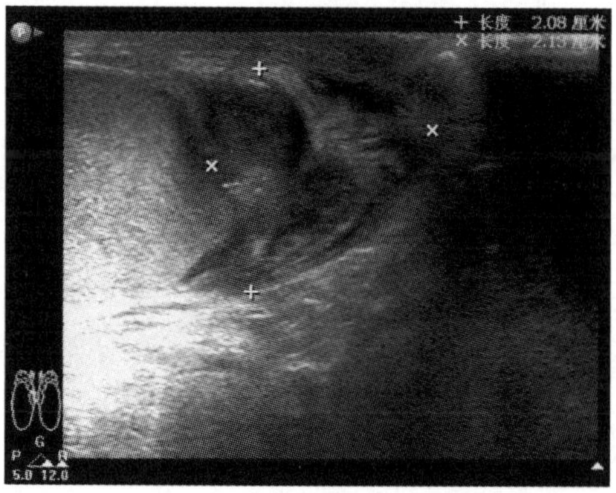

图 11-10　附睾炎声像图

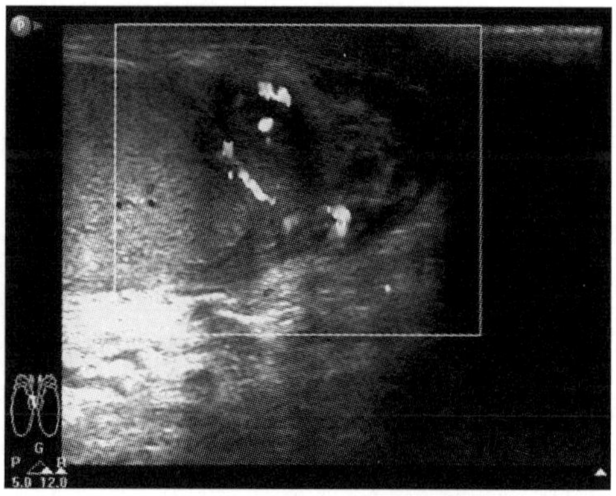

图 11-11　附睾炎血流声像图

【超声报告示例】

超声检查所见：右侧附睾弥漫性肿大，有球形感，大小 2.5cm×2.3cm，内部回声减低，不均匀。CDFI 显示右侧附睾血流信号明显增加，血流速度加快。

超声提示：右侧附睾炎。

（四）睾丸扭转

睾丸扭转系因精索自身扭转引起睾丸血液循环障碍，出现缺血坏死。主要原因为鞘状突发育异常，可分为鞘膜内型和鞘膜外型。主要临床表现为一侧阴囊持续性疼痛，可放射至腹股沟及下腹，伴有恶心、呕吐。睾丸扭转后突发局部剧痛，常向腹、腰部放射，并有恶心、呕吐及发热，可误认为睾丸、附睾炎症、嵌顿疝甚至腹腔内疾病。阴囊皮肤充血、水肿、发热。由于提睾肌痉挛及精索的短缩，睾丸被提到阴囊上部。新生儿及小婴儿的睾丸扭转常无痛苦貌，扭转的睾丸增大、变硬，但无压痛。阴囊内容物常与其壁粘连，并透过皮肤可呈蓝色。

【声像图表现】

1. 急性期　可见阴囊壁增厚，厚度超过 5mm，睾丸及附睾体积增大，内部回声减低，当伴有鞘膜积液时，阴囊内可见液性暗区。CDFI 表现为患侧睾丸实质内血流减少或消失，对侧正常睾丸内血流信号正常。

2. 亚急性期　可见睾丸及附睾体积增大，回声粗糙不均匀。

3. 慢性期　睾丸体积缩小，内部回声不均匀。CDFI 可见患侧睾丸实质内血流信号消失（图 11-12、图 11-13，彩图 12）。

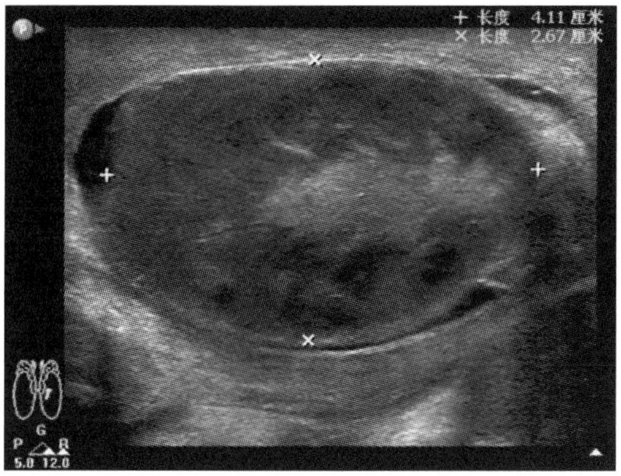

图 11-12　睾丸扭转声像图

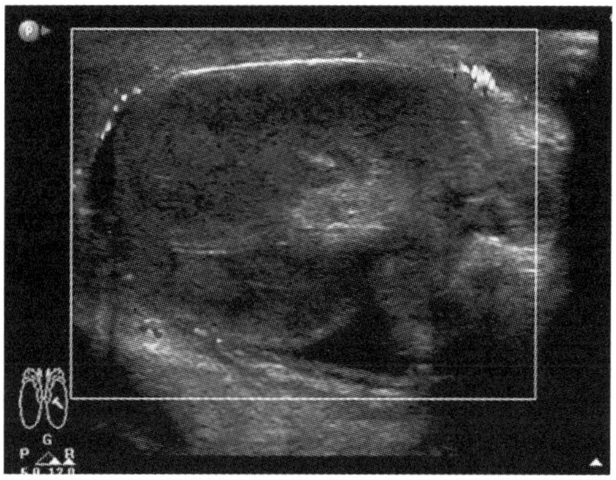

图 11-13　睾丸扭转血流图

【超声报告示例】

超声检查所见：右侧睾丸增大，大小 5.5cm×3.6cm，右侧附睾增大，大小 3.8cm×3.1cm，内部回声减低，不均匀。CDFI 显示右侧睾丸实质内未见血流信号。

超声提示：右侧睾丸扭转。

（五）隐睾

隐睾是指一侧或双侧睾丸在发育过程中未进入同侧阴囊就停止下降，未降的睾丸常位于腹股沟或腹膜后。

【声像图表现】

声像图表现为阴囊内未探及正常睾丸回声，于腹股沟区或内环附近探及类圆形低回声光团，边界清，回声与正常睾丸实质回声相同，体积小于正常睾丸。

【超声报告示例】

超声检查所见：右侧阴囊内未探及正常睾丸回声，于腹股沟区探及类圆形低回声光团，边界清，回声与正常睾丸实质回声相同，大小 2.8cm×2.5cm。

超声提示：右侧隐睾。

（六）精索静脉曲张

精索静脉曲张指精索内蔓状静脉丛的异常伸长、迂曲和扩张，青壮年居多。因左侧精索内静脉成直角汇入左肾静脉，加之乙状结肠、腹主动脉、肠系膜上动脉压迫，使精索静脉血液回流阻力加大，临床上左侧精索静脉曲张较多见。一般多无症状，易被忽视，仅在体检时发现。症状严重时，主要表现为患侧阴囊胀大，有坠胀感、隐痛，步行或站立过久则症状加重，平卧休息后症状可缓解或消失。

【声像图表现】

精索纵断时附睾上方可见多个迂曲走行的条状无回声管道，呈蚯蚓状或蛇头状，内径≥1.8mm。管内无回声，壁薄。直立位或做 Valsalva 动作时，可见上述管状结构明显增多、增粗。彩色多普勒可以敏感地显示上述静脉曲张征象和血液反流信号，频谱多普勒显示为静脉血流（图 11-14、图 11-15，彩图 13）。

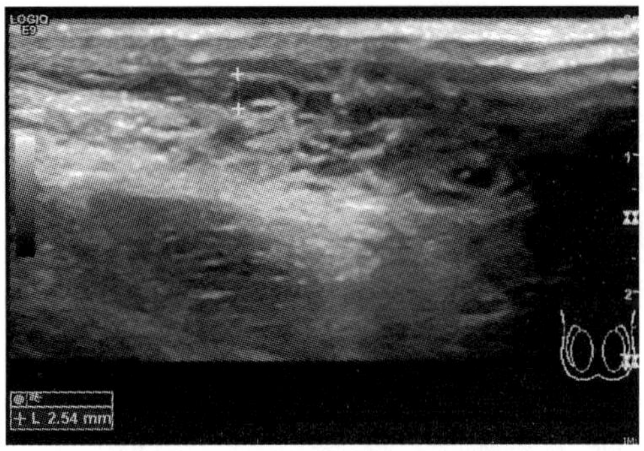

图 11-14　精索静脉曲张声像图

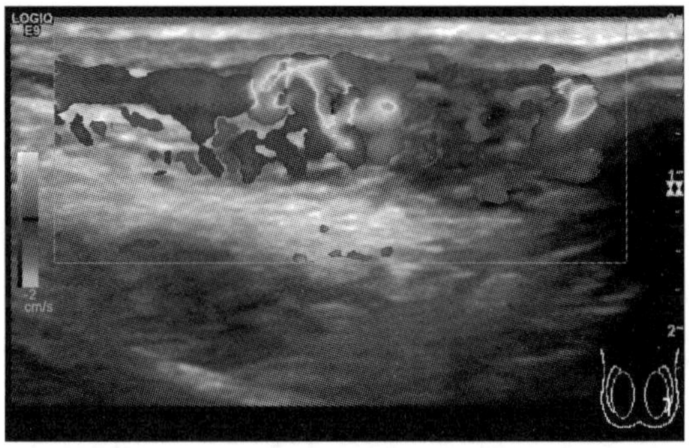

图 11-15　精索静脉曲张血流声像图

【超声报告示例】

超声检查所见：右侧附睾上方可见多个迂曲走行的条状无回声管道，呈蚯蚓状或蛇头状，内径 2.5mm，管内呈无回声，壁薄。做 Valsalva 动作时，可见管状结构明显增多、增粗。彩色多普勒、频谱多普勒显示为静脉血流。

超声提示：右侧精索静脉曲张。

小结

超声检查是前列腺及阴囊、睾丸疾病的首选影像诊断方法，经直肠超声引导组织学活检更可为临床可疑早期癌提供病理诊断和鉴别诊断依据。超声并可较好显示阴囊和睾丸病变，检查方法简单、准确且无放射性损伤，有助于确定外科手术探查适应证及随诊观察，判断预后。

思考与练习

一、单项选择题

1. 患者，男，13 岁。突发阴囊肿胀、剧痛而来院诊治。超声显示：睾丸增大，回声增强，睾丸内血流信号消失，其最可能的诊断为（　　）

A. 急性睾丸附睾炎　　B. 阴囊血肿
C. 睾丸肿瘤　　D. 睾丸扭转
E. 绞窄性斜疝

2. 患者，男，45 岁。阴囊肿胀 1 天来诊，超声显示附睾增大，回声减低、不均匀，周围可见液性暗区，其最可能的诊断为（　　）

A. 急性附睾炎　　B. 阴囊血肿
C. 睾丸肿瘤　　D. 睾丸扭转
E. 绞窄性斜疝

3. 睾丸周围出现液性暗区，平卧位挤压阴囊时，液体量明显减少，站立位可增多，最有可能的诊断为（　　）

A. 睾丸鞘膜积液　　B. 精索鞘膜积液
C. 混合性鞘膜积液　　D. 交通性鞘膜积液
E. 附睾鞘膜积液

4. 下列症状不是前列腺增生的是（　　）

A. 排尿困难　　B. 尿流变细
C. 尿频　　D. 血尿
E. 尿后滴尿

5. 下列关于前列腺增生的说法不正确的是（　　）
A. 好发于内腺
B. 好发于外腺
C. 增生的程度与排尿困难不成正比
D. 前列腺增大呈球形
E. 可伴有前列腺结

二、问答题

1. 简述前列腺增生与前列腺癌的声像图区别。
2. 简述正常阴囊超声探测方法与标准切面。
3. 简述鞘膜积液的分类、超声声像图表现及鉴别诊断。

（黄晓云）

第十二章　腹膜后间隙、肾上腺超声

学习目标

1. 掌握：肾上腺的超声检查方法和正常声像图。
2. 熟悉：腹膜后间隙解剖概要，腹膜后间隙超声检查方法和正常声像图。
3. 了解：后腹壁疾病，肾上腺解剖概要，肾上腺肿瘤。

第一节　腹膜后间隙超声

一　腹膜后间隙解剖概要

腹膜后间隙的范围，上界为横膈，下界为盆膈，两侧到腰大肌外侧缘。间隙的前界为壁腹膜、肝右叶裸区、十二指肠、升降结肠及直肠的腹膜后部分，后界为椎体、骶骨及腰大肌等。肠系膜根部两层腹膜之间，也可看作腹膜后间隙的延伸部分。腹膜后间隙一部分在髂窝，向下为真盆腔，其底部由肛提肌、尾肌组成，为间隙的下界。

腹膜后间隙内主要有腹主动脉、下腔静脉及它们的重要分支、胰腺、部分十二指肠、肾上腺、肾及输尿管等。神经主要有交感神经干、交感神经节及脊椎神经。另外还有淋巴结、淋巴管。有的还有原始泌尿生殖嵴残留部分及胚胎残留组织。以上组织均可以成为肿瘤的来源。由于腹膜后间隙为含有大量疏松结缔组织的潜在腔隙，其前方为阻力小的腹腔，所以出血和感染很容易大面积扩散，肿瘤也可长得很大。

腹膜后间隙由前向后可分为 3 个解剖区（图 12-1）。

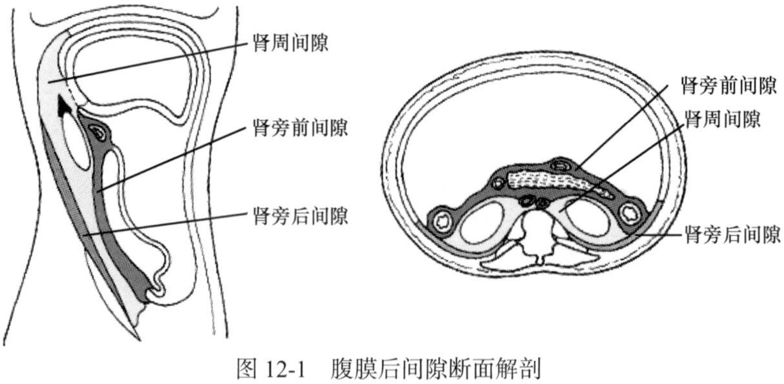

图 12-1　腹膜后间隙断面解剖

1. 肾旁前间隙　位于壁腹膜与肾前筋膜之间、升结肠和降结肠的后方，此间隙向上延伸至肝裸区，向下经髂窝与盆腔腹膜后间隙相通，其内有胰腺、十二指肠的降部和横部、升横结肠及脂肪组织。

2. 肾周间隙　由肾前筋膜和肾后筋膜围成，两层筋膜间充满脂肪组织包裹肾，故又称肾脂肪囊。肾前筋膜越过腹主动脉和下腔静脉的前方，与对侧的肾前筋膜相延续。右肾周围间隙向上开放并与肝裸区相通。肾周围间隙向下延伸的过程中，前层融合盆腔脂肪组织，后层与髂筋膜疏松结合，在肾周围间隙下方略向内成角，开口于髂窝。此间隙内有肾上腺，肾、输尿管和肾门处的肾血管及较多的肾周脂肪。

3. 肾旁后间隙 位于肾后筋膜、侧椎筋膜与腹内筋膜之间，主要内容物为中等量脂肪。

二 腹膜后间隙超声检查方法和正常声像图

（一）超声检查方法

1. 仪器 选用实时彩色超声诊断仪，选用 3.0～5.0MHz 凸阵探头，婴幼儿患者可选择更高频率的线阵探头。

2. 检查前准备 检查时患者需禁食 8 小时以上，以减少胃肠道内气体及内容物对腹膜后显示的干扰。若肠道气体仍较多时可口服缓泻剂或清洁灌肠。检查中可饮水充盈胃腔形成透声窗。如观察下腹部或盆腔腹膜后病变，检查前要充盈膀胱。检查前两天禁作钡餐造影和钡灌肠。

3. 检查体位 常规采用仰卧位，为了观察肿块的移动性以及与肠管的关系，也可采用侧卧位、半卧位、俯卧位或胸膝卧位等。需要经直肠超声检查盆腔内包块时可选取截石位。

4. 扫查方法

（1）经腹进行从上到下、从左到右的系列连续扫查，全面观察有无腹膜后肿块及肿大淋巴结。

（2）对临床触及肿块或超声扫查发现可疑肿块的区域，进行纵、横、斜等多角度断层扫查，观察肿块的位置、大小、形态、内部及边界回声、活动度及彩色、频谱多普勒血流图像，注意肿块与邻近脏器、周围大血管的关系。

（3）探头加压扫查，可减少局部胃肠道气体的干扰。

5. 探测要点

（1）腹膜后间隙为一潜在腔隙，位置深在且受胃肠道气体的影响，超声无法直接显示，可通过显示腹膜后脏器（胰腺、肾、肾上腺等）、腹膜后大血管（腹主动脉，下腔静脉，髂总动、静脉等）和脊柱、腹后壁肌肉等对腹膜后间隙进行超声解剖定位。

（2）腹膜后肿物位置较固定，可通过结合呼吸运动和体位变化，观察肿物的移动性从而与腹腔肿物进行鉴别。

（二）正常腹膜后间隙声像图

经腹对腹膜后间隙进行纵、横、斜等多角度断层扫查，显示其与腹膜后脏器、血管之间的毗邻关系，基本超声切面图像如下：

1. 经腹主动脉长轴纵断图 显示腹主动脉长轴，其腹侧有腹腔干、肠系膜上动脉等发出（图 12-2）。腹主动脉位于肾周围间隙，十二指肠横部、胰腺和肠系膜上动脉位于肾旁前间隙。

2. 经胰腺长轴横断面 胰腺、十二指肠降部、胆总管下段、门静脉、脾静脉和肠系膜上动脉所在的区域，相当于肾旁前间隙。腹主动脉和下腔静脉位于肾周围间隙（图 12-3）。

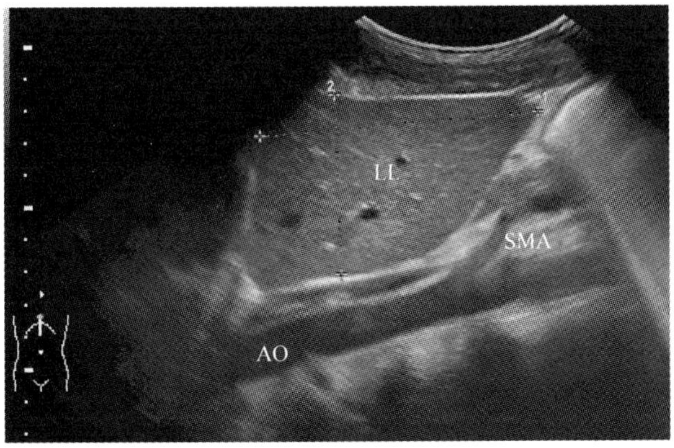

图 12-2 经腹主动脉长轴纵切面

LL：肝左叶；SMA：肠系膜上动脉；AO：腹主动脉

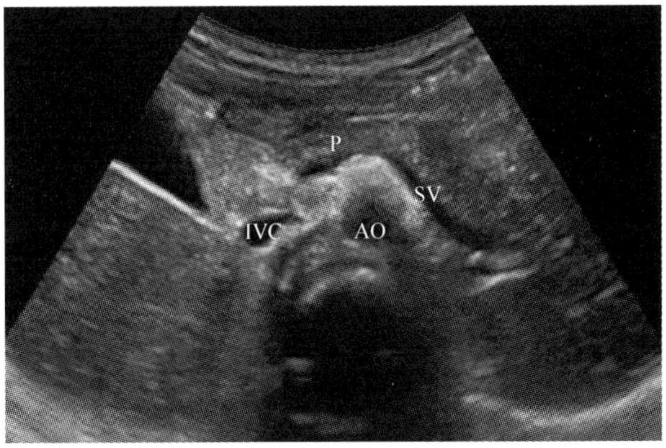

图 12-3 经胰腺长轴横切面

P：胰腺；SV：脾静脉；AO：腹主动脉；IVC：下腔静脉

3. 经肾门横断图　显示肾门部肾动、静脉，肾、肾血管和输尿管位于肾周围间隙，肠系膜上动、静脉位于肾旁前间隙。

4. 经髂血管的下腹横断图　显示脊柱前缘呈强回声带，脊柱两侧的腰大肌和腰方肌呈宽带状弱回声。髂外动、静脉位于后腹膜与髂腰筋膜之间的间隙。

三　后腹壁疾病

（一）腹膜后囊性肿瘤

腹膜后囊性肿瘤较少见，种类颇多，常见的有囊状淋巴管瘤（婴幼儿常见，好发于颈部，位于腹膜后者不多）、囊性畸胎瘤、外伤性囊肿、寄生虫囊肿等。

腹膜后囊性肿瘤增大可挤压周围脏器，周围脏器可发生形态、位置和病理生理学的改变，如压迫输尿管可引起输尿管及肾积水，如压迫肠管可引起肠梗阻等。由于腹膜后囊肿发生部位的不同，可引起不同的临床症状。

【声像图表现】

1. 肿块呈椭圆形、分叶状或形态不规则，壁薄，表面光滑，境界清楚。

2. 肿块内部一般显示为无回声，可有分隔，呈多房性，囊性畸胎瘤等的无回声区内可探及密集细小光点回声，改变体位可见无回声区内光点漂浮移动征象，有时可见脂质回声与液性部分之间形成清楚的分界线（脂液分层征），牙齿或骨骼表现为强回声团后方伴声影，而毛发表现为高回声团或线状高回声。

3. 肿块贴近后腹壁，体积较大，位置深在、固定，不随呼吸及体位改变而移动或移动度小。

4. 腹膜后大血管及分支受压变细、变形及移位等，腹腔器官（如肝脏、胃、小肠等）受压前移。

5. 多普勒超声　肿瘤内一般无明显血流信号。当囊内伴有分隔时需注意分隔中有无血流信号。

【超声报告示例】

超声检查所见：腹膜后可见一巨大的无回声区，范围约 172mm×77mm×96mm，边界清但不规则，内可见多条强回声光带分隔。

超声提示：腹膜后囊性淋巴管瘤。

【鉴别诊断】

1. 腹膜后囊性肿瘤与腹膜后间隙脓肿的鉴别　腹膜后囊性肿瘤在临床上多表现为病变对周围脏器的压迫症状，而腹膜后脓肿，多源于腹膜后脏器的炎性病变播散，患者常有寒战、发热、白细胞增多、腰痛等临床症状；腹膜后间隙脓肿患者在超声检查中还可发现相应原发脏器病变的声像图表现。

2. 腹膜后囊性肿瘤与腰大肌寒性脓肿的鉴别　腰大肌寒性脓肿表现为病变侧腰大肌肿胀，病变的肌纤维内可显示坏死的无回声区，该病常伴有腰椎结核的临床症状及超声表现，主要表现在受侵椎体骨质破坏，脊柱椎体前缘强回声线中断，椎体变小，回声减弱不完整，局部骨质及其周围出现不规则低回声区。

3. 腹膜后囊性肿瘤与腰大肌血肿鉴别　腹膜后囊性肿瘤多无明显的外伤史，超声表现一般为壁薄、表面光滑、境界清楚的囊性包块。腰大肌血肿患者，常有明显的外伤史，受伤的腰大肌纤维部分中断，局部结构不清，因出血可发现局部无回声区，因血液向周围浸透可使局部肌纤维之间间距增大。

4. 腹膜后囊性肿瘤还需与肾上腺囊肿、卵巢囊肿、阑尾黏液囊肿等相鉴别，与以上疾病的鉴别主要在于病变的发生部位不同。

【临床价值】

超声诊断腹膜后囊性肿瘤的敏感性较高。它可以明确病变的位置、形态、大小、数目等，因受肥胖、胃肠道气体等影响，腹膜后较小的囊肿易漏诊。

（二）腹膜后实性肿瘤

原发性腹膜后实性肿瘤

原发性腹膜后肿瘤是指来源于腹膜后间隙的非器官性肿瘤，不包括胰腺、肾、肾上腺、输尿管等腹膜后间隙器官的肿瘤，主要来自脂肪组织、肌肉组织、纤维组织、血管和淋巴管、神经组织来源、泌尿生殖嵴残余组织、胚胎残余组织及不明来源的肿瘤。原发性腹膜后实性肿瘤中 60%～85%为恶性，其余为交界性或良性。良性肿瘤常见的是神经鞘瘤、神经纤维瘤等神经源性肿瘤；恶性肿瘤中以脂肪肉瘤最多。除恶性淋巴瘤外，原发性腹膜后实性肿瘤通常不发生远处淋巴结转移，仅在局部浸润。由于腹膜后间隙较大，肿瘤位置深在，临床症状大多出现较晚，除了有内分泌功能的肿瘤如嗜铬细胞瘤，因分泌肾上腺素和去甲肾上腺素而出现高血压症状，另一种为巨大的纤维组织肿瘤，因分泌胰岛素类物质而引起低血糖症状外，大部分肿瘤体积逐渐增大后可出现：①占位症状。出现腹部胀满感，瘤内合并出血、坏死时肿瘤可能突然增大，并出现剧烈腹痛。②压迫症状。压迫脏器、血管等产生相应的症状，如肠管受压可出现肠梗阻症状，输尿管受压可导致肾积水，压迫或侵及神经出现的疼痛，压迫静脉和淋巴管引起的回流障碍，出现下肢水肿、阴囊水肿、腹壁静脉曲张等。③全身症状。肿瘤发展到一定时期，会出现发热、食欲下降、体重减轻甚至恶病质等。

【声像图表现】

肿瘤形态多样，可呈圆形、椭圆形、分叶状、哑铃状或不规则状；良性肿瘤多包膜完整、轮廓清晰、境界清楚，有时可见侧方声影；恶性肿瘤多无完整包膜或包膜厚薄不均，轮廓或境界不清，呈浸润性生长的肿瘤与邻近器官界线不清。

肿瘤内部多呈均匀或不均匀的低回声或中等回声（图 12-4），当内部发生坏死、出血、囊性变、纤维化或钙化时，可出现相应的低回声、无回声或强回声。畸胎瘤内可出现牙齿和骨骼的强回声。

肿瘤包绕、挤压腹膜后的大血管时，声像图上显示血管在肿瘤中穿行或大血管受压向前方及对侧移位。

不同的肿瘤其好发部位也不同。脂肪肉瘤好发于肾周围的脂肪组织，很少发生于盆腔，神经源性肿瘤及异位的嗜铬细胞瘤多见于脊柱两侧。位于盆腔骶骨前的肿瘤以畸胎瘤、骶椎脊索瘤及神经纤维瘤多见。

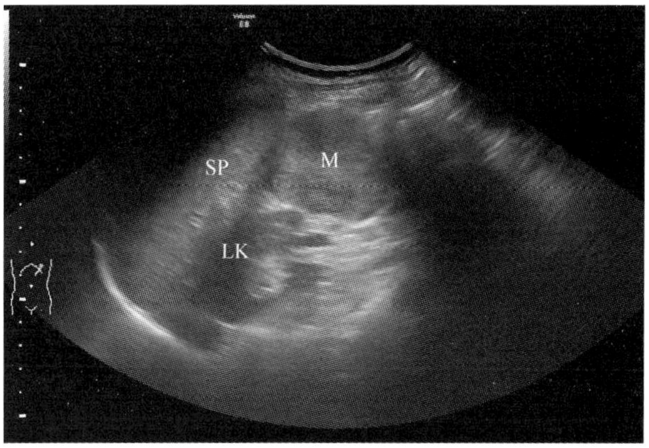

图 12-4　腹膜后肿瘤
SP：脾脏；LK：左肾；M：肿物

富含血管和淋巴管的肿瘤、脂肪瘤或脂肪肉瘤等质地柔软，加压时，肿瘤可有一定的程度变形或移动。

腹膜后良性肿瘤内血流信号稀疏，恶性者血流较丰富。超声造影时，恶性肿瘤内部超声造影剂进入方式以由内向外的中央型较多，表现为快进慢出，良性肿瘤内部造影剂进入方式以由外向内的周边型较多；恶性腹膜后肿瘤的造影剂灌注缺损发生率较良性腹膜后肿瘤高。

【超声报告示例】

超声检查所见：腹膜后可见一直径 6cm 的圆形中低回声肿块，边界不清，内部回声不均匀，后方回声稍增强。CDFI：肿块周围及内部可见丰富的血流信号。

超声提示：腹膜后实性占位病变，性质待查，考虑腹膜后恶性肿物。

【鉴别诊断】

原发性腹膜后肿瘤与腹腔内脏器肿物的鉴别：①原发性腹膜后肿物位置固定、深在，与腹腔内脏器有分界，嘱患者深呼吸运动或改变体位观察可见两者之间的相对位置变化；②原发性腹膜后肿瘤较大时常伴有腹膜后血管受压变细、变形及移位等；③胸膝位扫查时，腹腔内肿物活动度较大，而腹膜后肿物位置固定、活动度小；腹腔内脏器肿瘤，原发脏器会有相应的声像图变化，如脏器肿大、轮廓变形、内部结构紊乱等。

原发性腹膜后肿瘤与腹膜后纤维化的鉴别：①原发性腹膜后肿瘤常呈结节状或分叶状包块，腹膜后纤维化病变可表现为一个回声较均匀、形态较规则、范围较广泛的包块或肿块；②原发性腹膜后肿瘤常使腹部大血管和输尿管受压移位，病变内血流丰富，并可侵蚀破坏周围骨质结构，甚至在血管内形成癌栓；腹膜后纤维化时腹部大血管常无明显移位，病变内无明显血流信号。

【临床价值】

原发性腹膜后肿瘤种类繁多，形态多样，声像图表现复杂，常规超声诊断虽然不能完全确定肿瘤的组织来源，但可以明确肿瘤的解剖位置、大小、数量、物理性质，及肿瘤是否浸润和破坏邻近脏器和腹膜后大血管，有助于临床医生术前评估肿瘤能否切除及术后的疗效观察，判断预后。

继发性腹膜后肿瘤

继发性腹膜后肿瘤即腹膜后转移癌，是人体其他部位的恶性肿瘤通过直接蔓延或经淋巴转移等方式侵犯腹膜后间隙所致，该种类型的肿瘤大部分以肿大淋巴结的形式存在。肿瘤合并腹膜后转移时，病程一般已是晚期，多有明显的原发肿瘤症状，或者是手术后复发转移，患者常有消瘦、恶病质、腹水等临床表现。

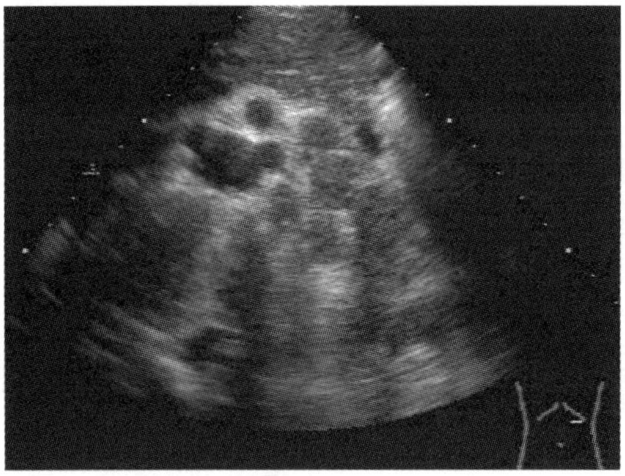
图 12-5　腹膜后转移性淋巴结肿大

【声像图表现】

1. 继发性腹膜后肿瘤的主要侵犯目标是淋巴结，其声像图主要表现为低回声肿块，较小的肿块内部一般回声均匀，无明显衰减（图 12-5）。较大的肿块内部可发生坏死、纤维化等改变，显示为高回声区与低、无回声区混杂成不均质图像。

2. 孤立性转移的淋巴结呈散在的圆形或椭圆形结节，边界清楚，多个肿大的淋巴结可聚集、融合，呈分叶或不规则形。

3. 肿瘤对腹部大血管及其分支造成挤压推移或浸润时，可出现血管受压抬高及血管包绕的征象。

4. 肿瘤较小者不易探及血流信号，较大者内可探及点状、杂乱血流信号。

【超声报告示例】

超声检查所见：腹膜后大血管周围可见多个类圆形低回声肿块。CDFI：肿块内乏血供。

超声提示：腹膜后多发低回声肿块，性质待查，考虑腹膜后转移瘤。

【鉴别诊断】

1. 继发性腹膜后肿瘤与原发性腹膜后肿瘤的鉴别　继发性腹膜后肿瘤的患者多有原发性肿瘤的病史或肿瘤切除病史。超声检查除发现腹膜后淋巴结肿大外，有时能发现腹内原发病变的超声特征。超声检查发现腹膜转移引起的肠粘连和腹水有助于继发性腹膜后肿瘤的判断。对原发病灶不明者，必要时可在超声引导下穿刺活组织做病理检查，以确定肿瘤的组织学来源。

2. 腹膜后肿瘤转移性淋巴结肿大与恶性淋巴瘤鉴别　单凭声像图表现两者很难鉴别，需结合临床资料进行分析。恶性淋巴瘤可合并表浅淋巴结肿大，而发生肠粘连或腹水者甚少；肿瘤转移性淋巴结肿大，如合并腹膜转移，往往伴发肠粘连和腹水。必要时可行超声引导下的穿刺活检鉴别。

【临床价值】

超声检查有无腹膜后淋巴结转移，对确定肿瘤分期、选择治疗方案及观察治疗效果均具有重要意义。

（三）腹膜后间隙血肿

腹膜后间隙血肿多见于腹部外伤后（如腰椎或骨盆骨折、胰腺和肾创伤等），也可见于脊柱、腹部手术后并发症。临床症状因创伤的部位、范围、程度和出血多少而不同，多数患者有腹痛、背痛和血肿区压痛，肠麻痹很常见。盆腔腹膜后有血肿时出现直肠刺激症状，如里急后重感和大便次数增多，急性大量出血可出现休克症状。

【声像图表现】

腹膜后间隙血肿的超声表现：腹膜后间隙（多位于下腹部）出现低回声或无回声肿块，壁较厚，肿块前后径小，上下径大，边界欠清晰，形态不规则，邻近腹膜后脏器可因血肿挤压而移位（图 12-6）。出血时间长，当血肿内有凝血块时，内部回声不均，超声随访动态观察，血肿逐渐变小吸收。

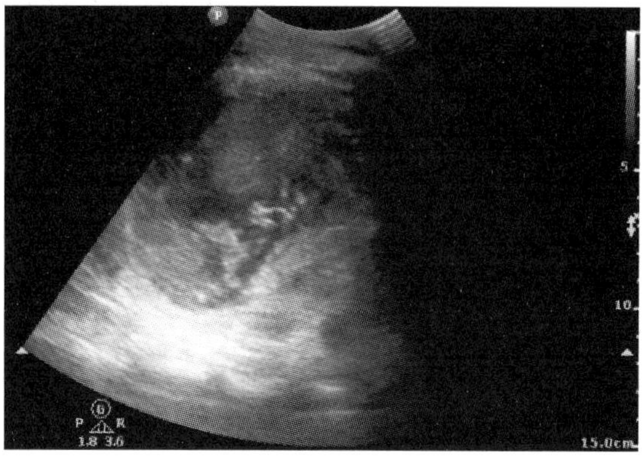

图 12-6 腹膜后血肿

【超声报告示例】

超声检查所见：左后腹膜可见一约 12cm×8cm 大小、边界清楚、形态欠规则的低回声区，内未见明显血流信号。

超声提示：左后腹膜血肿。

【鉴别诊断】

1. 腹膜后间隙血肿和腹膜后囊性淋巴管瘤的鉴别　囊性淋巴管瘤多见于婴幼儿，无外伤史，在临床上多表现为病变对周围脏器的压迫症状，超声表现呈单房或多房液性区。腹膜后间隙血肿的患者多有外伤史，常合并骨盆和腰椎骨折，患者有相应的临床症状，当出血较多时可出现休克症状，盆腔腹膜后间隙血肿可引起直肠刺激症状，如里急后重、大便次数增多等。

2. 腹膜后间隙血肿和腹膜后寒性脓肿的鉴别　腹膜后寒性脓肿病灶多位于腰大肌内、椎旁，病变多来源于脊柱结核，临床上患者多有低热、盗汗、乏力等结核症状。腹膜后间隙血肿多源于外伤所致腹膜后脏器（胰、肾、十二指肠）损伤、骨盆或下段脊柱骨折和腹膜后血管损伤，多无结核病史及临床症状。

【临床价值】

超声检查可确定血肿的解剖定位和范围，估计其出血量。随访可动态观察血肿的吸收变化。

第二节　肾上腺超声

一　肾上腺解剖概要

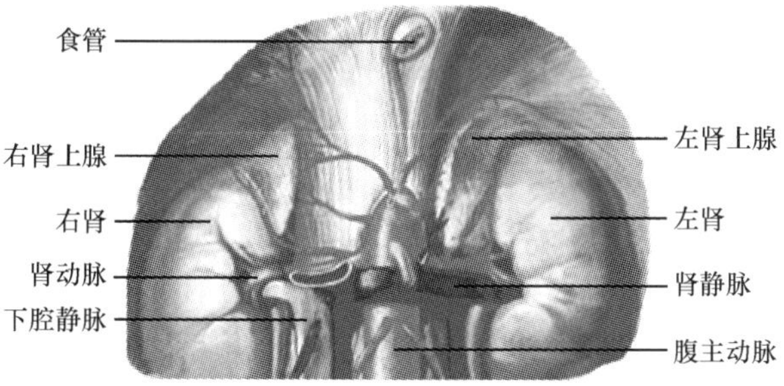

图 12-7　肾上腺解剖示意图

肾上腺是人体重要的内分泌器官之一，位于双侧肾的内上方，左右各一，肾上腺与肾共同为肾筋膜和脂肪组织所包裹。右侧略高于左侧。正常肾上腺高 4.0～6.0cm，宽 2.0～3.0cm，厚 0.2～0.8cm。右侧肾上腺呈三角形，部分位于下腔静脉的后方，膈肌脚的前方，肝右叶的内侧。左侧肾上腺呈月牙形，位于腹主动脉外侧，胰尾的后上方，左肾内上缘的内侧（图 12-7）。

二　肾上腺的超声检查方法和正常声图像

（一）超声检查方法

1. 仪器　选用实时彩色超声诊断仪，常规使用凸阵探头，成人常用 3.5MHz 探头，体型肥胖者可选用 2.5MHz 探头，体瘦或少年儿童可选用 5.0MHz 探头，新生儿可选用 7.5MHz 探头。

2. 检查前准备　肾上腺检查最宜在晨起空腹排便后进行，患者肠气较多时，可服用缓泻药或清洁灌肠，以减少肠气干扰。

3. 扫查方法与常用切面

（1）肋间斜切面：患者取侧卧位，以左右两侧腋前线为中点，沿第 7～10 肋间作斜行扫射，以肝或脾作为声窗，可显示双侧肾上腺。右侧肾上腺位于肝、下腔静脉、右膈脚所组成的三角区内，左侧肾上腺位于脾、左肾内上缘或左膈脚、腹主动脉所组成的三角区内。

（2）冠状切面：患者取仰卧位，沿右侧腋中线、左侧腋后线冠状扫查，显示肾脏长轴后，探头向内前方稍侧动，可显示两侧肾上腺。

（3）上腹部横切面：患者取仰卧位，饮水 500～1000ml 后将胃作为透声窗扫查左侧肾上腺，左侧肾上腺位于腹主动脉左外侧、左肾上极前内方、胰尾及脾静脉的后方。右侧以肝为声窗，右肾上腺位于下腔静脉后方、右肾上极前内方。

（4）背部纵切面：俯卧位纵切显示肾脏后，探头指向内侧。右肾上腺在下腔静脉的后方，右肾上极的前方。左肾上腺在腹主动脉外侧、左肾上极内前方。

为排除异位的肾上腺嗜铬细胞瘤的存在，还应注意扫查肾门、腹主动脉旁、髂血管两侧和膀胱。

（二）正常声像图

正常肾上腺声像图可因扫查切面不同，形态略有改变，一般显示呈“Y”字形、“V”字形、三角形或“一”字形等，中间为较薄的强回声带，周围为较厚的低回声带。正常成人肾上腺右侧以肝作为声窗较易显示，而左侧常受到胃肠道气体等的干扰相对较难显示。

三　肾上腺肿瘤

肾上腺由皮质和髓质两部分组成。肾上腺皮质分泌糖皮质激素，肾上腺髓质分泌肾上腺素和去甲肾上腺素。①皮质肿瘤中有皮质醇增多症（库欣综合征）、原发性醛固酮增多症、无功能肾上腺皮质腺瘤和皮质腺癌。②髓质肿瘤中常见的是嗜铬细胞瘤，其次是神经母细胞瘤、节神经细胞瘤、髓样脂肪瘤等。

（一）皮质醇增多症

皮质醇增多症又称库欣综合征，是指各种原因引起肾上腺皮质分泌过多的糖皮质激素所致疾病的总称。主要由肾上腺皮质增生或肿瘤引起，其中皮质腺增生约占 70%，皮质腺瘤约占 20%，皮质腺癌约占 10%。皮质增生多为双侧，腺体增大而肥厚，但肾上腺形态一般无改变，有时皮质呈结节样增生，直径可达 1cm，皮质增生多因垂体肿瘤或下丘脑功能异常，引起垂体前叶分泌过多的促肾上腺皮质激素（ACTH）所致。肾上腺皮质腺瘤，常为单侧性，直径约 3cm 左右，切面棕黄色，有完整的包膜。肾上腺皮质癌较少见，体积一般较大，形态不规整，直径常在 6～8cm，常伴出血、坏死。

本病多发于中青年女性。临床表现为向心性肥胖、满月脸、水牛背、高血压、多毛、月经紊乱、性功能减退，皮肤出现紫纹、瘀斑。实验室检查血及尿中皮质醇增高，ACTH 依赖性皮质醇症血浆 ACTH 升高。

【声像图表现】

根据不同的病理改变，超声声像图可表现为：

1. 肾上腺皮质增生　超声不易显示，有时可见双侧肾上腺皮质低回声带增厚，形态饱满，前后径增大＞1.0cm；肾上腺皮质结节样增生表现为肾上腺区可见直径 1cm 的圆形弱回声结节，边界清，较大的结节直径可达 2～3cm。

2. 皮质腺瘤　常单发，直径一般为 2～3cm，圆形或类圆形低回声肿块，有完整的包膜，内部回声多分布均匀，少部分肿块呈分叶状，内部回声不均匀。

3. 皮质腺癌 瘤体较小时与腺瘤相似，瘤体较大时，多呈圆形或椭圆形，内部回声均匀或不均匀，出血坏死时伴无回声区，CDFI 血流信号显示丰富。邻近脏器受压后可出现压迹和移位。肿瘤生长迅速，直径 6～8cm。

【超声报告示例】

超声检查所见：左肾上极、脾和腹主动脉组成的三角区内可见一个大小约 2.8cm×2.5cm 的圆形肿块图像，边界回声较明亮，光滑整齐，有包膜，内呈均匀的低回声，后方回声不衰减。

超声提示：左侧肾上腺内低回声占位病变，性质待查，考虑肾上腺皮质腺瘤。

【鉴别诊断】

1. 肾上腺库欣瘤与醛固酮瘤的鉴别 肾上腺库欣瘤一般大小在 2～3cm，而醛固酮瘤相对小一些，为 1～2cm，此外两者临床表现和生化指标也有差异，可资鉴别。

2. 肾上腺库欣瘤与嗜铬细胞瘤的鉴别 嗜铬细胞瘤一般较库欣瘤大，为 3～5cm，嗜铬细胞瘤内部一般呈中等回声，可伴有无回声区，彩色多普勒血流图显示嗜铬细胞瘤内可见星点状血流信号，而库欣瘤多没有血流信号，此外两者临床表现和生化指标也有差异，可资鉴别。

（二）原发性醛固酮增多症

原发性醛固酮增多症（原酮症）是由醛固酮分泌过多，造成以高血压、低血钾为特征的综合征。发病年龄多为 30～50 岁，女性较男性多见，病理改变以皮质腺瘤最多见，约占 70%，其次为皮质结节样增生，皮质腺癌极少见。皮脂腺瘤 90%以上是单发，直径多小于 2cm，肿瘤呈黄色，有完整的包膜。

主要临床表现是高血压、肌无力或麻痹、多尿三大症状。实验室检查示血钾低，尿钾高。一般降压药物治疗高血压效果不显著，螺内酯试验治疗，高血压及低血钾可以减轻。

【声像图表现】

超声显示皮质腺瘤体积小，直径多在 1～2cm，多呈圆形或椭圆形，边界清晰，包膜完整明亮，内呈均质低回声。肿瘤内一般没有明显血流信号。

【超声报告示例】

超声检查所见：右侧肾上腺区可见一个大小约 1.5cm×1.8cm 的类圆形肿块图像，边界清楚明亮，边缘整齐，内部为均匀低回声。

超声提示：右侧肾上腺区实质性占位病变，性质待查，考虑肾上腺良性肿瘤。

【鉴别诊断】

肾上腺醛固酮瘤与肾上腺结节样增生鉴别：醛固酮瘤体积多较小，故有时与肾上腺结节样增生鉴别存在一定困难。但醛固酮瘤有较明显包膜，内部多呈低回声，与周围腺体组织的高回声差别较大，而结节样增生无明显包膜，内部回声多比较高，与周围的肾上腺组织亦无明显分界，上述声像图表现有助于二者的鉴别。

（三）嗜铬细胞瘤

案例 12-1

患者，男，43 岁。高血压病史 2 年。高血压呈阵发性，发作时血压常达 200/150mmHg 以上，常伴有头痛、心悸、呕吐和视物模糊。超声特征：左肾上腺区可见一直径 3cm 大小的边界清楚的低回声肿块（图 12-8）。

请根据声像图特点做出初步诊断并给出诊断依据。

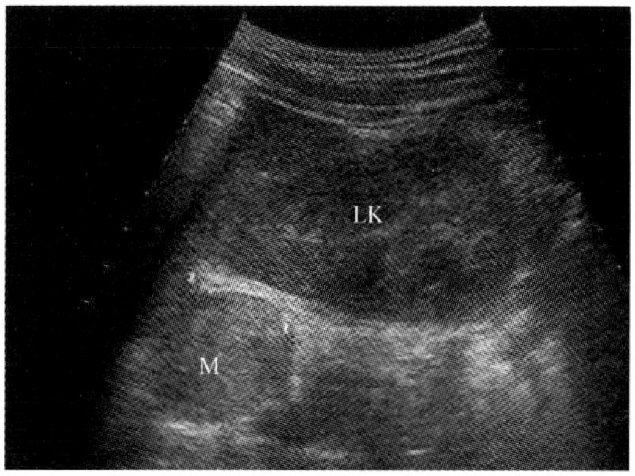

图 12-8 左肾及左肾上腺声影图

LK：左肾；M：肿物

嗜铬细胞瘤约 90%起源于肾上腺髓质，绝大部分为单侧单发性，且多见于右侧。肾上腺外的嗜铬细胞瘤一般为多发性，位于主动脉两侧交感神经节或嗜铬体处，也可见于膀胱壁、卵巢、睾丸等处。肿瘤有完整包膜，大小不等，多在 3～5cm。瘤体内多发生囊性变或出血。嗜铬细胞瘤大多为良性，5%～10%为恶性，恶性嗜铬细胞瘤可发生邻近脏器浸润、血管内癌栓及肝、骨骼、肺等脏器转移。

由于儿茶酚胺分泌过多，并运用于肾上腺素能受体，引发血压增高是本病的主要症状。血压呈间歇性或持续性升高，阵发性加剧，发病时收缩压可骤升到 26.6kPa 以上。表现为突发性头痛、心悸、呕吐和视物模糊等。发作时持续时间从十几分钟到几天不等。

【声像图表现】

1. 肿物呈圆形或椭圆形，多数直径在 4～5cm，也有直径 10cm 的肿瘤。

2. 肿物边界清晰，边缘呈高回声，与肾的包膜回声形成“海鸥征”。

3. 肿物较小时内部多呈均匀的中等回声；当肿物增大，发生囊性变或出血时，实质内可出现无回声区。

4. CDFI 有时可在肿瘤内发现点状血流信号。

异位嗜铬细胞瘤常发生在肾门、腹主动脉旁、髂血管旁，也有异位于膀胱、卵巢、胸腔等脏器内者。恶性嗜铬细胞瘤可伴发肝或淋巴结转移。

【超声报告示例】

超声检查所见：右侧肾上腺处超声扫查，可见直径约 5.0cm 的肿块图像，形状呈圆形，边界清楚明亮，光滑整齐，内部为均匀分布的点状低回声肿块与肾包膜回声构成的“海鸥征”。

超声提示：右侧肾上腺处实质性占位病变，性质待查，考虑嗜铬细胞瘤。

【鉴别诊断】

1. 肝肿瘤　右肾上腺嗜铬细胞瘤体积较大时，突向肝右叶，需与肝脏肿物相鉴别。嗜铬细胞瘤与肝有清晰的边界，同时可嘱咐患者做深呼吸，可发现肿物与肝存在相对运动。

2. 肾肿瘤　肿瘤较大时可压迫肾，使之移位或变形，易误认为肾上极肿瘤，但肾上腺肿瘤具有边界，与肾脏的包膜回声形成“海鸥征”，而肾肿瘤则与肾实质无明确分界。

3. 脾及胰尾部肿瘤　均位于脾或胰腺实质内。胰尾肿瘤位于脾静脉前方，使之向后受压，肾上腺肿瘤位于脾静脉下方，使之前移。

4. 其他　副脾、脾门部血管横断面、十二指肠横断面等易与肾上腺皮质腺瘤混淆。副脾多位于脾门部，回声与脾实质一致；彩色多普勒可显示脾门部动静脉内血流，明确诊断；十二指肠等肠管通过饮水可加以鉴别。

【临床价值】

超声检查对肾上腺肿瘤有较高的检出率，文献报道其定位准确率在 90%以上，肾上腺肿瘤的超声声像图缺乏特异性，其定性诊断需要结合临床表现和实验室检查结果。对于肥胖患者、肾上腺皮质增生或直径＜1cm 的肾上腺肿瘤，超声检出率较低。

目前认为对于临床或生化检查怀疑有肾上腺肿瘤的患者，超声诊断应作为病灶定位的首选方法，但对上腹部胀气或肥胖患者、病灶较小超声显示困难者，CT 较超声优越，CT 检查对于肾上腺肿瘤，特别是异位嗜铬细胞瘤的检出率较高。

小结

肾上腺和腹膜后病变位置较深，体积小且外形多变，超声难以显示病变全貌，需采用多体位、多断面、多角度扫查，提高其显示率。超声不能诊断腹膜后肿瘤的组织来源，定性诊断困难，但超声可显示肿瘤的部位、范围及与周围组织的关系，有助于判断肿块来源，根据肿瘤压迫推挤包绕邻近组织器官的情况判断肿瘤的浸润和转移，对肿瘤的术前诊断和术后随访等均有重要临床价值。目前超声可查出直径 1cm 左右的肾上腺及腹膜后肿瘤，但漏诊仍然较多，建议 CT 或 MRI 等影像检查同步进行。

思考与练习

一、单项选择题

1. 以下属于后腹膜脏器的是（ ）

A. 胆囊 B. 子宫

C. 十二指肠上部 D. 肾

2. 腹主动脉瘤周围出现无回声区提示有（ ）

A. 腹水 B. 腹膜后出血

C. 假性囊肿 D. 腹膜后脓肿

3. 左肾上腺位于（ ）

A. 左肾、脾、结肠脾曲之间

B. 左肾、腹主动脉、左膈角之间

C. 腹主动脉、脾、左肾之间

D. 胃底、左肾、下腔静脉之间

二、问答题

1. 腹膜后间隙肿瘤的特点是什么？

2. 腹膜后超声检查需做哪些准备？

3. 嗜铬细胞瘤的超声表现有哪些？

（张玉艳）

第十三章 妇科超声

学习目标

1. 掌握：子宫及附件经腹部探测前的准备工作及注意事项。
2. 熟悉：正常子宫、卵巢超声表现，常见妇科疾病的超声表现。
3. 了解：经阴道超声探测方法。

第一节 盆腔器官超声解剖

女性盆腔器官主要包括内、外生殖器官和相关组织，以及邻近器官，其中女性内生殖器官是超声检查的主要对象。

一 女性内生殖器官

女性内生殖器官是指生殖器的内藏部分，包括阴道、子宫、输卵管及卵巢，其中输卵管和卵巢统称为子宫附件，简称附件（图 13-1）。

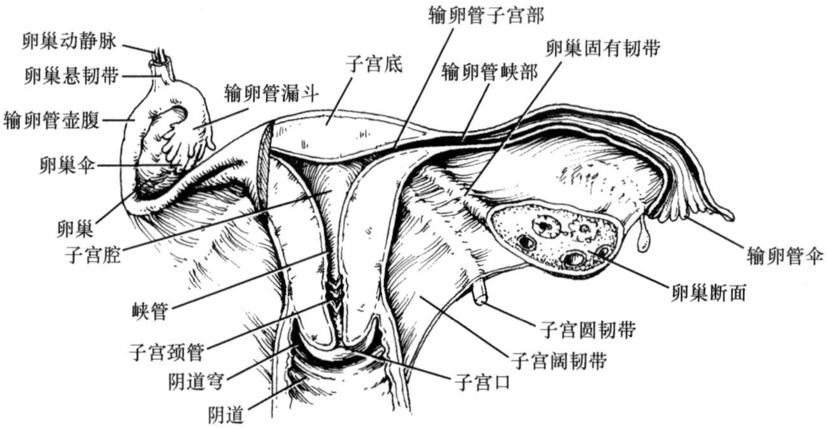

图 13-1 女性内生殖器解剖图

（一）阴道

阴道位于真骨盆下部的中央，上端包绕子宫颈，下端开口于外阴阴道前庭后部，上宽下窄，长 8～11cm，为性交器官及月经血排出、胎儿娩出的通道。环绕子宫颈周围的部分称阴道穹，可分为前、后、左、右四部分。其中以阴道穹后部最深，其顶端与后盆腔直肠子宫陷凹相邻，在临床诊断和治疗中具有重要意义。

（二）子宫

子宫位于盆腔中央，双侧为输卵管及卵巢。子宫呈倒置的梨形，其上半部分较宽，称子宫体；下半部分较窄呈圆柱状，称子宫颈。子宫体上端隆突部分，称子宫底；其双侧与输卵管相通的角状部分，称子宫角。成年妇女子宫长约 7～8cm，宽约 4～5cm，厚约 2～3cm。子宫体与子宫颈的比例，成年妇女为 2∶1，婴儿期为 1∶2。

子宫体的内腔呈一倒三角形，称子宫腔。子宫颈的内腔呈梭形，称子宫颈管。子宫颈管与子宫腔的交界处，称子宫颈内口；子宫体与子宫颈之间形成子宫内腔最狭窄的部分，称子宫峡部。

子宫的实质部分称子宫壁，主要由 3 层组织构成：①外层：浆膜层，即脏腹膜；②中间层：肌层；③内层：黏膜层，即子宫内膜。

（三）输卵管

输卵管为一对细长而弯曲的管道，为卵子与精子相遇的场所以及运输受精卵的器官。其内侧端与子宫相连通，外侧端游离、开口于腹腔。输卵管全长 8～14cm，一般按其形态可分为 4 部分：

1. 间质部　为输卵管通入子宫角内的部分，狭窄而短，长约 1cm。
2. 峡部　为间质部外侧管腔较窄的一段，长 2～3cm。
3. 壶腹部　在峡部外侧，管腔较宽大，长 5～8cm，为输卵管妊娠的好发部位。
4. 伞部　为输卵管末端，其游离端呈漏斗状，具“拾卵”功能，长 1～1. 5cm。

（四）卵巢

卵巢为一对女性性腺，能产生卵子及性激素，具有生殖和内分泌两大功能。位于输卵管的后下方，呈扁椭圆形。以卵巢系膜连接于阔韧带后叶的部位称卵巢门，其内有卵巢血管与神经出入。成年女子的卵巢约 4cm×3cm×1cm，重 5～6g，绝经期后卵巢萎缩变小、变硬。

二 女性内生殖器主要邻近器官

（一）膀胱

膀胱位于子宫前方，为一空腔器官，其大小、形状可随其盈虚及邻近器官的变化而变化。充盈的膀胱构成一良好透声窗，利于超声观察子宫、卵巢等盆腔脏器。

（二）直肠

直肠位于子宫及阴道的后方。直肠上段有腹膜遮盖，至直肠中段腹膜折向前上方，覆于子宫颈及子宫后壁，形成直肠子宫陷凹（又称子宫后陷凹），是腹腔的最低部分，在临床诊断和治疗中具有重要意义。

三 女性内生殖器的血管分布

（一）动脉

女性内生殖器的血液供应主要来自卵巢动脉、子宫动脉、阴道动脉及阴部内动脉。

1. 卵巢动脉　自腹主动脉分出，于腹膜后沿腰大肌前下行至盆腔，并跨过输尿管与髂总动脉下段，经骨盆漏斗韧带向内横行，再经卵巢系膜进入卵巢门。同时，卵巢动脉在输卵管系膜内发出若干分支供应输卵管，其末梢在子宫角附近与子宫动脉上行的卵巢支吻合。

2. 子宫动脉　为髂内动脉前干的分支，在腹膜后沿盆腔侧壁向下向前行，经阔韧带基底部、宫旁组织到达子宫外侧，于约距子宫颈内口水平 2cm 处横跨输卵管而达子宫侧，并于阴道上段宫颈部分为两支：①上支，较粗，沿子宫侧缘迂曲上行，称子宫体支，至宫角处分为子宫底支、卵巢支、输卵管支。子宫体支在沿宫体两侧上升时分支弓形动脉，并在肌层外 1/3 处形成血管网，并由此垂直向内分出放射状动脉，达内膜与肌层分界处转为螺旋动脉供应子宫内膜，从而形成子宫内膜血管。②下支，较细，分布于子宫颈及阴道上部，称子宫颈-阴道支。

3. 阴道动脉　为髂内动脉前干的分支，有许多小分支分布于阴道中下段前后面及膀胱顶、膀胱颈。阴道动脉与子宫动脉的阴道支及阴部内动脉的分支相吻合，因此，阴道上段由子宫动脉供应，而下段主要由阴部内动脉和痔中动脉供应。

4. 阴部内动脉　为髂内动脉前干的终支，经坐骨大孔的梨状肌下孔穿出骨盆腔，随即绕过坐骨棘背面，再经坐骨小孔到达会阴及肛门，其分支主要供应会阴及直肠下段、肛门。

（二）静脉

盆腔内各部位的静脉均与同名动脉伴行，但在数量上较动脉多，并在相应器官及其周围形成静脉丛，且相互吻合，故盆腔感染极易蔓延。

右卵巢静脉直接回流至下腔静脉，左卵巢静脉经左肾静脉回流，因此左侧盆腔静脉曲张较多见。

第二节　盆腔器官超声检查方法和正常声像图

一　超声检查方法

（一）仪器

经腹壁扫查使用 3～5MHz 线阵或凸阵探头。经阴道扫查使用 5～10MHz 专用探头。

（二）检查前准备

1. 经腹壁超声探测　需患者于检查前饮水，使患者的膀胱适度充盈，可以推开遮挡盆腔的肠管，良好地显示盆腔内器官及病变；急诊患者需予膀胱灌注生理盐水使其充盈。要求使膀胱充盈至暴露子宫底部为止（相当于膀胱容量 500～600ml，注意勿注入空气）。充盈的膀胱不仅可在腹壁与子宫间形成一良好透声窗，而且可推开周围肠曲，从而使子宫、卵巢清晰显示（图 13-2、图 13-3）。如需观察卵巢内卵泡，膀胱充盈可能要求达到 700～800ml（图 13-4）。

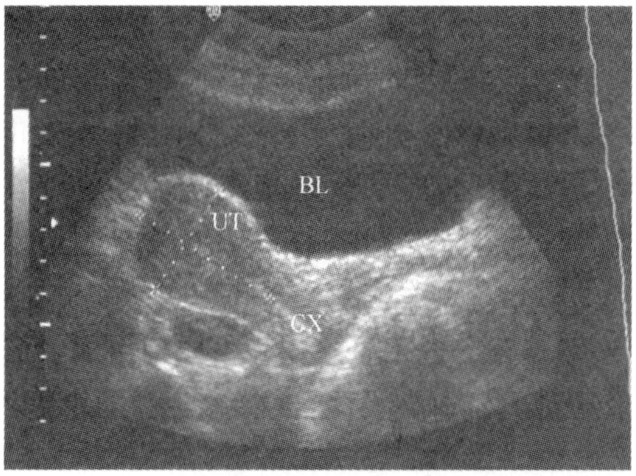

图 13-2　经腹壁超声探测子宫（纵切）
BL：膀胱；UT：子宫；CX：宫颈

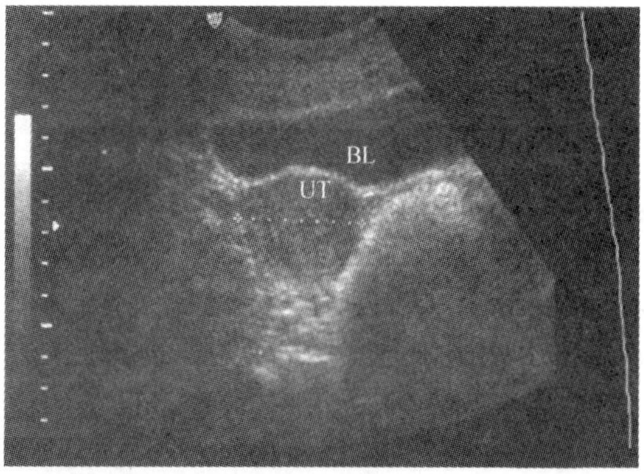

图 13-3　经腹壁超声探测子宫（横切）
BL：膀胱；UT：子宫

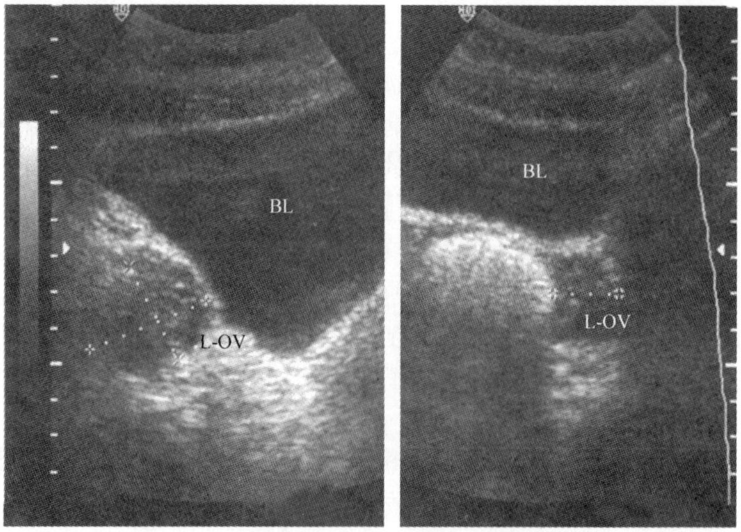

图 13-4　经腹壁超声探测卵巢（纵切和横切）
BL：膀胱；L-OV：左卵巢

2. 经阴道超声探测　受检者需提前解尿排空膀胱，重病患者需要时可予导尿。适用于已婚妇女，对处女禁用。

3. 经直肠超声探测　检查前患者需排空大小便，适用于未婚妇女，老年妇女阴道明显萎缩或月经期及已婚但阴道有畸形腔内探头不能进入者。

4. 宫腔内超声探测　检查前，患者排空膀胱，取截石位。常规消毒外阴、阴道、子宫颈管，铺消毒手术巾，探头于术前在2%戊二醛浸泡20分钟（消毒要求）或10小时（灭菌要求）。

（三）检查体位

1. 仰卧位　经腹部超声探测常使用仰卧位。

2. 膀胱截石位　经阴道超声探测及经直肠超声探测均采用此体位。

（四）扫查方法与常用切面

1. 经腹部扫查　探头置于下腹部正中，一般先采用纵切面，探头分别向左右两侧扫查以确定子宫位置、形态、大小、回声等，通常情况下子宫在盆腔内稍偏左或稍偏右，故标准断面纵切时探头应稍左斜或右斜；再行横切，探头由下向上依次显示阴道、子宫颈及子宫体各段的横切面（或由上向下）。扫查范围要至双侧卵巢外上方，必要时可适当加压扫查。

2. 经阴道扫查　患者取膀胱截石位，每次使用阴道探头前消毒探头或套上一避孕套，其内部及表面均涂以耦合剂。检查者右手持探头柄，左手轻轻分开患者大阴唇，将探头轻轻插入阴道内直至子宫颈表面；先行纵切面扫查，再行横切面扫查，以确定子宫及卵巢的位置、形态、大小、回声等，扫查时，探头可根据所需要观察目标的位置在阴道内旋转（最大可达360°）和移动探头，以全面了解盆腔内情况。

阴道超声适用于观察后位子宫或前位子宫及子宫后方或后盆腔的肿块，对中位子宫、子宫大于妊娠2个月者及子宫肿块不适用。

3. 经直肠超声探测　检查方法同经阴道超声探测，适用于未婚妇女及已婚但阴道有畸形腔内探头不能进入者。

4. 宫腔内超声探测　宫腔内超声适用于观察宫体及宫腔内病变，但由于其为宫腔内操作，有可能造成内膜、肌层损伤甚至穿孔及感染等并发症，因此需严格掌握适应证，并严格遵守宫腔手术的操作常规，操作宜轻柔。对急性盆腔感染期、妊娠期及子宫颈管闭锁者禁用，月经期慎用。

检查时适度扩张子宫颈，将消毒的探头轻轻放入宫腔内至宫底部。首先观察宫底部、双侧宫角及宫体上部；接着观察宫体中部；最后观察子宫腔及子宫颈。观察内容包括宫腔四周回声、厚度，肌层与内膜的分界线，宫腔内及子宫周围的回声情况。

（五）探测要点

1. 正常输卵管因管腔闭合，且细长而弯曲，超声探测很难追踪观察其全貌；子宫及卵巢则为盆腔超声的主要观察对象。盆腔脏器解剖的特殊性，决定了其超声探测的多途径。

2. 阴道内超声探测适用于已婚妇女，对处女禁用，对月经期、妊娠期及急性盆腔感染妇女应慎用。旋转探头时需注意探头方向，以免对盆腔脏器的方位判断错误。阴道超声适用于观察后位子宫、前位子宫及子宫后方或后盆腔的肿块，对中位子宫、大于妊娠2个月的子宫及子宫肿块不适用。

3. 腹部超声探测时注意膀胱的适度充盈，一般以暴露子宫底部为准则，如过度充盈或充盈不够，可能影响对结果的判断，不宜勉强予以检查。

二 正常子宫、卵巢声像图与超声测量

（一）正常子宫及卵巢声像图

1. 正常子宫声像图特征　正常子宫声像图表现：纵切面时子宫体呈倒置的梨形，子宫颈呈圆柱形。根据腔线与宫颈管线所成夹角的不同，将子宫分为：①前位子宫，宫腔线与宫颈角＜180°（图13-2）；

②中位子宫，宫腔线与宫颈管线的夹角约等于 180°（图 13-5）；③后位子宫，宫腔线与宫颈管线的夹角＞180°（图 13-6）。

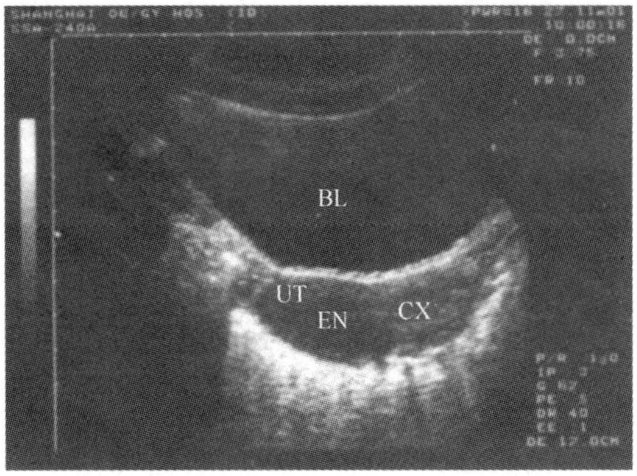

图 13-5　中位子宫（纵切）

BL：膀胱；UT：子宫；CX：宫颈；EN：内膜

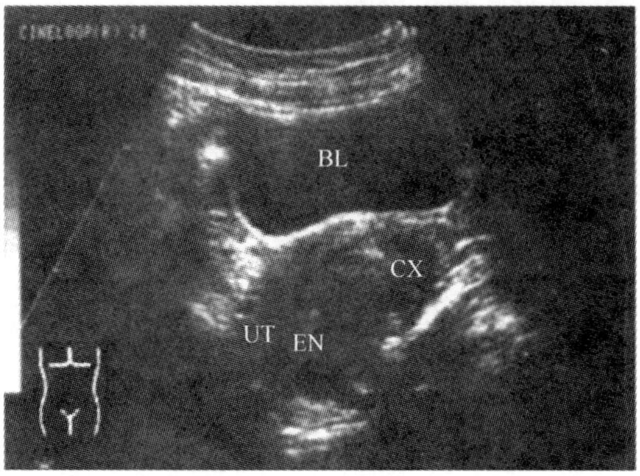

图 13-6　后位子宫（纵切）

BL：膀胱；UT：子宫；CX：宫颈；EN：内膜

正常子宫浆膜层呈光滑的强回声光带；肌层呈中低回声区，内部光点均匀，内膜回声及厚度随月经周期的变化而变化。正常月经周期变化如下：①卵泡早期，内膜呈线状中等回声区，厚度仅 4～5mm（图 13-5）；②卵泡晚期，前后壁的内膜呈 2 条弱回声区，1 条宫腔线及内膜与前后壁肌层的 2 条交界线呈高回声线，故总体呈“三线两区征”，厚度为 7～11mm；③排卵期，三线两区更加清晰，平均厚 12.4mm；④黄体早期，内膜光点增加、回声增高，三线变模糊，但还可区分，中线尚清晰，厚度 11～13mm，无明显增加；⑤黄体晚期，内膜呈梭状高回声区，三线消失，厚度无增加或略变薄。

子宫颈的回声较宫体略高，子宫颈管回声呈条状高回声或强回声带。横切面时子宫形态随切面水平的不同而不同，在宫底部时近似倒三角形，子宫体及子宫颈部位均呈扁椭圆形（图 13-2）。

子宫动脉：其主干位于子宫峡部双侧子宫体、子宫颈交界处，向上追踪可探及其上行支。子宫动脉行径扭曲、管径较细，彩色血流成像一般可于上述部位探及短分支状结构，局部色彩呈现网状或团状彩色血流。

2. 正常卵巢声像图特征　正常卵巢一般可在双侧宫角的外侧下方或上方探及，位于髂血管的内侧，大小约 4cm×3cm×1cm，呈椭圆形。卵巢表面的生发上皮及白膜呈光滑的线状回声，皮层内卵泡呈无回声区，中央部分髓质呈中低回声区。卵巢的总体回声受卵巢内卵泡大小、数目的影响，随月经周期的变化而变化。

（1）卵泡早期：卵巢回声偏低，皮质内充满小卵泡。

（2）卵泡晚期：定期随访，随着卵泡的生长发育，卵巢内可探及一由小变大的无回声区（直径大于 15mm 时称优势卵泡），且于排卵前达到最大（成熟卵泡）并可突出于卵巢表面（图 13-7）。

（3）黄体早期：排卵后卵泡塌陷，边缘不规则或呈锯齿状、边界模糊，内部可见光点。

（4）黄体晚期：黄体形成后呈中等偏强回声，与小卵泡并存。

卵巢动脉可在卵巢外侧、髂动脉内侧探及，呈短条状或星点状，一般在膀胱充盈的情况下较难显示。子宫动脉的卵巢支可在卵巢内侧及宫角之间探及，呈短条状或繁星点状，较卵巢动脉易于显示，往下追踪可显示子宫动脉上行支。

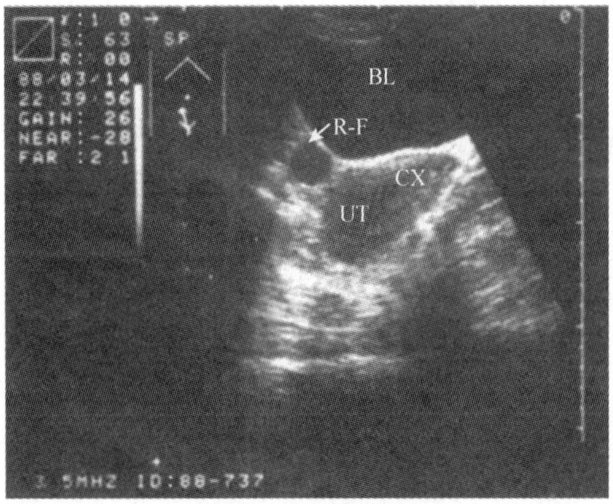

图 13-7　成熟卵泡

BL：膀胱；CX：宫颈；UT：子宫；R-F：右侧成熟卵泡

（二）正常子宫及卵巢超声测量

1. 子宫　由于年龄、体型、有无生育等差异，正常生育年龄妇女的子宫测量值有所不同。生育期正常子宫参考值分别为子宫体纵径 5～7cm，横径 4～5cm，前后径 2～3cm，子宫颈长 2～3cm，生育年龄未产者三径之和小于 15cm，产者三径之和小于 16cm，绝经后三径之和小于 13cm。

2. 内膜　厚度随月经周期的不同阶段而不等，晚期分泌期前后壁内膜总厚度不超过 12mm。绝经后子宫内膜不超过 4mm。

3. 卵巢　卵巢的大小与年龄及产卵期等因素有关。

（三）正常报告示例

超声检查所见：前位子宫，形态未见异常，包膜光滑完整，实质回声均匀，内膜线居中清晰，厚度正常。双侧附件大小形态正常，内未见异常回声。

超声提示：子宫及附件未见异常。

链接

多普勒超声在辅助生殖技术中的应用

1978 年 7 月，全球首位试管婴儿在英国诞生，引起了世界科学界的轰动，不仅给广大不孕不育患者带来福音，也推动了分子生物学、遗传学等相关学科技术的发展，使生命科学的研究不断深入，现已发展为医学领域最为活跃的边缘学科之一。

超声检查由于其独有的特点，近年来广泛应用在生殖医学的研究中。超声检查能对不孕患者卵泡的生长发育进行连续的观测，判断其成熟与否；在超声监控下进行穿刺、取卵；观察子宫内膜的厚度和形态，评估内膜是否适宜着床。近来研究表明，彩色多普勒在判断卵泡成熟度和评估子宫内膜接受性方面，准确性更高。

经阴道超声检查无须充盈膀胱，探头分辨率高，更贴近子宫、卵巢等脏器，图像清晰，有利于子宫、卵巢血流的显示，所以在利用彩色多普勒检测子宫、卵巢的血流时，多采用经阴道彩色多普勒技术。既能直观地观察子宫、卵巢的血流状况，又能通过多普勒频谱曲线测量其血流动力学的有关参数，有助于对子宫、卵巢的血流进行定量分析，反映其功能状态。

第三节　子 宫 疾 病

一 子宫肌瘤

● 案例 13-1

患者，女，35 岁。进行孕前检查。超声检查显示子宫体积增大，宫腔内可探及妊娠囊结构，妊娠囊位置、形态正常，其内可探及卵黄囊、胎芽及胎心搏动。于子宫浆膜下可探及 4.6cm×3.5cm 的低回声，边界清晰，形态规则，内回声均匀。CDFI：其内可探及点状彩色血流，并可探及与子宫相连的蒂，呈低回声，内径 0.8cm（图 13-8）。

请根据声像图特点做出初步诊断并给出诊断依据。

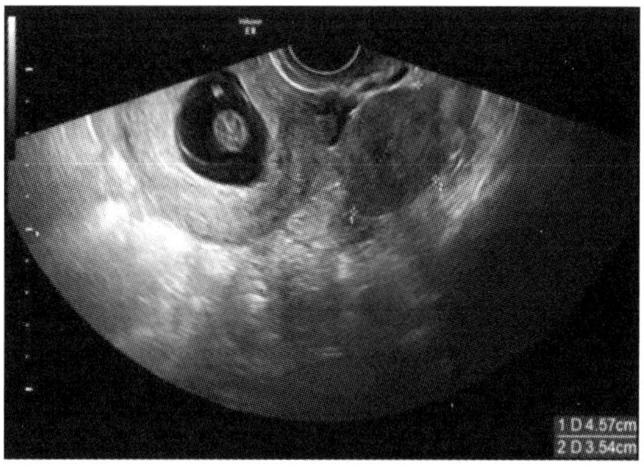

图 13-8　早孕声像图（阴道超声）

子宫肌瘤是妇科最常见的良性肿瘤，由子宫平滑肌组织增生而成，又称子宫平滑肌瘤。其间有少量纤维结缔组织，剖面呈漩涡状或编织状。多见于 30～50 岁生育年龄妇女。受患者就诊率的影响，发病率较难统计。大量尸检结果表明：35 岁以上妇女中约 20%子宫内有肌瘤存在。子宫肌瘤的发生一般认为与雌激素水平有关。

1. 肌瘤的分类　根据肌瘤的生长部位，可分为子宫体肌瘤和子宫颈肌瘤；根据肌瘤与子宫肌层的关系，可分为肌壁间肌瘤、浆膜下肌瘤和黏膜下肌瘤。

2. 肌瘤变性　指随着肌瘤体积的增加，肌瘤内部血液供应不足，可造成局部变性坏死，在组织学上失去原有结构。常见的有：

（1）玻璃样变性：又称透明变性，最常见。肌瘤失去原有漩涡状结构，由均匀透明样物质取代。

（2）囊性变：玻璃样变继续发展，肌细胞坏死液化而发生。囊腔可大可小，可为单个或多房，内含清亮液体或胶冻状物。

（3）红色变性：为特殊类型坏死，可能与肌瘤内小血管退行性变引起血栓及溶血、血红蛋白渗入肌瘤内有关。多见于妊娠期或产褥期。

（4）肉瘤样变：肌瘤恶变而成肉瘤，较少见，多见于年长妇女。切面失去原漩涡状结构，细胞排列紊乱有异型性。

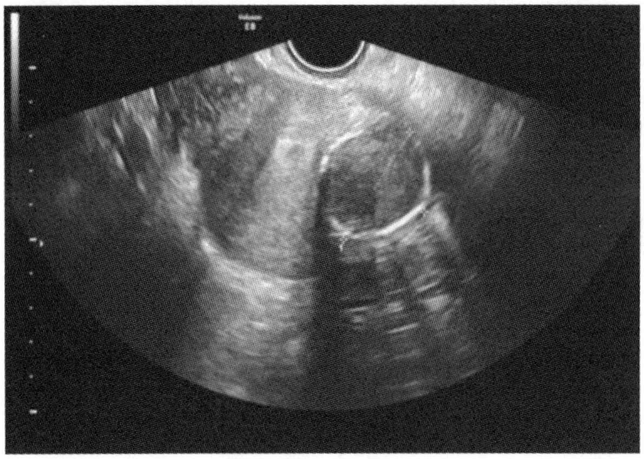

图 13-9　子宫肌瘤

（5）钙化：一种肌瘤的退行性变。多见于蒂部细小、血供不足的肌瘤。

【声像图表现】　因肌瘤的数目、大小、部位不同而异（图 13-9）。

1. 子宫大小改变　肌瘤小且位于肌壁间时子宫可正常大小，或仅表现为子宫饱满，肌瘤增大则子宫随之增大。肌瘤数目增多时，子宫也相应增大。

2. 子宫形态改变　肌瘤位于肌壁间且较小时，子宫形态无明显改变。肌瘤增大且位于肌壁间时，子宫可饱满或呈球形。肌瘤向浆膜面突起时，子宫外形不规则。

3. 子宫内部回声改变　肌瘤的存在使子宫肌层回声不均匀。一般肌瘤结节表现为低回声区，也可为中等回声区、高回声区或强回声区。边界较清晰。

4. 宫腔回声改变　肌瘤突向黏膜面时，宫腔线受压扭曲。肌瘤突入宫腔时，内膜线不完整，特别是黄体期内膜增厚时可见肌瘤部分由肌壁突入内膜中。

5. 肌瘤变性时超声声像图改变　一般表现为肌瘤边界不清、内部回声不均匀或紊乱。

（1）肌瘤囊性变时可见肌层内局部无回声区。

（2）脂肪变性时表现为局部高回声区，不伴后方声影。

（3）肌瘤钙化时一般表现为肌瘤表面环状或弧形强回声伴后方声影。由于肌瘤变性类型较多，声像图变异较大，因此仅通过超声探测要在术前确定肌瘤是否有变性或其变性类型存在一定困难。

6. 多普勒超声诊断　肌瘤表面及内部彩色血流可呈星点状、繁星点状或短条状等，肌瘤表面分布的彩色血流亦可相连呈半环状和环状。肌瘤动脉多普勒血流波形搏动指数及阻力指数检测的波动范围较大，一般认为搏动指数小于 1.0、阻力指数小于 0.6 时肌瘤的血供比较丰富。但肌瘤的血流指数变化并不能作为判断肌瘤变性的直接依据。

【超声报告示例】

超声检查所见：后位子宫，大小及形态正常，包膜完整，内膜线居中清晰，厚约 0.7cm。肌层回声不均匀。子宫前壁可见大小约 3.3cm×3.1cm 的低回声，边界清，形态规则，内部回声欠均匀。CDFI：周边可见环行血流信号。双侧附件大小形态正常，内未见异常回声。

超声提示：子宫肌瘤。

【鉴别诊断】

1. 子宫腺肌症　本病为子宫内膜异位症在子宫的表现。超声表现为子宫呈球形增大，内部回声不均匀或粗糙。病变可以局限，但无明显包膜，此为与子宫肌瘤的鉴别要点。

2. 卵巢肿瘤　完全突出于子宫表面的浆膜下子宫肌瘤，需与卵巢肿瘤鉴别。当肿块侧探及正常卵巢且肿块与子宫体关系密切时，浆膜下肌瘤可能性较大。如肿块侧不能探及正常卵巢且肿块与子宫体关系密切时，浆膜下肌瘤可能性较大。如肿块侧不能探及正常卵巢存在，则鉴别诊断困难，需结合病史及妇科检查。

3. 内膜癌或内膜息肉　黏膜下子宫肌瘤需与内膜癌或内膜息肉鉴别。①黏膜下子宫肌瘤：形态规则，边界清晰，与肌层分界明确，且呈中低回声区，彩色血流局限于基底部或蒂部、动脉阻力指数较正常稍低；②内膜癌：形态不规则，边界不清，与肌层界线不清，内部回声不均，肿块内部彩色血流丰富，动脉阻力指数明显降低，阻力指数可低于 0.5；③内膜息肉：虽形态规则、边界清晰、与肌层有分界，但回声偏高、偏强，内部可见较多小囊性结构，彩色血流不明显，故一般运用二维超声可以鉴别，但黏膜下肌瘤合并感染、出血及不典型的内膜息肉等，需与内膜癌作鉴别。

二 子宫腺肌症

1. 子宫内膜异位症　具有活性的子宫内膜组织出现在子宫腔以外部位时称为子宫内膜异位症。

2. 内在性子宫内膜异位症　指发生于子宫的内膜异位症，即子宫内膜侵入子宫肌层，又称子宫腺肌症。多发生于 30～50 岁经产妇，常合并子宫肌瘤或盆腔子宫内膜异位症。尸检发现，10%～47%的子宫肌层中有子宫内膜组织，但其中仅 70%有症状。

3. 外在性子宫内膜异位症　指发生于子宫外盆腔组织的内膜异位症。以卵巢及宫骶韧带为多见。发生于卵巢的子宫内膜异位症如因异位的内膜反复出血形成囊肿，称卵巢内膜样囊肿。

【声像图表现】

1. 子宫均匀性增大，但一般不超过妊娠 2 个月大小。

2. 子宫外形因病灶局限或弥漫而有不同，一般呈球形，或饱满，或欠规则，或不规则。

3. 子宫内部回声不均匀，肌层内光点增粗、增强、增多，且以后壁病变较多见。

4. 前后壁肌层厚度不一致，子宫内膜线因肌层内病变区的推压而向前壁或后壁偏移。

5. 局限性子宫腺肌症：可见肌层内局灶性回声增强区或回声紊乱区，但与肌层分界不清，无明显包膜。

6. 病变区彩色多普勒血流分布无特征性表现，子宫动脉及肌层内动脉血流阻力指数无特征性变化（图 13-10，彩图 14）。

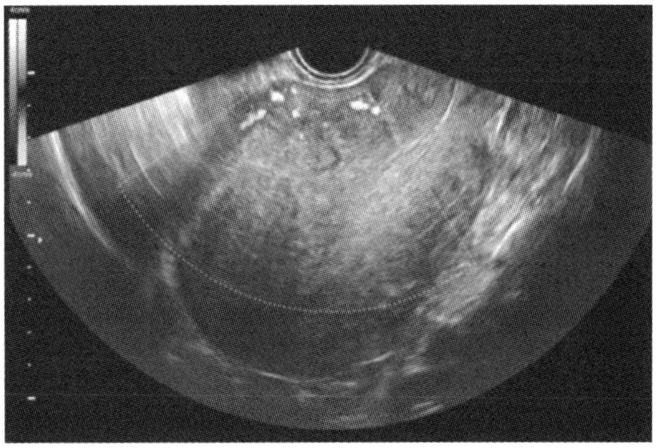

图 13-10　子宫腺肌症

【超声报告示例】

超声检查所见：前位子宫，体积增大，包膜完整，内膜线前移，子宫后壁肌层较前壁肌层增厚，分别为 3.0cm 和 2.1cm，肌层回声不均匀，内见散在小低回声区及条状强回声，以后壁明显。CDFI：肌层内见点条状血流信号。双侧附件大小形态正常，内未见异常回声。

超声提示：子宫增大，子宫腺肌症（以后壁为主）。

【鉴别诊断】

典型的子宫腺肌症不难诊断。但病变局限形成腺瘤样结节时，需与子宫肌瘤相鉴别。

三 子宫内膜病变

子宫内膜病变主要包括子宫内膜增生、子宫内膜癌、子宫内膜息肉等。

1. 子宫内膜增生　是内膜腺体和间质的异常增殖，同正常增殖期的内膜相比，子宫内膜增生症伴有腺体和间质的比例失调。子宫内膜增生症可由单纯雌激素替代治疗、持续的无排卵、多囊卵巢及一些能够生成雌激素的卵巢肿瘤，如颗粒细胞瘤引起，好发于育龄期妇女。

子宫内膜增生镜下可分为伴有不典型细胞的增生和不伴有不典型细胞的增生。伴有不典型细胞的增生中，有 25%的概率发展成内膜癌，不伴有不典型细胞的增生中发生内膜癌的概率约为 2%。

2. 子宫内膜癌　又称子宫体癌，指发生于子宫内膜的一组上皮性恶性肿瘤，多为腺癌，为女性生殖器最常见的三大恶性肿瘤之一。较多见于老年妇女。近年来有发病率上升、发病年龄下降的趋势。发病原因不明，可能与雌激素长期刺激和子宫内膜增生有关，常分为弥漫型和局限型。

【声像图表现】

1. 子宫内膜增生　表现为子宫大小、形态正常或宫体稍大，肌层回声正常，内膜均匀性增厚，回声增强，常呈椭圆形，与肌层边界清晰，也可呈局部增厚，囊腺性增生内可见无回声区。一般认为内膜厚度大于 10mm 可诊断为子宫内膜增生。

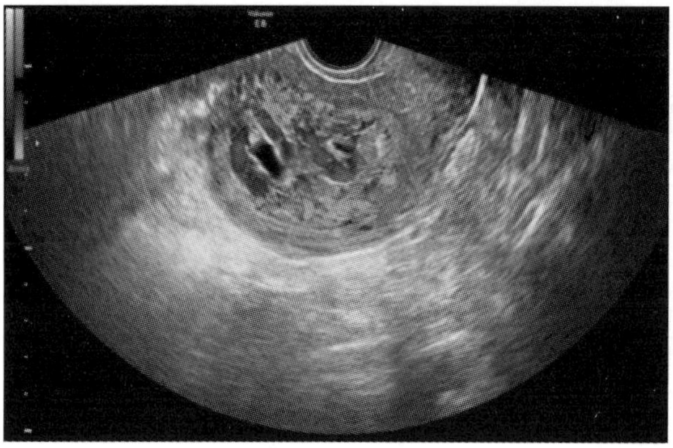

图 13-11　子宫内膜癌（一）

2. 子宫内膜癌（图 13-11，彩图 15）

（1）子宫大小变化：病变早期可不明显，以后随着病变发展或肿块形成子宫变得饱满或增大。

（2）子宫内部回声变化：①病变早期，如原位癌、镜下早期浸润癌，超声可无异常表现。②病变发展，宫腔内可见中低或中高回声区，病灶与肌层的界线视病变累及范围及浸润肌层程度不同而异。如病变局限于宫腔，宫腔内肿块与肌层分界尚清晰；如病变浸润肌层，肿块与肌层分界不清或突入肌层，交界处边缘不规则或呈锯齿状。

（3）宫腔积液：癌肿坏死可引起宫腔积血，继发感染时则引起宫腔积脓。

（4）多普勒超声诊断：①子宫动脉血流量增加，搏动指数及阻力指数下降。绝经后妇女也易探及舒张期血流；②宫腔病灶内彩色分布呈星星点状或短条状，尤以肿块与肌层交界处明显；③病灶动脉多普勒血流波形为低振幅低阻抗型，搏动指数、阻力指数下降。但也有部分病灶无彩色血流显示（图 13-12，彩图 16）。

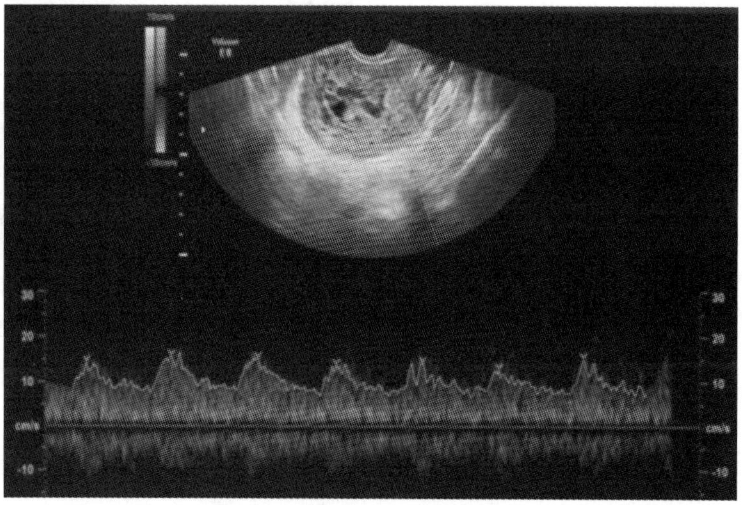

图 13-12　子宫内膜癌（二）

【超声报告示例】

超声检查所见：前位子宫，体积增大，包膜光滑完整，子宫内膜不均匀增厚，与肌壁分界模糊，较厚处约 1.7cm，呈低回声光团突入宫腔，宫腔内见液性暗区。CDFI：增厚的内膜处见丰富的血流信号，其邻近的肌层血流明显，盆腔见液性暗区，最大深度约 2.2cm，内透声欠佳。双侧附件大小形态正常，内未见异常回声。

超声提示：子宫内膜异常回声（考虑子宫内膜癌可能，建议诊断性刮宫）。盆腔积液。双侧附件区未见异常。

【鉴别诊断】

1. 子宫内膜病症　观察内膜不均匀回声与周围正常内膜界线是否清晰，内膜息肉界线清，内膜癌界线不清。

2. 子宫内膜癌　根据患者不规则阴道流血，尤其是绝经后阴道流血，超声示子宫增大、回声不均，应高度怀疑子宫内膜癌。早期声像图无特殊改变，最后确诊要靠诊断性刮宫。

四 子宫发育异常

先天性子宫畸形主要包括先天性无子宫、始基子宫、幼稚子宫、单角子宫、双子宫、双角子宫、纵隔子宫等。

【声像图表现】

1. 先天性无子宫　无论在纵切、横切或矢状切面上均不能显示出子宫图像。

2. 始基子宫　子宫小，宫体厚度小于 1.0cm，无子宫内膜回声（图 13-13）。

3. 幼稚子宫　子宫轮廓及回声正常，但各径线均小于正常值，子宫体与子宫颈比例失常，子宫颈长度可大于子宫体长度。可见内膜回声，但内膜很薄（图 13-14）。

4. 单角子宫　呈牛角型，在发育完好的一侧可探及正常卵巢。子宫的另一侧可有中空或实性的条状物，可与子宫腔相通或不通（图 13-15）。

5. 双子宫　纵切能探及左右两个子宫体，其内可见子宫内膜回声，每个宫体有各自的子宫颈和阴道或两个子宫颈一个阴道，阴道内有纵隔，卵巢可发育正常（图 13-16）。

6. 双角子宫　横切可见两个宫体呈羊角状，相互分离，各自有独立的子宫内膜，两处内膜至子宫颈或子宫体中下段合为一处，并与一个子宫颈相连（图 13-17、图 13-18）。

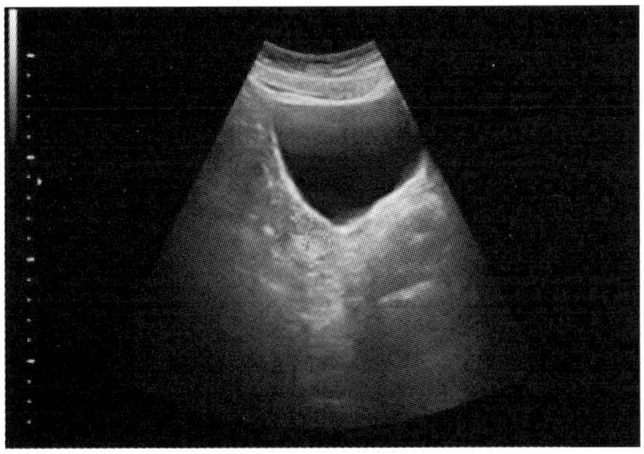

图 13-13　始基子宫

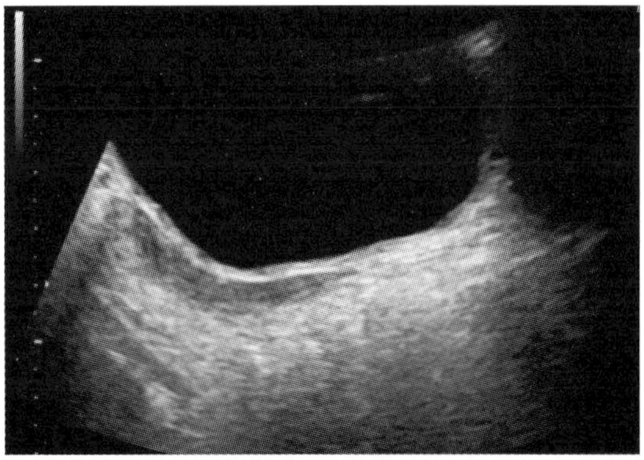

图 13-14　幼稚子宫

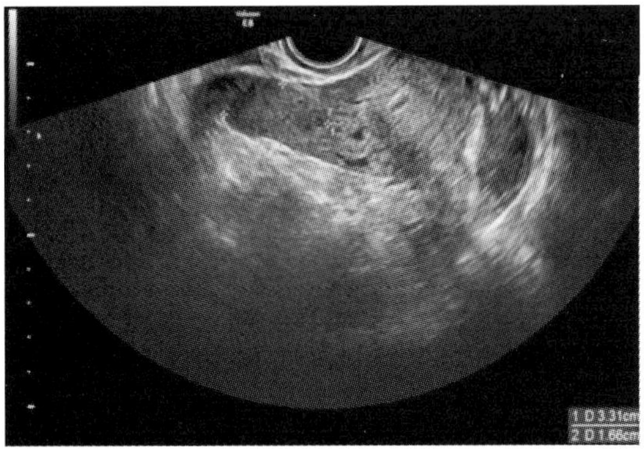

图 13-15　单角子宫

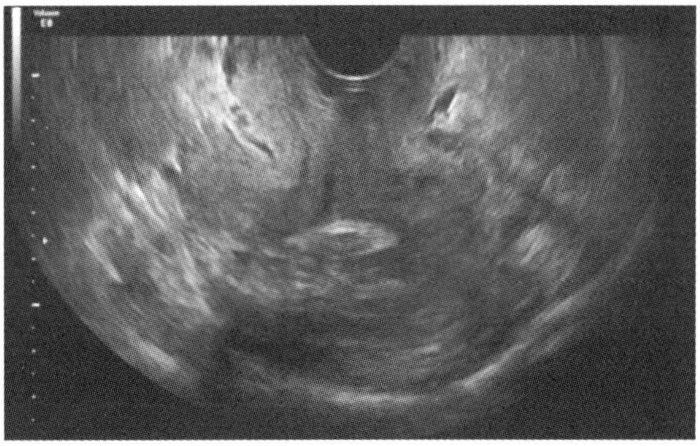

图 13-16　双子宫

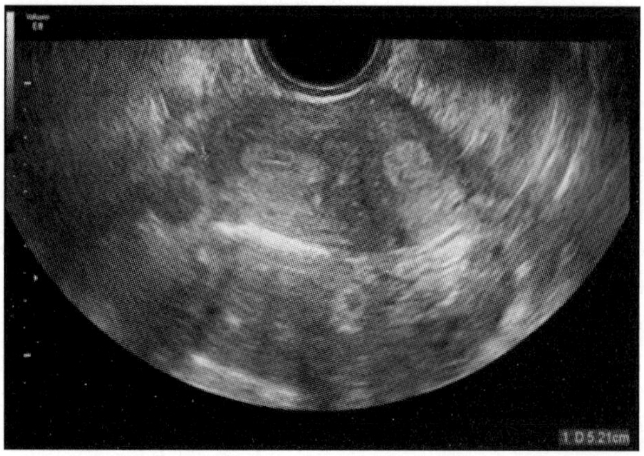

图 13-17　双角子宫

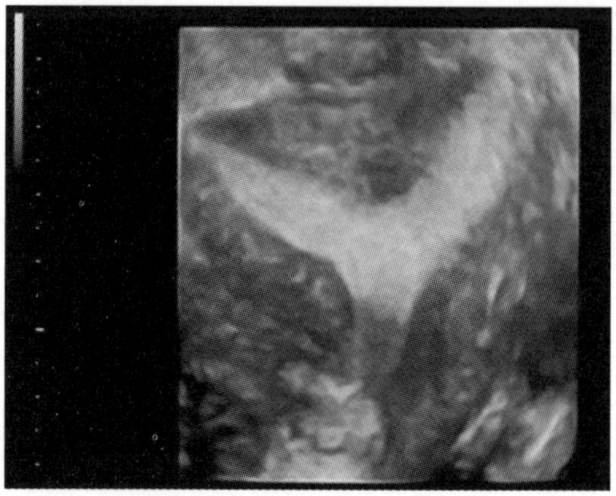

图 13-18　双角子宫（三维）

7. 纵隔子宫　横切宫底处增宽，浆膜面平整、完整。探及两团子宫内膜回声，中间有与子宫肌层回声相似的组织分隔，若该分隔将子宫体至子宫颈完全分成两部分，则为完全纵隔子宫（图 13-19、图 13-20）。

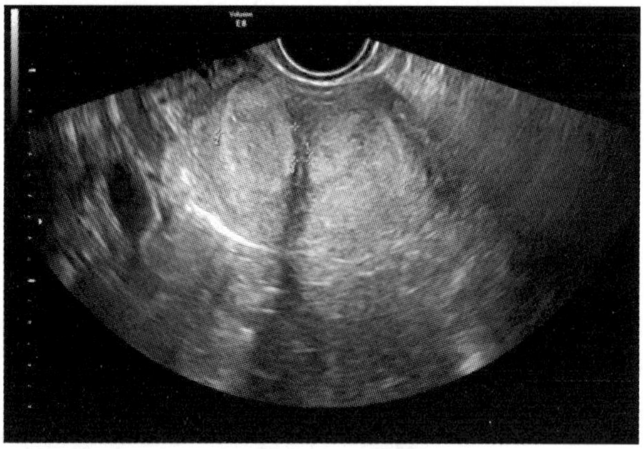

图 13-19　纵隔子宫

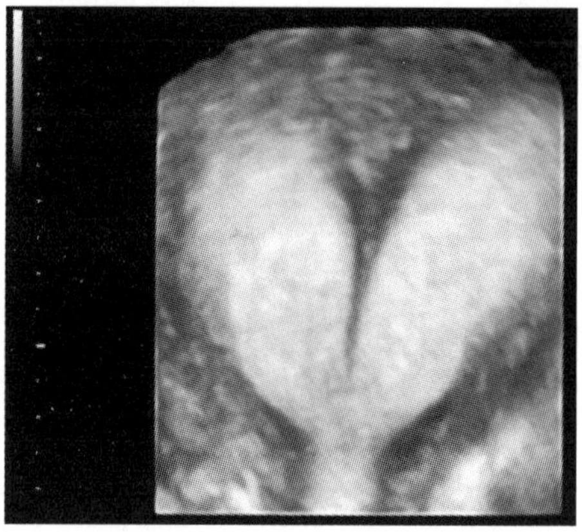

图 13-20　纵隔子宫（三维）

【超声报告示例】

1. 双子宫

超声检查所见：下腹部横断面显示两个子宫横断面，均有子宫内膜回声，呈蝴蝶样，纵切面于膀胱后方探及两个完整的子宫及阴道回声。双侧附件大小形态正常，内未见异常回声。

超声提示：先天性子宫畸形，双子宫。

2. 先天性无子宫

超声检查所见：膀胱充盈良好，其后方未探及子宫回声，双侧卵巢形态大小正常，内未见异常回声。

超声提示：先天性子宫畸形，无子宫。

3. 幼稚子宫

超声检查所见：前位子宫，子宫体积小，子宫体与子宫颈长径之比约为 1∶1，包膜光滑完整，肌层回声均匀，内膜线居中，厚约 0.3cm，双侧附件大小形态正常，内未见异常回声。

超声提示：幼稚子宫。

【鉴别诊断】

先天性子宫畸形不难诊断。

五 处女膜闭锁

如处女膜褶发育过度，呈无孔处女膜，即为处女膜闭锁，在女性生殖器官发育异常中较常见。若子宫及阴道发育正常，则初潮后经血潴留于阴道内，逐渐发展至子宫、输卵管内，甚至通过漏斗部进入腹腔。患者一般在初潮年龄开始出现症状，以下腹部进行性加重的周期性疼痛为特征，周期为 1 个月左右，但无月经来潮。久之下腹部可扪及包块，第二性征发育正常。

【声像图表现】

最初月经血积聚于阴道内，声像图可见子宫颈下方阴道内无回声区，边界清楚，无回声区内可有点状回声，为黏稠血液，随体位改变而移动。随着积血慢慢增多，可造成宫腔积血。声像图呈现一小一大两个无回声区，小者位于上方，为宫腔，可见子宫壁，大者位于下方，为阴道。严重经血潴留可导致双侧输卵管扩张。

【超声报告示例】

超声检查所见：前位子宫，形态大小正常，轮廓清晰，边界光滑，宫腔内可见液性暗区，有散在的增强光点显示。两侧附件未见异常显示。

超声提示：宫腔积液，建议到妇科进一步检查。

【鉴别诊断】

具有典型积血的声像图表现，结合患者青春期无月经来潮，有周期性腹痛病史，妇科检查下腹部扪及包块，即可诊断。

六 宫内节育器

子宫内放置节育器是简单有效的避孕方法，在我国已普及。超声检查可确定宫内有无节育环、节育环的类型和位置，以及有无异常。

【声像图表现】

节育环种类不同，其声像图表现各异，多呈宫腔中央近宫底部的强回声，后伴彗星尾征，根据节育环与子宫的相对位置，可判断出节育环有无下移、脱落、嵌入肌层、穿透宫壁等异常（图 13-21、图 13-22）。

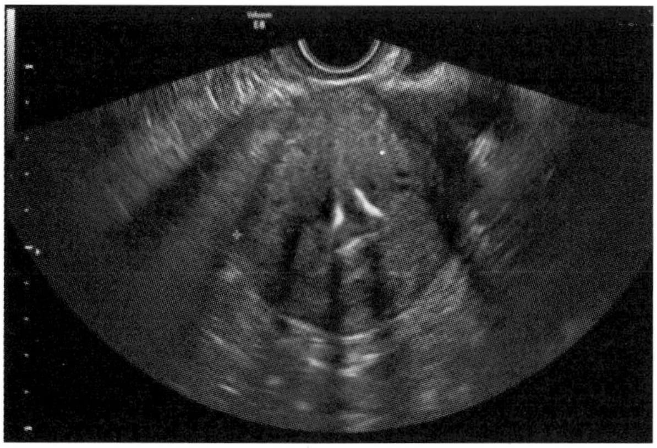

图 13-21 宫内节育器

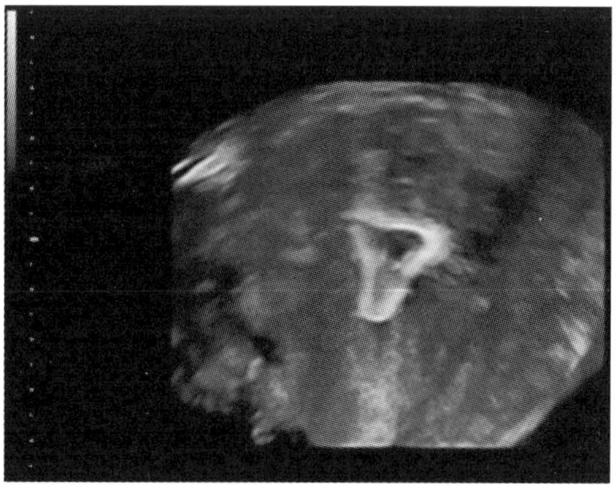

图 13-22 宫内节育器（三维）

【超声报告示例】

超声检查所见：前位子宫，子宫大小形态正常，包膜光滑完整，肌壁回声均匀，宫腔内可见节育器回声，位置正常。双侧卵巢显示清晰，内未见异常回声。

超声提示：宫内节育器，位置正常。

第四节　卵巢囊性肿瘤

卵巢囊性肿瘤是妇科常见的肿瘤，发病率很高，约占卵巢肿瘤的90%以上，可发生于任何年龄的妇女，超声检查对囊性病变有良好的鉴别力，是首选的检查方法。

一　卵巢囊性肿瘤的病理类型及特征

1. 病理类型　卵巢囊性肿瘤分为非赘生性囊肿和赘生性囊肿两大类。非赘生性囊肿属于功能性囊肿，包括卵泡囊肿、黄体囊肿、黄素囊肿等。赘生性囊肿主要包括来自生殖细胞的囊性畸胎瘤、来自体腔上皮的囊腺瘤等。

2. 特征　早期卵巢囊性肿瘤多无临床症状，一旦囊性肿瘤发展较大可有腹部包块及下腹坠痛感。当卵巢囊性肿瘤发生蒂扭转、破裂或感染等并发症时，可引起妇科急腹症。囊性肿瘤恶变时，可出现腹水。

二　卵巢非赘生性囊肿

卵巢非赘生性囊肿是卵巢功能改变形成的潴留性囊肿，一般体积不大，多能自行消退。主要分为卵泡囊肿、黄体囊肿、黄素囊肿、多囊卵巢等。

1. 卵泡囊肿　卵泡成熟后不破裂，卵泡腔内液体潴留而成，呈水疱样突出于卵泡表面，无任何症状和体征，多数在1～2个月逐渐吸收或自行破裂。

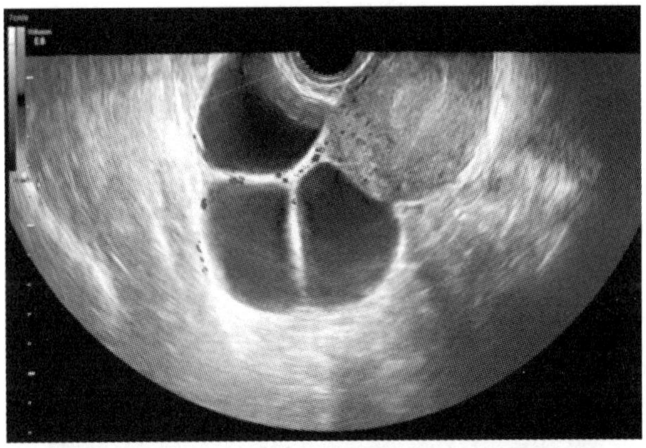

图13-23　卵泡囊肿

案例13-2

患者，女，51岁。无临床症状，常规体检。超声描述：右侧卵巢可见4.5cm×4.8cm无回声区，边界清晰，形态尚规则，壁薄光滑。CDFI：囊壁无血流信号。

请根据声像图特点做出初步诊断并给出诊断依据。

声像图表现：为圆形或椭圆形的无回声区，壁薄，内壁光滑，腔内透声性好。CDFI：囊壁上无血流信号。

随访观察最终消失（图13-23，彩图17）。

2. 黄体囊肿　囊肿黄体持续存在或增长，或黄体血肿被吸收后，形成黄体囊肿，一般不超过4cm，可发生在月经中后期和妊娠期，常使月经周期延迟。

声像图表现：表现不一，一般呈圆形，囊壁较厚，回声可增强，囊肿腔内透声常较差，可见不规则絮状回声团。CDFI示囊腔内无血流信号，囊壁上有时可见环状血流信号。发生囊壁破裂时，囊肿表面及周围可见凝血块形成的不规则不均匀低回声包块，边界模糊，无包膜，盆腔常可见游离液体（图13-24、图13-25，彩图18）。

3. 黄素囊肿　常伴发于滋养细胞肿瘤，也可见于正常妊娠。由体内高水平的绒毛膜促性腺激素刺激卵巢内的卵泡使之过度黄素化，每个卵泡腔内出现大量渗出液，从而使卵巢明显增大，甚至超过20cm，如果没有明显的临床症状，可以不处理，囊肿会逐渐变小。有时会误诊为卵巢肿瘤而被切除，给患者带来极大的痛苦和遗憾。

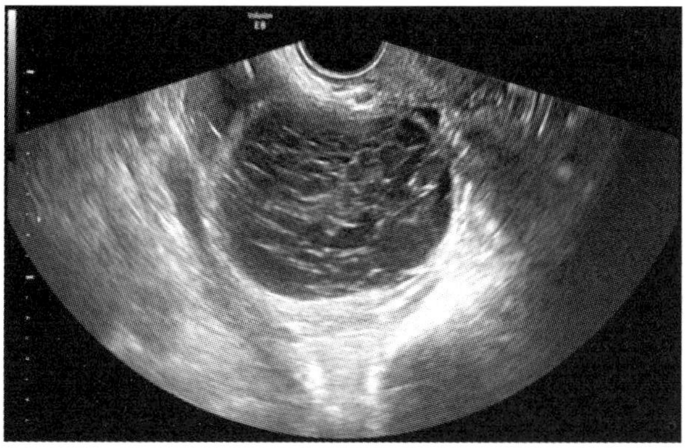

图 13-24 黄体囊肿

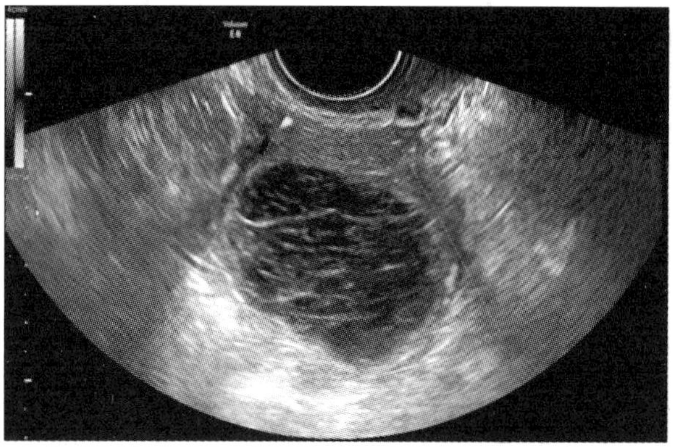

图 13-25 黄体囊肿（彩色血流图）

声像图表现：多为双侧，卵巢明显增大，内见大量圆形或卵圆形小囊腔，壁薄光滑，囊腔内透声好。囊腔内有出血时可见点状回声。腹腔内可合并腹水。

4. 多囊卵巢　多见于青年妇女，系月经调节机制失常所致，与内分泌有关。患者卵巢增大，多为双侧发病，表面光滑，包膜增厚，可见多个大小不等的囊性卵泡。临床常见症状为多毛，肥胖，月经稀少和不孕。可合并子宫内膜癌。

声像图表现：双侧卵巢均匀性增大，轮廓清晰，包膜回声增高。内可见多个大小不等的圆形无回声区（图 13-26）。

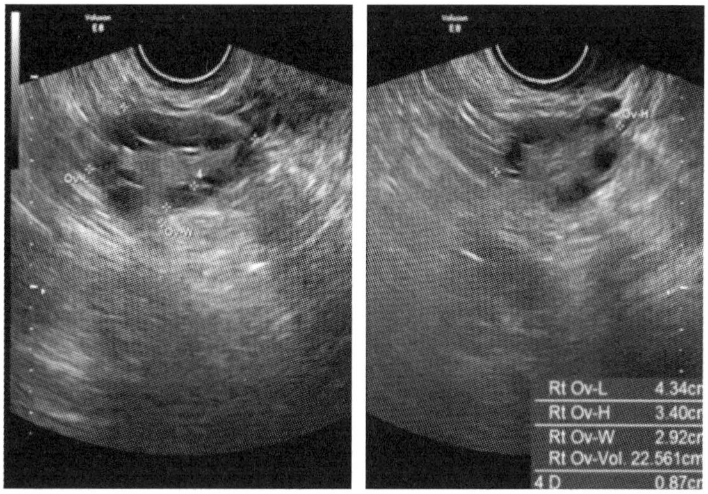

图 13-26 多囊卵巢

【超声报告示例】

超声检查所见：前位子宫，包膜光滑完整，肌层回声均匀，内膜线居中清晰，厚约 1.0cm。右侧附件区见大小约 4.6cm×4.2cm 的无回声区，壁薄而光滑，内透声好，后方回声增强。CDFI：周边未探及血流信号。左侧附件大小形态正常，内未见异常回声。

超声提示：右侧卵巢囊肿。

三 卵巢囊性畸胎瘤

卵巢囊性畸胎瘤又称皮样囊肿，是最常见的卵巢肿瘤之一，好发年龄为 20～40 岁，大多数为单侧，为圆形或椭圆形，内部最常见的成分为油脂和毛发，偶可见骨质成分。囊性畸胎瘤有恶变的可能，最常见的癌变为鳞状细胞癌。

【声像图表现】

其内部回声与其组成成分有关，如散在的毛发呈线样强回声，缠成一团的毛发呈表面毛糙的弧形强

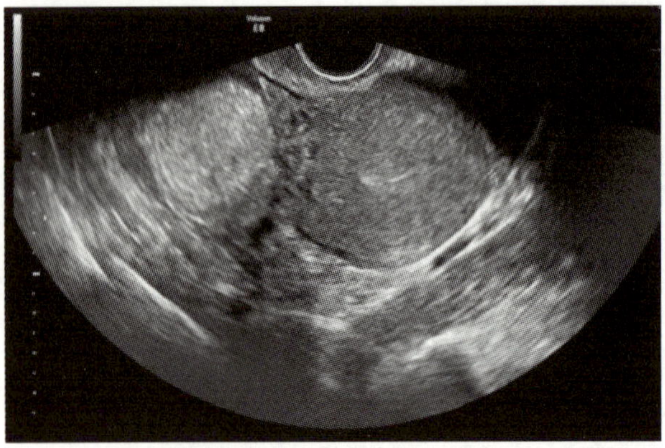

图 13-27　畸胎瘤

回声带后伴声影。脂肪与液性部分之间形成较为清楚的分界线，脂肪、毛发、骨组织及其他各种组织混杂存在时表现为囊腔内回声高低不均、杂乱，与肠曲相似。明显的实质性包块常提示有癌变（图 13-27）。

面团征：囊内见团块状强回声，后方伴声影。

发团征：囊内见团块状强回声，后方有声影。

脂液分层征：囊内分上下两层，上方为密集的强回声光点，下方为液性暗区。

雪花征：囊内以液性暗区为主，见稀疏分布闪烁状粗大的强回声。

杂乱结构征：囊内见不均质性团块状、带状或点状强回声，后方有声影　并可见少量液性暗区。

【超声报告示例】

超声检查所见：前位子宫，包膜光滑完整，肌层回声均匀，内膜线居中清晰，厚约 0.8cm。右侧附件区见大小 4.6cm×4.1cm×3.8cm 的混合性回声，边界清晰，形态规则。左侧附件大小形态正常，内未见异常回声。

超声提示：右侧附件区混合性占位，考虑畸胎瘤可能。

四　卵巢囊腺瘤（癌）

卵巢囊腺瘤是发生于体腔上皮的良性上皮瘤，极为常见，包括浆液性和黏液性两种。如向输卵管上皮化生则形成浆液性肿瘤，向子宫颈柱状上皮化生则形成黏液性肿瘤。恶变率高。

（一）囊腺瘤

卵巢浆液性囊腺瘤是较常见的卵巢良性肿瘤，约占卵巢肿瘤的 25%，多为单侧，球形，大小不一，表面光滑，壁薄。80%以上为单房，少部分囊壁上有乳头样突起。

卵巢黏液性囊腺瘤近年来与浆液性一样常见，多为单侧，圆形或类圆形，体积较大或巨大，表面光滑。切面为多房性，内含黏液，内壁光滑，很少有乳头生长。黏液性囊腺瘤有可能发生破裂，一旦黏液漏入盆腔、腹腔，可在腹膜表面形成胶冻样黏液团块，形成腹膜黏液瘤。

【声像图表现】

超声检查所见：附件区圆形或类圆形囊性包块，浆液性囊腺瘤轮廓清晰，囊壁纤薄，光滑，大多为单房性，囊腔内透声良好。CDFI：囊壁及分隔上少有血流信号。黏液性囊腺瘤壁较厚，体积巨大，囊腔内透声差，多有多条纤细分隔（图 13-28、图 13-29，彩图 19）。

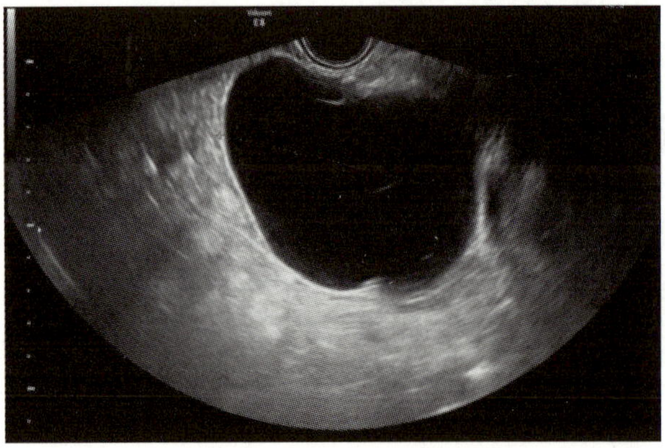

图 13-28　浆液性囊腺瘤

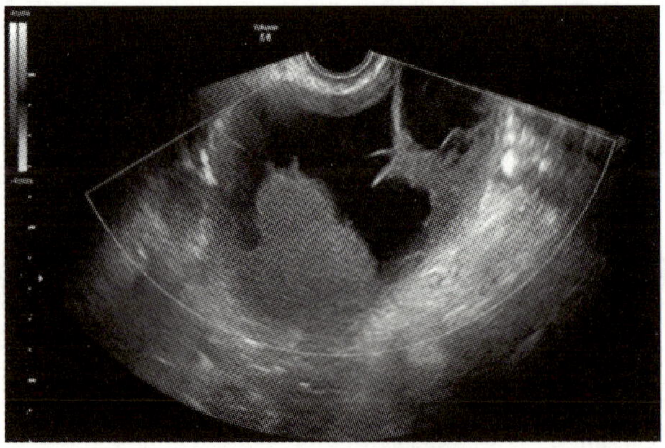

图 13-29　黏液性囊腺瘤

【超声报告示例】

超声检查所见：前位子宫，大小形态正常，包膜光滑完整，肌层回声均匀，内膜线居中清晰，厚约1.0cm。右侧附件区探及约18cm×15cm×10cm的无回声区，边界清晰，形态规整，壁薄、光滑，内可见厚薄均匀一致的分隔光带，液性暗区内见散在的点状回声。CDFI：囊壁及分隔上可见点状血流信号。左侧附件大小形态正常，内未见异常回声。

超声提示：右侧附件区囊性占位，考虑卵巢囊腺瘤。

（二）囊腺癌

囊腺癌包括浆液性囊腺癌和黏液性囊腺癌。浆液性囊腺癌是最常见的卵巢恶性肿瘤，双侧较多，体积往往较大，实质性与囊性混合存在。呈结节状或分叶状。多为多房，囊腔内充满乳头，囊液混浊。早期患者多无任何临床症状。

黏液性囊腺癌不如浆液性囊腺癌常见，一般为单侧，体积较大，形态不规则，囊性与实质性混合存在。

【声像图表现】

声像图上两者不易区分，主要表现为一侧或双侧的囊实混合性肿块，外形多不规则，囊壁厚薄不均，分隔粗细不均，伴有出血时呈不均匀低回声。晚期可出现腹水。CDFI：实性部分可见丰富杂乱的血流信号。

【超声报告示例】

超声检查所见：前位子宫，大小形态正常，包膜光滑完整，肌层回声均匀，内膜线居中清晰，厚约1.0cm，右侧附件区可见约6.6cm×5.8cm×5.3cm的混合性回声，形态不规则，边界不清，壁厚且不均匀，内部回声不均，内可见多条厚薄不均的分隔光带，并见乳头状突起，呈菜花样。CDFI：周边及内部可见丰富的条状血流信号。盆腔探及液性暗区，最大深度约3.0cm，内透声欠佳。左侧附件大小形态正常，内未见异常回声。

超声提示：右侧附件区混合性占位，考虑卵巢囊腺癌可能。

五 卵巢囊性肿瘤的鉴别诊断

卵巢囊性肿瘤的超声图像多样，在判断时需结合临床症状及妇科检查。

1. 非赘生性囊肿与小的赘生性囊肿的鉴别　非赘生性囊肿一般较小，不超过5cm，壁薄、光滑。生育年龄的妇女，如发现单侧卵巢囊性肿块，直径在5cm以上，可于1个月后复查，若不断增大，应考虑赘生性囊肿。

2. 浆液性卵巢囊肿、黏液性卵巢囊肿及皮样囊肿的鉴别　三者在卵巢囊性肿瘤中最为多见，占90%以上，其声像图表现均为无回声区，鉴别要点如表13-1所示。

表13-1　浆液性卵巢囊肿、黏液性卵巢囊肿、皮样囊肿的鉴别诊断

项目	浆液性卵巢囊肿	黏液性卵巢囊肿	皮样囊肿
大小	中等或偏大	大	中等大小
内部回声	无回声区	无回声区，内有细弱光点	脂液分层征，细小光点
单、多房	单或多房	多房性	单房性
囊壁回声	薄	厚	厚
单、双侧	双侧	单侧	单侧

根据超声所显示的肿块图像，初步可判定为囊性、混合性，但进一步的诊断应仔细观察肿瘤边界、内部回声、对侧卵巢及子宫情况、有无腹水等。位于子宫后方的肿块探查不清时，须经阴道检查。除少数卵巢肿瘤有特殊声像图外，绝大部分仍需要结合临床综合考虑。包括患者的年龄、症状（腹胀痛、月

经失调等)、病程长短、妇科检查情况、实验室检查结果等，如卵泡囊肿、黄体囊肿与月经周期的生理性变化有关。

第五节　卵巢实质性肿瘤

一　卵巢良性实质性肿瘤

卵巢良性实质性肿瘤在临床上发展缓慢。早期肿瘤较小，多无症状，偶在妇科普查或婚检中发现。当肿瘤增至中等大小时，可感到腹胀、下腹不适或扪及肿块。肿瘤很大时可产生压迫症状如尿频、尿急，压迫膈肌时出现呼吸困难等症状。妇科检查于子宫一侧或双侧可扪及实质性球形肿块，可活动。若肿瘤很大，与周围器官有粘连，往往不易分辨界线，也不易推动。常见卵巢良性实质性肿瘤有纤维瘤、布伦纳瘤等。

1. 纤维瘤　由卵巢纤维细胞形成，中等大小，平均10cm左右，多见于40岁以上的中老年妇女，占卵巢肿瘤的2%～5%，单侧居多。有时伴有腹水或胸腔积液，肿瘤切除后胸腔积液、腹水消失，称为麦格综合征。肿瘤为圆形或分叶状，质硬致密，表面光滑，切面呈灰白色。

2. 布伦纳瘤　是一种少见的卵巢表面上皮肿瘤，约占卵巢肿瘤的2%，可分为良性、交界性、恶性三种类型，绝大多数为良性。本病好发于40岁以上的中老年妇女。多为单侧，一般体积较小，边界清晰，实性居多，质硬，切面有沙粒感，呈灰黄、灰白色。

【声像图表现】

1. 纤维瘤　显示圆形或椭圆形实性肿块，边界清晰，为均匀的中低回声区，后方常伴有不同程度的声衰减。合并腹水时，盆腹腔可见游离液体。CDFI：其内可见少量血流信号。

2. 布伦纳瘤　为实性肿块，瘤体内部回声因明显衰减而无法显示，瘤体表现为扇形深重声影，呈“蛋壳征”。CDFI：瘤体和内部均无血流信号。

【超声报告示例】

超声检查所见：前位子宫，大小形态正常，包膜光滑完整，肌层回声均匀，内膜线居中清晰，厚约1.0cm，右侧附件区可见约3.6cm×3.8cm×3.3cm的实性低回声，边界清晰，形态尚规则，内部回声均匀。CDFI：内可见少许条状血流信号。左侧附件大小形态正常，内未见异常回声。

超声提示：右侧附件区实性肿物，纤维瘤可能性大。

二　卵巢恶性实质性肿瘤

卵巢恶性实质性肿瘤早期一般无症状，但其生长迅速，患者短期内可感觉腹胀，出现腹部包块及腹水。肿块质地软硬不一，形状不规则。肿瘤向周围组织浸润或粘连压迫神经时，引起腹痛、腰痛等。若双侧卵巢均被癌组织破坏则引起月经失调和闭经。妇科检查常发现肿块为双侧性和实质性，表现高低不平，肿块固定，有时伴有腹水或淋巴结肿大。常见卵巢恶性实质性肿瘤有内胚窦瘤、颗粒细胞瘤等。

1. 内胚窦瘤　来源于生殖细胞、具有胚体外卵黄囊分化特点的肿瘤，也称为卵黄囊瘤，好发于10～20岁的年轻女性。恶性程度高，肿瘤一般生长很快，体积较大，常为实性，质地较软，常伴有出血、坏死、囊变等（图13-30）。

2. 颗粒细胞瘤　是一种恶性程度较低的来源于卵巢性索-间质细胞的肿瘤。好发于育龄期，青春期或绝经后也有发生。单侧多见，多为实性，质地较软。肿瘤可分泌雌激素，常有高雌激素水平的临床症状，如性早熟、月经不调、绝经后阴道流血等。

【声像图表现】

1. 内胚窦瘤　盆腔探及巨大的以实质性为主的混合性肿块，形态不规则，边界清楚，内部回声不均，常见多个大小不等的囊性区，囊壁厚薄不均。CDFI：血管分布紊乱，血流信号丰富。

2. 颗粒细胞瘤　附件区实质性包块，一般较小，呈圆形或椭圆形，边界较清，内部回声不均匀，有时可见多发小囊性区。由于肿瘤有分泌雌激素的功能，子宫体积较大，内膜增厚。CDFI：血管扩张，血流信号非常丰富。

【超声报告示例】

超声检查所见：前位子宫，大小形态正常，包膜光滑完整，肌层回声均匀，内膜线居中清晰，厚约 1.0cm。右侧附件区可见约 6.6cm×5.8cm×5.3cm 的实性低回声，部分边界不清，形态欠规则。CDFI：周边可见环绕血流信号，收缩期峰值流速（PSV）63cm/s，阻力指数（RI）0.66。左侧附件大小形态正常，内未见异常回声。

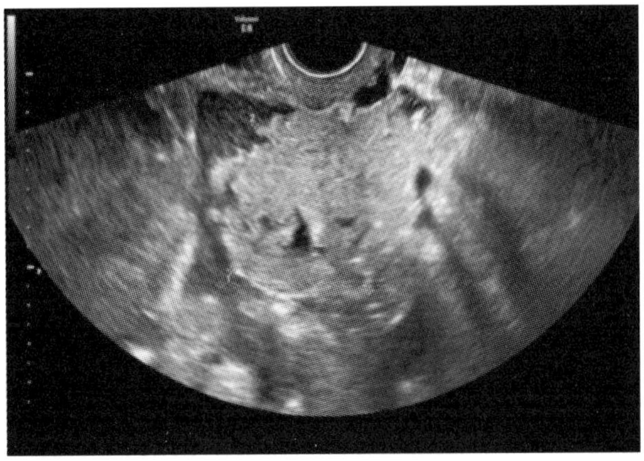

图 13-30　卵巢癌

超声提示：右侧附件区实性肿物，卵巢恶性肿瘤可能性大。

三　卵巢转移性恶性肿瘤

胃肠、乳腺等部位的恶性肿瘤常发生卵巢转移，卵巢转移癌多为双侧。较具特征的是胃肠道的黏液细胞癌，也称库肯勃瘤，常为双侧卵巢弥漫性增大，卵巢结构完全消失，被肿瘤取代。

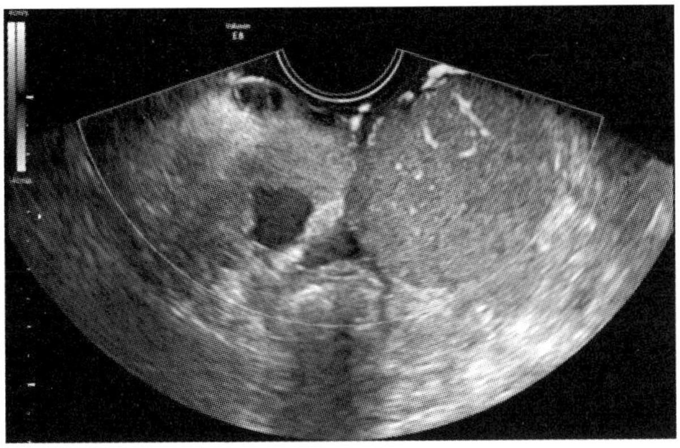

图 13-31　卵巢转移癌

【声像图表现】

双侧卵巢均可见实质性包块，表面光滑，中等大小。部分肿瘤内部可形成不规则囊腔，内壁光滑。CDFI 示血流丰富，但分布较原发性卵巢恶性肿瘤少，有时可见树枝状血流信号。常伴有腹水，且量一般较多（图 13-31，彩图 20）。

【超声报告示例】

超声检查所见：前位子宫，大小形态正常，包膜光滑完整，肌层回声均匀，内膜线居中清晰，厚约 1.0cm。双侧卵巢失去正常结构与形态。右侧附件区可见约 6.6cm×5.8cm×5.3cm 的混合回声，右侧附件区可见约 7.6cm×6.8cm×5.3cm 的混合回声，均呈类圆形，内可见中等回声及多个大小不等的类圆形无回声。CDFI：中等回声内部可见丰富分支状血流信号，PSV 31cm/s，RI 0.5。盆腔可见液性暗区，深约 3.0cm。

超声提示：双附件区囊实性肿物，结合临床卵巢转移癌待除外。盆腔积液。

四　卵巢良、恶性肿瘤的鉴别诊断

根据肿瘤不同的生长特性，良、恶性肿瘤在形态、边界、内部回声、生长速度、是否伴腹水等方面均有一定差异，超声声像图也发生相应改变，但绝大部分仍需结合临床综合考虑，见表 13-2。

表 13-2　卵巢良、恶性肿瘤的鉴别

项目	良性肿瘤	恶性肿瘤
声像图	囊性为主，可有混合性及实质性。多数形态规整，边缘光滑，内部回声均匀，血流信号不丰富	实质性、混合性为主，可有囊性。形态不规则，边缘不整齐，内部回声不均，可有液性暗区，血流信号丰富
腹水	少见，仅卵巢纤维瘤有胸腔积液、腹水	多见

续表

项目	良性肿瘤	恶性肿瘤
症状	无明显症状，肿瘤较大时有压迫症状	早期无症状，晚期有腹痛、腹胀、消瘦、贫血、乏力和发热等
妇科检查	多为囊性、单侧，表面光滑、活动	多为双侧、质硬，边界不清，固定
病程	长，多进展缓慢	短，进展迅速

第六节 盆腔炎性肿块

女性盆腔炎性肿块是妇科的常见病，形成炎性肿块的主要原因是盆腔炎。盆腔炎指女性内生殖器及周围的结缔组织炎。炎症可局限在一个部位，也可几个部位同时发生，可分为急性盆腔炎和慢性盆腔炎。急性盆腔炎和一般炎症的病理过程一样，由炎性浸润、水肿、肿胀、渗出、粘连，形成包裹性积液、坏死积脓或脓性包块。如不及时治疗则进入慢性炎症过程或形成慢性炎性肿块（图 13-32）。

输卵管受累时，发生输卵管炎，表现为充血、水肿、增粗、渗出物多，因粘连、积脓可形成腊肠形包块。卵巢受累时，发生卵巢周围炎或输卵管卵巢脓肿。其脓液沉积到盆腔底部，形成盆腔脓肿。

1. 急性子宫内膜炎时，表现为子宫增大，内膜增厚，回声低。宫腔内大量积脓时，可出现无回声暗区伴大量密集细小回声点。急性宫体炎症时，肌壁间形成脓肿，回声不均，部分可见弱回声小暗区，内有细小回声点。

2. 急性输卵管炎、输卵管积脓、卵巢炎性积脓时，在盆腔一侧或双侧可见不规则条索状低回声区，边界模糊，是输卵管肿大增粗的表现。输卵管积脓时，呈现条索状或节段形低回声区或液性回声区。输卵管合并卵巢积脓时，可见不规则囊实混合性杂乱低回声包块，边界不清。

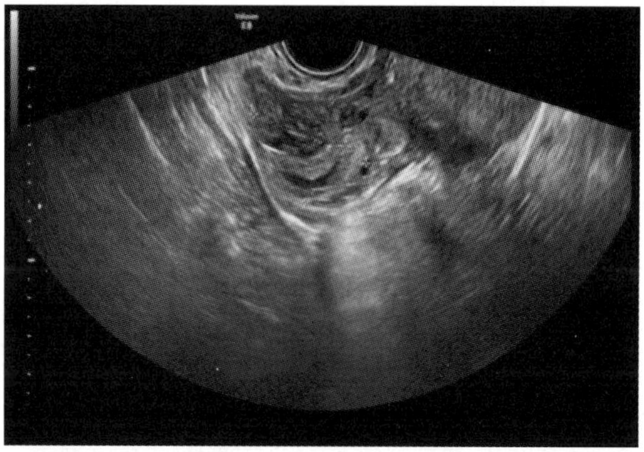

图 13-32 盆腔炎性包块

3. 急性盆腔结缔组织炎或急性盆腔腹膜炎脓肿多形成于子宫直肠陷凹，边界不清，内有点、条状中高回声，伴盆腔大量游离液体，内有密集细小点片状回声，可随体位移动。

4. 慢性盆腔炎常表现为输卵管积水，多为双侧，呈条索状、腊肠形或曲颈瓶样，如输卵管合并卵巢慢性炎症，盆腔内可见多房性无回声暗区与周围组织粘连，边界不清，可形成包裹性积液，内部呈杂乱混合性回声。

小结

子宫和附件的特殊解剖位置，决定了其超声探测可以经不同的途径进行。不同的检查途径适用不同的对象，不同的检查途径观察的重点也可能不同。熟悉正常子宫、卵巢的超声声像图特征，是发现异常、诊断疾病的基础。子宫肌瘤及子宫腺肌症为妇科常见病，两者的发病及临床表现可能近似且不典型，需要超声加以鉴别并辅助临床诊断。而对于卵巢肿瘤，超声诊断的首要任务是区分是否为卵巢来源的肿瘤，是真性肿瘤或假性肿瘤，并鉴别良、恶性。

思考与练习

一、单项选择题

1. 女性生殖器官指生殖器的内藏部分，包括阴道、子宫、输卵管及卵巢，其中哪两者常被称为子宫附件（ ）

A. 阴道、子宫 B. 子宫、输卵管

C. 输卵管、卵巢 D. 阴道、卵巢

E. 阴道、输卵管

2. 下列哪项不符合卵巢黏液性囊腺瘤声像图表现（　　）

A. 肿瘤呈圆形或椭圆形无回声区，呈多房结构

B. 直径多在 10cm 以上，囊壁呈均匀厚壁型

C. 少数肿瘤内有乳头状物

D. 肿瘤体积一般较小，常为双侧性

E. 无回声区内有细弱散在光点

3. 下列哪项符合卵巢恶性肿瘤声像图特点（　　）

A. 无腹水

B. 肿瘤壁薄、清楚、整齐

C. 混合性或实性肿瘤壁厚薄不均，边界不清，有不规则突起

D. CDFI 示肿瘤内和周边无血流信号

E. 形态圆形、规整

4. 宫腔内环状强回声，后伴彗星尾征，应考虑（　　）

A. 子宫内膜过度增生　B. 子宫内膜息肉

C. 子宫肌瘤钙化　D. 宫内节育器

E. 子宫体癌

二、问答题

1. 试述正常子宫、输卵管和卵巢声像图表现及正常测值。

2. 简述子宫肌瘤的声像图特点。

（于新设）

第十四章　产科超声

学习目标

1. 掌握：早期妊娠及中、晚期妊娠的超声探测方法和正常声像图表现。
2. 熟悉：异常妊娠的超声表现及鉴别诊断要点。
3. 了解：前置胎盘及胎盘早剥的超声表现。

超声是产科首选的医学影像检查，通过超声检查可在早孕期诊断是否妊娠、明确宫内或宫外妊娠、肯定存活胚胎、发现双胎或多胎妊娠；在中、晚期妊娠则能随访胎儿生长发育、估算胎儿体重，对某些胎儿先天畸形和胎盘位置异常也能做出诊断。彩色多普勒超声检查可提供胎儿部分器官及胎儿附属物的血流信息。三维超声可直观、立体地显示胎儿体表及部分脏器。超声引导下羊膜腔穿刺或脐静脉穿刺取样检查可应用于某些遗传性疾病的宫内诊断。

第一节　常规产前超声检查方法

一　仪器

实时超声诊断仪，常用凸阵探头，在可探测深度内尽可能适应高频率探头，常用腹部探头频率3.0～5.0MHz，阴道探头频谱7.0～10.0MHz。

二　检查前准备

检查前应告知孕妇产科超声检查的适应证、最适检查时间、该次检查内容、检查的风险、检查所需时间、孕妇所需准备等。

经腹部超声检查早孕期（孕11周前），患者需适度充盈膀胱，要求与妇科经腹部超声检查前准备一致；孕11周及其后检查胎儿无须特殊准备，但此期要检查孕妇子宫颈情况时需充盈膀胱。

经会阴、阴道超声检查前无须充盈膀胱或少量充盈膀胱。检查用耦合剂应消毒。

三　常用体位

1. 经腹部超声检查，孕妇一般取仰卧位，患者充分暴露下腹部，中晚孕期为了更好显示胎儿解剖结构，可根据胎儿体位调整孕妇检查体位，如斜位、左侧卧位或右侧卧位。为了更好显示子宫颈与子宫颈内口，可垫高孕妇臀部。

2. 经会阴、阴道超声检查，孕妇一般取膀胱截石位。

四 常用探测方法

1. 早期妊娠　常用凸阵探头。孕妇暴露下腹部，检查区域涂布耦合剂，主要通过子宫系列纵、横、斜切面观察妊娠囊、卵黄囊、胚胎/胎儿数目、胎心搏动、胚胎长或头臀长、绒毛膜囊数、羊膜囊数、孕妇子宫形态及其肌层、宫腔情况。在宫底横切面上探头稍向左侧、右侧偏斜观察双侧附件情况。

颈部透明层最适检查时间在孕 11^{+0}～13^{+6} 周。此外，此期超声检查还可以观察胎儿大体解剖结构，但信息有限，仍不能替代中孕期超声检查。

2. 中、晚期妊娠　常用线阵或凸阵探头。检查内容包括某些解剖结构的测量，如双顶径、头围、腹围、股骨长等，预测孕周大小，其次是估计胎儿体重，判断胎位、胎儿数目，估测羊水量，观察胎盘、脐带及孕妇子宫、子宫颈等，最后也是在这个时期最重要的检查内容，即对胎儿解剖结构的全面检查。

中期妊娠最适检查时间是孕 18～24 周，此时期是检查胎儿解剖结构和筛查胎儿畸形的最佳时期，能对胎儿各个系统的重要解剖结构进行系统检查。目前已有多个产科超声检查指南发表，最详细的检查为胎儿系统超声检查，要求检查的胎儿解剖结构包括颅脑结构、颜面部、颈部、肺、心脏、腹腔脏器（肝、胆囊、胃肠道、肾、膀胱）、腹壁、脊柱、四肢（包括手和足）等。这些结构的观察与检查，可以通过胎儿多个标准切面实现，常用的超声切面有 32～36 个。

第二节　正常妊娠声像图

妊娠是胚胎/胎儿在母体子宫内生长、发育的过程，是一个非常复杂且变化又极其协调的生理过程，卵子受精是妊娠的开始，胎儿及其附属物自母体排出是妊娠的终止。全过程平均约 38 周（相当于月经龄 40 周）。临床上以月经龄计算，早期妊娠为孕 13 周末前，中期妊娠为孕第 14 周至第 27 周末，晚期妊娠为孕 28 周后。受精后 8 周（月经龄 10 周）内的孕体称为胚胎（embryo），自受精后 9 周（月经龄 11 周）起称为胎儿（fetus）。胚胎/胎儿在整个孕期中处于不断发育成熟中，母体子宫及卵巢为了适应胚胎/胎儿的生长发育，发生一系列适应性解剖及生理改变。

一 早期妊娠

1. 妊娠囊（gestation sac，GS）　正常妊娠囊位于子宫体腔中上段，是超声最早发现的妊娠标志，表现为宫腔内圆形或卵圆形的无回声区，无回声区周边为完整的、厚度均匀的强回声环，强回声环厚度大于 2mm，是妊娠囊绒毛的回声，随着妊娠囊的增大，形成特征性的“双环征”。经腹部超声一般在妊娠 5～6 周可检出妊娠囊，经阴道超声 4～5 周可检出妊娠囊。宫腔内见到妊娠囊可确诊为宫内妊娠。妊娠囊在正常情况下每天增长 1mm 左右。

2. 卵黄囊（yolk sac，YS）　是妊娠囊内能够发现的第一个解剖结构，胚胎学上称为继发卵黄囊，声像图上表现为小环状，中央为无回声，囊壁薄，呈细线状中等回声，可见细长的卵黄囊蒂（图 14-1）。正常妊娠 5～10 周可见到卵黄囊，直径不超过 10mm。

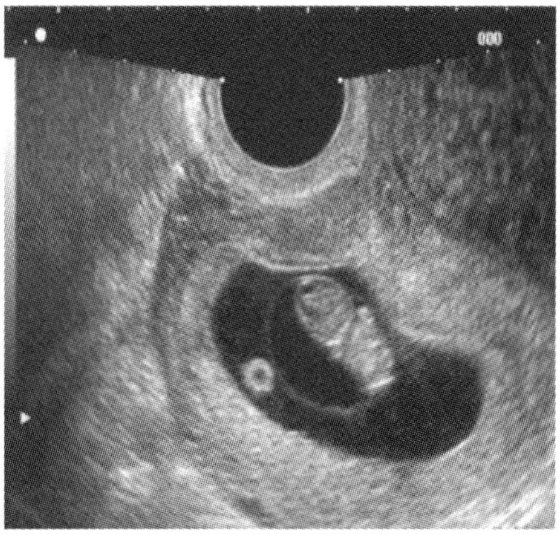
图 14-1　早孕声像图

3. 胚芽（embryo）　位于妊娠囊无回声区内，为中等回声豆芽状结构，妊娠 6～7 周可见，正常情况下，妊娠 8 周时胚芽显示率为 100%。胚芽长度（头臀长）测量应显示其最大长轴，卵黄囊及肢体不包含在内。妊娠 7～8 周，长出上、下肢芽。8 周时胚胎初具人形。第 9 周，由于肠袢生长迅速，而腹腔容积相对较小，可出现明显的生理性中肠疝，表现为脐带根部的小包块，直径不超过 7mm。妊娠第 10 周，胚胎已具人形。第 11～12 周生理性中肠疝退回腹腔。妊娠 12 周后胎头颅骨光环显示清晰。

4. 羊膜（amnion） 早期羊膜囊菲薄，超声常难以显示。妊娠 7 周后加大增益或采用经阴道探头可清楚显示在绒毛膜腔内一球形囊状结构即为羊膜，一般妊娠 12～16 周羊膜与绒毛膜全部融合，绒毛膜腔消失，羊膜不再显示。

5. 颈项透明层（nuchal translucency，NT） 是指胎儿颈部皮下的无回声带，位于颈后皮肤高回声带与深部软组织高回声带之间。这是早孕期尤其早孕晚期，所有胎儿均可出现的一种超声征象。NT 检查时间在 11～13^{+6}周，此时头臀长相当于 45～84mm，NT≥2.5mm 为异常标准。测量方法应取得胎儿正中矢状切面，并在胎儿自然姿势时测量 NT（图 14-2）。将图像尽量放大，使影像只显示胎儿头部及上胸，及令光标尺的轻微移动只会改变测量结果 0.1mm。应在皮肤与颈椎上的软组织之间距离最宽的透明带位置测量，注意分辨胎儿皮肤及羊膜。早孕期 NT 增厚与唐氏综合征的危险性增高有关，现已广泛用于筛查胎儿染色体异常。据统计，利用 NT 及孕妇年龄可以筛查 75%左右的唐氏综合征患儿。

6. 胎心（fetal heart） 在妊娠 6 周末在胚芽内见节律的胎心跳动，频率为 120～180 次/分，即原始心管的搏动（图 14-3，彩图 21），是早期胚胎存活的重要标志。

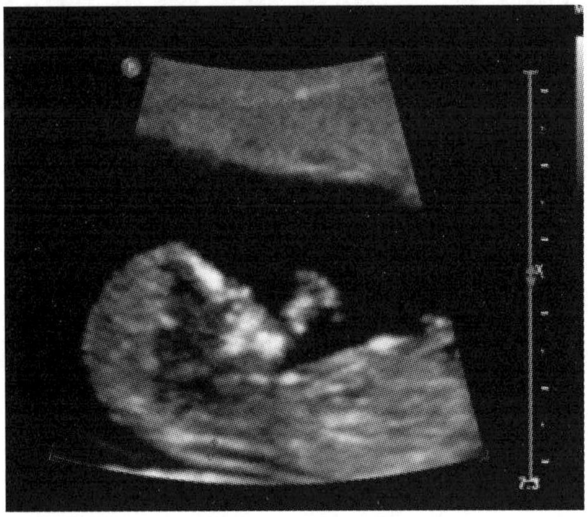

图 14-2 NT 测量

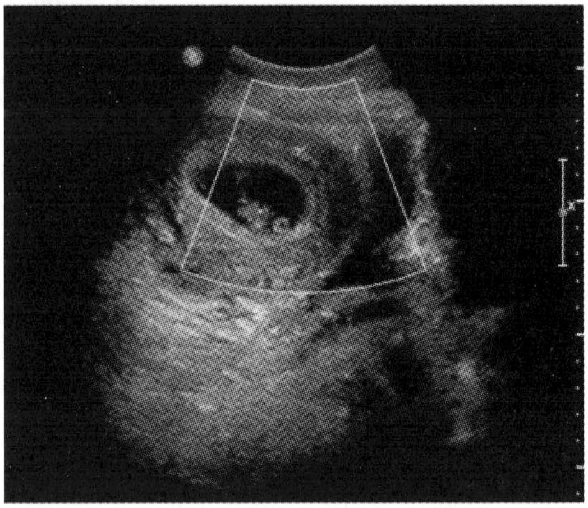

图 14-3 原始血管搏动

7. 胎动（fetal movement） 在妊娠 7 周左右时可见胚芽蠕动，8～9 周可见肢体典型活动，12 周后胎动活跃，表现为各部位的活动。

8. 胎盘（placenta） 妊娠 6～7 周胎盘开始形成，妊娠 8～9 周超声显像可见胎盘，为妊娠囊壁局部半月形增厚，其回声均匀且比宫壁回声高。

二 中、晚期妊娠

（一）胎头

妊娠 9 周超声可显示胎头，12 周后可清晰显示胎头颅骨光环。由于胎儿体位影响，对胎儿头颅的观察主要采用横切面检查。胎头的颅骨显示为椭圆形的高回声光环，光环内实质性中等回声为脑组织，中间线状高回声为脑中线结构。因头颅各结构不同，自头端向下有 3 个不同的典型平面。

1. 侧脑室体部横断面 此切面上，颅骨光环呈椭圆形，侧脑室呈无回声，内有强回声脉络丛，侧脑室前角内侧壁与大脑镰接近平行，侧脑室枕角显示清楚，整个孕期，胎儿侧脑室枕角内径均小于 10mm，此切面是测量侧脑室的标准平面。

2. 丘脑平面 侧脑室水平横切面平行向下即可显示，此平面要清楚显示透明隔腔、两侧丘脑及裂隙样第三脑室，此平面是测量双顶径、头围的标准平面。双顶径的测量方法：测量线垂直于脑中线，从颅骨外缘测量到颅骨内缘（图 14-4）。头围的测量：应用椭圆功能键沿胎儿颅骨外缘测量头围长度，也可测量枕额径后进行计算：头围=（枕额径+双顶径）×1.57。

3. 经小脑横断面　在颅后窝内见蝴蝶状对称的近圆形低回声区为两侧小脑半球，两侧小脑半球中间有强回声的蚓部相连（图 14-5）。

除观察胎头上述结构外，还需要观察颜面部的双眼、鼻、唇等结构，三维超声显示胎儿颜面部更为直观。

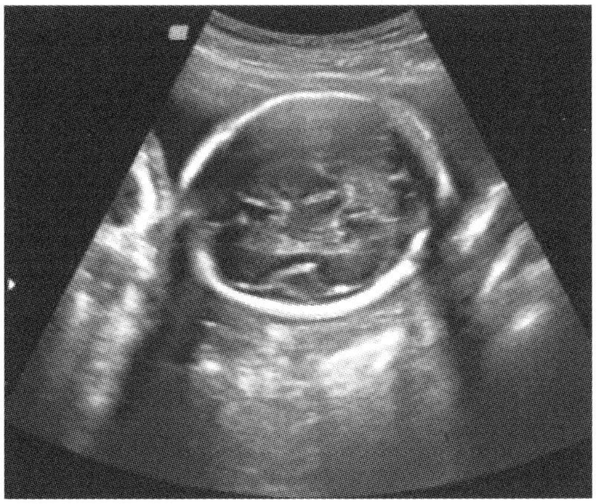

图 14-4　丘脑平面

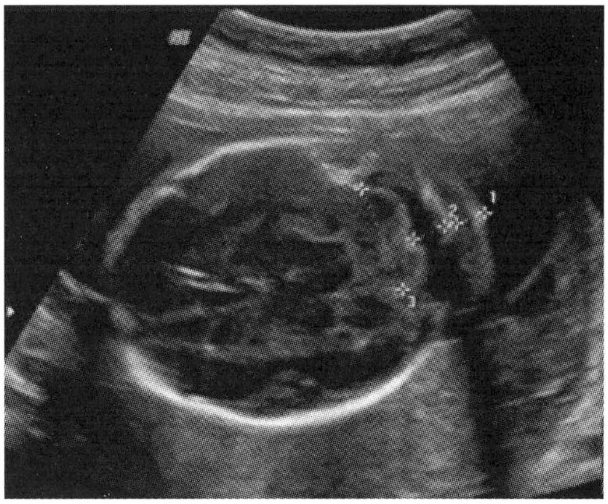

图 14-5　经小脑横断面

（二）胎儿脊柱

妊娠 12 周可显示胎儿脊柱，15 周后可清晰显示。纵切面上胎儿脊柱呈两条排列整齐的串珠样平行强回声带，骶尾部略向后翘，最后融合在一起，两强回声带之间为椎管，其内有脊髓。侧动探头在近腹侧的冠状切面上可显示整齐排列的三条平行强回声，中间为椎体回声，两侧为椎弓骨化中心。脊柱横切面呈 3 个分离的圆形或短棒状强回声，为 2 个椎弓及 1 个椎体的骨化中心，2 个后骨化中心向后逐渐靠拢（图 14-6）。

（三）胎儿胸部

1. 胎儿肋骨　在胸椎部位与脊柱成角的半圆形光环，如篱笆样的为肋骨的声影（图 14-7）。

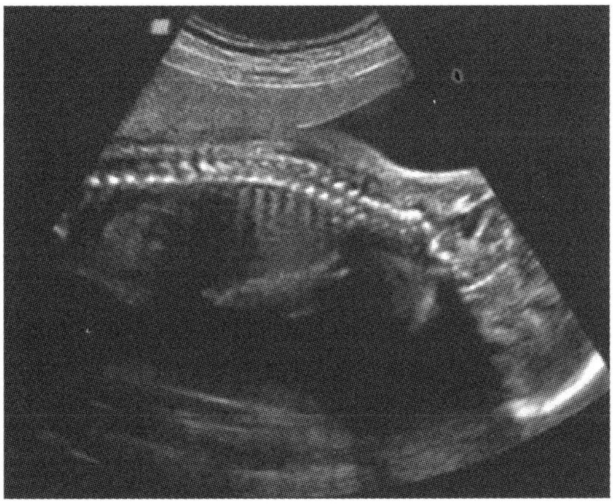

图 14-6　胎儿脊柱

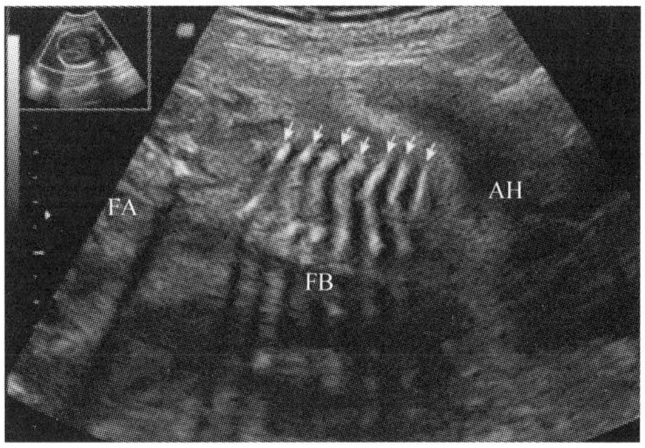

图 14-7　胎儿肋骨

FA：胎腹；FB：肋骨；AH：胎头

2. 胎肺　肺脏位于胎儿心脏两侧，不含气体，中孕期超声检查可清楚显示，呈均匀中、低回声，随孕周增大，肺脏回声逐渐增强。

3. 胎儿心脏　几乎与胎儿躯干垂直，超声扫查胎儿心脏有以下几个重要切面。

（1）四腔心切面：胎儿横膈之上横切胸腔可获得四腔心切面（图 14-8）。在胎儿四腔心切面上显示：心脏主要位于左侧胸腔内，心尖指向左前方，心/胸（心脏面积/胸腔面积）正常值 0.25～0.33。心轴（沿房间隔与室间隔长轴方向的连线与胎儿胸腔前后轴线之间的夹角）正常值 45° ±20° 。两个心房大小基本相等，两个心室大小也基本相等。

（2）左室流出道切面：在心尖四腔心切面显示后探头声束朝胎儿头侧方向倾斜，即可获得左室流出道切面（图 14-9）。该切面显示主动脉前壁与室间隔连续，主动脉后壁与二尖瓣前叶连续。

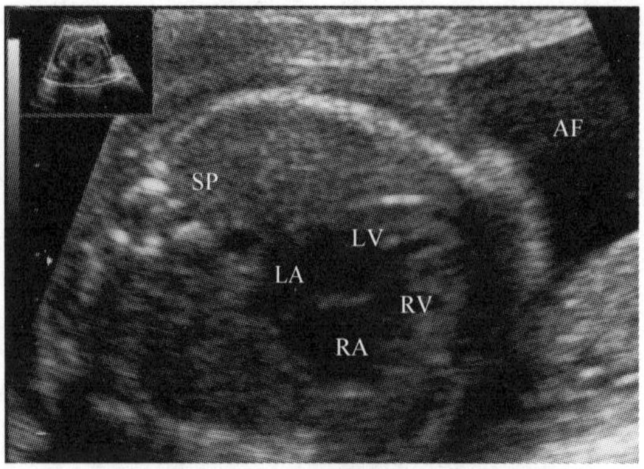

图 14-8　胎儿四腔心切面

AF：羊水；SP：脊柱；LA：左心房；RA：右心房；LV：左心室；RV：右心室

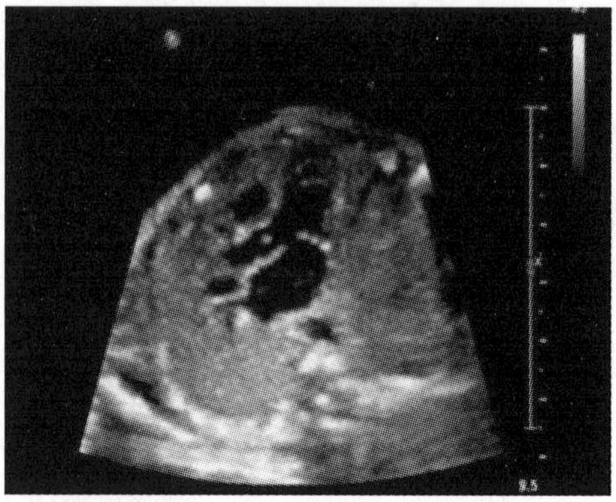

图 14-9　胎儿左室流出道切面

（3）右室流出道切面：在显示心尖五腔心切面后，探头声束朝胎儿头侧略倾斜，即可显示右室流出道、肺动脉瓣及肺动脉长轴切面。

（四）胎儿腹部

1. 胎儿胃　妊娠 12 周时 95%的胎儿可见胃泡（图 14-10），位于左上腹，随着孕周的增大，显示更加清晰，形状及大小随胎儿吞咽羊水的量而变化，如果胃腔显示不清楚，应在 30～45 分钟后复查。

2. 胎儿肝脏　位于膈肌下方右侧，是胎儿腹腔内最大的实质性脏器，肝脏实质回声均匀，可见肝静脉、门静脉、脐静脉。

3. 胎儿胆囊　胆囊在妊娠 24 周可显示，正常情况下位于脐静脉右侧，且与脐静脉宽度相似。

4. 胎儿肠道　正常情况下，晚期妊娠时结肠内径＜20mm，小肠内径＜7mm。

5. 胎儿双肾　妊娠 14 周时，超声可显示出双肾，妊娠 20 周后，肾脏显示更清楚，肾脏位于脊柱两侧，矢状切面呈蚕豆形，横切面呈圆形，皮质与髓质回声低，中间集合系统回声高。

6. 胎儿膀胱　妊娠 15 周超声可显示膀胱，位于盆腔，呈圆形或椭圆形无回声区，膀胱充盈不良或过度充盈时应在 30～45 分钟后复查。膀胱两侧各见一条脐动脉向腹壁方向走行并与脐静脉共同走行于脐带中（图 14-11，彩图 22）。

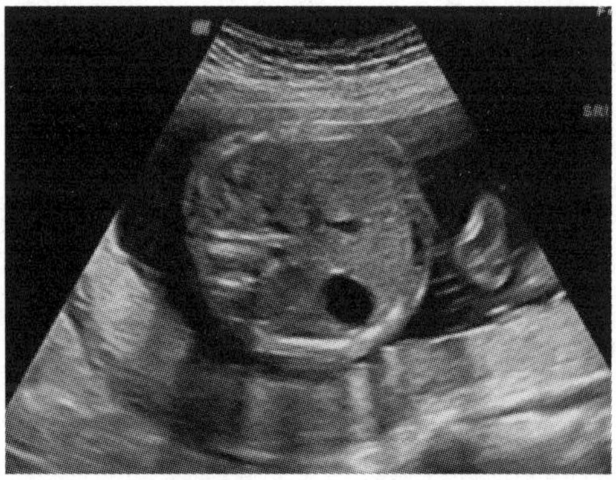

图 14-10　胎儿腹部

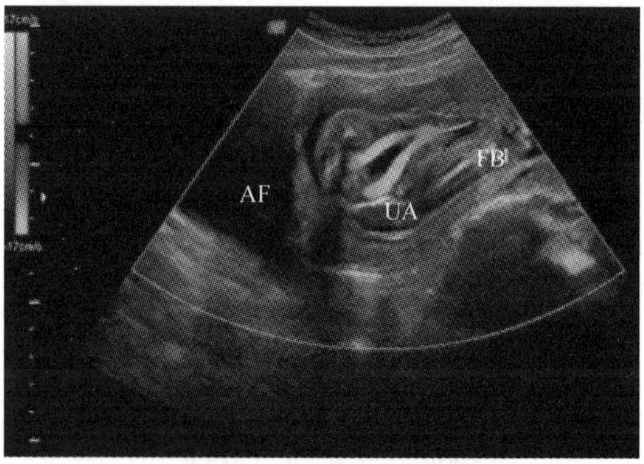

图 14-11　胎儿脐动脉

AF：羊水；UA：脐动脉；FB：肋骨

（五）胎儿四肢

妊娠 8 周后胎儿骨骼开始出现初级骨化中心，妊娠 32 周后胎儿的骨骺软骨内陆续出现次级骨化中心。在中期妊娠，羊水适中，四肢显像较好，应用超声可观察股骨、肱骨、胫腓骨、尺桡骨等四肢骨骼（图 14-12）。超声检查胎儿四肢时应遵循一定的顺序进行，如果发现胎儿手、足姿势异常，应注意观察手或足是否受到子宫壁、胎盘或胎体的压迫。

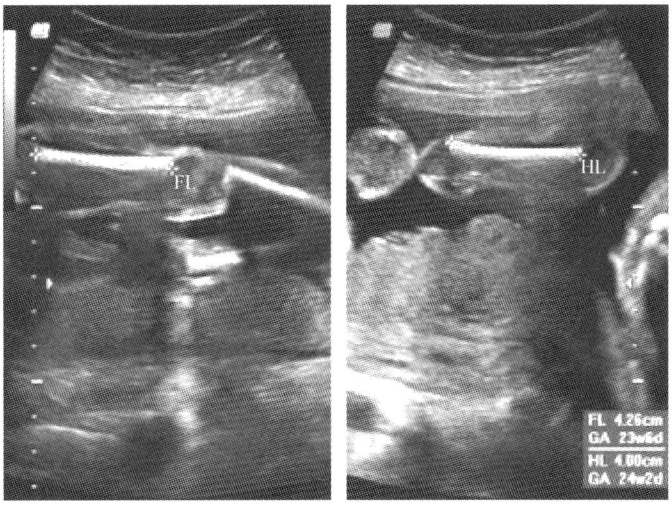

图 14-12　胎儿长骨

FL：肌骨长度；HL：肱骨长度

（六）胎儿性别

在妊娠中期判断胎儿性别较为准确，在适当羊水量及适当胎儿体位时可显示胎儿外生殖器，男性胎儿外生殖器可显示阴囊及阴茎，女性胎儿外生殖器可显示大阴唇及阴蒂。

（七）胎盘

正常妊娠 8～9 周后超声可显示胎盘，可观察胎盘位置、大小、数目、内部回声、成熟度、与子宫颈内口关系、胎盘后方回声及内部血流情况等。

1. 胎盘厚度　正常胎盘厚度为 2～4cm，一般不超过 5cm。测量时应在近胎盘中心的横切面或纵切面上，垂直于胎盘内外缘测量最大厚度（图 14-13）。

2. 胎盘位置　正常胎盘位于宫体部位，可位于宫底部，也可位于前壁、后壁或侧壁。中期妊娠时胎盘下缘位置偏低时需要考虑胎盘的正常位移，妊娠 28 周后才能作出前置胎盘的诊断。

3. 胎盘成熟度　超声检查按绒毛膜、胎盘实质、基底膜回声变化来进行胎盘分级（表 14-1），临床上按胎盘分级来估测胎盘功能和胎儿成熟度。

表 14-1　胎盘成熟度分级

项目	0 级	Ⅰ级	Ⅱ级	Ⅲ级
绒毛膜	直而平坦	稍有波状	出现切迹并伸入胎盘实质内，未达到基底膜	切迹深达基底膜
胎盘实质	均匀分布细密点状回声	出现散在点状强回声	出现逗点状强回声	出现环状回声和不规则的点状、团状强回声
基底膜	分辨不清	无回声	出现线状排列的点状强回声，长轴与胎盘长轴平行	粗大强回声

（八）羊水

羊水超声图像为无回声区，羊水的超声测量方法有以下两种：

1. 最大羊水池深度　声束平面垂直于水平面，寻找宫腔内羊水最深处无回声，测量其最大垂直深度即为最大羊水池深度（图 14-13）。测量线内不能有胎儿肢体或脐带，最大羊水池深度＜3.0cm 为羊水过少，＞8.0cm 为羊水过多。

2. 羊水指数　以母体脐部为中心，划分出左上、左下、右上、右下 4 个象限，声束平面垂直于水平面，分别测量 4 个象限内羊水池的最大深度，4 个测量值的

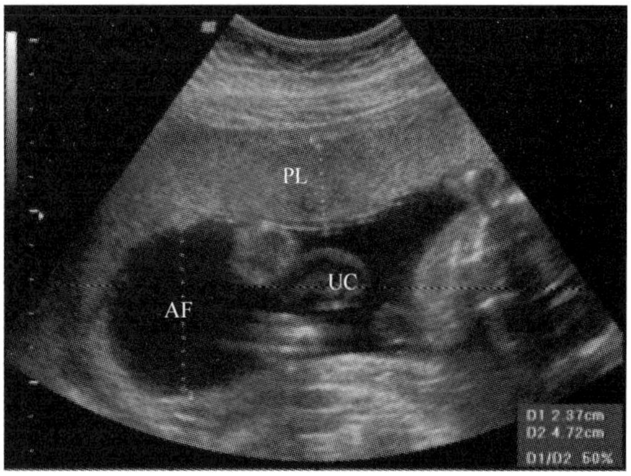

图 14-13　胎儿胎盘、羊水测量

PL：胎盘；UC：脐带；AF：羊水

总和即为羊水指数（amniotic fluid index，AFI）。AFI≥20.0cm 时为羊水过多，<5.0cm 时为羊水过少。

（九）脐带

脐带呈一条迂曲的绳索状结构，2 条脐动脉和 1 条脐静脉呈螺旋状走行（图 14-14，彩图 23），横切面呈“品”字形排列，较粗一条的血管为脐静脉。彩色多普勒血流可见红蓝相交的索带状。正常脐动脉在妊娠 12～14 周前无舒张末期血流，至 12～14 周时才出现舒张末期血流，并随着孕周的增加而流速增高，在中晚期妊娠，可通过多普勒超声评估胎盘循环。脐动脉搏动指数（PI）、阻力指数（RI）及收缩期最大血流速度（*S*）与舒张末期血流速度（*D*）比值（*S/D*）均是用来反映胎盘血管阻力的，正常情况下 PI、RI、*S/D* 随孕周增大而降低，通常孕晚期 *S/D* 值<3.0（图 14-15，彩图 24）。

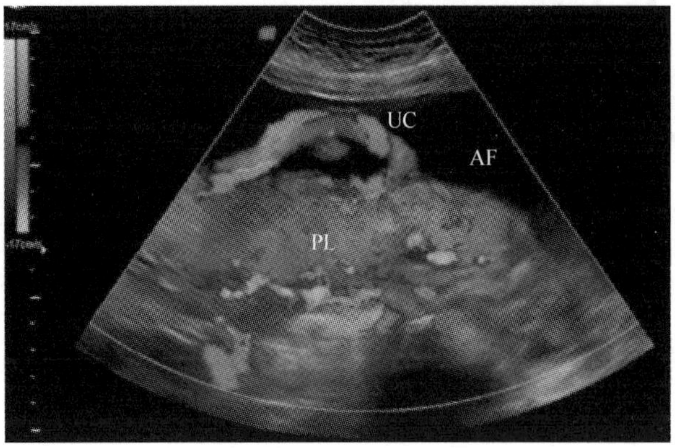

图 14-14　胎儿脐带

PL：胎盘；UC：脐带；AF：羊水

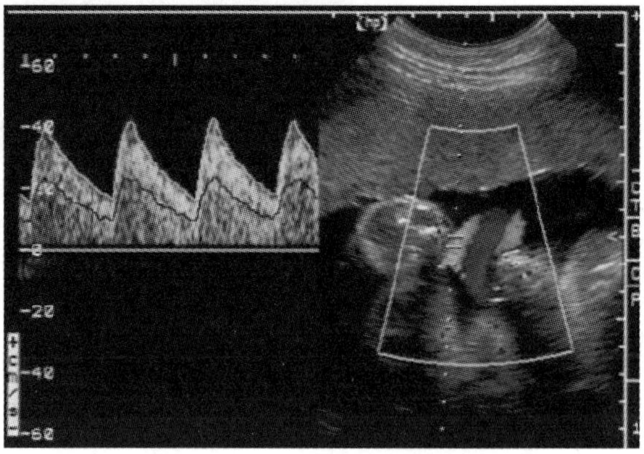

图 14-15　脐带频谱多普勒

第三节　胎儿生长发育的监测

一　早期妊娠龄的估测

（一）妊娠囊测量

适度充盈膀胱，完整清晰显示妊娠囊后，测量妊娠囊三条径线的内径，求平均数即获得妊娠囊平均内径。妊娠 7 周内简易估计妊娠龄的方法：妊娠龄（周）=妊娠囊最大径（cm）+3。

（二）头臀长度

妊娠 7～12 周，测量头臀长度（crown-rump length，CRL）估计妊娠龄可信性较高。测量时取胎体最大的正中矢状切面，测量胚胎的颅顶部至臀部外缘的最大距离（图 14-16）。妊娠龄（周）=CRL（cm）+6.5。

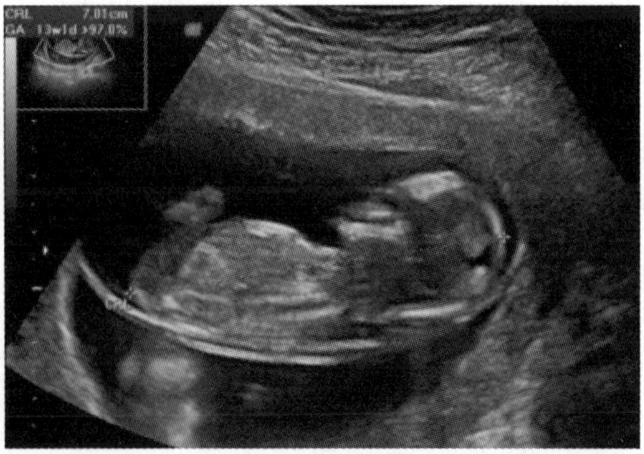

图 14-16　胎儿头臀长测量

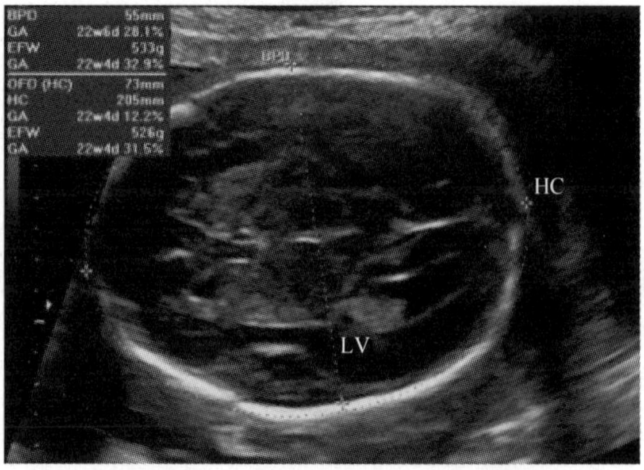

图 14-17　胎儿双顶径、头围测量

LV：脑室；HC：头围

二 中、晚期妊娠龄的估测

（一）双顶径

双顶径（biparietal diameter，BPD）是常规检测项目，测量标准切面为胎头横切时的丘脑平面。测量方法多采用测量近侧颅骨外缘至远侧颅骨内缘间的距离（图 14-17）。在妊娠 12～28 周，应用双顶径估计孕周较准确，孕晚期双顶径测值因受胎儿体位或入盆等因素影响会出现较大偏差。

（二）头围

头围（head circumference，HC）同双顶径测量平面，即经丘脑水平横切面，测试方法：沿胎儿颅骨外缘测量头围长度（图 14-17）或测量枕额径及双顶径后按公式：头围=（双顶径＋枕额径）×1.57 计算。

（三）腹围

腹围（abdomen circumference，AC）测量平面为胎儿腹部横切面，腹部呈圆形或椭圆形，胃泡与胎儿肝内门静脉 1/3 段同时显示，测量方法：沿腹壁皮肤外缘测量腹围长度（图 14-18）或在腹围平面上测量前后径及横径后按公式：腹围=（前后径＋横径）×1.57 进行计算。

（四）股骨长度

股骨长度（femur length，FL）的测量适用于中晚期妊娠龄的评估，测量平面应从股骨外侧扫查，声束与股骨长径垂直，显示股骨长轴切面，测量方法：股骨两端间（不包括股骨颈长度）的距离（图 14-19）。

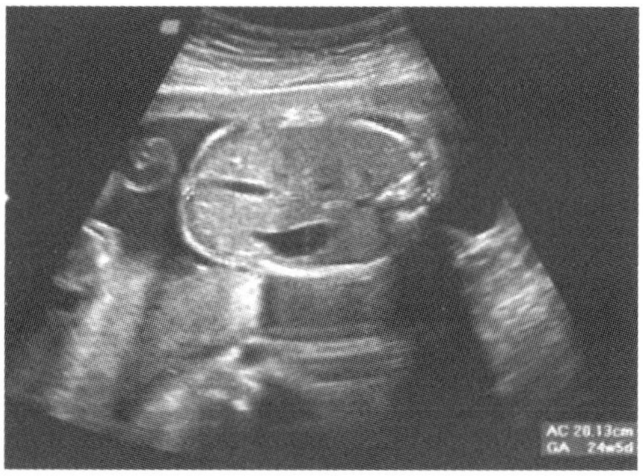

图 14-18 胎儿腹围测量

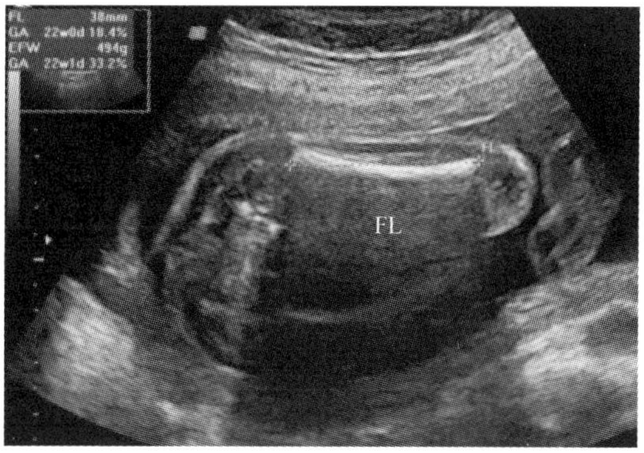

图 14-19 胎儿股骨长测量

FL：股骨长度

（五）其他

1. 肱骨长度 测量方法与股骨长度的测量相似。

2. 小脑横径 在小脑横切面测量小脑最大横径外缘。小脑横径随孕周而增长，在妊娠 24 周前，小脑横径（mm）约等于孕周，妊娠 20～38 周平均每周增长 1～2mm，38 周后增长缓慢，平均每周增长 0.7mm。

以上各单项参数预测妊娠龄准确性相对于多参数预测的准确性要差，因此全面测量、综合指标更可靠（表 14-2）。

胎儿体重的预测：根据超声测量的胎儿一项或多项生物学测量指标，如胎儿双顶径、头围、腹围、股骨头等，经统计学处理，可计算出胎儿的体重。目前多数超声诊断仪均配有胎儿生长发育评估软件，输入超声生物测量值后即可获得估计胎儿体重。

表 14-2 胎儿头围（HC）、双顶径（BPD）、股骨长（FL）、腹围（AC）正常参考值（mm）

孕周	HC			BPD			FL			AC		
	5th	50th	95th	5th	50th	95th	5th	50th	95th	5th	50th	95th
14^{+0}～14^{+6}	102	110	118	28	31	44	14	17	19	80	90	102

续表

孕周	HC			BPD			FL			AC		
	5th	50th	95th	5th	50th	95th	5th	50th	95th	5th	50th	95th
15^{+0}～15^{+6}	111	120	129	31	34	37	17	19	22	88	99	112
16^{+0}～16^{+6}	120	130	140	34	37	40	19	22	25	96	108	122
17^{+0}～17^{+6}	130	141	152	36	40	43	21	24	28	105	118	133
18^{+0}～18^{+6}	141	152	164	39	43	47	24	27	30	114	128	144
19^{+0}～19^{+6}	151	163	176	42	46	50	26	30	33	123	139	156
20^{+0}～20^{+6}	162	175	189	45	49	54	29	32	36	133	149	168
21^{+0}～21^{+6}	173	187	201	48	52	57	32	35	39	143	161	181
22^{+0}～22^{+6}	184	198	214	51	56	61	34	38	42	153	172	193
23^{+0}～23^{+6}	195	210	227	54	59	64	37	41	45	163	183	206
24^{+0}～24^{+6}	206	222	240	57	62	68	39	43	47	174	195	219
25^{+0}～25^{+6}	217	234	252	60	66	71	42	46	50	184	207	233
26^{+0}～26^{+6}	227	245	264	63	69	75	44	48	53	195	219	246
27^{+0}～27^{+6}	238	256	277	66	72	78	47	51	55	205	231	259
28^{+0}～28^{+6}	248	267	288	69	75	81	49	53	58	216	243	272
29^{+0}～29^{+6}	257	277	299	72	78	85	51	56	60	226	254	285
30^{+0}～30^{+6}	266	287	309	74	81	88	53	58	63	237	266	298
31^{+0}～31^{+6}	274	296	319	77	83	90	55	60	65	246	277	310
32^{+0}～32^{+6}	282	304	328	79	86	93	57	62	67	256	287	322
33^{+0}～33^{+6}	288	311	336	81	88	96	59	64	69	265	297	334
34^{+0}～34^{+6}	294	317	342	83	90	98	61	66	71	274	307	345
35^{+0}～35^{+6}	299	323	348	85	92	100	63	68	73	282	316	355
36^{+0}～36^{+6}	303	327	353	86	94	102	64	69	74	289	324	364
37^{+0}～37^{+6}	306	330	356	87	95	103	66	71	76	295	332	372
38^{+0}～38^{+6}	308	332	358	88	96	104	67	72	77	302	339	380
39^{+0}～39^{+6}	309	333	359	89	97	105	68	73	78	307	345	387

（六）正常报告示例

1. 早孕　子宫大小7.7cm×7.3cm×6.9cm，宫内见孕囊大小1.3cm×1.1cm×1.1cm，其内见胎芽，长0.7cm，可见胎心搏动。左卵巢为3.6cm×2.5cm×2.1cm，右卵巢为2.9cm×2.8cm×1.9cm。

超声提示：宫内早孕。

2. 11^{+0}～13^{+6}孕周　胎儿头臀长6.6cm，NT 1.2cm，胎心率166次/分，胎盘前壁，羊水3.0cm。

超声提示：宫内早-中孕。

3. 中孕　胎儿双顶径5.4cm，头围20.2cm，腹围17.3cm，股骨长3.7cm。胎心规律，四腔心可见。胎盘后壁。羊水5.5cm。胎儿脊柱强回声形态未见明显异常。胎儿上唇形态未见明显异常。胎儿胃泡、膀胱无回声，双肾可见。胎儿四肢长骨可见。

超声提示：宫内中孕。

4. 晚孕　胎头位于耻骨上，双顶径8.1cm，头围28.8cm，腹围27.5cm，股骨长6.1cm，胎心规律。胎盘后壁。羊水指数右上1.7cm，右下1.9cm，左下2.3cm，左上2.6cm。颈部见脐带环绕1周，脐动脉$S/D<3.0$。因胎儿体位受限，部分胎儿躯体显示不清。

超声提示：宫内晚孕，头位；脐带绕颈1周。

三 胎儿生理功能的观察

胎儿生物物理评分主要应用于晚孕期评估胎儿是否存在宫内缺氧，通过实时超声持续观察 30 分钟评价 4 项指标：胎儿呼吸样运动、胎动、肌张力及羊水量，总分为 8 分（表 14-3）。临床医师可根据评分作出相应的处理，8 分：无明显缺氧改变，可于 1 周内或后再重复监测 1 次；6 分：可能有缺氧，如胎肺成熟，子宫颈条件好，予以引产；≤4 分：胎儿宫内情况不良，特别是 0～2 分需终止妊娠。

1. 胎儿呼吸样运动（fetal breathing movement，FBM） 在实时超声观察下见胎儿胸廓或腹壁节律性的运动为胎儿呼吸样运动，也可经矢状切面观察膈肌的上下节律运动。

2. 胎动（fetal movement，FM） 是指胎儿在宫内的活动，指躯体旋转及四肢运动。

3. 胎儿肌张力（fetal tone，FT） 正常情况下胎儿在宫内有一定张力，肌肉有一定的收缩性，肢体一般处于屈曲状态，胎体和肢体活动后又恢复到原来的屈曲状态为正常的胎儿肌张力。

4. 羊水量（amniotic fluid volume，AFV） 即羊膜腔内羊水容量，最大羊水池深度≥2cm 为正常。

表 14-3 胎儿生理功能观察

指标	正常	异常
胎儿呼吸样运动	30 分钟内至少有 1 次且持续 30 秒以上	30 分钟内无 FBM 或持续时间不足 30 秒
胎动	30 分钟之内出现 3 次以上躯干、胎头或大的肢体活动	30 分钟内出现<3 次躯干、胎头或肢体活动或无胎动
肌张力	胎儿躯干或肢体至少有 1 次伸展并恢复至原来的屈曲状态，手指摊开合拢	无活动，胎儿肢体伸展不屈或胎动后不恢复屈曲位
羊水量	最大羊水池深度≥2cm	最大羊水池深度<2cm

● 案例 14-1

患者，女，30 岁。停经 1 月余，末次月经时间为 2017 年 3 月 20 日，有轻微恶心、呕吐等症状。妇科检查提示子宫饱满。实验室检查提示尿绒毛膜促性腺激素（hCG）(+)。超声显示：子宫大小 58mm×64mm×56mm；宫腔内见一个孕囊，大小 23mm×20mm；孕囊内见一个胚芽，胚芽长度 10mm；胚芽内见胎心搏动及彩色血流（图 14-20，彩图 25）；右卵巢正常大小，内见黄体；左卵巢正常大小。

请根据声像图特点做出初步诊断并给出诊断依据。

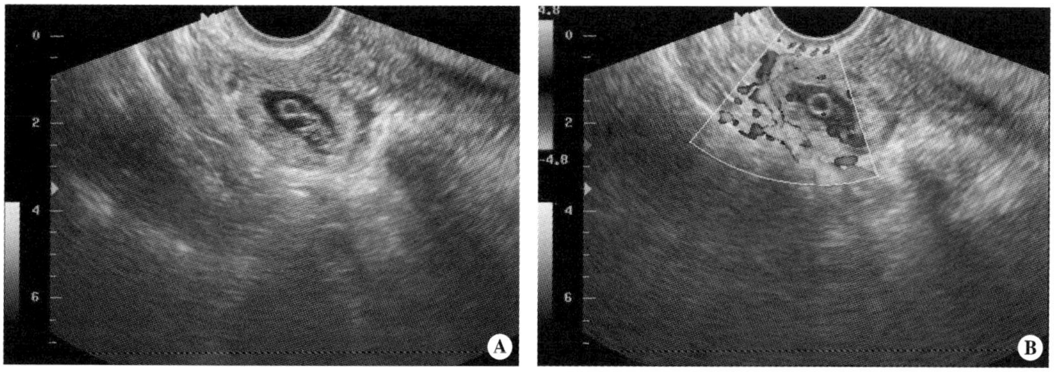

图 14-20 早孕二维及彩色血流声像图

A. 宫腔内见孕囊；B. 孕囊内见一个胚芽，胚芽内见胎心搏动及彩色血流

第四节　异常妊娠超声

一　多胎妊娠

多胎妊娠（multiple pregnancy）是指一次妊娠同时存在 2 个或 2 个以上胎儿的妊娠。人类的多胎妊娠中以双胎多见，三胎少见，四胎或四胎以上罕见。双胎妊娠可以由 2 个独立的卵子或单个卵子受精而形成。大约 2/3 的双胎是双卵双胎，1/3 是单卵双胎。所有双卵双胎均是由 2 个胚泡种植而成，形成双绒毛膜囊双羊膜囊双胎妊娠。单卵双胎是在从卵裂到原条出现这一阶段，尚具有全能分化潜能的细胞群，每份都发育成一个完整胚胎的结果。根据 2 个全能细胞群分离时间的早晚不同，单卵双胎的绒毛膜、羊膜数目也不同，从而形成双绒毛膜囊双羊膜囊双胎、单绒毛膜囊双羊膜囊双胎、单绒毛膜囊单羊膜囊双胎。

（一）双胎类型的确定

1. 早孕期双胎类型确定

（1）绒毛膜囊的计数：绒毛膜囊数等于妊娠囊数目。于第 6～10 孕周，超声计数妊娠囊数目很准确，此时期通过超声显示妊娠囊数目可预测绒毛膜囊数。第 6 孕周以前超声可能会少计数妊娠囊数目，这种情况大约出现在 15%的病例中。

（2）羊膜囊的计数

1）单绒毛膜囊双胎妊娠的羊膜囊计数：单绒毛膜囊双胎妊娠，可以是双羊膜囊，也可以是单羊膜囊。如果超声显示 1 个妊娠囊内含有 2 个胚芽，则可能为单绒毛膜囊双羊膜囊或单绒毛膜囊单羊膜囊双胎妊娠。通过显示清楚羊膜囊数目或卵黄囊数目来确定羊膜囊数目。

2）双绒毛膜囊双胎妊娠的羊膜计数：由于羊膜分化晚于绒毛膜，双绒毛膜囊一定有双羊膜囊。妊娠囊和胚芽的数目为 1∶1，因此如果 2 个妊娠囊各自有单个胚芽或胎心搏动则可诊断为双绒毛膜囊双羊膜囊双胎妊娠（图 14-21）。

2. 中、晚期妊娠绒毛膜囊及羊膜囊的确定

（1）胎儿生殖器：双胎性别不同是由于源于 2 个不同的卵子受精，总是双绒毛膜囊双羊膜囊双胎妊娠，但如果胎儿性别相同或外生殖器不能确定，则不能通过这个标准评估绒毛膜囊个数。

（2）胎盘数目：如果超声显示 2 个独立的胎盘则可确定为双绒毛膜囊双胎妊娠。但当 2 个胚泡植入地相互靠近，两胎盘边缘融合在一起时，超声则难以凭显示胎盘数目来区分单绒毛膜囊双胎和双绒毛膜囊双胎。

（3）双胎之间分隔膜：双绒毛膜囊双胎妊娠，两胎之间的分隔膜通常较厚，一般＞1mm，或者显示为 3～4 层；单羊膜囊双胎妊娠，两者之间的分隔膜较薄，或者只能显示两层。但是继发于羊水过少的贴附胎儿则很难显示两者之间的分隔膜。

（4）双胎峰（twin peak）：在胎盘融合的双绒毛膜囊双胎妊娠中，一个呈三角形与胎盘实质回声相等的滋养层组织，从胎盘表面突向间隔膜内（图 14-22）。超声横切面呈三角形，较宽的一面与绒毛膜表面相连接，尖部指向两胎分隔膜之间。这一特征也是中、晚期区分双胎类型的一种有效方法。

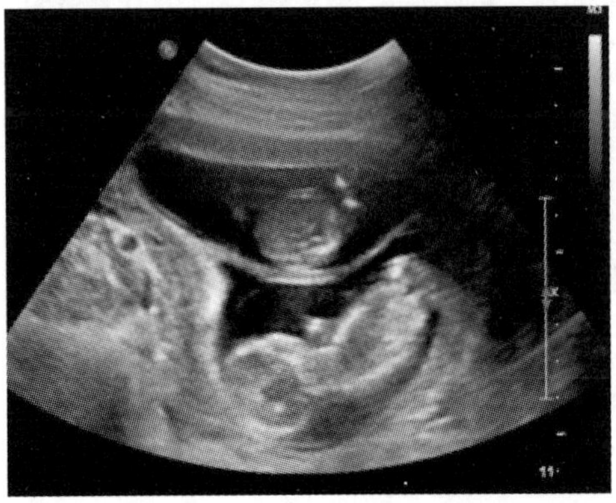

图 14-21　双绒毛膜囊双胎

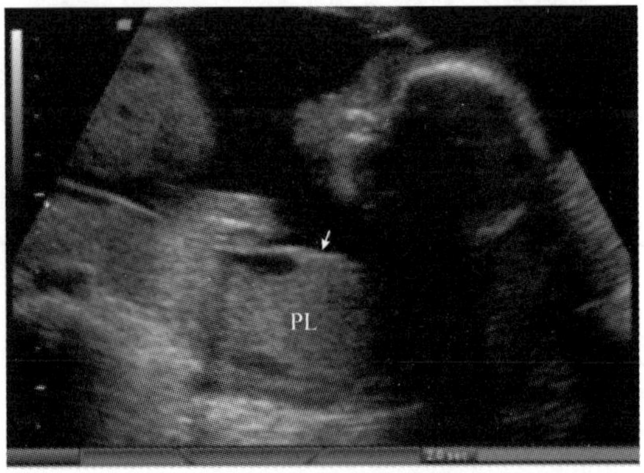

图 14-22　双胎峰

（二）双胎妊娠与胎儿畸形

双胎及多胎妊娠时，胎儿先天性畸形的发生率较单胎妊娠高。两胎儿可能均有畸形，所发生的畸形可以相同，也可以完全不同；可以出现一胎儿完全正常，而另一胎儿却有严重的畸形，即使是单卵双胎妊娠也不例外。双胎妊娠胎儿畸形除了存在一些与单胎妊娠相同的畸形外，还存在一些与双胎有关的特殊畸形：

1. 联体双胎（conjoined twins） 是罕见的畸形，发生率为1/100 000～1/50 000。联体双胎只发生在单绒毛膜囊单羊膜囊（即单卵）双胎妊娠中。联体双体可分为相等联胎（对称性联胎）和不相等联胎（不对称性联胎），后者两胎大小不一，排列不一，小的一胎又称为寄生胎。

声像图表现：联体双胎的类型不同，超声表现亦不同，其超声特征如下。

（1）两胎胎体的某一部位连在一起不能分开，相连处皮肤相互延续。

（2）胎儿在宫内的相对位置无改变，总是处于同一相对位置，胎动时亦不会发生改变。

（3）两胎头总是在同水平，出现胎动后亦不会发生胎头相对位置的明显改变。

（4）仅有1条脐带，但脐带内的血管数增多，有3条以上血管。

（5）早孕期检查时，如果胚胎脊柱显示分叉时应高度怀疑联体双胎的可能，应在稍大孕周进行复查以确诊。

（6）大多数联体双胎在腹侧融合，面部表现为面对面，颈部则各自向后仰伸。最常见的类型为胸部联胎、脐部联胎、胸脐联胎。

（7）双头联胎时，常为侧侧融合，其融合范围广泛，可在颈以下完全融合在一起。

（8）寄生胎为不对称性联体双胎，表现为两胎大小不一、排列不一，一个胎儿各器官可正常发育，另一个较小的寄生胎则未能发育成形，声像图上有时类似一肿物样图像。

2. 双胎输血综合征（twin-twin transfusion syndrome，TTTS） 是双胎妊娠的一种严重的并发症，见于单绒毛膜囊双胎，是指两个胎儿循环之间通过胎盘的血管吻合进行血液灌注，从而引起一系列病理生理变化及临床症状。TTTS两个胎儿的血流量改变很大，供血儿由于循环血量减少而出现贫血、血压低、心脏小和羊水过少等；受血儿血容量增加，出现血压升高、心肌肥厚、心脏扩大、排尿量增加、羊水过多等。如果不予治疗，TTTS胎儿围产期病死率高达80%。

声像图表现：TTTS主要根据是单绒毛膜囊双胎伴有羊水过少/羊水过多序列。

（1）单绒毛膜囊双胎是诊断TTTS的前提。

（2）羊水容量的差异：受血儿羊水量过多，最大羊水深度≥8cm；供血儿羊水量过少，最大羊水深度≤2cm，严重时供血儿可“贴附”于子宫壁上，贴附儿常贴于子宫前壁和侧壁。

（3）两胎儿可出现生长径线不一致，受血儿可表现为各径线大于正常，腹围增大明显，可出现膀胱过大，心脏增大，心力衰竭时可出现胎儿水肿及胸腔积液、腹水；供血儿可表现为各径线小于正常，膀胱小甚至空虚。

3. 双胎之一死亡

声像图表现：双胎之一死亡可以发生在任何孕周。

（1）早期妊娠双绒毛膜囊双胎之一死亡，表现为宫腔内两个妊娠囊，其中一个妊娠囊内可见胚芽、胎心搏动等，另一个妊娠囊塌陷、无胚芽结构或无胎心搏动。

（2）中、晚期妊娠双胎儿之一死亡者，可以显示出一个无心脏搏动的死亡胎儿图像。如能显示股骨或肱骨，可根据其测量数值来估计胎儿死亡时间。

（3）胎儿已形成，如未骨化则胎儿组织水分与羊水被吸收后，死亡胎体被压扁呈“纸样儿”。

单绒毛膜囊双胎之一宫内死亡后，会发生某种程度的急性双胎输血，由于胎儿间的血管吻合，血液快速充盈到胎盘部分和死亡胎儿体内，使幸存胎儿循环血容量减少，立即发生低血压，从而导致存活胎儿相继死亡或发生缺氧缺血性脑病，预后很差。

二 异位妊娠

受精卵在子宫体腔以外着床发育，称为异位妊娠（ectopic pregnancy），又称宫外孕。是妇产科常见急腹症之一。与异位妊娠有关的原因主要有盆腔炎症、子宫内膜异位、盆腔手术、宫内节育器、性激素与避孕药、输卵管发育异常、吸烟、多次流产史等。根据受精卵着床位置的不同可分为：输卵管妊娠、卵巢妊娠、腹腔妊娠、阔韧带妊娠、子宫颈妊娠、子宫残角妊娠等，其中以输卵管妊娠最为多见。

（一）输卵管妊娠

输卵管妊娠是指受精卵在输卵管腔内种植并发育，占异位妊娠的 95%左右，而其中 80%发生在输卵管壶腹部，其次为峡部、伞部，间质部较少见。

输卵管妊娠主要临床表现有停经史、腹痛、阴道流血、晕厥等；未破裂型输卵管妊娠无明显腹痛；流产型有腹痛但不剧烈；破裂型腹痛较剧烈，伴贫血；陈旧型输卵管妊娠不规则阴道流血时间较长，曾有剧烈腹痛，后呈持续性隐痛。体征：腹部压痛或反跳痛，一侧髂窝压痛，宫颈举痛（包括阴道超声检查时），宫体增大柔软。阴道穹后部穿刺可抽出不凝血。

输卵管间质部妊娠是特殊、少见的输卵管妊娠，输卵管间质部肌层较厚，妊娠可维持至 14～16 周才发生破裂。临床表现多为妊娠 14～16 周时突发性腹痛，伴有脸色苍白、手脚冰冷、大汗淋漓等休克症状。

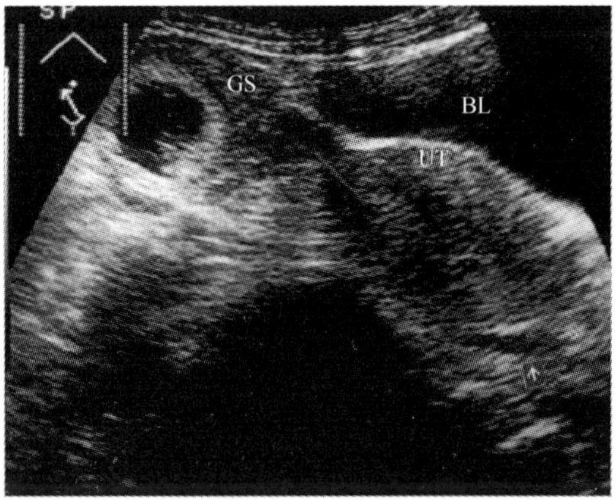

图 14-23　输卵管妊娠

GS：妊娠囊；BL：膀胱；UT：子宫

【声像图表现】

输卵管妊娠的共同声像图表现：子宫稍增大，子宫内膜明显增厚，但宫内无妊娠囊结构，有时可见宫腔内积液或积血，形成假妊娠囊声像图（图 14-23）。根据输卵管妊娠症状的轻重、结局分为 4 种类型。

1. 未破裂型　附件区可见一类妊娠囊环状高回声结构，壁厚回声强，中央呈无回声，似“甜甜圈”，在类妊娠囊周围可记录到类滋养层周围血流频谱。停经 6 周以上经阴道超声扫查常可以观察到卵黄囊、胚胎和原始心管搏动。此期盆腔和腹腔多无积液声像。

2. 流产型　附件区可观察到边界不清、形态不规则的混合回声包块，包块内有时可以辨认类妊娠囊结构，盆腔内可见积液，量较少。

3. 破裂型　附件区可见较大、形态不规则的混合回声包块，无明显边界，内部回声紊乱，难以辨认妊娠囊结构，盆、腹腔内大量游离液体，内有大量细密点状回声或云雾样回声。

4. 陈旧型　附件区可见实质性不均匀中、高回声包块，边界清楚，包块内不能辨认妊娠囊结构，可有少量盆腔积液。CDFI 显示包块内血流信号不丰富。

输卵管间质部妊娠是一种较特殊的输卵管妊娠，与宫腔距离近，需要与宫角妊娠区分。超声表现为子宫内膜增厚，宫腔内无妊娠囊，宫底一侧向外突出一包块，内见妊娠囊结构，囊内可见胚芽或胎儿，妊娠囊周围有薄层肌组织围绕，但子宫内膜线在角部呈闭合状，子宫内膜与包块无连续关系。

【超声报告示例】

超声检查所见：子宫体大小约 7.6cm×7.1cm×6.5cm，宫腔内未见胎囊，内膜厚 1.1cm。子宫肌层回声均。左卵巢 3.1cm×2.6cm×2.2cm，右卵巢 2.8cm×2.7cm×2.2cm，右卵巢旁见 2.6cm×2.1cm×1.5cm 环状中强回声，内见胎芽，长 0.6cm，可见胎心搏动。子宫直肠陷凹见无回声区，范围 4.0cm×3.7cm×3.1cm，内见点状回声。

超声提示：左附件区囊实性包块；盆腔积液；符合异位妊娠。

【鉴别诊断】

1. 难免流产　难免流产时宫腔内妊娠囊变形，强回声环变薄，回声减低，与输卵管妊娠宫腔积血形成的假妊娠囊相似，但难免流产的妊娠囊内有时可见变形的卵黄囊（直径多＞7mm）及胚芽，双侧附件区无包块表现。

2. 黄体破裂　多发生在月经周期后期，一般无停经史，突发腹痛。超声表现子宫未见明显增大，子宫内膜无明显增厚，患侧卵巢增大，可见不规则混合回声包块，盆、腹腔可见积液。血与尿绒毛膜促性腺激素（hCG）阴性。

3. 宫角妊娠　妊娠囊位于一侧宫角，妊娠囊与宫腔相连，子宫内膜在宫角部呈喇叭状，妊娠囊与内膜相连续。宫角妊娠有两种转归，如果大部分绒毛种植于宫腔内膜，妊娠过程中随着妊娠囊的增大，妊娠囊突入宫腔，成为正常妊娠，临床表现无特殊；若绒毛种植面正位于输卵管开口处，妊娠囊向输卵管间质部方向生长，则可发展成为输卵管间质部妊娠。

（二）腹腔妊娠

腹腔妊娠罕见，发病率为 1∶15 000，分为原发性和继发性，多继发于输卵管妊娠破裂或流产后，偶可继发于卵巢妊娠或子宫内妊娠而子宫存在缺陷破裂后。胚胎落入腹腔，再次着床于腹腔任何部位，在腹腔内生长、发育。腹腔妊娠由于胎盘附着部位血供不足，胎儿不易存活至足月，也有极少数存活至近足月者。腹腔妊娠的患者常呈贫血貌，有早期妊娠时突然腹部剧痛或伴有少量阴道流血病史。如存活至足月，检查时可较清楚扪到胎儿肢体，却难以扪清子宫轮廓，胎心清晰。

【声像图表现】

1. 子宫内无妊娠囊或胎儿影像。晚孕期子宫颈纵切面难以显示子宫颈与增大宫体肌壁组成的倒喇叭口声像。

2. 腹腔内见妊娠囊或胎儿回声，其周围无光滑而较厚的低回声子宫肌壁包绕，胎儿与孕妇腹壁贴近。

3. 胎盘胎儿面与宫内妊娠相似，但母体面的基底层界线不清，且其后方找不到正常子宫肌壁层。

（三）卵巢妊娠

卵巢妊娠较为少见，是指受精卵在卵巢组织内着床和发育，与输卵管异位妊娠表现相似，同样有停经、腹痛、阴道出血、腹腔内出血、腹部压痛、反跳痛、阴道穹后部触痛等，临床上很难区分，但卵巢妊娠症状体征出现较早。

【声像图表现】

超声诊断卵巢妊娠主要通过显示妊娠囊与卵巢的关系来诊断。卵巢妊娠未破裂时，超声扫查可见一侧卵巢增大，形态不规则，其内可见一小的环状强回声，卵巢周围无肿块。破裂后形成杂乱回声包块，与输卵管妊娠破裂难以鉴别。

【超声报告示例】

子宫体大小 5.6cm×2.5cm×4.5cm，内膜厚 1.2cm，宫腔内未见明确妊娠囊回声。子宫肌层回声均。右卵巢 3.1cm×2.5cm×1.9cm，其与子宫之间可见混合回声 2.7cm×2.5cm×1.7cm，呈“甜甜圈征”，内部可见中等回声及无回声。CDFI：其周边见少许血流信号。左卵巢 3.9cm×2.3cm×1.4cm，左附件区未见明确囊实性包块。直肠子宫陷凹可见无回声，深度 3.0cm，内含细密点状低回声。

超声提示：右附件区混合回声包块，异位妊娠可能性大；盆腔积液。

【鉴别诊断】

与输卵管妊娠鉴别：未破裂型输卵管异位妊娠包块位于卵巢旁。卵巢妊娠破裂后与输卵管妊娠破裂难以鉴别，但输卵管妊娠破裂后经阴道超声可显示正常卵巢，卵巢妊娠破裂者则不能显示正常卵巢图像。

（四）宫颈妊娠

宫颈妊娠是指孕卵在子宫颈管内着床并生长、发育。多见于经产妇，有停经史及早孕反应，阴道流

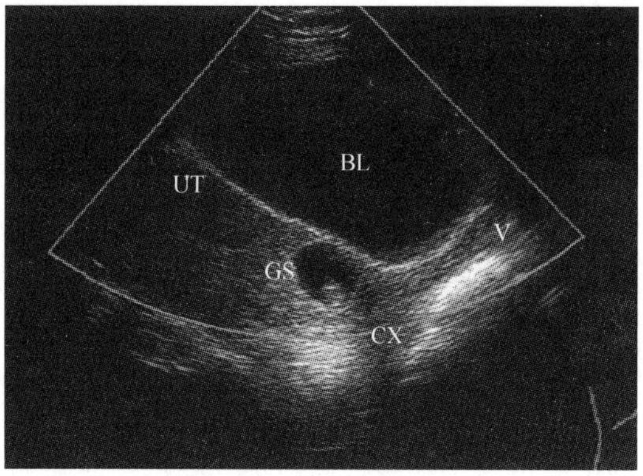

图 14-24　宫颈妊娠
BL：膀胱；UT：子宫；GS：妊娠囊；CX：宫颈；V：阴道

血，起初为血性分泌物或少量出血，继而出现大量阴道出血，但腹痛症状不明显。出血多自孕 5 周开始，孕 7～10 周出血常为大量出血。妇科三合诊检查子宫颈明显增大。

【声像图表现】

1. 子宫体正常大小或稍大，宫腔内未见妊娠囊。

2. 子宫颈增大，子宫颈和宫体呈"葫芦样"改变，子宫颈管内见妊娠囊样结构（图 14-24）。如有出血可形成回声杂乱区。

3. 子宫颈内口关闭，宫腔内无出血。

4. CDFI 显示子宫颈肌层血管扩张，血流异常丰富。

【鉴别诊断】

宫颈妊娠容易与难免流产妊娠囊脱落至子宫颈管内相混淆。难免流产时宫腔内妊娠囊变形、下移，胚胎无胎心搏动，子宫颈大小正常，子宫颈内口张开，子宫颈肌层无低阻的滋养血流信号。

三　流产

流产（abortion）是指妊娠不足 28 周，胎儿体重不足 1000g 而终止者。发生在妊娠 12 周前称早期流产，发生在妊娠 12 周后至不足 28 周称晚期流产。

临床上按照流产发生的不同阶段分为先兆流产、难免流产、不全流产、完全流产、稽留流产。导致自然流产的病因很多，包括子宫畸形、染色体异常、孕妇内分泌失调（黄体功能不足、严重甲状腺疾病和糖尿病）、免疫因素、子宫颈功能不全、母体传染性疾病、服用抗癌类药物、酗酒、外伤等。流产的主要临床症状有停经史，妊娠试验阳性，阴道流血，腰背部酸痛，腹部阵发性疼痛。早期流产先出现阴道流血，而后出现腹痛。晚期流产先出现腹痛，后出现阴道流血。

【声像图表现】

1. 先兆流产　子宫、妊娠囊、囊内胚芽或胎儿大小与停经孕周相符，有胎心搏动，子宫颈内口紧闭。部分先兆流产患者可表现为妊娠囊一侧局限性新月形无回声区或云雾样低回声区。

2. 难免流产　子宫颈内口已开，妊娠囊可部分下移至子宫颈内口或子宫颈管，妊娠囊变形呈"葫芦状"。

胚胎停育后流产症状迟早会发生，也属难免流产。

胚胎停育超声表现：妊娠囊变形，塌陷、轮廓异常。经腹部超声检查妊娠囊平均内径≥20mm 或经阴道超声检查妊娠囊平均内径≥8mm 时，未显示卵黄囊；经腹部超声检查妊娠囊平均内径≥25mm 时，未显示胚芽；经阴道扫查显示妊娠囊平均内径≥16mm 时，未显示胎心搏动；胚芽长度≥5mm 时，未显示胎心搏动。

3. 不全流产　部分妊娠物排出宫腔，宫腔内见不规则斑状、团状回声。CDFI 检查无明显血流信号，但相邻子宫肌层内可见局灶性血流信号。

4. 完全流产　妊娠物已全部排出，子宫内膜呈线状，宫腔内可有少许积血声像，无斑状或团块状回声。

5. 稽留流产　胚胎或胎儿已死亡，无胎心搏动；妊娠囊存在者，妊娠囊皱缩变形，囊壁回声减弱、变薄，内壁毛糙；妊娠囊消失者，宫腔内回声杂乱，不能分辨妊娠囊和胚胎结构，呈团块状实质性回声和低或无回声区杂乱分布。CDFI 检查团块状实性回声区及无回声区周边可见较丰富血流信号。子宫颈内口未开，子宫较停经孕周小。

胎死宫内：胎儿无胎心搏动和胎动征象。胎儿刚死亡时，其形态、结构无明显改变。胎死宫内时间较长时可表现为：①超声测量胎儿生长参数小于孕周预测值。②胎儿颅骨重叠、塌陷，颅内结构显示不清。③脊柱失去正常生理弯曲甚至成角，胸廓塌陷。④胎儿出现水肿表现，胎头、胸腹部及肢体表面呈双层回声。⑤胸腹腔内结构显示不清，有时可见胸腔积液、腹水。⑥胎盘肿胀、增厚，回声减弱或不均匀。⑦羊水减少。

【超声报告示例】

超声检查所见：子宫体大小为 6.0cm×5.8cm×4.6cm，于宫腔近右侧宫角处探及范围约 2.8cm×2.6cm×1.5cm 中等回声，形态不规则，内部回声不均，子宫肌层回声均。CDFI：中等回声内部可探及较丰富条状血流信号。右卵巢为 3.5cm×2.8cm×1.5cm，左卵巢为 3.8cm×2.5cm×1.7cm。

超声提示：宫腔近右侧宫角处中等回声包块，结合病史考虑宫腔妊娠物残留。

【鉴别诊断】

1. 与双胎妊娠鉴别　先兆流产伴宫腔内积血时需与双胎妊娠鉴别。双绒毛膜囊双胎妊娠可见 2 个妊娠囊声像，呈强回声环，形态规则，每个妊娠囊内均可见卵黄囊、胚芽。先兆流产时宫腔内的积血多呈新月形分布，强回声壁不明显，无回声区内无卵黄囊及胚芽。

2. 与宫颈妊娠鉴别　难免流产妊娠囊下移至子宫颈时应与宫颈妊娠鉴别。子宫颈妊娠时，子宫颈膨大，与宫体比例近 1∶1，甚至大于宫体，子宫内膜增厚并蜕膜化，宫颈内口闭合，宫颈妊娠囊内可见胚芽和胎心搏动。

3. 异位妊娠　异位妊娠宫腔内积血可表现为假妊娠囊，需与胚胎停育的空妊娠囊鉴别，特别是异位妊娠包块较小，经腹超声易将假妊娠囊误诊为胚胎停育。假妊娠囊周边为子宫内膜，无“双环征”，形态与宫腔一致。

4. 葡萄胎　稽留流产需与葡萄胎鉴别，葡萄胎子宫大于停经月份，质地软，呈蜂窝状回声，CDFI 检查血流信号不明显。

第五节　妊娠滋养细胞疾病

妊娠滋养细胞疾病（gestational trophoblastic disease，GTD）是一组来源于胎盘滋养细胞的疾病，根据组织学将其分为葡萄胎、侵蚀性葡萄胎、绒毛膜癌及妊娠滋养细胞肿瘤。

一　葡萄胎

葡萄胎因妊娠后胎盘绒毛滋养细胞增生、间质水肿，而形成大小不一的水疱，水疱间借蒂相连成串，形如葡萄，也称水疱状胎块。葡萄胎是胎盘的一种良性病变，与孕妇年龄有关，年龄<15 岁妊娠者发生该病的风险比 25～30 岁者高 6 倍，>45 岁者妊娠风险更高，约 300 倍。

葡萄胎分为完全性葡萄胎和部分性葡萄胎。完全性葡萄胎的滋养叶细胞增生和绒毛间质水肿变性，绒毛间质血管消失，形成无数大小不等葡萄样小囊泡组织块，水疱状物占满整个宫腔，无胎儿、脐带或羊膜囊成分。部分性葡萄胎表现为胎盘绒毛部分发生水肿变性及局灶性滋养细胞增生活跃，可见胎儿、脐带或羊膜囊等，胎儿多已死亡。葡萄胎时滋养细胞高度增生，产生的大量绒毛膜促性腺激素刺激卵巢卵泡内膜细胞发生黄素化而形成囊肿，称卵巢黄素囊肿。

患者临床表现为停经后阴道流血（常发生在停经后 8～12 周），子宫异常增大，大于停经月份，腹痛，妊娠呕吐剧烈，妊娠期高血压，双侧附件区可扪及包块。实验室检查 hCG 水平异常升高。

【声像图表现】

1. 完全性葡萄胎

（1）子宫一般显著增大，明显大于孕周。极少数患者由于水肿、变性的绒毛组织大量排出，子宫增大可不明显，甚至子宫各径线减小，与孕周不符。

（2）宫腔内充满弥漫分布的大小不等的液性无回声区，数毫米至数厘米，呈蜂窝状（图14-25）。分

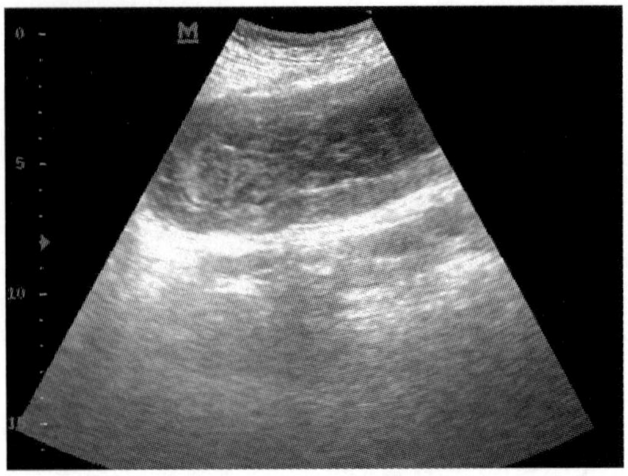

图 14-25 完全性葡萄胎

辨力低的仪器显示弥漫分布的粗点状强回声或落雪状图像。

（3）宫腔内无妊娠囊、胎儿、胎盘影像。

（4）子宫肌壁薄，回声与蜂窝状回声分界清楚，肌壁完整。

（5）常合并双侧卵巢黄素囊肿，表现为双附件区多房囊肿，壁薄，后壁回声增强。

2. 部分性葡萄胎

（1）子宫可增大，亦可与孕周相符或小于孕周。

（2）宫腔内可见到存活或死亡的胎儿。

（3）宫腔内见部分胎盘呈蜂窝状改变，部分胎盘组织未见异常，正常与异常胎盘组织间分界清楚。

（4）附件区可见卵巢黄素囊肿。

【超声报告示例】

子宫前位似妊娠 3 个月大小，宫腔内未见明确妊娠囊回声，见大小不等蜂窝样改变的无回声，与子宫肌壁之间分界清晰。CDFI：宫腔杂乱回声团内未见明显血流信号。双侧卵巢呈囊性增大。

超声提示：葡萄胎可能性大。

【鉴别诊断】

葡萄胎与稽留流产鉴别：稽留流产（回声混杂型）宫腔内回声混杂，有团块状实性回声及无回声区等，完全性葡萄胎呈蜂窝样或落雪状改变。CDFI 有助于鉴别，稽留流产宫内异常回声，周边子宫肌层血流信号丰富，而葡萄胎血流信号不明显。结合 hCG 水平可以准确诊断。

二 妊娠滋养细胞肿瘤

由于侵蚀性葡萄胎和绒毛膜癌在临床表现、绒毛膜促性腺激素（hCG）、影像学表现、诊断和处理原则等方面基本相同，因此国际妇产科联盟（FIGO）妇科肿瘤委员会 2000 年建议将两者合称为妊娠滋养细胞肿瘤（gestational trophoblastic neoplasia，GTN）。大多数 GTN 继发于葡萄胎，也可发生于任何妊娠后。

侵蚀性葡萄胎（invasive mole）继发于葡萄胎，指葡萄胎组织侵入子宫肌层或转移至子宫外；绒毛膜癌（choriocarcinoma），简称绒癌，是一种高度恶性的肿瘤，早期即可通过血液循环转移至全身。继发于葡萄胎排空后半年以内的妊娠滋养细胞肿瘤的组织学诊断多数为侵蚀性葡萄胎，一年以上者多数为绒毛膜癌，半年至 1 年者，绒毛膜癌和侵蚀性葡萄胎均有可能。

侵蚀性葡萄胎与绒癌临床表现相同，出现持续的阴道不规则流血，量多少不定，子宫复旧不全或不均匀性增大，多伴卵巢黄素囊肿，少数出现腹痛，可伴发转移性病灶，如肺转移、阴道转移、肝转移、脑转移等，发生转移时出现相应的临床症状。

【声像图表现】

绒毛膜癌的声像图表现与侵蚀性葡萄胎的声像图表现相似：

1. 子宫轻度或明显增大。

2. 肌层回声杂乱不均，布满大小不等的蜂窝状液性无回声区，边缘清但欠规整，可达子宫浆膜层。

3. 合并卵巢黄素囊肿时，一侧或双侧卵巢内见薄壁多房囊肿。发生宫旁转移时可出现盆腔肿块。

4. 肿瘤穿透肌层侵犯宫旁组织时，表现为受侵血管异常扩张，如有子宫穿孔腹腔内可见游离液体（出血所致）。

5. CDFI 显示肿块血流丰富，频谱多普勒为低阻血流。肿瘤细胞可破坏血管壁，形成动静脉瘘，出现典型高速低阻频谱。

【超声报告示例】

超声检查所见：子宫前位，大小 7cm×6cm×4cm，宫腔居中，部分内膜区域回声不均，呈蜂窝样改变，与子宫肌壁之间分界不清。CDFI：其内探及彩球样丰富血流信号，为动静脉瘘频谱。

超声提示：侵蚀性葡萄胎可能性大。

【鉴别诊断】

1. 稽留流产　宫腔内异常回声团块，与子宫肌层分界模糊，局部肌层可检出较丰富血流信号，但患者血 hCG 值不高，宫腔镜活检或诊断性刮宫病理检查可明确诊断。

2. 胎盘残留　有近期分娩史，残留胎盘回声较高，边界清，CDFI 血流不丰富。

3. 子宫内膜癌　常发生在绝经前后妇女，宫腔内回声不均，血 β-hCG 阴性。

第六节　胎盘、脐带异常

一　前置胎盘

正常胎盘附着于子宫体上段的前壁、后壁、侧壁或宫底部。前置胎盘（placenta previa）是指妊娠 28 周后胎盘完全性或部分性附着于子宫下段，覆盖或接近子宫颈内口，其位置低于胎先露部。临床根据胎盘与子宫颈内口的关系分为 3 种类型：中央性或完全性前置胎盘、部分性前置胎盘和边缘性前置胎盘。

在孕早期出现前置的胎盘 90%会随着妊娠进展而发生向上迁移至正常位置。前置胎盘病因未明，但已证实与孕妇年龄（＞35 岁）、经产数、剖宫产史有关，其他原因与吸烟、酗酒、流产史、前置胎盘史有关。前置胎盘因子宫下段伸展拉长，子宫颈管扩张，而附着的胎盘不能相应伸展，与子宫壁发生错位剥离，导致血窦破裂出血。孕妇妊娠晚期常发生反复无痛性阴道出血。大量出血可出现贫血甚至休克，胎儿可发生窘迫，甚至胎死宫内。

【声像图表现】

为了便于临床处理，将前置胎盘进行超声分类。

1. 中央性前置胎盘　子宫颈内口完全被胎盘覆盖。

（1）中央型：胎盘的中心部分覆盖子宫颈内口（图 14-26，彩图 26）。

（2）前壁型：胎盘大部分附着于子宫前壁，小部分跨过子宫颈内口延伸至后壁。

（3）后壁型：胎盘大部分附着于子宫后壁，小部分跨过子宫颈内口延伸至前壁。

（4）侧壁型：胎盘大部分附着于子宫左/右侧壁，下段小部分跨过子宫颈内口延伸至对侧。

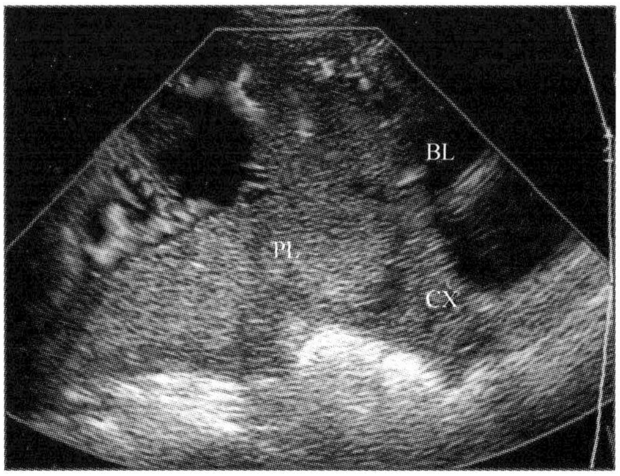

图 14-26　中央型前置胎盘
BL：膀胱；CX：宫颈；PL：胎盘

2. 边缘性前置胎盘　胎盘下缘到达子宫颈内口，但未覆盖子宫颈内口。

3. 低置胎盘　胎盘下缘距离子宫颈内口距离＜2cm。

【超声报告示例】

超声检查所见：胎儿双顶径 6.1cm，头围 22.3cm，腹围 19.8cm，股骨长 4.4cm；胎盘主要位于前壁，后壁见部分胎盘，羊水深 5.6cm。胎心规律。胎盘下缘完全覆盖子宫颈内口，前后壁胎盘组织之间见血管相连。

超声提示：宫内中孕；前置胎盘；副胎盘。

【鉴别诊断】

子宫下段局限性收缩：子宫下段收缩时，肌壁增厚隆起，回声增高，类似胎盘回声，可误诊为低置胎盘或前置胎盘，待子宫收缩缓解后复查可区别。

二 血管前置

血管前置（vasa previa）指胎膜血管位于胎儿先露前方跨越子宫颈内口或接近子宫颈内口，是绒毛的异常发育所致。

血管前置的确切病因目前尚不清楚。但脐带帆状入口、副胎盘、双叶状胎盘和膜状胎盘等都可能导致绒毛异常发育，易发生血管前置。血管前置是一种危险的妊娠情况，有人称之为“胎儿杀手”，当胎先露下降时可直接压迫前置血管，导致胎儿窘迫；破膜以后，覆盖在子宫颈内口的血管破裂出血，可导致胎儿死亡。

【声像图表现】

子宫颈内口或内口边缘可见一条或多条胎膜血管跨过,位于先露与子宫颈内口之间,形成前置血管，经阴道超声和CDFI检查更有帮助。频谱多普勒显示跨过子宫颈内口或子宫颈内口边缘的血管为胎儿血管。可合并帆状胎盘或副胎盘及出血的相应表现。

【鉴别诊断】

1. 胎盘早剥　显性胎盘早剥，胎盘后血肿的血液部分从胎膜与宫壁间流向子宫颈内口上方时，子宫颈内口上方的无回声区要与血管前置鉴别，血管前置时无回声的血管腔形态规则，呈条状，有壁。CDFI可探及血流信号。

2. 脐带脱垂　除在子宫颈内口部位有脐带显示外，子宫颈管内亦有脐带血管显示，而前置的胎膜血管不会位于子宫颈管内。

三 胎盘早剥

胎盘早剥（placental abruption）是在妊娠20周后或分娩期胎儿娩出前，胎盘部分或全部从子宫壁分离，称胎盘早期剥离，简称胎盘早剥。胎盘早剥是妊娠晚期的严重并发症，重症妊娠高血压综合征、腹部外伤、外倒转术纠正胎位、脐带过短或脐带缠绕、宫腔内压骤减、孕妇长时间仰卧位等都可能是胎盘早剥的诱因。

胎盘早剥主要病理变化是底蜕膜出血，形成血肿，使胎盘从附着处分离。临床上分为轻、重两型。轻型者胎盘剥离面不超过胎盘面积的1/3，包括胎盘边缘血窦破裂出血，以阴道出血为主要临床表现，体征不明显。重型胎盘剥离以隐性出血为主，胎盘剥离面超过胎盘面积的1/3，同时有较大的胎盘后血肿，主要症状为突发性剧烈腹痛，可无或仅有少量阴道出血，可有贫血。腹部检查子宫压痛、硬如板状，胎位不清，胎儿严重宫内窘迫或死亡。

【声像图表现】

因胎盘着床部位、剥离部位、剥离面大小、出血时间等的不同，胎盘早剥有不同超声表现。

1. 胎盘剥离早期　正常胎盘应紧贴子宫壁。胎盘剥离时胎盘与子宫壁间见边缘粗糙、形态不规则的无回声区，其内可见散在斑点状回声，有时为条带状回声。随着时间的推移，胎盘后方呈不均质团块状高回声，该处胎盘胎儿面突向羊膜腔，CDFI无明显血流信号。也可表现为胎盘异常增厚，呈不均匀高回声。凝血块突入羊膜腔，可形成羊膜腔内肿块，为重型胎盘早剥的声像。

2. 胎盘剥离后期　胎盘剥离出血不多自行停止后，胎盘后血肿于数天后逐渐液化，内部呈无回声，与子宫壁分界清楚（图14-27）。血肿机化后，呈不均质高回声团，该处胎盘明显增厚，胎盘的胎儿面可向羊膜腔内膨出。

3. 胎盘边缘血窦破裂　如果胎盘边缘与子宫壁剥离，胎盘边缘胎膜与宫壁分离、隆起，胎膜下出血表现为不均质低回声，不形成胎盘后血肿。

【鉴别诊断】

1. 胎盘内血池　位于胎盘实质内，在胎盘切面内呈不规则形无回声区，内有云雾样回声流动。

2. 胎盘后方子宫肌瘤　边缘较清，形态规则，常呈圆形或类圆形，多呈不均质低回声。CDFI 可见肿块内血流信号。

3. 胎盘血管瘤　多位于绒毛膜板下胎盘实质内，可突向羊膜腔，回声较均匀，边界清。CDFI 可见较丰富血流信号。

4. 子宫局部收缩　若发生在胎盘附着处，可见向胎盘突出的半圆形弱回声区，可根据子宫舒张后图像恢复正常与血肿鉴别。

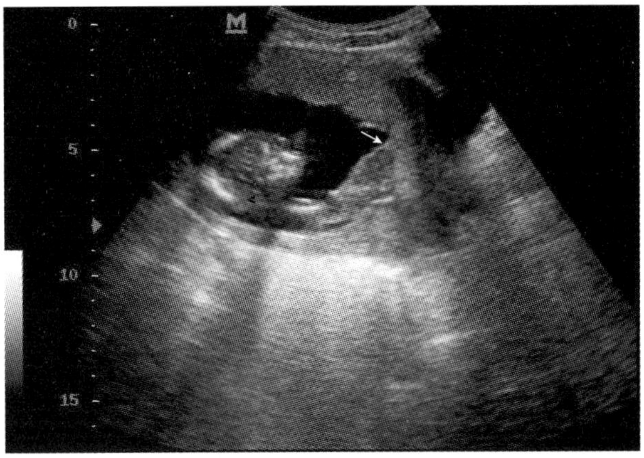

图 14-27　胎盘早剥

四　胎盘畸形

（一）帆状胎盘

帆状胎盘是指脐带入口在胎盘边缘以外的游离胎膜内，通过羊膜与绒毛膜之间走行一段距离后再进入胎盘实质内。

目前对帆状胎盘的发生机制尚不清楚。认为是子宫内膜发育不良或子宫内膜炎症，囊胚附着处营养条件或血供不好，促使胎盘找一较好的蜕膜部位，即胎盘迁徙，因而形成副胎盘、多叶胎盘、帆状胎盘等胎盘畸形。由于膜内脐血管无华腾胶保护，易并发脐带血管破裂和栓塞。帆状胎盘分娩时由于宫缩等原因胎膜内血管破裂出血易导致围生儿死亡。帆状胎盘合并血管前置时临床表现为破膜时出血以及迅速出现胎儿宫内窘迫，围生儿死亡。

【声像图表现】

脐带入口不直接插入胎盘中央或边缘部，而直接插入胎膜，脐血管多个分支呈扇形在胎膜内走行一段距离后，再进入胎盘内。CDFI 能更好地显示这一特征。帆状胎盘可合并血管前置，应注意扫查。

【超声报告示例】

超声检查所见：胎儿双顶径 5.2cm，头围 19.2cm，腹围 18.3cm，股骨长 3.3cm。胎心规律。羊水深 6.9cm。胎儿结构未见明显异常。胎盘位于子宫后壁下段，完全覆盖子宫颈内口，脐带入口处位于胎盘组织外，距胎盘边缘约 2cm。

超声提示：①宫内中孕；②胎盘低置状态；③帆状胎盘可能性大。

【鉴别诊断】

边缘性脐带入口：脐带入口位于距离胎盘边缘 2cm 以内的部位，脐带入口处有胎盘组织。

（二）副胎盘

副胎盘是在离主胎盘的周边一段距离的胎膜内，有 1 个或数个胎盘小叶发育，副胎盘与主胎盘之间有胎儿来源的血管相连。副胎盘可能与胎膜绒毛不完全退化有关，边缘完全分离，形成较小的胎盘组织岛，并由胎膜的胎儿血管连接。副胎盘如未在产前得到诊断，容易造成副胎盘遗留，引起产后大出血。

【声像图表现】

二维超声显示在主胎盘之外有 1 个或几个与胎盘回声相同的副胎盘，与主胎盘之间有一定距离，间隔一般超过 2.0cm。CDFI 显示副胎盘与主胎盘之间有血管相连接，频谱多普勒提示为胎儿血管。注意是否合并血管前置。

【鉴别诊断】

多叶胎盘：是一个胎盘分成两叶或多叶，但叶与叶之间胎盘组织互相连在一起。

五 单脐动脉

正常脐带中有 2 条脐动脉与 1 条脐静脉，脐带中仅有 1 条脐动脉者称为单脐动脉（single umbilical artery，SUA）。单脐动脉的发生可能是一支脐动脉先天性未发育，在镜下只见到一支脐动脉，而无第二支脐动脉痕迹；也可能是胚胎初期存在 2 支脐动脉，但以后在发育过程中一支脐动脉继发性萎缩而逐渐消失，在镜下除见到一支脐动脉外，还可见到一根十分细小而萎缩的血管，管腔闭锁，甚至仅见到血管壁或弹力纤维的痕迹。单脐动脉本身可无明显临床表现，但单脐动脉可能增加心脏畸形、染色体异常的风险。合并胎儿畸形者，出现相应临床表现。

【声像图表现】

在膀胱水平横切面上膀胱两侧只能显示一条与髂内动脉延续的脐动脉回声，管径较粗，CDFI 显示更清楚。在游离段脐带的横切面上，正常由 2 条脐动脉和 1 条脐静脉组成的“品”字形结构消失，而显示仅含 1 条脐动脉和 1 条脐静脉组成的“吕”字形结构。CDFI 显示一红一蓝 2 个圆形结构（图 14-28，彩图 27）。

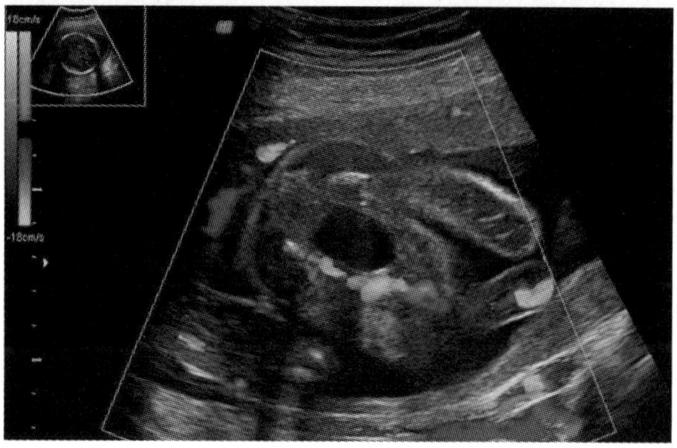

图 14-28　单脐动脉

【鉴别诊断】

双脐动脉之一细小：膀胱横切面，CDFI 检查似只见一条脐动脉，但将探头向头侧或足侧偏斜，还可见另一条细小的脐动脉，脐带游离段横切面可见 3 个圆形无回声断面，其中 1 个相对细小。

第七节　胎儿先天性畸形

一 概述

出生缺陷是指出生前已经存在、出生时或生后数年内可以发现的结构或功能异常，其产生原因包括遗传、环境及两者的共同作用。严重出生缺陷将严重影响个体生存能力、功能，在生命早期可能致残、生活不能自理或死亡。我国是出生缺陷的高发国，每年有 80 万～120 万名出生缺陷患儿出生，占出生总人口的 4%～6%。

胎儿先天性畸形属于出生缺陷范畴，是指胎儿结构的先天性发育异常或疾病。约 70%的胎儿结构畸形可以在产前超声发现并诊断。但由于我国各地区经济和医学发展水平不平衡，目前在国家的层面还未形成统一的产前超声诊断规范。2012 年由中国医师协会超声医师分会发布的《产前超声检查指南》可以作为一个行业性的参考依据。根据我国国情，以下 6 种严重的胎儿致死性畸形需在产前检出：无脑儿（露脑畸形）、颅骨缺损伴脑膜脑膨出、开放性脊柱裂伴脊膜脊髓膨出、腹壁缺损伴内脏外翻、单心室、致死性骨发育不良。

链接

妊娠中期胎儿畸形大筛查

胎儿畸形发生率有逐年上升趋势，给社会及家庭带来不必要的经济及精神负担，产前早发现、早诊断对降低出生缺陷率意义重大。妊娠中期胎儿畸形大筛查是在特定孕期开展的针对胎儿常见结构畸形进行的一项筛查，超声检查一直为胎儿畸形筛查的主要方法，具有无创性、重复性好等优点，可观察各个孕期胎儿形态及结构改变，可早期发现胎儿畸形，对临床有重要价值。根据我国国情，检查时间一般定在孕 20～24 周。通过此项筛查，可以筛出较六大畸形更多的胎儿畸形，为产前检查的重要组成部分，为优生优育提供强有力的支持。但超声筛查与实验室检查及染色体检查应该是相辅相成的，互相不能替代。

二 胎儿严重致死性畸形的超声诊断

（一）无脑儿

无脑畸形系前神经孔闭合失败所致，是神经管缺陷的最严重类型，50%以上病例合并脊柱裂，常伴有羊水过多。其主要特征是颅骨穹隆缺如（眶上嵴以上额骨、顶骨和枕骨的扁平部缺如），伴大脑、小脑及覆盖颅骨的皮肤缺如，但面部骨、脑干、部分枕骨和中脑常存在。眼球突出，呈“蛙样”面容。无脑畸形预后极差，一般在出生后几小时内死亡。因此，无脑畸形一旦作出诊断，均应终止妊娠。

【声像图表现】

在妊娠9周时经阴道超声观察，经腹超声通常在妊娠12周后进行诊断。

1. 颅盖骨缺失，胎儿头部无椭圆形颅骨光环（图14-29），面部扫查眼眶部以上无额骨，双眼突出，呈“蛙眼征”。

2. 颅内脑组织缺如或仅有少量脑组织，胎儿眶上的不规则中等回声团块为脑组织回声。如脑组织较完整或者大部分存在则称为露脑畸形。

3. 常合并颈段或腰骶段脊髓脊膜膨出。妊娠后期，因吞咽反射缺乏致羊水增多。

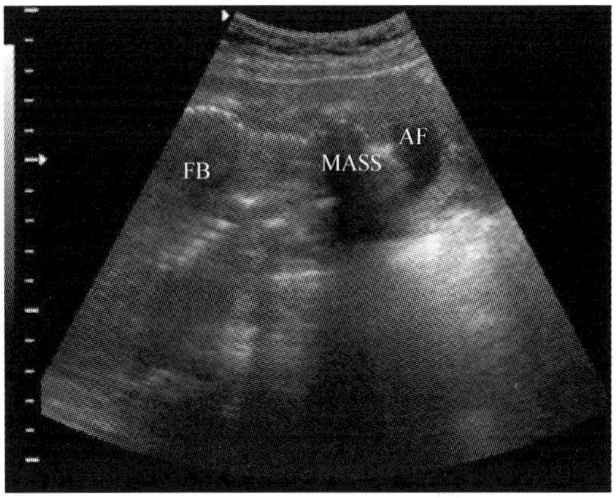

图14-29 无脑儿

FB：肋骨；MASS：肿物；AF：羊水

（二）颅骨缺损伴脑膜脑膨出

脑膨出是指颅骨缺损伴有脑膜及脑组织从缺损处膨出，仅有脑膜而没有脑组织从颅骨缺损处膨出则为脑膜膨出。脑膨出和脑膜膨出好发于脑中线，以枕部最为多见。包块可大可小，包块内容物为脑膜、脑脊液和（或）脑组织。常伴有小头、脑积水、脊柱裂，额部脑或脑膜膨出常伴有面部中线结构畸形，如眼距过远、鼻畸形等。

【声像图表现】

1. 脑膜膨出 颅骨局部缺损、回声中断，在胎儿颅骨中线缺损部位，膨出一囊性肿物，内呈液性，外被覆皮肤（图14-30）。

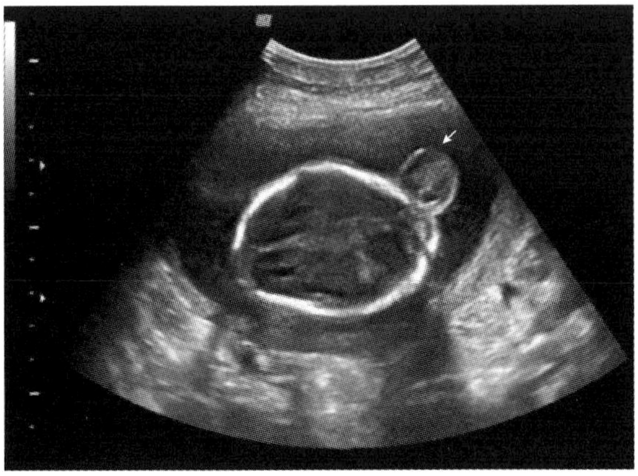

图14-30 脑膜膨出

2. 脑膨出 胎儿颅骨壁缺损；头颅中线缺损部位可见突出包块，外被覆皮肤；包块内见部分实性脑组织；缺损大可导致颅骨光环缩小或不规则，骨壁厚薄不均，双顶径小于孕龄。

（三）开放性脊柱裂伴脊膜脊髓膨出

脊柱裂是后神经孔闭合失败所致，主要特征是脊柱椎弓板的部分缺失，椎管闭合不全导致脊髓腔内容物的外露，属神经管闭合不全性畸形。根据脊柱椎板缺损病变处皮肤是否完整，分为闭合性脊柱裂和开放性脊柱裂。开放性脊柱裂是指病变部位皮肤缺损，椎管内容物经过脊柱缺损处向后膨出，多发于腰段或骶尾段水平，常见类型包括脊膜膨出、脊髓脊膜膨出、脊髓裂等。闭合性脊柱裂是指病变部位皮肤连续性完整，椎管内容物经过脊柱缺损处向后膨出或不膨出。

【声像图表现】

闭合性脊柱裂在产前超声检查中常难发现，少部分病例在闭合性脊柱裂处的皮下出现较大脂肪瘤时有可能被检出。较大的开放性脊柱裂（3个或3个以上脊椎受累）产前超声较易发现，较小的开放性脊柱裂因病变较小，超声常难显示脊柱异常的直接声像。

（1）开放性脊柱裂的脊柱特征：从胎儿背侧方向对脊柱做矢状扫查，受累脊柱位于后方的强回声线连续性中断（图 14-31），裂口处皮肤及其深部软组织回声连续性亦中断，囊状脊柱裂可见中断处膨出一囊性包块，内有脊膜、马尾神经或脊髓组织。可伴有脊柱后凸或侧凸畸形。脊柱横切面上显示位于后方的 2 个椎弓骨化中心向后开放，呈典型的"V"或"U"字形改变。脊柱冠状切面亦可显示后方的 2 个椎弓骨化中心距离增大。

（2）开放性脊柱裂的脑部特征：脊柱裂常伴有一系列特征性的脑部声像异常，主要有小脑异常（小脑变小、弯曲呈"香蕉状"，小脑发育不良甚至小脑缺如）、颅后窝池消失、柠檬头征（横切胎头时出现前额隆起，双侧颞骨塌陷，形似柠檬）、脑室扩大等。

（3）开放性脊柱裂合并其他畸形：包括足内翻、足外翻、膝反屈、先天性髋关节脱位、脑积水、肾畸形、羊水过多等。

（四）腹壁缺损伴内脏外翻

腹壁缺损伴内脏外翻是脐旁腹壁全层缺损伴内脏外翻的先天畸形，亦称"腹裂"。

【声像图表现】

在脐带入口右侧的前腹壁全层连续性中断，一般为 2～3cm，极少数腹壁缺损可位于脐带入口左侧前腹壁。胃、肠等腹腔内脏器外翻至胎儿腹腔外，其表面无膜状物覆盖，肠管自由漂浮在羊水中（图 14-32，彩图 28）。外翻的肠管有时可见局部节段性扩张，管壁增厚，蠕动差，肠腔内容物呈密集点状低回声，这与继发的肠畸形，如肠闭锁、肠扭转、肠梗阻有关。腹围小于孕周。常伴羊水过多，羊水内可见较多点状低回声翻动。CDFI 可较好区分外翻的肠管与脐带。

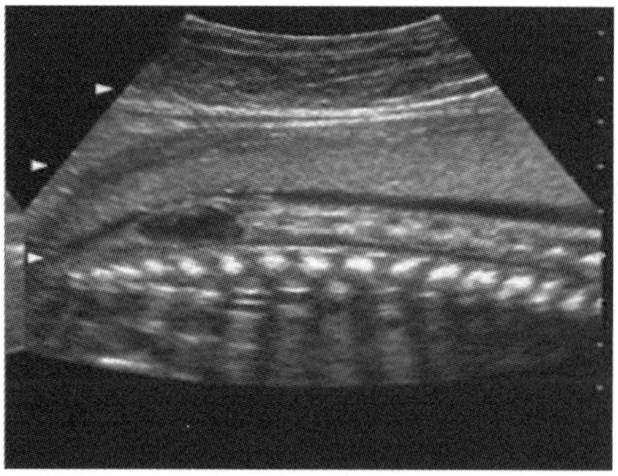

图 14-31　脊柱裂

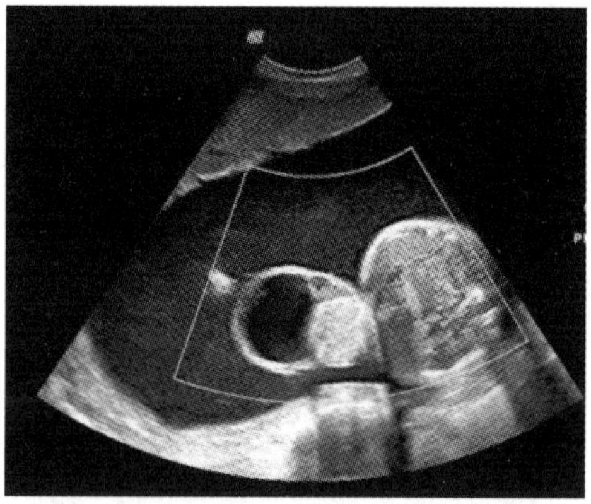

图 14-32　腹裂

【鉴别诊断】

脐膨出：腹壁连续性中断，但脐膨出包块表面有包膜，膨出物没有直接漂浮于羊水中，脐带插入部位异常，位于包块表面。

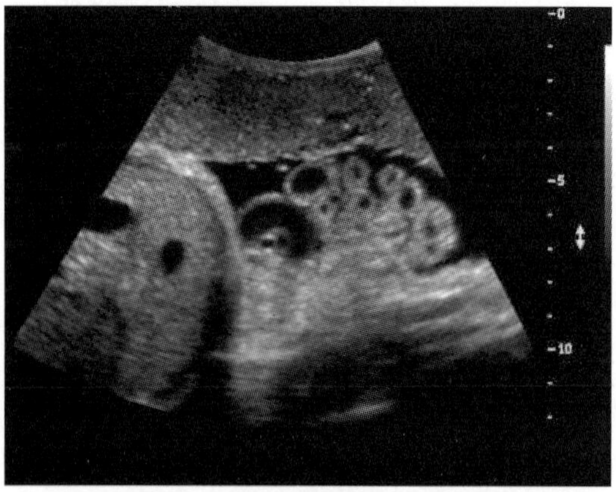

图 14-33　胎儿腹部横切面声影图

案例 14-2

患者，女，36 岁，孕 33 周。超声检查：胎儿腹部横切面显示腹部皮肤层回声中断，部分肠管向腹腔外突出并漂浮在羊水内（图 14-33）。

请根据声像图特点做出初步诊断并给出诊断依据。

（五）单心室

单心室是指一个较大的主心腔接受来自心房血液，可以有两组房室瓣或只有一组房室瓣，房室瓣均对向主心腔。

主心腔形态有3种类型：①左心室型，主腔为形态学左心室，附属腔为形态学右心室，位于主腔的前方（可为正前、左前、右前方），占65%～78%。②右心室型：主腔为形态学右心室，附属腔为形态学左心室，位于主腔的左后或右后方，占10%～15%。③中间型：主腔形态介于左心室与右心室之间，无附属腔，占10%～20%。

【声像图表现】

四腔心切面上“十”字交叉失常，室间隔不显示，仅显示一个心室腔，房室瓣均与这个心室相连，心室形态多为左心室（图14-34）。附属腔常难以显示，如能显示，多位于主腔前方。CDFI可显示心房内血液经房室瓣流向一共同心室腔内，双房室瓣时可见两股血流束进入单一心室腔后混合，单一房室瓣时仅见一股血流束进入单一心室。常合并大动脉异常。

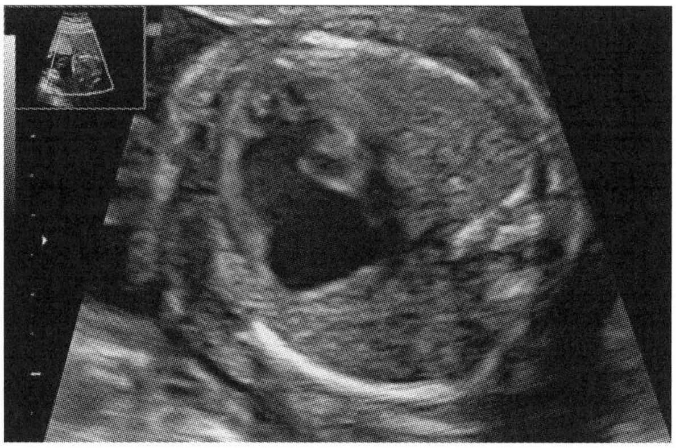

图14-34 单心室

【鉴别诊断】

1. 室间隔缺损 巨大室间隔缺损易和单心室混淆，注意室间隔、乳头肌、房室瓣等结构的辨认，对鉴别诊断有重要意义。

2. 心内膜垫缺损 心尖部可见室间隔，室间隔上部、房间隔下部缺损，共同房室瓣等是其特征，单心室可有共同房室瓣特征，乳头肌粗大者可将其误认为室间隔。

（六）致死性骨发育不良

胎儿肌肉骨骼系统畸形病因复杂，种类繁杂，表现形式多样，常合并全身其他系统畸形。较常见的致死性骨发育不良包括致死性侏儒、软骨发育不全、成骨发育不全Ⅱ型。

【声像图表现】

1. 致死性骨发育不良的共同超声表现有肢体严重短肢及弯曲，四肢长骨长度低于正常孕周平均值的4个标准差或以下，股骨/腹围＜0.16。

2. 窄胸，胸围低于正常孕周平均值的第5个百分位数，心/胸＞0.6，胸围/腹围＜0.89。

3. 某些特殊征象，如致死性侏儒可有三角形头颅表现；成骨发育不全Ⅱ型可表现为颅骨钙化差；软骨发育不全可造成颅骨或椎体低钙化或无钙化；肋骨短小及胸腔狭窄时可影响胎儿呼吸样运动，造成胸腔压力增高而使胎儿水肿或颈项透明层（或颈项软组织）增厚，并可能影响胎儿吞咽使羊水过多。

考试链接

患者，女，31岁，孕26周。阴道流血3天，色暗红，伴轻微腹痛。超声检查显示：胎盘位于后壁，胎盘下缘处胎盘与宫壁间可见37mm×21mm高低回声不均匀区，其内未见明显血流信号。

1. 根据病史及超声表现，最可能的诊断是（ ）

A. 前置胎盘　B. 边缘性前置胎盘　C. 副胎盘

D. 胎盘早剥　E. 胎盘绒毛膜血管瘤

2. 超声诊断的胎盘早剥多为（ ）

A. 胎盘前出血　B. 胎盘后出血　C. 胎盘中央出血

D. 胎盘边缘出血　E. 胎盘实质出血

3. 关于胎盘早剥的主要病理变化及临床严重并发症的叙述正确的是（ ）

A. 胎盘底蜕膜出血　B. 形成的血肿使胎盘与壁蜕膜分离

C. 显性胎盘出血严重时可致子宫卒中　D. 胎盘剥离达1/5～1/4时可致胎儿死亡

E. 病变开始于包蜕膜

答案：DDA

解析：胎盘出血分为胎盘后、胎盘边缘及胎盘前出血，胎盘后和胎盘边缘出血可导致胎盘早剥，而胎盘前出血少见，超声诊断的胎盘早剥多为胎盘边缘出血。胎盘早剥病变开始于底蜕膜出血，胎盘后形成血肿使胎盘与底蜕膜分离。隐性胎盘出血严重时可致子宫卒中。胎盘剥离达 1/3～1/2 时可致胎儿死亡。

小结

整个妊娠期时间跨度较长，经历胚胎形成及胎儿生长发育，不同时期有不同生理或病理特点。早期妊娠阶段，超声在妊娠确诊、胎儿存活力估计及排除异常妊娠中起着非常重要的作用。中、晚期妊娠阶段，超声成为评价胎儿生长发育、发现胎儿畸形的重要手段。对胎盘的观察，有助于产科对前置胎盘、胎盘早剥等危重急诊的及时处理。超声已成为现代产前检查与诊断必不可少的重要组成部分。

思考与练习

单项选择题

1. 妊娠超声检查中，不正确的选择是（　　）
   A. 尽量选择低输出声强
   B. 缩短对胎囊或胎儿同一位置的检查时间
   C. 采用阴道探头探查胎儿脐带彩色血流
   D. 早期妊娠检查需充盈膀胱
   E. 减少妊娠期内超声检查的次数
2. 早孕期是指（　　）
   A. 停经至孕 8 周
   B. 停经至孕 9 周
   C. 停经至孕 11 周
   D. 停经至孕 12^{+6} 周
   E. 停经至孕 13^{+6} 周
3. 超声诊断早期妊娠首先见到的是（　　）
   A. 孕囊　B. 胎头　C. 胎心
   D. 胎芽　E. 胎肺
4. 早孕早期的超声可见（　　）
   A. 胚囊　B. 卵黄囊
   C. 胚芽　D. 胎心搏动
   E. 以上都对
5. 关于头臀长测量，以下不正确的是（　　）
   A. 在胎儿正中矢状切面进行测量
   B. 在胎儿旁正中矢状切面进行测量
   C. 测量最大的顶臀长度
   D. 测量时胎体不能处于仰伸位
   E. 测量时胎体不能处于俯屈位
6. 下面哪一项不属于早孕期间经阴道超声检查的指征（　　）
   A. 除外异位妊娠
   B. 鉴别正常与异常的异位妊娠
   C. 除外前置胎盘
   D. 确定早期宫内孕的孕龄
   E. 鉴别附件包块性质
7. 关于双顶径测量，下列不正确的是（　　）
   A. 从一侧顶骨的外缘到对侧顶骨的内缘
   B. 测量与中线垂直的最大径线
   C. 测值随头型变化小
   D. 正常值随孕周变化
   E. 在丘脑平面进行测量
8. 超声评价胎儿一胎盘循环最常检测的血管是（　　）
   A. 胎儿脐动脉
   B. 母体子宫动脉
   C. 胎儿颈动脉
   D. 胎儿肾动脉
   E. 胎儿脐静脉
9. 中、晚期妊娠，无痛性阴道出血最常见的原因为（　　）
   A. 创伤　B. 前置胎盘
   C. 胎盘早剥　D. 异位妊娠
   E. 脐绕颈
10. 关于胎儿心脏四腔心，下述不正确的是（　　）
    A. 心脏位于左侧胸腔、偏前
    B. 心尖指向胎儿胸壁左前方
    C. 心脏面积约占胸腔面积的 1/3
    D. 此平面显示胎儿心脏 4 个腔室（左右心室

及左右心房）
E. 以上都不是

11. 关于腹围平面，下列不正确的是（　　）
A. 可测量腹围
B. 显示上腹部胃泡的横切面
C. 显示脐静脉肝内段
D. 不显示右侧肾上腺
E. 不显示心脏

12. 以下哪项是测量胎儿肾盂前后径的正确切面（　　）
A. 肾纵切面　　B. 肾横切面
C. 肾斜横切面　　D. 肾冠状切面
E. 以上切面均可以

13. 关于胎儿头臂长的描述，错误的是（　　）
A. 是胎儿头顶到臀部的最大直线距离
B. 是最准确的估测孕龄的超声监测指标
C. 测量应包括卵黄囊
D. 是测量胎儿长度的指标
E. 胎儿前屈或后倾均可影响测量结果

14. 关于胎儿下腹部膀胱切面，不正确的是(　　)
A. 显示胎儿膀胱充盈情况
B. 显示脐带插入处
C. 显示脐动脉在此部位的走行
D. 显示脐动脉数目
E. 不能反映肾功能

15. 超声对脊柱的观察需注意的结构是（　　）
A. 脊柱纵切面、横切面、冠状切面
B. 脊柱表面的皮肤线
C. 小脑横切面
D. 颅后窝池
E. 以上都是

（周玫娟）

第十五章　正常心脏超声

学习目标

1. 掌握：心脏超声检查方法；1～4 区 M 型超声心动图基本图像，常用二维超声心动图基本表现。
2. 熟悉：心脏各瓣膜的彩色多普勒血流声像图特点及频谱多普勒的正常波形。
3. 了解：心脏功能的测定。

第一节　心脏解剖概要

一　心脏位置及毗邻

正常心脏位于胸腔两侧肺部之间的中纵隔内，在膈肌以上，其中 1/3 位于正中线的右侧，2/3 位于左侧。前方对胸骨体下部、第 2～6 肋软骨和肋骨前端，后方平第 5～8 胸椎和肋骨后端，心脏前方大部分被肺和纵隔胸膜覆盖，只有靠近胸骨和第 2～6 肋软骨的部分没有被肺覆盖，称为心脏裸区，是超声心动图检查和心包、心腔穿刺最常用的部位。心脏的后方与部分肺组织、气管下段、支气管起始部、食管、降主动脉等相邻。

二　心脏的外形

心脏外形类似倒置梨形或不规则圆锥形，它的大小约和本人的拳头相似。心脏有一尖、一底、两面和三缘。心尖：位于左侧第 5 肋间隙，在锁骨中线内侧 1～2cm 处，由左心室构成。心底：与出入心的大血管干相连，是心比较固定的部分，大部分由左心房、小部分由右心房构成。两面：心的胸肋面（前面）朝向前上方，大部分由右心室构成；膈面（下面）朝向后下方，大部分由左心室构成，贴着膈。三缘：心右缘垂直向下，由右心房构成；心左缘钝圆，主要由左心室及小部分左心耳构成；心下缘接近水平位，由右心室和心尖构成。

心尖指向左下前方，心底指向右上后方。近心底处有横的冠状沟，绕心一圈，为心脏外面分隔心房与心室的标志。心脏的前、后面有前、后室间沟，为左、右心室表面的分界。心脏的长轴与人体正中线之间成 45° 左右的夹角，夹角大小随体型、呼吸、心脏运动等改变。

三　心脏的内部结构

在心脏内部，由上部的房间隔和下部的室间隔将心脏分成互不相通的左、右两半。左、右两半又分别被左、右房室口及周围的瓣膜分为上部的心房和下部的心室（图 15-1）。因此，心脏可分为 4 个腔，即上部的左、右心房和下部的左、右心室。通过左半心的是动脉血，通过右半心的是静脉血。

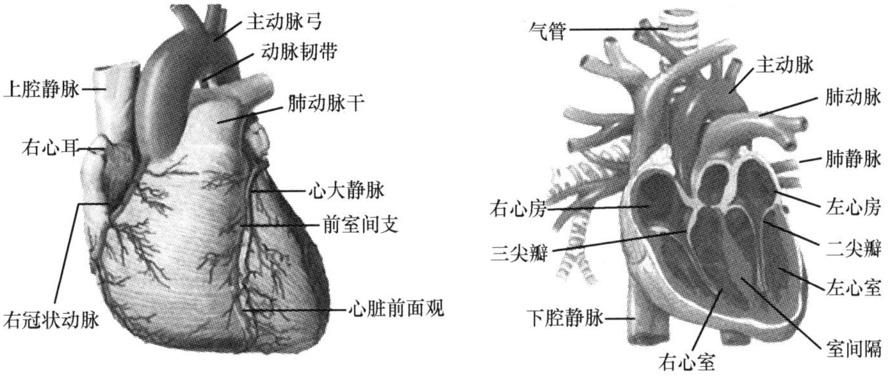

图 15-1　心脏解剖示意图

1. 左心房　较右心房小，壁稍厚，厚约 3mm，位于心脏的左上偏后侧，构成心底的大部，底部为二尖瓣口，与左心室相通。其前方与升主动脉毗邻，后方靠近食管。左心耳为左心房向前的突出部，左心耳壁有交织成网状的梳状肌，较易形成血栓。左心房后壁两侧各有一对肺静脉入口，入口处无瓣膜，但左心房壁心肌呈袖套状伸入肺静脉根部，起括约肌样作用，可一定程度上减少心房收缩时血液向肺静脉逆流。

2. 左心室　位于心脏的左侧偏后，呈圆锥形，短轴横断面呈圆筒形。左心室壁最厚，约为右心室壁的 3 倍。舒张期接受左心房的血液，收缩时把血液射入主动脉。左房室口在左心室上部的左后方，主动脉口的右前方，两者并列接近。左房室口周围有开向左心室的两片呈尖形、表面光滑、柔软而富于弹性、淡乳白色半透明的薄膜，为二尖瓣。二尖瓣的心室面借助细而有弹性的腱索连接于心室壁的乳头肌。当心室收缩时，心室内血液即推动左房室瓣（二尖瓣），将房室口关闭，同时乳头肌也收缩，腱索拉紧瓣膜，防止瓣膜向左心房打开，造成血液逆流。风湿性心脏病的二尖瓣狭窄和闭锁不全就常发生在这里。主动脉口周围有 3 个半月形的薄膜，称为半月瓣。3 个半月瓣与主动脉壁一起形成 3 个兜，其凹陷向着主动脉方面。当心室舒张时，3 个兜被逆流的血流充盈使主动脉瓣把主动脉口闭锁，防止血液回流至左心室。

3. 右心房　位于心脏的右前上方，底部为三尖瓣口，与右心室相通。右心房内腔的上方和下方，分别为上、下腔静脉开口，接受全身流回心脏的静脉血，收缩时把血液压入右心室。其前部突出部分为右心耳。在下腔静脉开口处内上方与三尖瓣环之间，有冠状静脉窦开口，是心脏自身血液回流入心之处。心房腔内壁房间隔上有一指压形的卵圆窝，是胚胎时期左、右心房的交通孔——卵圆孔。出生后逐渐闭合，若出生半年以上卵圆孔不闭合，就形成一种称为卵圆孔未闭的先天性心脏病。

4. 右心室　位于心脏的右前下部和中部，整体大致呈椎体形，横断面呈月牙形，舒张期接受右心房的血液，收缩时把血液压入肺动脉内。在右房室口周围有三尖瓣，有防止右心室内的血液向右心房逆流的作用。肺动脉口在右房室口的前上方，其周围有 3 个半月形的肺动脉瓣。肺动脉瓣的形态和功能与主动脉瓣相同。

5. 房间隔　较薄，由两层心内膜中间夹以心房肌纤维和结缔组织组成。房间隔前邻主动脉起始部的后面，下缘前端在房室交点处，前后缘分别附着于心表面的前、后房室沟处。从右房面观察，房间隔中后部的卵圆形浅窝即卵圆窝，为房间隔的最薄处，亦是房间隔缺损的好发部位。约 25%的成年人原发隔和继发隔没有完全贴合，一般不引起分流，当右心房压力升高时可产生一定的右向左分流，称卵圆孔重开。

6. 室间隔　分为膜部和肌部两部分。膜部是室间隔上部、主动脉下方的圆形或卵圆形膜状结构，面积约 $1cm^2$，是室间隔缺损的好发部位。室间隔其余部分由心肌构成，为肌部室间隔，从右室面观察，由三尖瓣隔叶覆盖的部分为流入道肌部；左室流出道部位的室间隔比较光滑，为流出道肌部；室间隔下部较厚，有肉柱交错，为小梁部肌部。

四 心脏的血管

1. 动脉　冠状动脉是心脏十分重要的营养动脉，系升主动脉的第一对分支，分别起于主动脉起始部。

（1）左冠状动脉：①左前降支，为左冠状动脉主干的直接延续，沿前室间沟下行至心尖部，经心尖切迹转向心脏膈面，多数终止于后室间沟的下 1/3 处。②左回旋支，从左主干发出后，沿左房室沟向左走行，在心脏左缘绕向左后方，终止于靠近心脏左缘的左室后壁。

（2）右冠状动脉：从主动脉根部发出后，先向右前方行进于主肺动脉与右心耳之间，然后沿右房室沟向右行走，在心脏右侧缘转向心脏膈面，随后沿后室间沟下行，称为后降支，通常终止于后室间沟的下 2/3 处。

2. 静脉　冠状动脉的血液，大多数通过毛细血管后汇入各级冠状静脉，经冠状静脉窦引流入右心房。心脏的主要静脉有心大静脉、心中静脉、心小静脉。

五 心包

心包是包绕心脏和出入心脏的大血管根部的纤维浆膜囊，分内、外两层，外层为纤维心包，内层为浆膜心包。纤维心包由坚韧的纤维性结缔组织构成，上方包裹出入心脏的升主动脉、肺动脉干、上腔静脉和肺静脉的根部，并与这些大血管的外膜相延续，下方与膈中心腱相连。浆膜心包位于心包囊的内层，又分脏、壁两层。壁层与纤维心包内面紧密相贴；脏层包于心肌的表面，称心外膜。脏、壁两层在出入心脏的大血管根部互相移行，两层之间的潜在腔隙为心包腔，内含少量浆液，起润滑作用。

第二节　心脏超声检查概述

超声心动图（echocardiography）是利用超声回声原理诊断心血管疾病的一种技术，自 1954 年瑞典学者 Edler 首先把超声心动图用于临床以来，随着超声诊断技术的不断进步，已经成为无创诊断心血管疾病的重要手段，越来越引起临床的重视。它包括 M 型、二维、三维、频谱和彩色多普勒、组织多普勒、心脏声学造影等技术。通过获取心脏的各种波群和切面图像，可观察不同断面上的解剖轮廓、结构形态、空间方位、连续关系、房室大小及室壁和瓣膜的运动及血流特点。除了经胸超声心动图，还有经食管、经心脏表面、血管内超声等。

一 仪器条件

1. 仪器　高分辨力实时彩色多普勒超声诊断仪。

2. 探头　相控阵探头，成人多选用 2.0～5.0MHz，儿童则多选用 5.0～7.0MHz。

3. 调节　在二维超声清楚显示心脏结构的基础上，适当调节二维增益后，打开 CDFI，调节其彩色增益及速度标尺，增益一般在 60%～70%，速度标尺通常应高于 60cm/s，以出现较纯的红、蓝色彩且彩色信号不溢出心腔外为原则。

4. 心电图连接　超声探测时应连接心电图同步记录心电活动，以分析心脏的机械活动和血流动力学与时相之间的关系。

二 检查前准备

经胸超声心动图检查者一般无须特殊准备，静息候诊片刻即可；婴幼儿、儿童不合作者，可适当给予镇静药或熟睡后检查；经食管超声心动图检查者应禁食和禁水 8 小时以上。

三 检查体位

根据检查时探头放置部位的不同患者所取体位也不同，常用体位包括：①探头置于胸骨旁或心尖区检查时，受检者通常取左侧卧位或仰卧位；②探头置于胸骨上窝检查时，受检者需采取适当垫高肩部的仰卧位；③探头置于剑突下检查时，受检者膝关节蜷曲、并拢，使腹部放松。

四 探测部位

常规心脏超声探测部位有 4 个，分别是胸骨旁、心尖部、剑突下及胸骨上凹等。胸骨旁（主要是指胸骨左缘 3～5 肋间隙）及心尖部（心脏搏动最强处）是最常用的探测部位；剑突下（身体前正中线剑突下）适用于慢性阻塞性肺气肿、胸廓畸形患者及婴幼儿；胸骨上凹（胸骨上切迹）适用于观察心底部结构及大血管的位置和结构（图 15-2）。

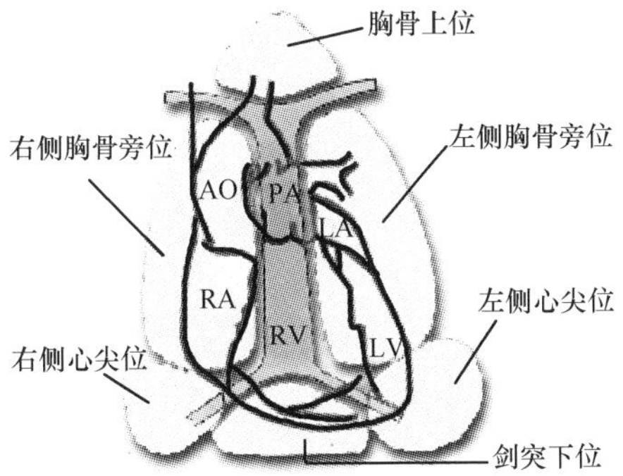

图 15-2 心脏超声探测部位

AO：升主动脉；LA：左心房；LV：左心室；PA：肺动脉；RA：右心房；RV：右心室

五 检查模式和方法

1. 二维或称切面超声模式 是最主要、最基本的检查模式。可反映心脏某特定区域的整体形态、毗邻关系、活动特点等。

2. M 型超声模式 可进一步测量与细致分析局部病变。

3. 彩色多普勒模式 可观察整个切面上的血流动态，大致了解病变范围所在。脉冲多普勒可准确定位测量；连续多普勒适用于高速湍流的分析。

4. 心脏声学造影 可了解特殊先天性心脏病的血流动力学改变。

5. 组织多普勒成像技术 可显示及分析室壁运动。

6. 经食管超声心动图。

链接

经食管超声心动图检查

经食管超声心动图是将超声探头置入食管内，从心脏的后方近距离探查心脏深部结构的检查方法，它避免了胸壁、肺气等因素的干扰，距离心脏更近，可显示更清晰的超声图像，提高了对心血管疾病诊断的敏感性和特异性，也便于进行心脏术中的超声监测与评价。

经食管超声心动图主要用于常规经胸超声检查成像困难或者有关结构显示不够满意、致使诊断难以明确的各种心脏或大血管疾病患者，以及心脏外科手术术中、术后超声监护，如心房颤动射频消融术前观察左心房有无血栓，二尖瓣、三尖瓣与主动脉瓣病变，人工瓣膜情况，感染性心内膜炎赘生物观察，外科手术及介入治疗的术前评估、术中监护及术后随访，部分先天性心血管畸形等。

第三节 二维超声心动图

二维超声心动图又称断面或切面超声心动图，因能直观、实时显示心脏各结构的空间位置、连续关系及动态变化等，明显地提高了诊断的准确性。二维超声心动图是其他超声心动图检查的基础。如 M 型超声心动图的运动曲线测量、多普勒频谱取样、彩色多普勒显像感兴趣的设置及三维图像的重建，都是在二维切面图像基础上完成的。

一 左心室长轴切面

左心室长轴切面是将探头放于胸骨左缘第 3、4 肋间，探测平面与右胸锁关节至左乳头连线相平行

（图 15-3）。此方位图像可清晰显示右室前壁、右室腔、室间隔、左室腔、左室后壁、升主动脉、主动脉瓣及二尖瓣、左心房等结构。检查时应注意调整声束扫描方向，以显示真正的心脏长轴，否则易产生心脏长轴缩短效应，长轴观图像失真。可在此切面上观察各房室形态及大小，测量室间隔与左室后壁的厚度并观察其运动，乳头肌、腱索及其与二尖瓣的连接显示清楚；能清楚观察到心壁结构异常，如室间隔连续中断、主动脉骑跨，以及主动脉瓣、二尖瓣有无增厚、狭窄，活动是否正常等。

二 心底短轴切面

心底短轴切面将探头置于胸骨左缘第 2、3 肋间心底大血管的正前方，探测平面与左心室长轴相垂直，即和左肩与右肋弓的连线基本平行，声束通过主动脉根部及其瓣膜。图 15-4 可显示主动脉根部及其瓣叶，左心房、右心房、三尖瓣，右心室及其流出道，肺动脉瓣、肺动脉近端、肺房沟及左冠状动脉主干等。如探头稍向上倾斜，则可见肺动脉主干及其左右分支。故可观察主动脉根的宽度，主动脉瓣与肺动脉瓣的形态与活动，右心室流出道与肺动脉主干有无增宽或狭窄及降主动脉与肺动脉间有无交通等。

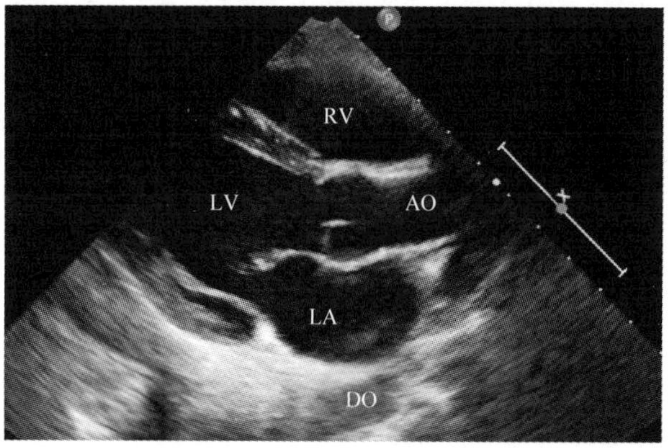

图 15-3　胸骨旁左心室长轴切面
LA：左心房；LV：左心室；RV：右心室；AO：主动脉；DO：降主动脉

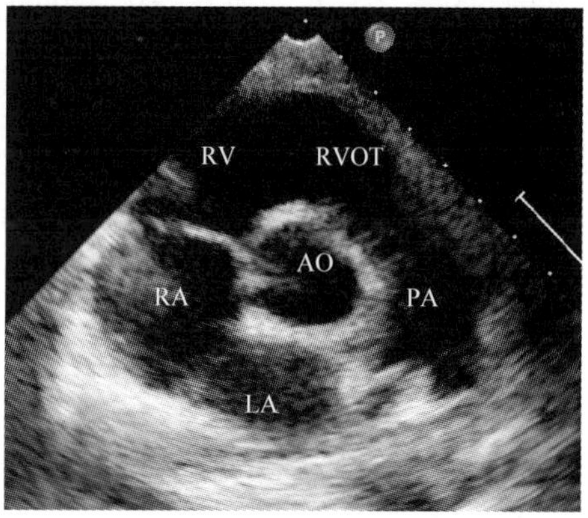

图 15-4　胸骨旁心底短轴切面
LA：左心房；RA：右心房；RV：右心室；AO：主动脉；PA：肺动脉；RVOT：右心室流出道

三 二尖瓣水平短轴切面

二尖瓣水平短切面观探头置于胸骨左缘第 3、4 肋间，方向与图 15-4 相似，可显示左、右心室腔，室间隔与二尖瓣口等结构，收缩期二尖瓣前后叶合拢，呈一对合的齿样线，中间无间隙。舒张期前后叶分离，形成一椭圆形似鱼口状的环带（图 15-5）。如将探头稍向下倾斜，可获得腱索、乳头肌水平图像（图 15-6）。临床上多以此切面观察心脏形态，左、右心室大小，室间隔走向与活动及二尖瓣口开放关闭情况。

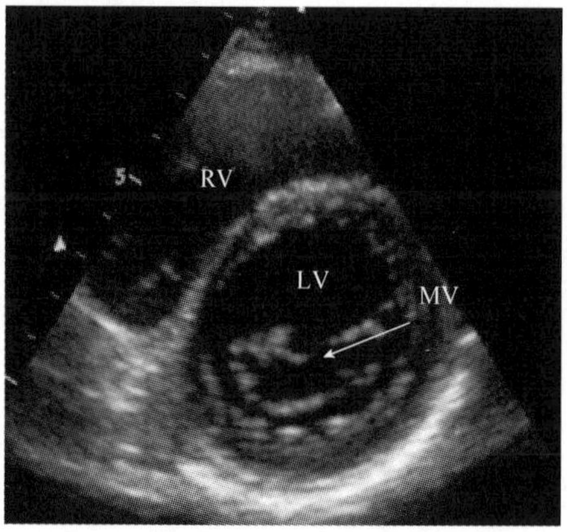

图 15-5　胸骨旁二尖瓣水平短轴切面
LV：左心室；RV：右心室；MV：二尖瓣

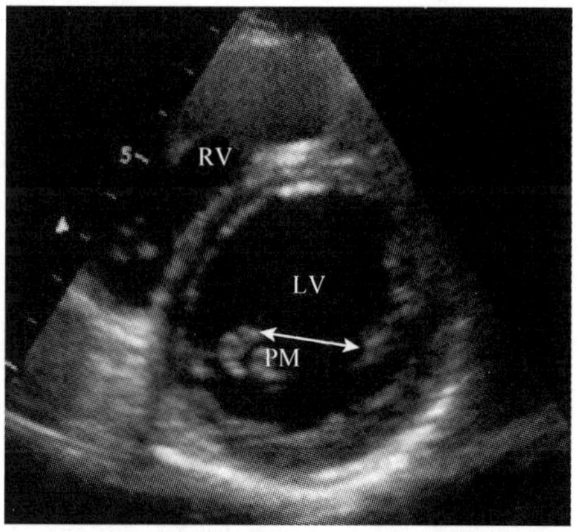

图 15-6　胸骨旁乳头肌水平短轴切面
LV：左心室；RV：右心室；PM：乳头肌

四 心尖四腔心及五腔心切面

心尖四腔心切面探头置于心尖搏动最明显处，声束指向右侧胸锁关节。在声像图上室间隔起于扇尖，向远端延伸与房间隔相连续。室间隔、房间隔连线与二尖瓣、三尖瓣连线呈十字交叉（图 15-7）。在心尖四腔观基础上，如将探头稍向上倾斜，探测平面经过主动脉根部，使四腔心之间又出现一半环形的主动脉腔，即心尖五腔观（图 15-8）。收缩期见左心室流出道血流经主动脉瓣口流向主动脉。

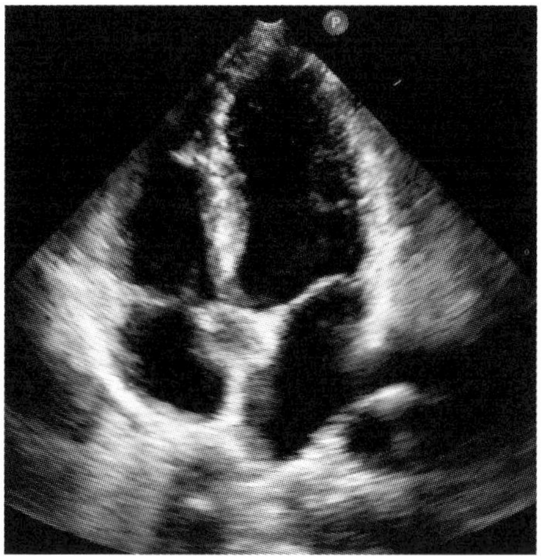

图 15-7　心尖四腔心切面

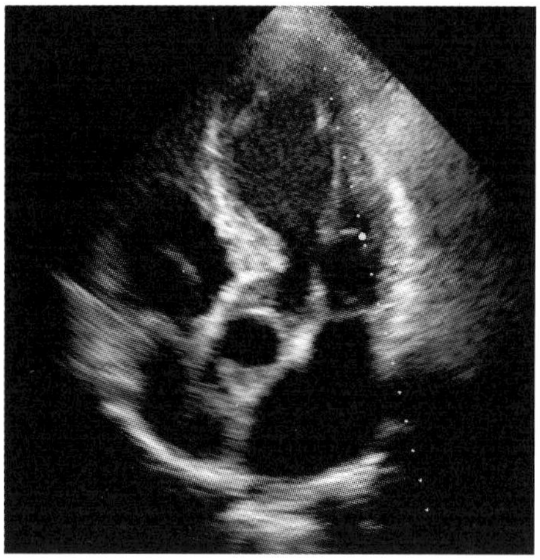

图 15-8　心尖五腔心切面

五 剑突下四腔心切面

剑突下四腔切面探头置于剑突下，声束向上倾斜，取冠状面的扫查图像，可获得剑突下四腔观。此声像图上所显示的房间隔回声带与声束方向近乎垂直，故回声失落现象少，房间隔假性连续中断出现率低，故对显示和观察房间隔缺损有重要价值。

六 主动脉弓长轴切面

主动脉弓长轴切面是将探头置于胸骨上窝，声束指向心脏，探测平面通过主动脉弓长轴，可显示主动脉弓及其 3 根主要分支和右肺动脉（图 15-9），确定主动脉弓的走向、宽度、分支情况。可估计肺动脉及上腔静脉有无异常。了解降主动脉与肺动脉之间有无异常通道等。

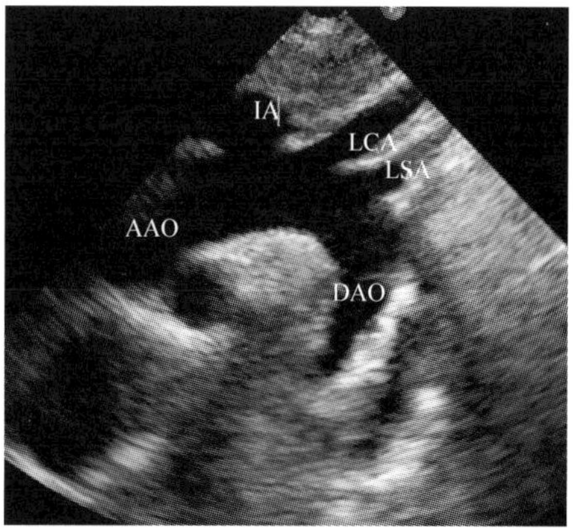

图 15-9　主动脉弓长轴切面

IA：无名动脉；AAO：升主动脉；LCA：左颈总动脉；LSA：左锁骨下动脉；DAO：降主动脉

七 二维超声心动图测量方法

（一）心腔及大血管内径和厚度测量

取样线应与双侧解剖结构界面相垂直。与声束方向平行或接近平行的距离测量采用从回声前缘到回声前缘的方法，与声束方向相垂直或接近垂直的距离测量采用从黑白界面到黑白界面的方法；面积测量均采用黑白界的描绘法。

（二）运动幅度的测量

运动幅度的测量即测量两点间的垂直距离。

（三）心室舒张末期和收缩末期确定

一般以心电图 T 波终点定义心室收缩末期，QRS 波 R 波峰尖定义心室舒张末期，必要时可同时参考二尖瓣运动和腔室内径变化，避免过度依赖心电图确定时相。

（四）测量常用切面

1. 胸骨旁左心室长轴切面　①舒张末期于二尖瓣腱索水平测量左心室前后径 45±10mm，右心室前后径 15mm±5mm；收缩期于左心房中部测量左心房前后径 33mm±5mm。②收缩期主动脉瓣叶于主动脉壁附着点处测量内缘间距，为主动脉瓣环内径，正常值 18～24mm；窦部内径测量于舒张期，主动脉窦膨出最顶点处测量内缘到内缘距离，正常值 28～36mm；升主动脉内径测量部位为主动脉窦终止点上 20mm 处，正常值 23～36mm。③室间隔和左室后壁的厚度 8～10mm，收缩期增厚率为 30%～60%。

2. 胸骨旁肺动脉长轴切面　收缩末期在肺动脉瓣下 20mm 处测量右心室流出道内径，正常值 25mm±10mm；在肺动脉瓣瓣上 10mm 处测量肺动脉主干内径，正常值 20mm±3.9mm；在左、右肺动脉起始处远端 10mm 处测量左、右肺动脉内径，正常值 15mm±2.3mm。

3. 二尖瓣水平短轴切面　舒张期，在声束通过二尖瓣最大开放面积时测量二尖瓣瓣口面积。正常人为 4～6cm^2。

4. 心尖四腔心切面　于舒张末期腱索水平测量左、右心室的横径，右心室横径 29～32mm，左心室横径 40mm±16mm，于收缩末期测量左、右心房横径，右心房横径 30mm±10mm，左心房横径 29mm±11mm。

5. 胸骨上窝主动脉弓长轴切面　在无名动脉与左颈总动脉开口位置之间测量主动脉弓内径，正常值 28mm±3mm；于左锁骨下动脉远心端 10mm 处测量降主动脉内径，正常值 21mm±6mm。

（五）注意事项

1. 测量时需选择好标准切面，以保证测量结果的准确性和可重复性。
2. 探测某点或测量心脏大小时，尽量使声束方向与被探测的结构相垂直。
3. 在获取标准切面的同时，注意观察非标准切面，有时可提供重要的诊断信息。

第四节　M 型超声心动图

M 型超声心动图的扫描声束以固定位置和方向进行扫描，它利用快速取样技术，由换能器发出声束，并记录在此声束方向上的组织回声。M 型曲线可显示心脏结构在一维空间上的界面厚度、距离、运动方向、运动速度及其在心动周期不同时相的变化。可用于心腔和大血管内径的测定及特定心脏结构运动的细微观察，是现代超声心动图检查不可或缺的一部分。

在二维超声心动图引导下，M 型超声心动图可获得不同部位的标准曲线（图 15-10），在胸骨旁左心室长轴切面图上，超声束由心尖向心底作弧形扫描，依次出现心尖波群（1 区）、心室波群（2a 区）、二尖瓣前后叶波群（2b 区）、二尖瓣前叶波群（3 区）和心底波群（4 区）。

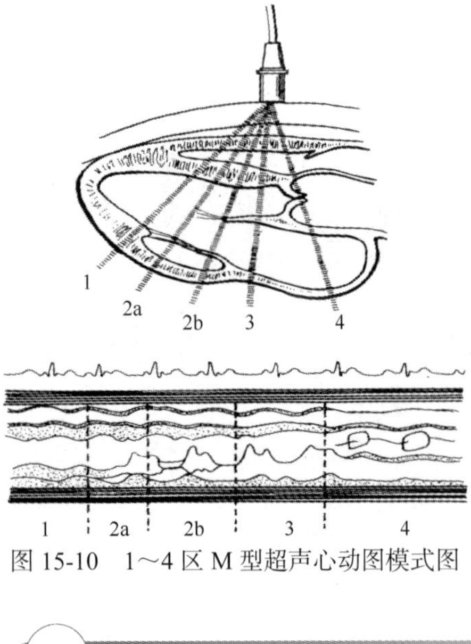

图 15-10　1～4 区 M 型超声心动图模式图

一　心底波群

心底波群（4 区）在心前区胸骨左缘第 3 肋间探及，在左心室长轴观经主动脉根部获得，其解剖结构由前至后依次为胸壁、右室流出道、主动脉根部及左心房（图 15-11）。

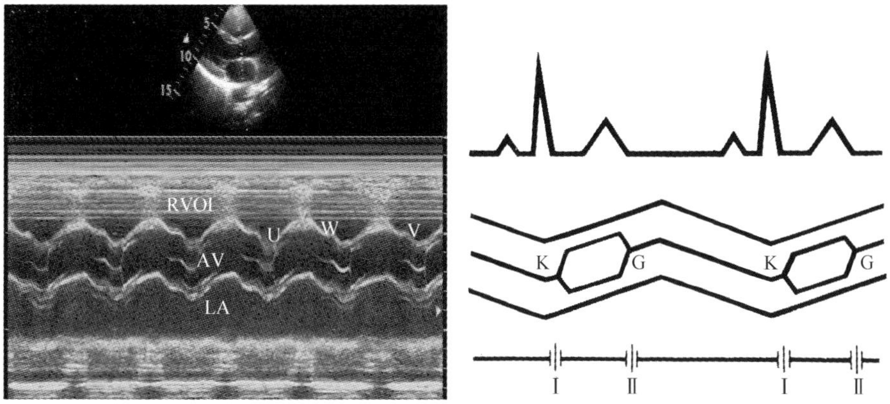

图 15-11　心底波群

RVOT：右心室流出道；AV：主动脉瓣；LA：左心房；U：波谷；W：重搏波波谷；V：重搏波；K：主动脉瓣开放点；G：主动脉瓣关闭点

1. 主动脉根部曲线　心底波群中有两条明亮且前后同步的主动脉根部活动曲线，上线代表右心室流出道后壁与主动脉前壁，下线代表主动脉后壁与左心房前壁。两线在收缩期向前，舒张期向后。

2. 主动脉瓣活动曲线　主动脉根部前后两线之间，有时可见一六边形盒子样结构的主动脉瓣活动曲线。收缩期两线分开，分别靠近主动脉前后壁。上方曲线代表右冠瓣（右瓣），下方曲线代表无冠瓣（后瓣），舒张期则迅速闭合成一条直线。

3. 左心房后壁曲线　曲线位于心底波群的后部，一般较平直。此曲线对观察二尖瓣关闭不全有一定意义。

二 二尖瓣波群

二尖瓣波群（2b 区和 3 区）可在胸骨左缘第 3～4 肋间探及。此波群由以下曲线组成（图 15-12）。

1. 二尖瓣前叶曲线　正常呈双峰，曲线上各段依次为 A、B、C、D、E、F、G 各点及峰。

（1）A 峰位于心电图 P 波之后，相当于心房收缩所致的心室主动充盈期，而 A 点是二尖瓣前叶运动的次高点。

（2）E 峰位于心电图 T 波之后，相当于心室舒张所致的心室快速被动充盈期，E 点是二尖瓣前叶运动的最高点。

（3）C 点相当于第一心音处，表示二尖瓣前后叶的关闭点。D 点在第二心音后等容舒张期末处，表示二尖瓣前后叶开放的起点。

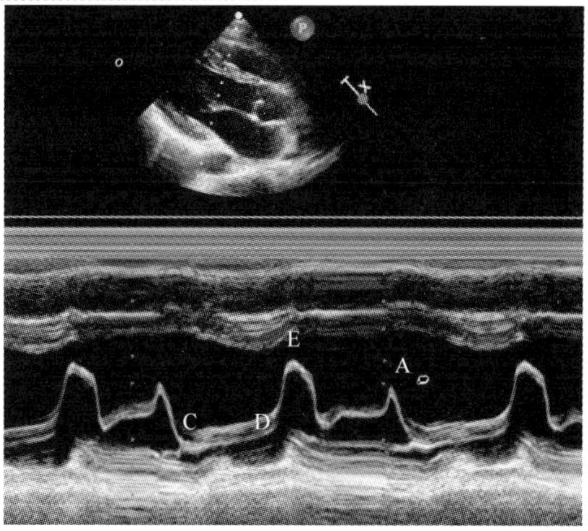

图 15-12　二尖瓣波群

2. 二尖瓣后叶曲线　与前叶相同，但方向相反，幅度较小，呈倒影样镜像曲线。收缩期二尖瓣前后叶合拢，在曲线上形成共同的 CD 段；舒张期瓣口开放，后叶与前叶分开。

3. 室间隔曲线　在二尖瓣波群中部，室间隔曲线位于二尖瓣前叶之前，活动幅度小。其前为右心室腔，后为左心室腔。正常人室间隔活动曲线在收缩期向后，厚度增加；舒张期向前，厚度减小。其活动方向与左心室后壁呈逆向运动。

三 心室波群

心室波群（2a 区）又称腱索水平的心室波群，常可在第 4 肋间探及。自前至后，解剖结构依次为胸壁、右心室前壁、右心室腔、室间隔、左心室腔（及其腱索）与左心室后壁，此波群可测量心室腔大

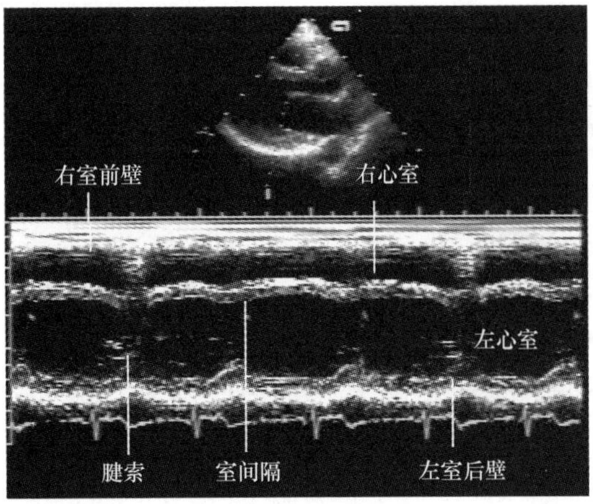

图 15-13　心室波群

小与心室壁厚度等，故称心室波群（图 15-13）。

四　心尖波群

心尖波群（1 区）：声束指向心尖部可见此波群，此处腔室内径较小，左心室后壁之前尚可见乳头肌等结构。

五　三尖瓣波群

在胸骨左缘第 3～4 肋间胸骨旁四腔心切面检查，探头声束向右上偏斜时可见三尖瓣波群，呈双峰曲线。其形态和波形的形成机制与二尖瓣相似。依次可见胸壁、右心室前壁、右心室腔、三尖瓣、右心房、房间隔与左心房。

六　肺动脉瓣波群

肺动脉波群在胸骨左缘第 2～3 肋间可探及，通常为后瓣曲线。收缩期肺动脉瓣开放，曲线向后；舒张期瓣膜关闭，曲线向前。

第五节　多普勒超声心动图

多普勒超声心动图包括彩色多普勒血流成像（color doppler flow imaging，CDFI）、组织多普勒成像（tissue doppler imaging，TDI）和频谱多普勒技术 3 种，而频谱多普勒又分为脉冲波多普勒（pulse wave，PW）和连续波多普勒（continuous wave，CW）。CDFI 主要用于观察心脏和大血管内血流的起源、方向、路径、时相、流速、性质等信息；TDI 主要用于观察和测量心肌运动速度，定量评价心肌的收缩和舒张功能；PW 主要用于对心脏或血管局部血流进行定位测量；CW 主要用于测量异常的高速血流。

链接

组织多普勒成像

组织多普勒成像技术也称组织速度成像（tissue velocity imaging，TVI）。超声探头发射并接收被红细胞反射回来的声波，红细胞的运动产生频移现象即多普勒现象，利用红细胞的多普勒效应可以实现多普勒血流成像。而事实上，在人体心脏中，除了流动的红细胞外，心室壁的运动也会产生频移信号及振幅信号。心室壁的运动速度明显低于血流速度，但室壁运动信号的振幅明显高于血流信号。采用高通滤波器检测血流反射回来的高频低振幅的频移信号，即为多普勒血流成像。而采用低通滤波器并调节增益，设定相应的频率为阈值，滤除血流反射回来的高频低振幅频移信号，选择性采集室壁运动的低频高振幅信号，通过处理及彩色编码来实现组织多普勒成像。

多普勒组织成像包括多普勒组织速度图、多普勒组织加速度图、多普勒组织能量图、M 型多普勒组织成像、频谱多普勒组织成像等。临床上常用频谱多普勒组织成像技术来分析心肌组织的运动。频谱 DTI 可以任意取样于心肌组织，但需注意组织多普勒有角度依赖性，取样声束尽量与心肌的运动方向一致，夹角不超过 30°。

一　各瓣膜彩色多普勒

（一）二尖瓣彩色多普勒血流显像

舒张期二尖瓣开放，左心房血液经二尖瓣口进入左心室，彩色多普勒显示一宽阔明亮的红色血流束，自二尖瓣口进入左心室（图 15-14，彩图 29）。收缩期二尖瓣关闭，无血流信号通过，二尖瓣瓣口不显色。

（二）三尖瓣彩色多普勒血流显像

四腔心切面上，见三尖瓣口出现与二尖瓣相似的有规律的色彩变化。舒张期三尖瓣口开放，可见红色血流由右心房经三尖瓣口进入右心室。

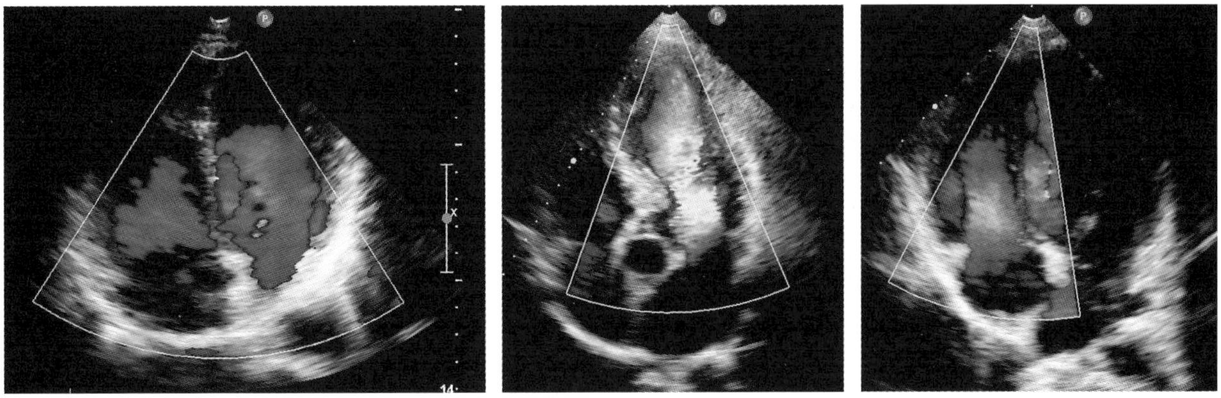

图 15-14 二尖瓣、三尖瓣彩色多普勒血流声像图

（三）主动脉瓣彩色多普勒血流显像

心尖五腔心切面，收缩期早期随主动脉瓣开放，可见一宽阔明亮的带状蓝色血流束由左心流出道经主动脉瓣口射入主动脉，中央可夹有鲜亮的轻度五彩血流，瓣口远端血流颜色逐渐变暗（图 15-15，彩图 30）。

（四）肺动脉瓣彩色多普勒血流显像

胸骨旁心底短轴切面，收缩期见右心室流出道血流呈蓝色经肺动脉瓣口流向肺动脉（图 15-16，彩图 31）。由于血流的敏感性，多数正常人在舒张期可看到经肺动脉瓣口到右心室流出道的微量红色生理性反流信号。

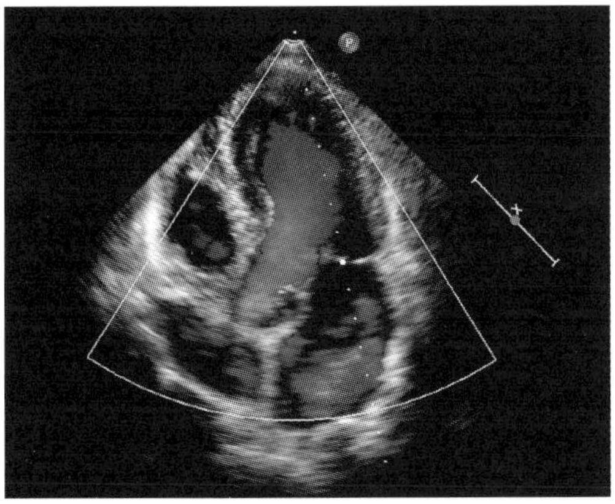

图 15-15 主动脉瓣彩色多普勒血流声像图

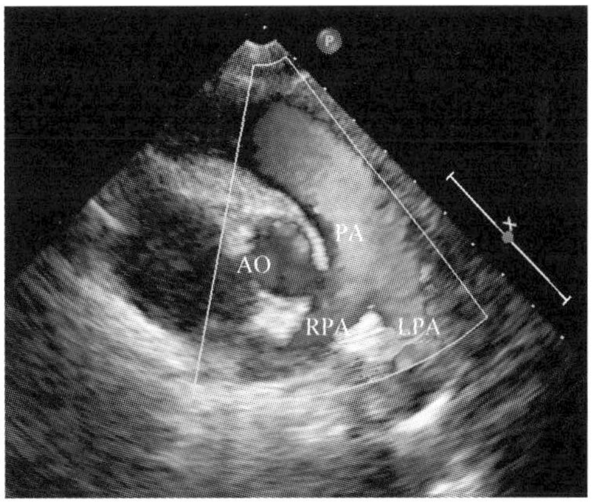

图 15-16 肺动脉瓣彩色多普勒血流声像图

LPA：左肺动脉；RPA：右肺动脉；PA：肺动脉干；AO：主动脉

二 各瓣膜频谱多普勒

（一）二尖瓣频谱多普勒

于心尖四腔心切面，PW 取样门置于二尖瓣瓣口左心室侧可录及二尖瓣舒张期血流频谱为窄带空心的双峰波形（图 15-17，彩图 32），频谱位于基线上方，分 A 峰和 E 峰，呈三角尖峰，与 M 型超声心动图相对应，E 峰高于 A 峰。成人最大流速平均为 0.9m/s（0.6～1.3m/s），儿童为 1.0m/s（0.8～1.3m/s）。

（二）三尖瓣频谱多普勒

心尖四腔心切面，PW 取样门置于三尖瓣瓣口右心室侧可录及类似二尖瓣口的多普勒血流频谱，为舒张期正向窄带的双峰频谱，E 峰高于 A 峰。

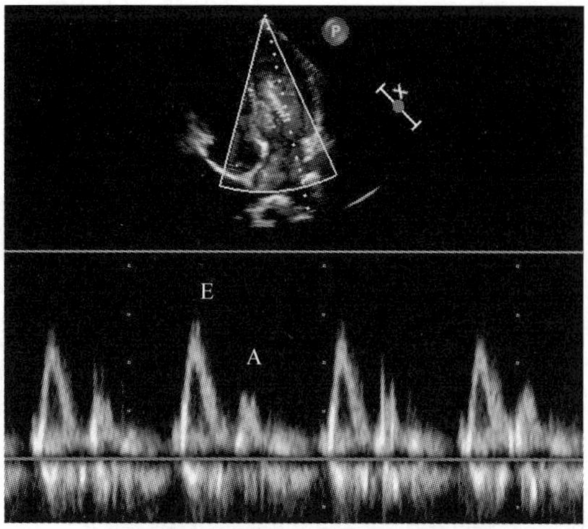

图 15-17　二尖瓣频谱多普勒声像图

（三）主动脉瓣频谱多普勒

在心尖五腔心切面上，取样门置于主动脉瓣口升主动脉侧，可探及收缩期负向、单峰、窄带频谱，形态呈空心不对称三角形或抛物线形，正常流速常在 1.3m/s 左右（图 15-18，彩图 33）。

（四）肺动脉瓣频谱多普勒

在胸骨旁心底短轴切面上，将取样门置于肺动脉瓣口肺动脉主干内，收缩期可见一空心负向、单峰、窄带频谱，形态与主动脉瓣口血流频谱相似，其血流速度一般在 0.7m/s（图 15-19，彩图 34）。

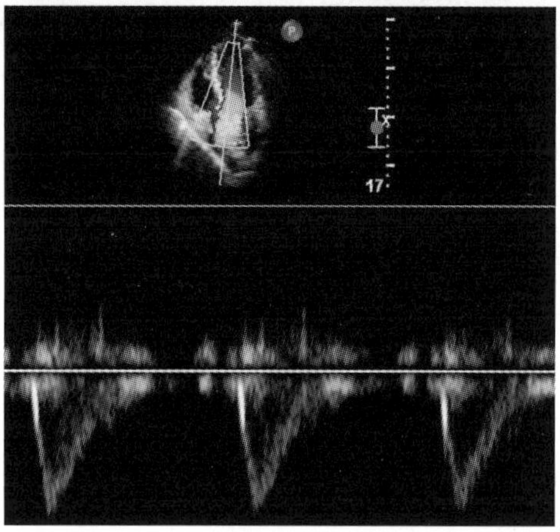

图 15-18　主动脉瓣频谱多普勒声像图

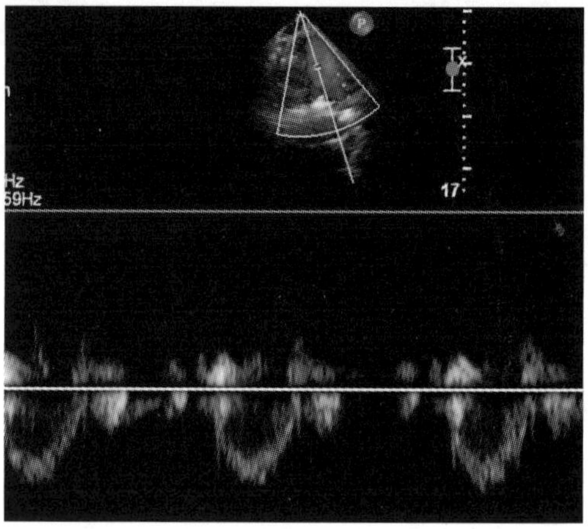

图 15-19　肺动脉瓣频谱多普勒声像图

第六节　心脏功能的测定

二维超声心动图及 M 型超声心动图能够反映心脏结构形态，室壁运动幅度；超声多普勒检查可准确无创地测量心腔和大血管中的血流速度、血流方向、血流性质。这些技术的综合运用可以全面地定量估测或定性分析心脏功能，对于判断病情，指导临床治疗，观察药物疗效及预后估计均有十分重要的意义。

心脏功能测定包括整体功能及局部功能。目前心脏功能测定包含左心室收缩功能、左心室舒张功能、左心房功能及右心室功能。

一　左心室整体收缩功能测定

左心室整体收缩功能测定方法较多，目前临床应用广泛的包括以下几种：

（一）M 型超声心动图测定左心室收缩功能

通常采用左心室长轴切面，将 M 型超声心动图取样线置于左心室中部，垂直左心室长轴，显示室间隔及左心室后壁的运动曲线，通过测量收缩末期及舒张末期的左心室内径（D_s、D_d），自动计算并显示左心室收缩功能（图 15-20）。多数超声诊断仪具有解剖 M 型，克服了声束不能完全垂直室间隔及左心室后壁的不足，减少了测量误差。

（二）二维超声心动图测定左心室收缩功能

二维超声心动图测定左心室收缩功能方法很多，目前通常采用 Simpson 法或改良 Simpson 法。Simpson 法采用心尖四腔心切面及心尖两腔心切面。描记左心室舒张末期及收缩末期的内膜，测量左心室的长径和短径，由仪器自动计算左心室舒张末期容积（EDV）及收缩末期容积（ESV），计算每搏量（SV）及心排血量（CO），并显示射血分数（EF）。其优点对冠心病节段性室壁运动异常的患者心功能测值误差小，接近心导管造影结果（图 15-21）。

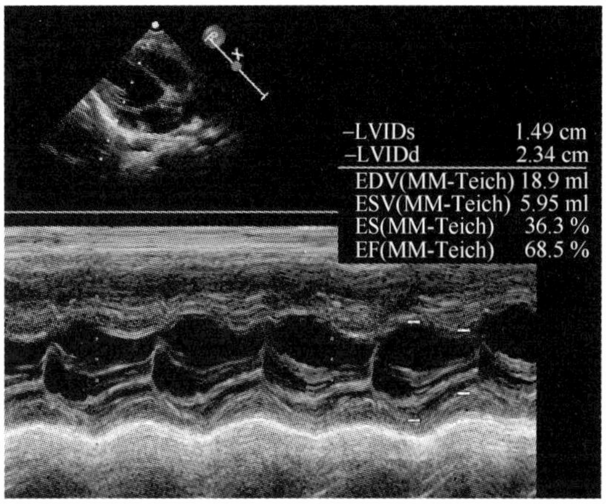

图 15-20　M 型超声心动图测定左心室收缩功能

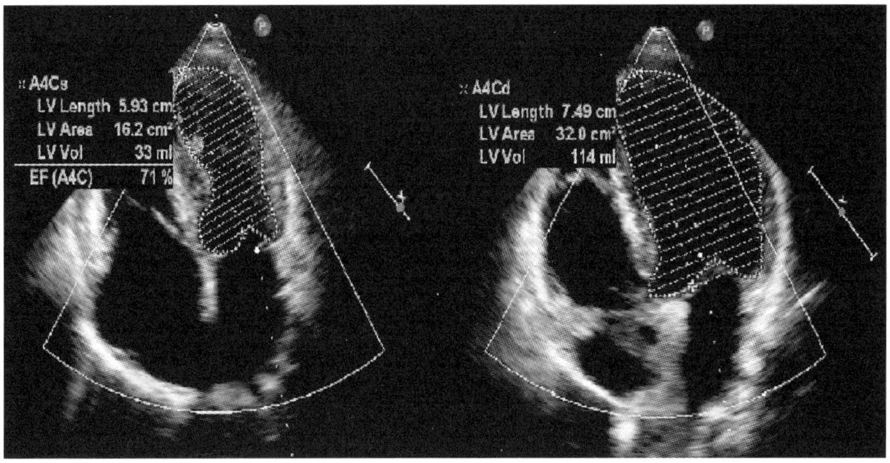

图 15-21　Simpson 法测定左心室收缩功能

（三）心功能测定新技术

目前临床还应用组织多普勒成像、声学定量技术、组织追踪及应变率技术、三维超声等测定心功能，相关性好，得到认可并逐步研究。此外，这几种新技术还可测定心脏的局部收缩功能。

整体左心室收缩功能的正常值：每搏排血量 50～90ml，射血分数 50%～75%，左室短轴缩短率 25%～50%。

二　左心室舒张功能测定

（一）M 型超声及二维超声

1. 二尖瓣前叶舒张期后退速率（EF 斜率）：正常值＞120mm/s。

2. 左心室后壁舒张、收缩速度：正常值为舒张速度＞收缩速度。

（二）多普勒超声

1. 二尖瓣血流频谱　正常人舒张早期（E）＞舒张晚期（A），E/A＞1。

2. 二尖瓣环组织多普勒　二尖瓣前叶瓣环取样，正常人舒张早期（E′）＞舒张晚期（A′），E′/A′＞1。

组织多普勒成像、声学定量技术、组织追踪及应变率技术、Tei 指数等也是测定左心室舒张功能的新手段。

三 右心室功能测定

二维超声心动图测定右心室功能是参照左心室功能测定进行的，通过面积长度法测定。这种方法临床较常用，但有误差，主要原因在于右心室形态与假定的形态不完全符合，另外右心室内膜描记较困难。Tei 指数是临床常用的较简便的右心室整体功能测定方法。Tei 指数：（等容收缩时间+等容舒张时间）/右心室射血时间。等容收缩时间、等容舒张时间延长，射血时间缩短，Tei 指数升高，表明右心室功能减退。Tei 指数不受右心室形态、压力、心率、三尖瓣反流等因素影响。

一些新技术的应用可测定右心室功能，如组织多普勒成像、声学定量技术、组织追踪及应变率技术、三维超声等。

小结

本章讲述了心脏超声解剖基础，检查仪器条件，检查前准备、检查体位和探测部位，检查模式和方法。重点讲述了 M 型超声心动图的基本图像及常用的二维超声心动图的基本切面。详细介绍了各个波群及切面显示的结构及主要用途，详述了心脏各瓣膜频谱多普勒的正常波形及彩色多普勒血流图像特点。

思考与练习

一、单项选择题

1. 正常心脏的位置（　　）
   A. 在胸腔上纵隔内　B. 位于右侧胸腔
   C. 位于横膈下方　D. 位于胸腔中纵隔内
   E. 在胸腔后纵隔内
2. 为避免房间隔的“假性失落”，应该选用（　　）
   A. 心尖四腔心切面
   B. 胸骨旁四腔切面
   C. 剑下四腔心切面
   D. 胸骨旁心底短轴切面
   E. 剑下静脉长轴切面
3. 关于左心血液循环的途径，错误的是（　　）
   A. 左心室血液—肺动脉
   B. 主动脉血（含氧血）经各级分支—毛细血管
   C. 毛细血管血流—静脉系统—上下腔静脉
   D. 左心室血液—主动脉
   E. 上下腔静脉—右心房
4. 对心瓣膜功能的叙述错误的是（　　）
   A. 半月瓣开放，右心室血进入肺动脉
   B. 房室瓣关闭，肺静脉血流入左心房
   C. 房室瓣开放使心室充盈
   D. 半月瓣开放使血流入心室
   E. 房室瓣关闭使心房充盈
5. 健康人行 CDFI 检查，不应出现（　　）
   A. 左室流出道五彩镶嵌的彩色血流
   B. 轻度的主动脉瓣反流
   C. 轻度的三尖瓣反流
   D. 肺动脉瓣轻度反流
   E. 轻度的二尖瓣反流
6. 在观察胸骨旁左心室长轴切面心脏结构方面，下述错误的是（　　）
   A. 观察右心室大小、形态
   B. 观察左心室大小、形态
   C. 观察左心房大小、形态
   D. 观察心尖部心肌回声情况
   E. 观察主动脉及升主动脉结构
7. 关于胸骨旁左心室长轴切面上所显示的心脏内部结构，错误的是（　　）
   A. 左心室腔大小
   B. 主动脉内径情况
   C. 左心房的大小
   D. 二尖瓣结构情况
   E. 三尖瓣隔瓣回声情况
8. 胸骨左缘声窗可以检测哪项心脏超声切面图（　　）
   A. 上腔静脉长轴切面图
   B. 主动脉弓短轴切面图
   C. 肋下区右心室流入道切面图
   D. 主动脉弓长轴切面图
   E. 大动脉短轴切面图
9. 关于正常人二尖瓣口血流频谱的描述，不正确的是（　　）
   A. 二尖瓣舒张期血流频谱为正向窄带双峰
   B. 双峰由 E、A 峰组成
   C. E 峰是舒张早、中期血流充盈所致
   D. A 峰是舒张期心房收缩所致

E. E峰是舒张早期血流快速充盈所致

10. 有关主动脉瓣区正常频谱分析的叙述，不正确的是（　　）

A. 显示为层流频谱特征

B. 三角形样对称性空窗频谱

C. 频谱幅度较大，流速较快

D. 主动脉瓣血流频谱可为正向，也可为负向

E. 主动脉瓣频谱均为负向频谱特征

二、问答题

1. 试述二维超声胸骨旁左心室长轴观声像图特征及临床应用价值。

2. 试述二维超声心尖四腔及五腔观声像图特征及临床应用价值。

3. 试述 M 型超声 2～3 区切面所能看到的结构及主要用途。

4. 试述各瓣膜彩色多普勒血流图像。

5. 试述各瓣膜频谱多普勒的正常波形。

（刘玉森）

第十六章　心脏疾病超声

学习目标

1. 掌握：二尖瓣狭窄、房间隔缺损、室间隔缺损心脏超声检查方法和二维超声心动图表现。

2. 熟悉：主动脉瓣关闭不全、动脉导管未闭、法洛四联症、冠状动脉粥样硬化性心脏病超声特点。

3. 了解：原发性心肌病、心脏黏液瘤、心包积液的超声诊断。

心脏疾病包括先天性心脏病、心脏瓣膜病、心肌病、心脏肿瘤、高血压性心脏病、慢性肺源性心脏病、冠状动脉粥样硬化性心脏病和心包疾病等。超声心动图是目前临床上最常采用的应用于心脏疾病诊断的影像检查手段之一。

第一节　心脏瓣膜病

心脏内部包括两组半月瓣及两组房室瓣，两组半月瓣是指主动脉瓣和肺动脉瓣，两组房室瓣是指二尖瓣和三尖瓣。由于风湿热、黏液变性、退行性改变、先天性畸形、缺血性坏死、感染或创伤等原因引起的瓣膜病变称为心脏瓣膜病。心脏瓣膜病主要包括瓣膜狭窄、瓣膜关闭不全及瓣膜赘生物。

一　二尖瓣狭窄

案例 16-1

患者，女，56 岁。有风湿性关节炎病史，因呼吸困难、下肢水肿到医院就诊。超声心动图显示左心室长轴切面可见二尖瓣增厚，回声增强，开放受限，舒张期前叶呈“气球样”，突向左心室。

最可能的诊断是什么？

二尖瓣狭窄多数是风湿性的，极少数为先天性和老年退行性改变。风湿性二尖瓣狭窄是由于反复发生的风湿热所遗留的二尖瓣病变。其病变过程较长，早期二尖瓣以瓣膜交界处和基底部炎症、水肿、赘生物形成为特征，后期瓣膜交界处粘连、纤维化、钙化，导致瓣口狭窄。正常人二尖瓣瓣口面积为 4.0～6.0cm^2，二尖瓣瓣口面积＜2.0cm^2 为狭窄。

由于二尖瓣狭窄，舒张期左心房血流排空受阻，使左心房压力增大，左心房扩大，肺静脉和毛细血管压力升高，导致肺淤血，使肺动脉压力升高，右心负荷增大，最终造成右心功能不全。临床症状主要表现为呼吸困难、咳嗽及咯血。心尖区第一心音增强，可闻及舒张期隆隆样杂音和开放拍击音，常触及舒张期震颤。

【声像图表现】

常用扫查切面为左心室长轴切面、二尖瓣水平短轴切面、心尖四腔心切面。

1. 二维超声心动图

（1）二尖瓣开放幅度减小及二尖瓣瓣口面积减小：于左心室长轴切面测量舒张期二尖瓣开放时前后叶之间的距离为开放幅度。正常情况下瓣口开放幅度＞20mm。二尖瓣水平短轴切面显示二尖瓣开放时呈鱼口形，取瓣口开放最大时沿着二尖瓣瓣口内缘勾画，可显示二尖瓣瓣口面积，若＜$2.0cm^2$，即可诊断二尖瓣狭窄（图 16-1A）。

（2）二尖瓣口、腱索及乳头肌：二尖瓣瓣尖增厚、回声增强，可有钙化，呈团块状回声，瓣叶交界处粘连，瓣膜开放受限。轻度二尖瓣狭窄时，舒张期二尖瓣前叶呈圆顶样突向左心室流出道，所谓“气球样”改变（图 16-1B）。病变严重者常致瓣下结构的腱索及乳头肌明显增厚、钙化，瓣叶活动僵硬。

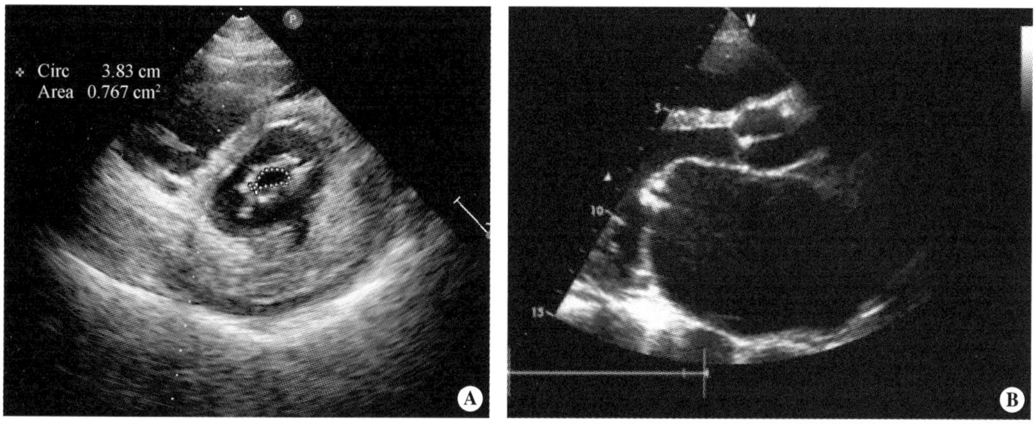

图 16-1　二尖瓣狭窄二维超声心动图

（3）心脏形态结构改变：表现为左心房扩大，单纯二尖瓣狭窄左心室大小可在正常范围内或因充盈不足而偏小。随着病变发展至晚期时，因肺淤血、肺循环阻力增高，可出现不同程度的肺静脉扩张及右心室扩大。心房颤动时表现为双心房增大，易形成血栓，常附着于左心耳，偶可附着于左心房后侧壁，少数附着于房间隔上，表现为上述部位的形态多样的稍高或低回声团。

2. M 型超声心动图　二尖瓣狭窄时，M 型超声心动图上主要表现为前后叶开放幅度降低，后叶与前叶同向运动及 EF 斜率减慢，前叶 EA 两峰间的 F 点凹陷消失，呈平台状曲线，即“城墙样”改变（图 16-2）。

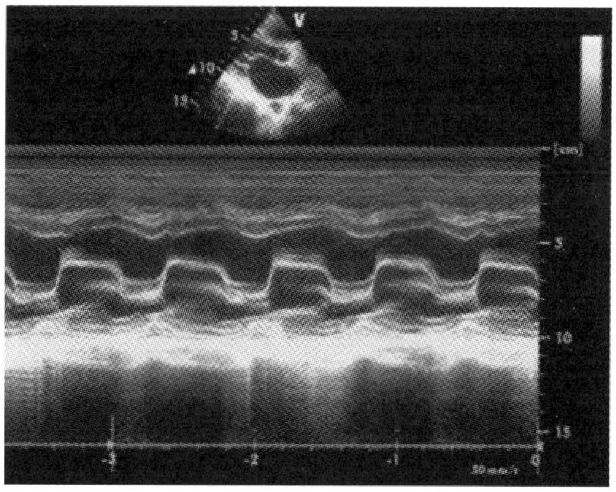

图 16-2　二尖瓣狭窄 M 型超声心动图

3. 多普勒超声心动图

（1）彩色多普勒：显示舒张期二尖瓣口见红色为主的五彩镶嵌血流信号进入左心室（图 16-3，彩图 35）。

（2）频谱多普勒：于心尖二腔心或四腔心切面将取样门置于二尖瓣口左心室侧，显示舒张期宽频带的湍流频谱，舒张早期血流速度峰值＞1.5m/s，舒张期平均血流速度＞0.9m/s。

依据 Bernoulli 方程：$\Delta P=4V^2$，可分别计算峰值跨瓣压差（PPG）和平均跨瓣压差（MPG）。应用压差减半时间法计算二尖瓣瓣口面积，通过描记二尖瓣瓣口血流频谱 E 峰下降支的斜率，得到二尖瓣的压力半降时间（PHT），二尖瓣瓣口面积=220/PHT。

4. 二尖瓣狭窄的半定量诊断　根据二尖瓣开口面积进行狭窄程度评估，首推直接描绘法和压差减半时间法测量瓣口面积，其半定量评估见表 16-1。

表 16-1　二尖瓣狭窄程度分级

狭窄程度	Δ*P*（mmHg）	二尖瓣瓣口面积（cm^2）
轻度狭窄	＜5	＞1.5，＜2.0
中度狭窄	5～10	1.0～1.5
重度狭窄	＞10	＜1.0

【鉴别诊断】

对于左心室容量负荷增大的疾病，由于流经二尖瓣瓣口的血流量增多，多普勒超声显像表现为色彩明亮、速度加快的血流束，但血流束较二尖瓣狭窄者明显增宽，且为层流。

二　二尖瓣关闭不全

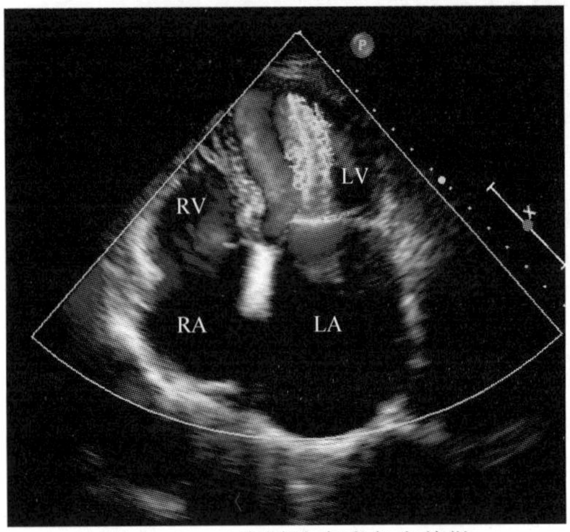

图 16-3　二尖瓣狭窄彩色多普勒

LA：左心房；RA：右心房；LV：左心室；RV：右心室

二尖瓣关闭不全为各种原因所致的二尖瓣装置（瓣环、瓣叶、腱索、乳头肌）的任一部分发生结构异常或者功能失调，造成收缩期血流迅速或缓慢地反流入左心房导致二尖瓣关闭不全，最常见的为风湿性瓣膜病变，其他常见病有二尖瓣脱垂、腱索断裂、乳头肌功能不全或断裂、二尖瓣赘生物、二尖瓣退行性病变、扩张型心肌病、左心功能不全等。

二尖瓣关闭不全时，左心房容量负荷增加，左心房代偿性扩张，舒张期由左心房流入左心室的血液增多，左心室容量负荷过重，导致左心功能不全。左心功能不全使左心室舒张末压升高，左心房压力进一步增高，导致肺淤血和肺动脉高压，最终导致右心室肥大和右心功能不全。轻度二尖瓣关闭不全左心房、左心室大小在正常范围内，重度二尖瓣关闭不全可引起左心衰竭。心尖部可闻及收缩期吹风样杂音。

【声像图表现】

常用扫查切面为左心室长轴切面、二尖瓣水平短轴切面、心尖四腔心切面。

1. 二维超声心动图

（1）风湿性瓣膜病可显示瓣膜及腱索增厚、缩短、钙化，二尖瓣瓣叶收缩期关闭不佳，关闭线间可见缝隙。腱索断裂引起的关闭不全可显示二尖瓣瓣叶关闭错位或者脱垂（图 16-4A），并可见到甩动的腱索断端。

（2）左心房及左心室增大，代偿期室壁及室间隔搏动增强。

2. 多普勒超声心动图

（1）彩色多普勒可显示在收缩期以蓝色为主的五彩高速血流自左心室经二尖瓣瓣口进入左心房，方向为垂直左心房顶部或斜向左心房侧壁（图 16-4B，彩图 36）。二尖瓣口收缩期反流信号是诊断二尖瓣关闭不全的可靠指标。

（2）频谱多普勒于心尖四腔心切面将取样门置于二尖瓣瓣口左心房侧，可显示收缩期的反流频谱，其特征为负向，单峰，频带增宽，内部充填，多数持续整个收缩期，最大反流速度多超过 4m/s 以上。

3. 二尖瓣关闭不全的定量评估标准　见表 16-2。

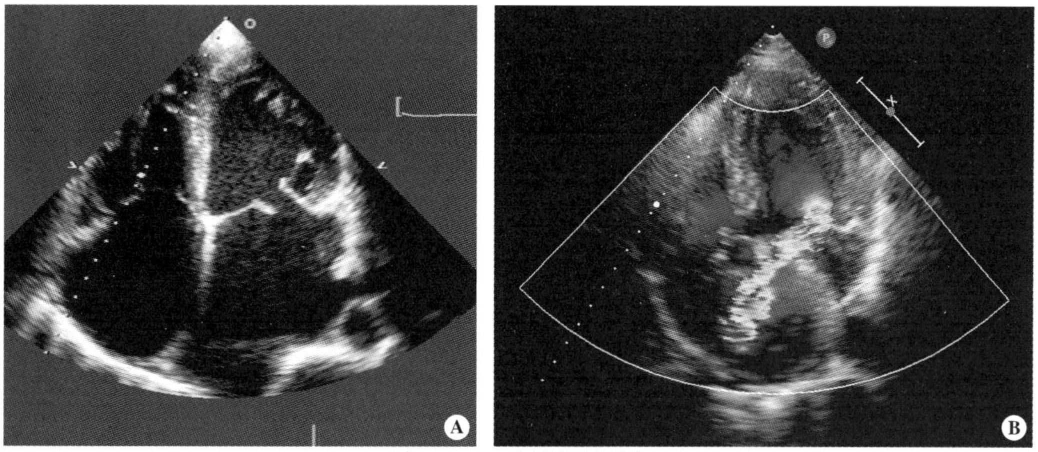

图 16-4　二尖瓣关闭不全

A. 二维超声心动图；B. 多普勒超声心动图

表 16-2　二尖瓣关闭不全的超声定量评估标准

项目	轻度	中度	重度
反流面积（cm^2）	＜4	4～8	＞8
反流面积/左心房面积	＜20%	20%～40%	＞40%
反流束长度	达左心房 1/2 以内	达左心房 1/2	达左心房顶部

三　主动脉瓣狭窄

主动脉瓣狭窄分为先天性和后天性两种，后天性主动脉瓣狭窄最常见，多为风湿性瓣膜病变和退行性主动脉瓣钙化，前者多合并二尖瓣狭窄，后者一般由老年性退行性变引起。少部分为先天性狭窄，可为主动脉瓣、瓣上和瓣下的狭窄。主动脉瓣畸形以二叶主动脉瓣多见。正常主动脉瓣由 3 个瓣叶组成，瓣体柔软，开口面积约为 3.0cm^2，当瓣口面积＜1.5cm^2时，左心室排血受阻，为了维持正常的左心室心搏量，瓣口两端的压差开始明显上升，左心室收缩压代偿性升高，左心室肥厚。临床症状表现为呼吸困难、心绞痛、晕厥。胸骨右缘第 2 肋间可闻及收缩期喷射性杂音，常伴有震颤。

【声像图表现】

常用扫查切面为左心室长轴切面、胸骨旁心底短轴切面及心尖五腔心切面。

1. 二维与 M 型超声心动图

（1）主动脉瓣异常：先天性主动脉瓣狭窄可显示主动脉瓣非正常的三叶瓣，代之以回声增强的二叶瓣、单叶瓣或四叶瓣。风湿性主动脉瓣狭窄可显示主动脉瓣明显增厚，回声增强，伴有点状或团块状高回声或强回声附着（图 16-5），若伴有二尖瓣病变者则可同时合并二尖瓣增厚，回声增强。老年性退行性主动脉瓣狭窄与风湿性主动脉瓣狭窄回声改变相似，但瓣环钙化明显。

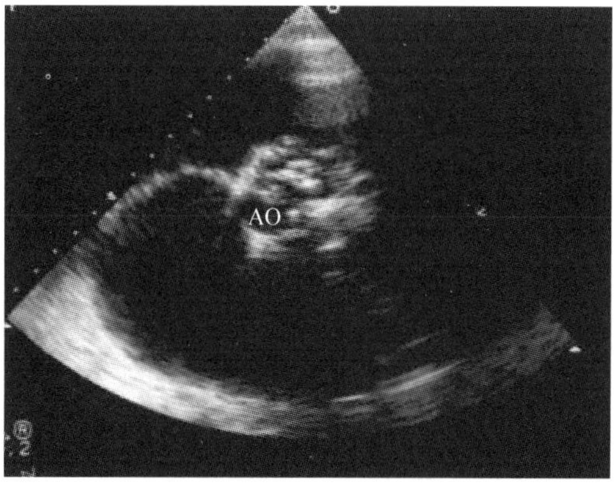

图 16-5　主动脉瓣狭窄二维超声心动图

AO：主动脉

（2）主动脉瓣开放幅度降低及瓣口面积减小：于胸骨旁左心室长轴切面，可测量主动脉右冠瓣与无冠瓣之间开放幅度小于 16mm。胸骨旁心底短轴切面收缩期测量主动脉瓣口面积＜2.0cm^2。

（3）左心室向心性肥厚。

2. 多普勒超声心动图

（1）彩色多普勒：心尖五腔心切面及心尖左心室长轴切面显示收缩期五彩镶嵌血流从主动脉瓣口流

向升主动脉。瓣口越小，通过瓣口的彩色射流束速度越快。

（2）频谱多普勒：于心尖五腔心切面取样门置于动脉瓣上，可检测到收缩期的射流束，呈负向，频带增宽，峰值速度大于 2.0m/s，峰值时间后移。

3. 主动脉瓣狭窄的诊断标准　参照表 16-3。

表 16-3　主动脉瓣狭窄超声诊断标准

项目	轻度	中度	重度
峰值血流速度（m/s）	2.5～3.0	3.0～4.0	>4.0
峰值跨瓣压差（mmHg）	<50	50～70	>70
平均跨瓣压差（mmHg）	<25	25～50	>50
瓣口面积（cm^2）	>1.0	0.75～1.0	<0.75

四　主动脉瓣关闭不全

主动脉瓣关闭不全的病因有先天性主动脉瓣畸形或主动脉瓣脱垂、风湿性主动脉瓣病变、主动脉瓣老年性退行性改变、升主动脉窦瘤样扩张等。由于舒张期主动脉瓣反流，左心室代偿性扩张，早期左心室收缩力增强，左心室射血分数增高，失代偿期左心室收缩力减弱，射血分数减低。轻者无症状，重者可出现左心衰竭和低血压。胸骨右缘第 2 肋间或胸骨左缘第 3 肋间可闻及舒张期叹气样杂音。

【声像图表现】

左心室长轴切面、胸骨旁心底短轴切面、心尖五腔心切面为常用的扫查切面。

1. 二维与 M 型超声心动图

（1）先天性主动脉瓣关闭不全可显示主动脉瓣为非正常的三叶瓣，而是回声增强的二叶瓣、单叶瓣或四叶瓣；风湿性主动脉瓣关闭不全可显示主动脉瓣明显增厚，回声增强，瓣膜上附着的强回声团块，瓣膜相互粘连；老年性主动脉瓣关闭不全瓣环钙化明显；主动脉窦瘤样扩张显示升主动脉局部扩张，呈瘤样改变。

（2）主动脉瓣舒张期不能良好对位或对合，部分舒张期瓣口可见小缝隙。

（3）由于主动脉瓣血液反流冲击二尖瓣，二尖瓣前叶产生舒张期振动，对主动脉瓣关闭不全有辅助诊断意义。

（4）左心室扩大，主动脉瓣环轻度扩大。

2. 多普勒超声心动图

（1）彩色多普勒：舒张期显示自主动脉瓣口流向左心室流出道的五彩镶嵌的反流束（图 16-6，彩图 37）。

（2）频谱多普勒：于心尖五腔心切面显示，取样门置于主动脉瓣下左心室流出道内，可检测到舒张期正向的湍流频谱。频谱幅度高，上升支陡直，下降支斜率大，因此略呈梯形，频带增宽，内部充填（图 16-7，彩图 38）。

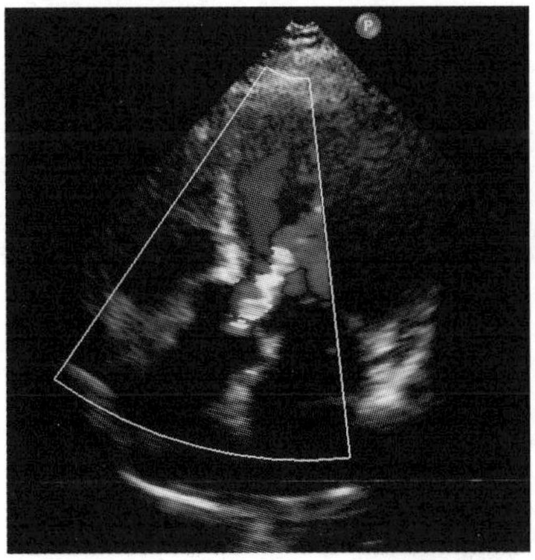

图 16-6　主动脉瓣关闭不全彩色多普勒

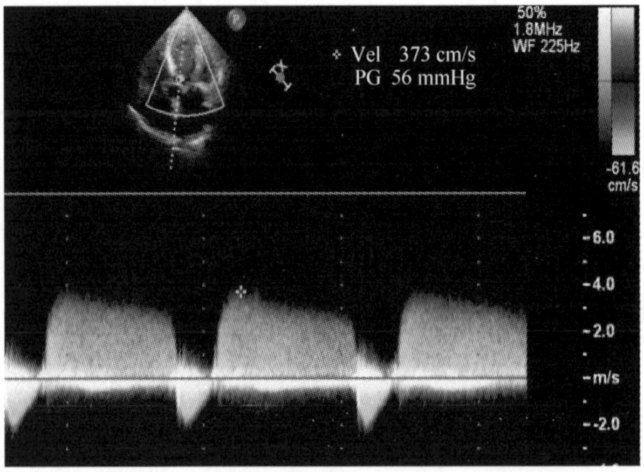

图 16-7　主动脉瓣关闭不全频谱多普勒

3. 主动脉瓣关闭不全的定量或半定量诊断 根据反流束宽度/左心室流出道宽度、反流束面积/左心室面积，主动脉反流频谱 PHT 可以定量评估主动脉瓣反流程度（表 16-4）。

表 16-4 主动脉瓣反流超声评估标准

程度	轻度	中度	重度
反流宽度/左心室流出道宽度	<0.25	0.25～0.65	>0.65
反流束面积/左心室面积	<0.1	0.1～0.3	>0.3
主动脉反流频谱 PHT（ms）	>500	200～500	<200

五 二尖瓣脱垂

常见病因是累及瓣叶及腱索的黏液样变性导致的腱索延长，或者如外力、乳头肌功能不全等导致的腱索断裂。

【声像图表现】

1. 二维超声 可观察到脱垂的瓣叶增厚、变长，瓣环扩大，腱索延长或者断裂，脱垂的瓣叶呈弧形弯曲到达或者超过二尖瓣环，瓣叶在开放时多呈自由摆动状（图 16-8）。左心房、左心室均可继发性扩大。

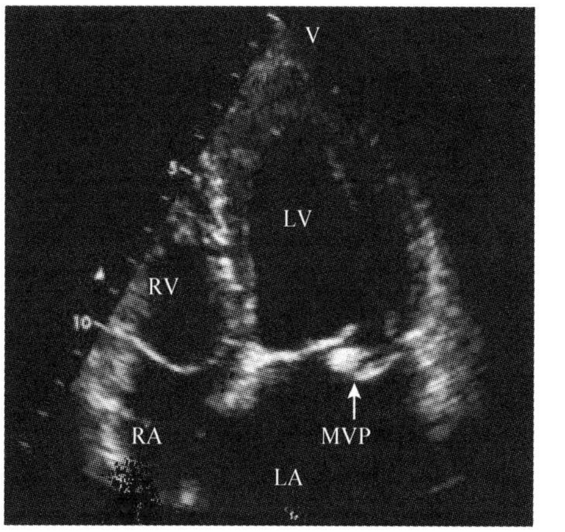

图 16-8 二尖瓣脱垂二维超声心动图

LA：左心房；RA：右心房；LV：左心室；RV：左心室；MVP：二尖瓣后叶

2. 多普勒超声 探及出现在收缩早期、中晚期或者全收缩期的二尖瓣反流。反流往往是偏心性的，并且根据反流方向来帮助判断脱垂的瓣叶，如反流束朝向左心房后侧壁，可能是二尖瓣前叶脱垂，而反流束朝向左心房前壁或者房间隔，则可能是后叶脱垂。

3. 通过 CDFI 并结合二维超声可以评价脱垂的部位，在超声报告中应描述脱垂的瓣叶及部位。参照心脏外科学 Carpentier 命名法，自二尖瓣的前外交界起为 1 区，后内交界区为 3 区，中部为 2 区，前叶为 A，后叶为 P。例如，前叶前外交界脱垂为 A1 区脱垂；后叶中部脱垂为 P2 区脱垂等。

第二节 先天性心脏病

先天性心脏病是由于胚胎期原始心脏的发生、发育、弯曲、旋转、分隔、吸收及融合异常，导致心脏及大血管畸形，通常分为紫绀型和非紫绀型两大类。超声检测是诊断的必要手段，主要观察心脏方位、各房室有无增大、心内结构有无中断、房室连接及大动脉与心室连接是否异常、腔室有无异常结构、心脏内部血流是否异常等。以下介绍几种最常见的先天性心脏病。

一 房间隔缺损

房间隔部位出现先天性缺损，造成左、右心房之间直接交通和血液分流的病变，称为房间隔缺损（atrial septal defect，ASD），简称房缺，是最常见的先天性心脏病之一，其发病率约占先天性心脏病的 18%。根据缺损部位不同，可分为原发孔型和继发孔型。

原发孔型房间隔缺损，占房间隔缺损的 15%～20%，男女发病率相近，缺损位于房间隔下部原发孔部位，往往同时累及房室瓣等结构，引起二尖瓣前叶瓣裂、三尖瓣隔叶畸形等病变，其病理和临床变现与继发孔型房间隔缺损有所不同。

继发孔型房间隔缺损根据缺损部位可分为 5 型：

1. 中央型　最为常见，占房间隔缺损的 62.0%～78.7%，缺损位于房间隔中部卵圆窝部位，男女比例约为 1∶2。卵圆窝部位结构菲薄，在发育过程中，其上可出现多个小孔，形成所谓的筛孔样房间隔缺损。

2. 下腔型　此型较少见，约占 12%，缺损位置较低，位于房间隔后下方，与下腔静脉入口相延续。

3. 上腔型　缺损位于房间隔后上方、上腔静脉入口的下方，无上缘。与上腔静脉连通，位置较高，多伴右肺静脉异位引流入右心房。此型少见，约占 3.5%。

4. 冠状窦型　缺损位于冠状静脉窦顶部及左心房后壁，发病率小于 1%。

5. 混合型房间隔缺损　具有上述两种分型以上的巨大缺损。

房间隔缺损患者，左心房压力高于右心房，故产生心房水平的左向右分流，右心容量负荷增加，使右心房、右心室扩大。后期，肺动脉压力升高，右心压力大于左心压力时，则可出现心房水平的右向左分流。单纯房间隔缺损时，于胸骨左缘第 2、3 肋间可闻及收缩期喷射性杂音，肺动脉瓣区第二心音固定性分裂。

【声像图表现】

胸骨旁心底短轴切面、胸骨旁四腔心切面、剑突下四腔心切面及剑突下下腔静脉长轴切面是诊断房间隔缺损的常用切面。

1. 二维超声心动图

（1）房间隔回声中断是诊断房间隔缺损的直接征象，表现为正常房间隔线状回声带不连续（图 16-9）。继发孔型房间隔缺损回声失落位于房间隔中部，其四周可见房间隔回声；原发孔型房间隔缺损回声中断位于房间隔下部靠近十字交叉处；静脉窦型房间隔缺损在剑突下下腔静脉长轴切面显示最清晰，于上腔静脉或下腔静脉开口处可见房间隔回声中断。大多数缺损处断端回声增强。在所有判断房间隔回声中断的切面中，剑突下四腔心切面和剑突下下腔静脉长轴切面最具可靠性。

（2）右心房、右心室扩大，右心室流出道增宽，室间隔与左心室后壁呈同向运动，这是诊断房间隔缺损的间接征象。

2. 多普勒超声心动图　彩色多普勒显示房间隔中断处可探及源于左心房到右心房的以红色为主的五彩镶嵌的穿隔血流束（图 16-10，彩图 39）。频谱多普勒于房间隔右心房侧缺损处，可探及以收缩末期至舒张早期为主的湍流频谱，分流速度一般不高。当合并肺动脉高压时，若左右心房压力相等则在房间隔中断处无分流。当右心房压力大于左心房压力时，缺损处显示从右向左的以蓝色为主的穿隔血流束。

此外，声学造影和经食管超声检测对房间隔缺损的诊断有重要意义。

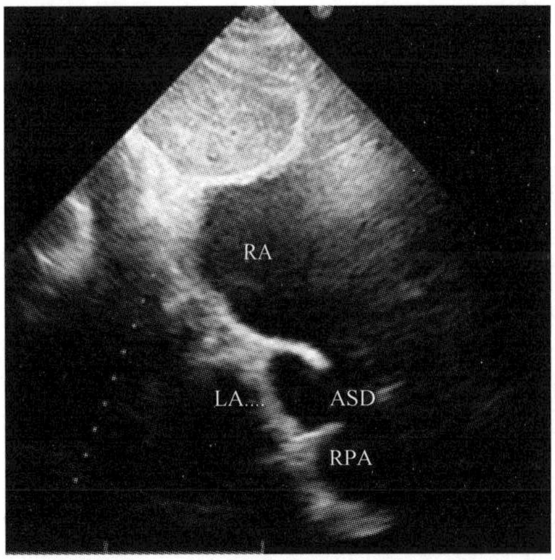

图 16-9　房间隔缺损二维超声心动图

LA：左心房；RA：右心房；ASD：房间隔缺损；RPA：右肺动脉

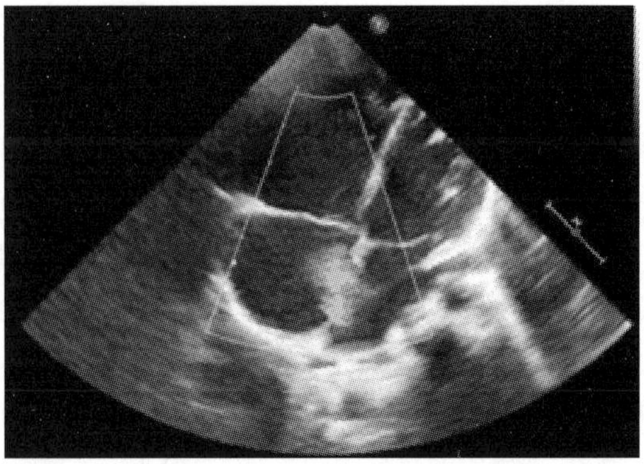

图 16-10　房间隔缺损彩色多普勒

房间隔缺损超声图像上常常出现假阳性。心尖四腔心切面房间隔因与声束平行而产生回声失落，可应用剑突下下腔静脉切面或剑突下四腔心切面扫查以避免误诊。

【鉴别诊断】

房间隔缺损易与完全性肺静脉异位引流相混淆，但如观察到左心房较小，应考虑到肺静脉异位引流的可能性，注意检查肺静脉是否开口于左心房，左心房侧壁有无共同肺静脉腔，患者有无发绀等。

Lutembacher 综合征者，基本表现与单纯性房间隔缺损相似，但同时伴有二尖瓣狭窄的超声表现。

链接

超声心动图在房间隔缺损封堵术中的应用

近 20 年来，应用封堵器经导管介入治疗继发孔型房间隔缺损的技术日臻成熟，取得了满意的疗效，已在临床上得到了广泛的应用。

1997 年 Amplatzer K.设计蘑菇状房间隔缺损封堵器并成功应用于临床，揭开了房间隔缺损介入治疗的新篇章。

房间隔缺损介入治疗的实质，就是在避免传统开胸手术的前提下，用最简便微创的办法将心房间的漏洞修补好，以阻断心房间不该有的分流，使得心内血流回归正常的轨道。

对于罹患房间隔缺损的患者而言，除传统的外科手术修复方法之外，无疑又多了一种选择。那么，封堵还是手术？这个摆在患者和医生面前的问题，有时选择起来依然显得有些困难。此时，超声心动图对于治疗方式的选择则起着举足轻重甚至无可替代的作用。

除了术前筛选合适病例之外，超声心动图在房间隔缺损封堵术中的作用还包括术中的引导和监测，以及术后的疗效评价、长期随访等。因此，超声心动图就是介入医师的眼睛，从诊断到治疗，从查漏到补缺，让房间隔缺损的微创梦想最终变成现实。

二 室间隔缺损

胚胎时期心脏室间隔部位发育异常导致缺损，形成两侧心室之间出现异常分流的先天性心脏病，称为室间隔缺损（ventricular septal defect，VSD），简称室缺。其发病率占先天性心脏病的 20%～30%，是最常见的先天性心脏病之一。室间隔缺损可单独存在，亦常为复杂的心血管畸形的组成部分。

室间隔缺损的病理分型方法很多，从超声解剖和临床实用的角度，一般分为以下三大类：

1. 膜周部室间隔缺损　最常见，分为 3 个亚型。单纯膜部型：缺损面积较小，仅限于膜部，周边为纤维组织；嵴下型：缺损多较大，一般位于室上嵴的下方，紧靠三尖瓣前叶与隔叶交界处；隔瓣下型：缺损位于三尖瓣隔瓣下方，靠近房室结和希氏束。

2. 漏斗部室间隔缺损（嵴上型）　缺损位于圆锥间隔之上的漏斗部，主要是圆锥间隔融合不良所致，可以划分为嵴内、干下两个亚型。嵴内型：位于室上嵴之内，缺损周边为肌肉组织。干下型：位于肺动脉瓣下，也称肺动脉瓣下型，缺损也紧靠主动脉瓣，从缺损可窥见主动脉瓣瓣叶。缺损位置较高，正好位于肺动脉瓣和主动脉右冠状瓣下方，容易造成主动脉右冠状瓣由于缺少支撑而脱垂，形成关闭不全。

3. 肌部室间隔缺损　多位于心尖部和调节束的后方，周边均为肌性组织。可单发或多发，形态、大小不一。膜周部和肌部室间隔缺损有自然闭合倾向，膜周部缺损在自愈过程中可形成假性膜部瘤。

血流动力学改变取决于缺损大小和体、肺循环阻力等因素。缺损导致左心室容量负荷过重，左心逐渐增大，肺循环血流量增多，肺动脉压和右侧心腔压力逐渐上升，右心室压可逐渐接近左心室压，心室水平左向右分流逐渐减少。当右心室压超过左心室时，心左向右分流消失，进而代之以右向左的分流，临床上出现发绀，形成艾森曼格综合征。单纯室间隔缺损，于胸骨左缘第 3、4 肋间可闻及收缩期杂音并伴有震颤，肺动脉瓣区第二心音亢进。

【声像图表现】

室间隔缺损的常用切面有左心室长轴切面、胸骨旁心底短轴切面、左心室短轴切面、右心室流出道长轴切面、心尖四腔心切面及心尖五腔心切面。

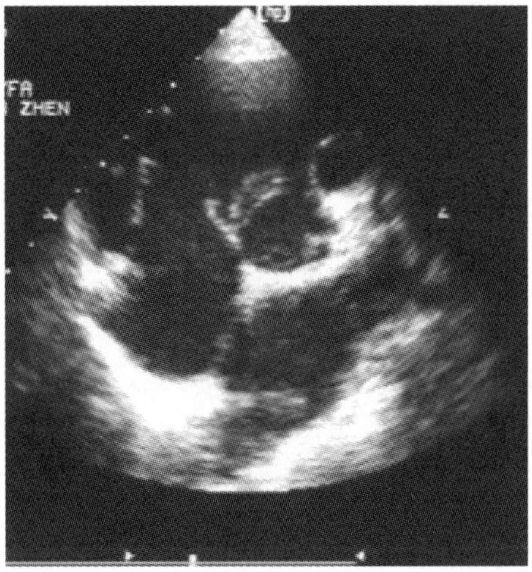

图 16-11　室间隔缺损二维超声心动图

1. 二维超声心动图及 M 型超声心动图

（1）室间隔回声连续性中断是诊断室间隔缺损的直接征象，断端部位回声增强。膜周部室间隔缺损多在心尖五腔心切面和胸骨旁心底短轴切面显示。在胸骨旁心底短轴切面，膜周部室间隔缺损位于 10～12 点处，干下型室间隔缺损位于肺动脉瓣下，相当于 1 点处（图 16-11）；肌部室间隔缺损可应用心尖四腔心切面及不同水平左心室短轴切面显示，缺损位于室间隔中下段肌部；隔瓣下型室间隔缺损于心尖四腔心切面显示，缺损位于三尖瓣隔瓣下方。

（2）左心室、左心房扩大：缺损较小时左心室不扩大，中等以上的缺损左向右分流量多，出现左心室、左心房扩大，左心室室壁搏动增强，二尖瓣活动幅度增大。

（3）右心室流出道增宽及肺动脉扩张，搏动增强。

（4）肺动脉高压：二维超声心动图显示肺动脉增宽，肺动脉瓣开放时间短及收缩期振动。M 型超声心动图显示肺动脉瓣曲线常表现为 a 波消失，CD 段见扑动波，呈“V”形或“W”形。

2. 多普勒超声心动图

（1）彩色多普勒：于室间隔缺损处显示一束以红色为主的五彩镶嵌血流从左心室进入右心室（图 16-12，彩图 40）。

（2）频谱多普勒：将取样门置于室间隔缺损处的右心室侧，显示收缩期左向右分流频谱，呈单峰波形，速度较高（图 16-13，彩图 41）；但缺损较小的肌部缺损、室间隔缺损合并肺动脉高压及室间隔缺损合并右心室流出道狭窄者，分流速度可较低。巨大室间隔缺损患者，两侧心室压力基本一致，分流速度很低。分流量较大的室间隔缺损可导致肺动脉压力明显增高，当右心压力接近或超过左心时，可显示收缩期室水平双向或右向左分流，临床上出现发绀。

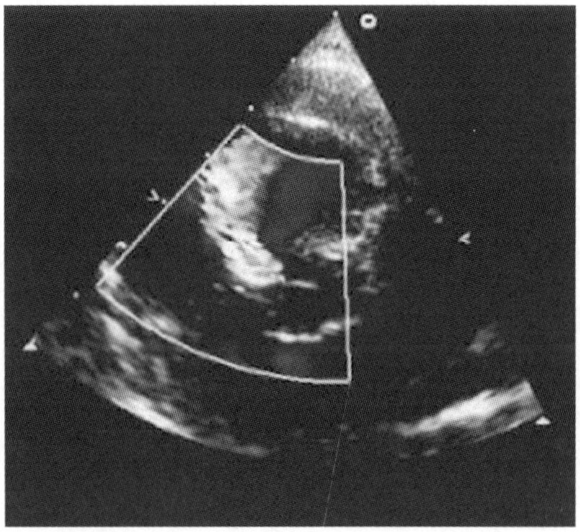

图 16-12　室间隔缺损彩色多普勒

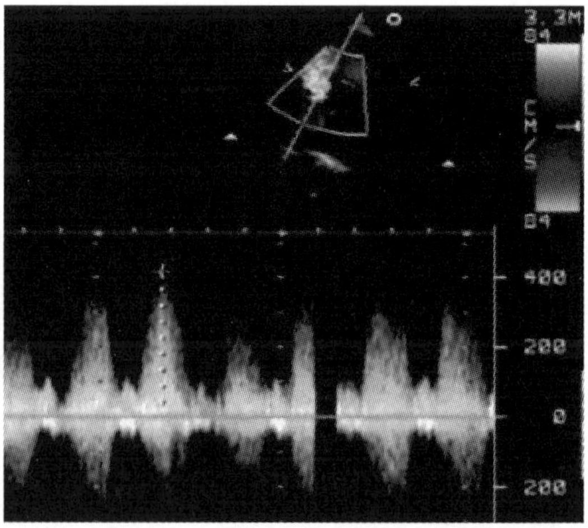

图 16-13　室间隔缺损频谱多普勒

【鉴别诊断】

1. 主动脉窦瘤破入右心室流出道　在二维超声心动图上，若主动脉瓣显示不太理想时，有可能将窦瘤破裂误以为是室间隔缺损。此外，主动脉窦瘤破裂也常合并室间隔缺损。主要鉴别在于主动脉窦瘤破裂为持续整个心动周期的以舒张期为主的左向右分流，因此用彩色多普勒和频谱多普勒很容易鉴别。

2. 右心室流出道狭窄　彩色多普勒探查时显示右心室流出道内的收缩期高速五彩镶嵌的血流。应仔细观察其起始部位，避免误诊。另外，室间隔缺损也可合并右心室流出道狭窄，由于室间隔的过隔血流掩盖了右心室流出道狭窄的血流，更易使右心室流出道狭窄漏诊。

三 动脉导管未闭

● 案例16-2

患儿，10 个月，疑有心脏病。查体：胸骨左缘第 2 肋间可闻及连续性杂音。超声心动图显示降主动脉与左肺动脉之间有一管状回声。

最可能的诊断是什么？

动脉导管未闭是常见的先天性心脏病，其发病率占先天性心脏病的 10%～21%，其一端起于肺动脉主干分叉处或左肺动脉近端后侧壁，另一端与降主动脉近端相连。它是人类胎儿期血液循环的重要生理通道，正常胎儿出生后动脉导管逐渐闭合形成动脉韧带而完全关闭。如果出生 1 年后动脉导管仍未闭合，即称为动脉导管未闭。根据动脉导管的形态及口径不同，可分为管型、漏斗型、窗型和主动脉瘤型。

由于主动脉压力较肺动脉压力高，血液持续从主动脉经未闭的动脉导管进入肺动脉，患者胸骨左缘第 2 肋间外侧可闻及收缩期和舒张期连续性响亮、粗糙的杂音，伴有震颤，部分有水冲脉。分流量的大小取决于导管的口径、主-肺动脉之间的压力阶差及肺血管阻力。分流的血液经肺动脉、肺毛细血管、肺静脉、左心房和左心室后又回到主动脉，造成肺动脉内径增宽、左心房和左心室扩大。血液长期分流使肺动脉压力升高，当压力接近或超过主动脉压力时，产生双向或右向左分流[艾森门格（Eisenmenger）综合征]。临床上出现发绀。

【声像图表现】

胸骨旁心底短轴切面及胸骨上窝主动脉长轴切面为动脉导管未闭探测常用的切面。

1. 二维超声心动图　于胸骨旁心底短轴切面能清晰显示主肺动脉与降主动脉之间的异常通道，并可测量导管的粗细及长短，确定其类型，显示肺动脉内径增宽。左心室长轴、短轴及四腔心切面，均可显示左心室扩大，左心室流出道和主动脉根部增宽，室间隔与左室后壁运动幅度增强等左心容量负荷增加的表现。

2. M 型超声心动图　肺动脉高压时，肺动脉瓣曲线 a 波变浅甚至消失，收缩期提前关闭，CD 段有切迹，呈“V”形或“W”形。

3. 多普勒超声心动图

（1）彩色多普勒：动脉导管较小时，从降主动脉到肺动脉的分流，呈红色为主的五彩血流，沿主肺动脉外侧壁走行，持续整个心动周期（图 16-14，彩图 42）。舒张期因肺动脉瓣关闭，其高速分流可折返回主肺动脉的内侧缘，为蓝色，产生所谓舒张期前向血流。动脉导管较大时，分流束明显变宽，甚至充满整个主肺动脉。

（2）频谱多普勒：将取样门置于未闭的动脉导管口肺动脉侧，显示持续整个心动周期的连续性湍流频谱（图 16-15，彩图 43）。

【鉴别诊断】

1. 主动脉-肺动脉间隔缺损　又称主动脉-肺动脉窗，为先天性升主动脉和主肺动脉之间管壁发育障碍，形成大血管之间的交通并产生左向右分流，在主-肺动脉间见一连续性分流，鉴别要点见表 16-5。主动脉-肺动脉间隔缺损较罕见，患儿年龄小，青少年患者一般不考虑此病。

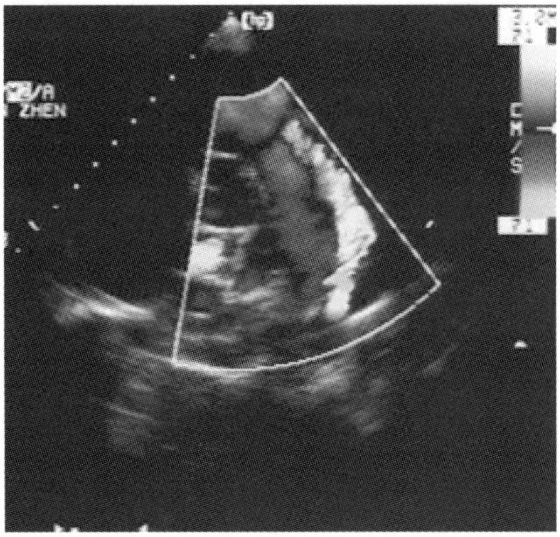

图 16-14　动脉导管未闭彩色多普勒

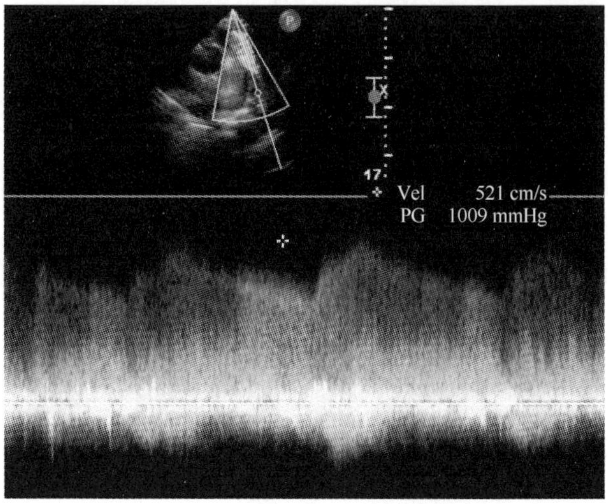

图 16-15　动脉导管未闭频谱多普勒

表 16-5　动脉导管未闭与主动脉-肺动脉间隔缺损的超声鉴别要点

项目	动脉导管未闭	主动脉-肺动脉间隔缺损
病变部位	降主动脉与主肺动脉分叉处或左肺动脉之间	升主动脉和主肺动脉之间
异常血流	朝向肺动脉瓣	几乎与主肺动脉垂直
频谱形态	为正向，分流速度较高，一般大于 4m/s，高峰在收缩期，呈双梯形	分流速度在收缩早期达高峰，然后在整个心动周期逐渐下降

2. 主动脉窦瘤破裂　主动脉右冠窦破入右心室流出道，超声心动图可显示主动脉窦呈瘤样扩张，突入右室腔，瘤壁上可见破口与心腔相通，多普勒超声可显示连续性分流信号，本病与动脉导管未闭的鉴别要点仍然在分流的部位不同。

3. 冠状动脉-肺动脉瘘　冠状动脉（以左冠状动脉多见）开口于肺动脉时，可在肺动脉内探及连续性左向右分流，此时要注意与动脉导管未闭鉴别。冠状动脉多开口于肺动脉的侧壁，瘘口位于肺动脉主干内。另外，冠状动脉本身可有异常，不难鉴别。

四　法洛四联症

法洛四联症是一种复杂的先天性心血管畸形，占所有先天性心脏病（先心病）患者的 10%～14%，约占发绀型先心病的 50%。本病的自然预后不佳，但是如能及时手术治疗，疗效满意。本病包括以下 4 种心脏畸形，即肺动脉狭窄、室间隔缺损、主动脉骑跨及继发性右心室肥厚。

法络四联症的形成原因可能与胎心发育早期心球部近端吸收与消退发生障碍，漏斗部间隔向前、上及右移位有关。由于漏斗部间隔向前移位，产生右室漏斗部及肺动脉瓣狭窄；漏斗部间隔向前上移位，致使漏斗部间隔与肌部间隔不能相连，产生连接不良型室间隔缺损；漏斗部间隔向右心室侧移位，主动脉相应前移，是主动脉根部骑跨于之上的胚胎学基础。

1. 肺动脉狭窄　可出现于不同的位置，变异范围较大。按其发生频率依次为右心室流出道（漏斗部）、肺动脉瓣（膜部）、肺动脉干等。

2. 室间隔缺损　由于主、肺动脉隔右移与室间隔不能连接，在主动脉口之下形成较大的室间隔缺损。如同时再伴有卵圆孔未闭或房间隔缺损者，则称法洛五联症。

3. 主动脉骑跨　主动脉根部增宽，其右缘超越室间隔，骑跨于室间隔之上，骑跨率为 50%左右。

4. 继发性右心室肥厚　因肺动脉狭窄，右心室排血受阻，压力增高，故继发右心室肥厚。

法洛四联症的血流动力学改变主要取决于肺动脉狭窄程度，其次是室间隔缺损的大小。法洛四联症室间隔缺损较大，对左、右心室的分流不起限制作用，心内分流的方向和多少，取决于体循环阻力和右心室射血阻力的比值；右心室增大，取决于肺动脉狭窄的程度，肺动脉狭窄越重，肺循环阻力越大，引起血液右向左分流，更加重了发绀。患者胸骨左缘可闻及响亮的收缩期杂音，第二心音明显减弱或消失。多伴有发绀及杵状指。

【声像图表现】

左心室长轴切面、胸骨旁心底短轴切面、右心室流出道长轴切面及心尖四腔心切面为法洛四联症常用切面。

1. 二维超声心动图

（1）室间隔缺损：表现为主动脉根部前壁与室间隔连续性中断。

（2）主动脉骑跨：主动脉增宽，主动脉前壁前移，形成特有的“骑跨”征象（图 16-16A），后壁与二尖瓣前叶仍以纤维连接。

（3）肺动脉狭窄：胸骨旁心底短轴切面漏斗部、肺动脉瓣环（膜部）和（或）肺动脉主干有程度不等的狭窄或狭窄后扩张表现，肺动脉瓣叶位置正常（图 16-16B，彩图 44）。

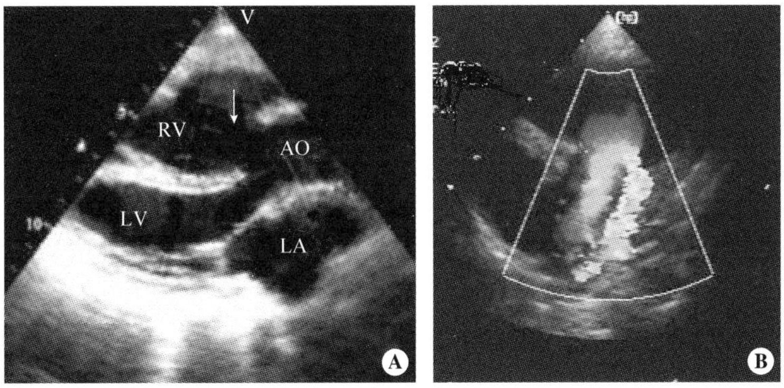

图 16-16 法洛四联症声像图

LA：左心房；LV：左心室；RV：右心室；AO：主动脉

（4）右心室前壁增厚，右心房、右心室增大，左心房、左心室正常或略小。

2. 多普勒超声心动图

（1）彩色多普勒：左心室长轴切面，收缩期见一束红色血流信号从左心室流出道进入主动脉，同时右心室侧见一束蓝色分流经室间隔缺损处进入左心室及主动脉；舒张期见一束红色分流经室间隔缺损处从左心室进入右心室。心底短轴切面，收缩期右心室流出道或肺动脉狭窄处见五彩镶嵌的湍流信号。

（2）频谱多普勒：左心室长轴切面，取样门置于室间隔缺损处，典型的法洛四联症心室水平有明显的右向左分流；胸骨旁心底短轴切面，取样门置于右心室流出道和（或）肺动脉干内狭窄处可见全收缩期高速湍流频谱。

【鉴别诊断】

1. 右心室双出口（合并肺动脉狭窄者） 两者虽非常相似，但法洛四联症型右心室双出口的主动脉右移程度大，主动脉骑跨率超过 60%，二尖瓣前叶与主动脉后壁之间无纤维连接，而是动脉圆锥。

2. 法洛五联症 在法洛四联症的基础上合并房间隔缺损或卵圆孔未闭。

第三节 原发性心肌病

心肌病根据病因可分为原发性和继发性两大类。原发性心肌病是以心肌病变为主要表现的原因不明的一组疾病。病因明确的风湿性、先天性、高血压性、缺血性、肺源性疾病及其他全身各脏器疾病所引起的心肌改变，为继发性心肌病。原发性心肌病临床一般分为肥厚型、扩张型（充血型）、限制型（闭塞型）和致心律失常型右心室心肌病。

一 肥厚型心肌病

肥厚型心肌病是一种以心室壁异常肥厚为特征的心肌病，病因多数未明确，可能是以常染色体显性遗传为主的一种原发性心肌病。发病没有明显的性别差异。

异常肥厚的心肌可发生于心室壁的任何部位，多数累及左心室，少数累及右心室。多数患者的心肌肥厚出现于室间隔，厚度有时可达 30mm 以上，大多数为非对称性肥厚，与心室游离壁的厚度通常不成比例。少数患者的心肌肥厚可出现于室间隔后部、后基底部心室游离壁、心室中部、心尖部、乳头肌等特殊部位。肥厚出现于心尖部者称为心尖肥厚型心肌病。肥厚部位的心肌排列紊乱，心肌纤维增粗、增生，心肌重量明显增加，心肌收缩力和顺应性下降，整个心脏可扩大，但心腔一般不增大，多数缩小，充盈量减少。

肥厚的心肌还可使左心室流出道梗阻，称为肥厚型梗阻性心肌病。此时由于心室腔变小，二尖瓣及其装置改变，腱索松弛，二尖瓣前叶延长及收缩期左心室流出道相对低压，对二尖瓣前叶和腱索产生负压吸引作用，导致收缩期二尖瓣前向运动，称为 SAM 现象。本病患者的冠状动脉无明显异常，但仍可出现心悸、胸痛、劳力性呼吸困难、晕厥等症状，可能与心肌肥厚、血管收缩舒张功能异常有关。

【声像图表现】

肥厚型心肌病的常用扫查切面有左心室长轴切面、左心室短轴切面、心尖四腔心切面及心尖五腔心切面等。

1. 二维及 M 型超声心动图

（1）室壁增厚：正常人室间隔与左心室后壁厚度大致相等，肥厚型心肌病时，病变处心肌厚度≥15mm，与正常心肌厚度比值＞1.3（图 16-17）。左心室长轴切面，肥厚型非梗阻性心肌病，一般膜部室间隔的起始部不厚，从肌部室间隔起始至心尖部呈梭样增厚，而梗阻者从室间隔起始部即增厚，造成左心室流出道狭窄。

（2）SAM 征：二尖瓣前叶在收缩期出现向前运动（SAM 现象），呈弧形隆起，甚至与室间隔相接触，是肥厚型梗阻性心肌病的主要 M 型超声心动图表现（图 16-18）。同时可伴有左心室的舒张功能异常，EF 斜率明显减低，等容舒张期延长，主动脉瓣出现收缩早中期趋于关闭状态。

（3）病变心肌收缩期室壁增厚率下降或消失，运动幅度减弱，而正常部位心肌代偿性运动增强。

（4）心肌回声改变：肥厚心肌的回声紊乱、粗糙，形似米粒。

2. 多普勒超声心动图　若为肥厚型梗阻性心肌病，彩色多普勒可显示于左心室流出道内的五彩镶嵌的血流信号，亮度增加，频谱多普勒可检测到左心室流出道内的高速血流频谱。

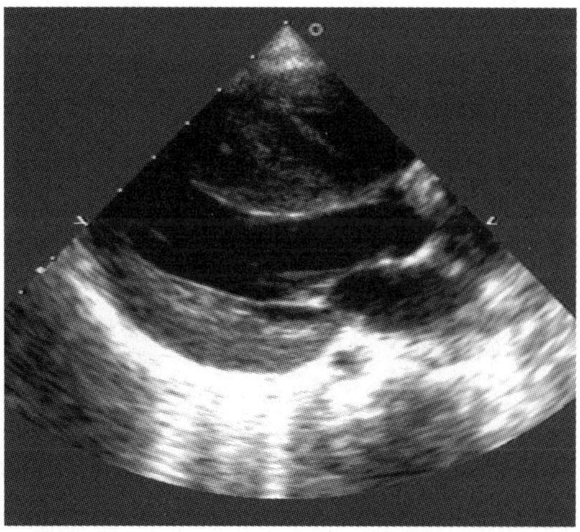

图 16-17　肥厚型心肌病

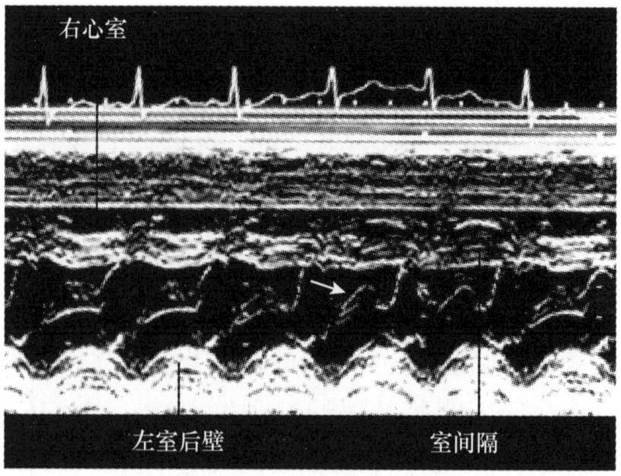

图 16-18　二尖瓣 M 型超声心动图（箭头示 SAM 征）

【鉴别诊断】

1. 主动脉瓣狭窄　主动脉瓣狭窄与肥厚型梗阻性心肌病的鉴别，前者主动脉瓣增厚，回声增强，开放受限，瓣口面积减小，产生主动脉瓣口的收缩期五彩血流和收缩期射流频谱。而后者主动脉瓣常常无异常改变，只是因基底部室间隔肥厚并突入左心室流出道而造成梗阻，五彩血流和射流频谱源于左心室流出道。

2. 高血压性心脏病　肥厚型心肌病应注意与病史较长的高血压性心脏病鉴别，主要鉴别点见表 16-16。

表 16-6　肥厚型心肌病与高血压性心脏病的鉴别

鉴别项目	肥厚型心肌病	高血压性心脏病
家族史	多数有	通常无
高血压病史	无	有
心肌回声	紊乱	正常
SAM 征	有	无
肥厚心肌的均匀性	多不均匀，非对称性多见	均匀，对称性
左心室流出道狭窄	多存在	无

二 扩张型心肌病

扩张型心肌病是原发性心肌病中最常见的类型，病因及发病机制不明。近年的研究表明，病毒性心肌炎等各种心肌炎与扩张型心肌病之间关系密切，有的观察到急性心肌炎患者随后逐渐发展成为扩张型心肌病，但两者之间的关系尚待继续研究。病变主要以左心室或双心室明显扩大，心室壁在一定程度上先增厚继而变薄，心肌细胞变性坏死，间质结缔组织增生、纤维化，心内膜增厚，可有附壁血栓形成。由于心肌纤维化收缩力减弱，心排血量减少，心室舒张期和收缩末期容量增多，心腔逐渐扩大，造成二尖瓣、三尖瓣相对关闭不全，逐渐进展为充血性心力衰竭。

患者早期无明显症状，随后可逐渐出现乏力、呼吸困难、运动耐量降低、心悸、咳嗽、胸闷、下肢水肿等各种症状，有的可猝死。

【声像图表现】

左心室长轴切面、左心室短轴切面、心尖四腔心切面为扩张型心肌病的常用切面。

1. 二维及 M 型超声心动图

（1）心腔大小改变：二维超声心动图为诊断本病的主要检查方法，多切面均可显示四个心腔均明显扩大，以左心室扩大为主，可呈球形扩张。明显扩张的左心室致左心室流出道增宽，一般＞20mm。下腔静脉及肺静脉内径均增宽。

（2）室壁改变：室间隔及左心室后壁厚度相对正常或变薄，室壁增厚率下降，室间隔及左心室后壁运动呈弥漫性减弱。

（3）瓣膜改变：各瓣膜形态回声正常，二尖瓣、三尖瓣开放幅度明显减小，开放时间缩短，与扩大的心腔相比，形成“大心腔，小开口”的典型超声表现。

（4）附壁血栓形成：扩大的心腔内有时可见单发或多发的团块状回声附着于心室壁，以左心室心尖部多见。新鲜血栓回声略低，机化血栓回声增强。

2. 多普勒超声心动图　由于心腔扩大，各瓣膜启闭及乳头肌功能运动出现障碍，可出现多瓣膜的关闭不全，但以二尖瓣关闭不全为著，多为中度以下反流（图 16-19，彩图 45）。各瓣口血流色彩暗淡，主动脉血流峰值流速降低。

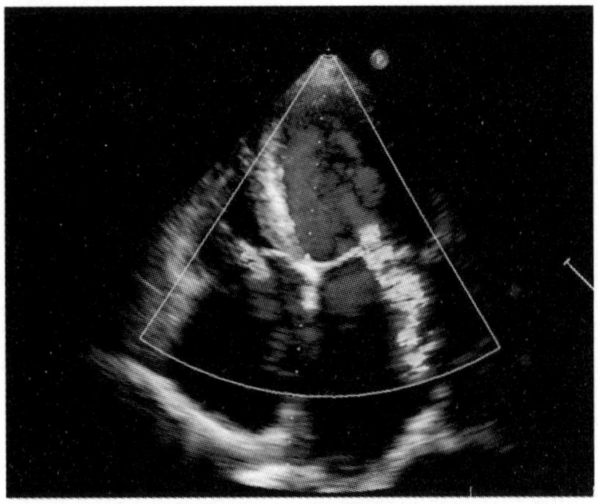

图 16-19　扩张型心肌病彩色多普勒

【鉴别诊断】

扩张型心肌病的超声表现与冠心病发生心力衰竭后的超声表现极易混淆，应结合临床病史和其他辅助检查等资料进行鉴别。

扩张型心肌病为全心扩大，室壁心肌运动弥漫性减低，主动脉内径多缩小，二尖瓣开放幅度明显减小，呈钻石样改变。而冠心病心力衰竭的心肌运动虽然减弱，但以心肌缺血部位改变较明显，出现节段性运动异常，不协调，或局部无运动，心内膜心肌回声往往增强，向外呈局限性膨出。

第四节　冠状动脉粥样硬化性心脏病

冠状动脉粥样硬化性心脏病简称冠心病，其病理基础是冠状动的脉粥样硬化斑块形成，造成管腔狭窄或易发生痉挛引起冠状动脉血流减少，导致心肌缺血，如果粥样硬化斑块出血、冠状动脉内血栓形成则导致管腔闭塞、血流中断，将引起其供血区域局部急性心肌梗死，当坏死心肌逐渐纤维化，形成心肌瘢痕，即为陈旧性心肌梗死。

一　冠状动脉及其分支与心脏各部位供血的关系

动脉粥样硬化可累及冠状动脉中的一支或多支，以左前降支受累最常见，病变也最重，其次为右冠状动脉、左回旋支和左冠状动脉主干。二维超声心动图的室壁节段划分有多种方法，目前最为常用的是美国超声心动图学会推荐的 16 节段划分法（图 16-20），将左心室二尖瓣和乳头肌短轴水平各划分为 6 个节段，心尖短轴水平划分为 4 个节段。

16 节段划分法与冠状动脉各分支的供血范围存在相对较好的对应关系，通常室间隔前 2/3、左心室前壁及心尖部由前降支供血，高侧壁、正后壁由左回旋支供血，侧后壁及后下壁由左回旋支或由右冠状动脉后降支供血，后间隔及下壁由后降支供血，根据运动异常室壁节段可初步判断受累的冠状动脉。

二　心肌梗死

心肌梗死是指心肌缺血性坏死，是在冠状动脉病变基础上，冠状动脉血供急剧减少或中断，其供血的相应区域心肌缺血坏死。多数患者有持续性胸骨后疼痛，血清心肌坏死标志物增高，并有心电图的进行性改变。冠状动脉造影显示局部冠状动脉狭窄甚至闭塞。

【声像图表现】

胸骨旁左心室长轴切面、左心室短轴切面、心尖四腔心切面、心尖两腔心切面、心尖左心室长轴切面等为冠状动脉粥样硬化性心脏病检查常用切面。

1. 二维及 M 型超声心动图

（1）室壁运动异常：正常室间隔运动幅度 0.5～1.5cm。节段性室壁运动异常是超声诊断心肌梗死的主要依据。室壁运动异常有 4 种类型：①节段性运动减弱，室壁运动幅度≤0.5cm；②节段性运动消失，室壁运动幅度≤0.2cm；③反常运动，收缩期梗死部位室壁膨出；④节段性运动增强，梗死部位周围正常室壁运动幅度代偿性增加。

（2）心肌回声改变：陈旧性心肌梗死者，受累心肌内瘢痕形成，可见局部呈点片状或线状回声增强。

（3）室壁收缩期厚度改变：通常梗死区室壁不增厚或变薄。

（4）左心功能改变：急性心肌梗死常出现心力衰竭。左心室每搏排血量（SV）、心排血量（CO）、射血分数（EF）及左心短轴缩短率（FS）降低。

（5）右心室梗死：为右冠状动脉近端闭塞所致，多与左心室梗死合并发生。其特征为右心室扩大，右室壁节段性运动异常。临床上患者常有原因不明的右心功能不全和低血压。

2. 多普勒超声心动图　收缩期主动脉瓣血流峰值速度下降，病变累及乳头肌腱索时可出现二尖瓣关闭不全的血流频谱。

【并发症】

1. 真性室壁瘤（心肌膨胀瘤）　局部心肌坏死，由结缔组织替代，在心腔内压力的持续作用下逐渐变薄膨出，呈半球形（图 16-21）。大多数室壁瘤发生在左室前壁、侧壁、心尖部和后壁。室壁瘤处心内膜完整，瘤内可有附壁血栓形成，收缩期室壁瘤向外突出，与正常室壁运动方向相反。急性心肌梗死发病后 24 小时左右所发生的为急性室壁瘤，比较容易发生室壁破裂，心肌梗死愈合期所出现的为慢性室壁瘤，发生破裂者少见。

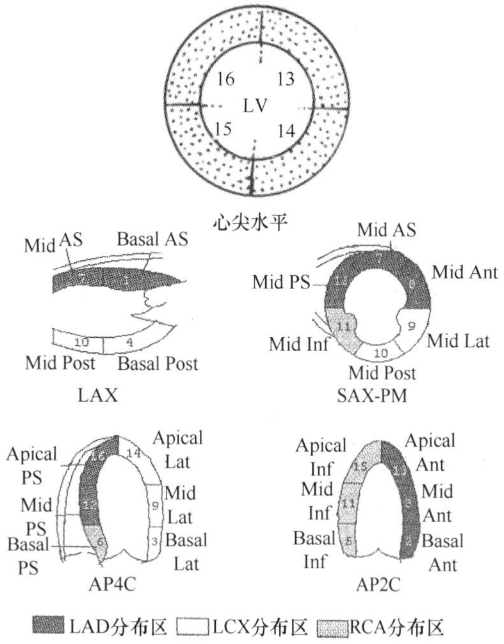

图 16-20　左心室的 16 节段分段法

1. 基底段前壁（Basal AS）；2. 基底段前间隔（Basal Ant）；3. 基底段下间隔（Basal Lat）；4. 基底段下壁（Basal Post）；5. 基底段下侧壁（Basal Inf）；6. 基底段前侧壁（Basal PS）；7. 中间段前壁（Mid AS）；8. 中间段前间隔（Mid Ant）；9. 中间段下间隔（Mid Lat）；10. 中间段下壁（Mid Post）；11. 中间段下侧壁（Mid Inf）；12. 中间段前侧壁（Mid PS）；13. 心尖段前壁（Apical Ant）；14. 心尖段室间隔（Apical Lat）；15. 心尖段下壁（Apical Inf）；16. 心尖段侧壁（Apical PS）；17. 心尖部（Apical）
LAX：左室长轴切面；SAX-PM：乳头肌短轴切面；AP4C：心尖四腔切面；AP2C：心尖两切面；LAD：左前降支；LCX：左回旋支；RCA：左冠状动脉

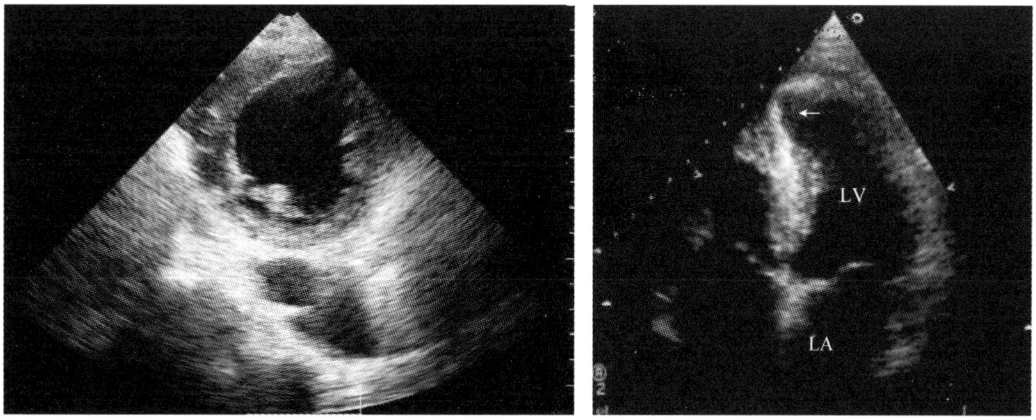

图 16-21　室壁瘤

LA：左心房；LV：左心室

2. 假性室壁瘤　临床上较少见，心脏游离壁内膜、中膜破裂，心室内血液进入破裂口，在心肌内或心外膜下形成血肿，呈瘤样扩张，心外膜尚完整或有粘连，心室与瘤体之间多呈瓶颈样，瘤体大小不等，多数明显大于破裂口，外层很薄，容易穿孔破裂。彩色多普勒血流显像见左心室红色血流信号通过狭窄通道流入假性室壁瘤。患者自然病程较真性室壁瘤更凶险，易自发性破裂而猝死。

3. 乳头肌功能不全　由于乳头肌缺血、坏死、纤维化，收缩期无力牵引二尖瓣叶，致使二尖瓣向左心房过度膨出，产生二尖瓣关闭不全。二维超声表现为乳头肌回声增强、不均，收缩期二尖瓣前后叶对合不良或错位。彩色多普勒血流显像见二尖瓣口反流信号。

4. 乳头肌断裂　是急性心肌梗死少见而严重的并发症，约占 1%。二维超声表现为受累二尖瓣运动幅度增大，收缩期瓣尖及部分或整个瓣叶突入左心房，重者呈连枷样运动，并由此产生二尖瓣反流。有时可见到乳头肌断端。临床上可突发肺水肿、心源性休克。

5. 室间隔穿孔　可发生于室间隔的任何部位，破裂口通常为单发，大小不等。超声显示室间隔回声中断（图 16-22）。彩色血流显示室间隔中断处收缩期分流信号。

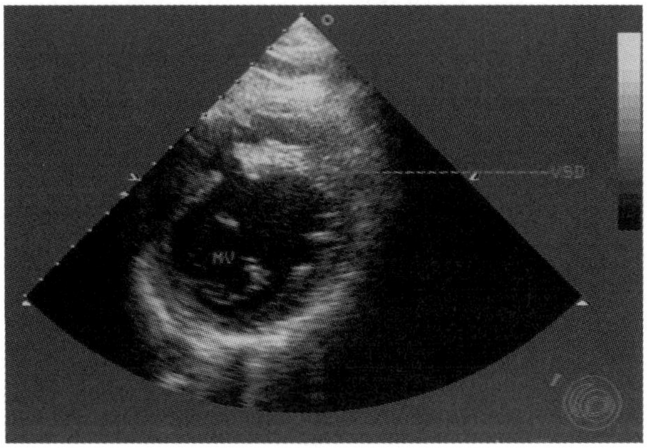

图 16-22　室间隔穿孔

第五节　高血压性心脏病

临床上根据病因将高血压分为继发性和原发性两种，继发性高血压有产生高血压的病因，只占高血压患者的少数。原发性高血压目前尚未能明确病因，一般占所有高血压患者的 94%左右。持续性高血压损害心脏，产生左心室肥厚、左心衰竭者，称为高血压性心脏病。高血压在临床上很常见，尤其以原发性高血压的发病率高、患病人数多，是冠心病、脑血管病和肾血管病最主要的危险因素。与血压正常人群相比，高血压患者发生冠心病或脑血管病的概率分别高 2 倍和 8 倍。持续性高血压是心脏后负荷增加，左室壁心肌肥大增厚、心肌应力和顺应性下降、心腔扩大、二尖瓣关闭不全等。

【声像图表现】

左心室长轴切面、左心室短轴切面、心尖四腔心切面、心尖两腔心切面等为高血压性心脏病常用切面。

1. 左心室肥厚　是高血压性心脏病的主要特点。高血压性心脏病的室壁肥厚可分为 3 种类型。

（1）对称性向心性肥厚（图 16-23A）：占大多数，室间隔与左心室后壁增厚，室间隔肥厚发生较早，程度也大于后壁，两者厚度均超过 11mm，但室间隔与左心室后壁厚度之比＜1.3，左心室舒张末容量无明显变化。

（2）非对称性肥厚：室间隔增厚明显，与左心室后壁之比≥1.3，左心室舒张末容量偏小，也称为高血压性肥厚型心肌病样改变，乳头肌厚度与室壁厚度一致。对称性和非对称性肥厚在病理上都表现为左心室向心性肥厚。

（3）扩张性离心性肥厚：在室壁中等肥厚基础上伴有心腔体积增大，其病理特点是左心室离心性心肌肥厚伴肌源性心腔扩张。常见于高血压性心脏病失代偿期。

2. 左心室心肌重量增加　是高血压性心脏病左心室受累程度的一个重要指标。高血压性心脏病在压力负荷过重代偿期，心肌重量增加，舒张末容量正常或轻度增加。重量与容量之比增加。在压力负荷过重失代偿期，心肌重量和容量均明显增加，心肌重量与容量之比减少。

3. 室壁运动　高血压性心脏病患者早期呈高动力状态时，室壁的运动幅度增强。合并心力衰竭时，室壁运动幅度可弥漫减弱。合并冠心病及或心肌梗死时，左室壁可呈节段性运动异常。

4. 心脏功能的变化　高血压性心脏病的任何类型均存在左心室舒张功能异常，且早于收缩功能异常。M 型超声心动图二尖瓣活动曲线 A 峰增高（图 16-23B，彩图 46）。功能失代偿后，左心舒张及收缩功能均受损。

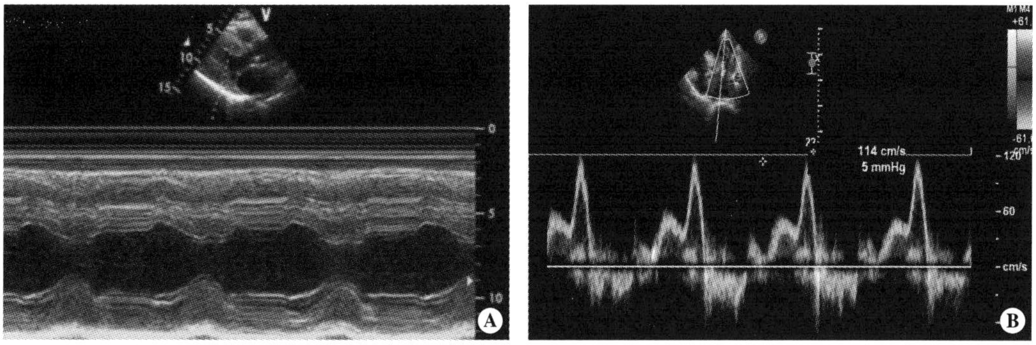

图 16-23　高血压性心脏病

A. 室间隔与左心室后壁肥厚；B. 频谱多普勒示二尖瓣 A 峰＞E 峰

【鉴别诊断】

1. 室间隔肥厚型心肌病　高血压性心脏病必须与肥厚型心肌病相鉴别。高血压性心脏病心肌肥厚多为均匀性，室间隔和左心室后壁厚度之比＜1.3。肥厚型心肌病多为非对称性，室间隔和左心室后壁厚度之比＞1.3（肥厚型梗阻性心肌病 M 型超声心动图二尖瓣前叶有典型 SAM 征），且血压正常。

2. 主动脉瓣狭窄、主动脉瓣上及瓣下狭窄、主动脉缩窄均可引起室间隔、左室壁增厚，在超声检查过程中，应特别注意主动脉瓣开放状况和降主动脉内径等。

第六节　心脏黏液瘤

心脏肿瘤比较少见，按起源分为原发性和继发性两种，继发性肿瘤远较原发者为多。按性质可分为良性和恶性两种。原发性心脏肿瘤少见，其检出率约为 0.2%，原发性肿瘤中约 80%为良性，其中黏液瘤最常见；恶性肿瘤占 20%，均为肉瘤，如横纹肌肉瘤。本节简要介绍良性肿瘤中的黏液瘤。

心脏黏液瘤多发生于各个心腔的心内膜面，以左心房多见，其次是右心房，单发为主。大多数心房黏液瘤的蒂附着于房间隔卵圆孔部位，少数（10%）可起自心房后壁、前壁、心耳，瘤体大小不等，可随心动周期出现较大范围的往返运动。如果卡于二尖瓣口，可以引起类似二尖瓣狭窄或关闭不全的症状。由于瘤体不断长大，可卡于二尖瓣瓣口，造成患者突然死亡，或引起严重心律失常、心力衰竭。瘤体的表面通常较光滑，多数有新鲜或机化血栓附着，以致外观类似附壁血栓。瘤体内物质多为半透明胶冻状，质地松脆，容易破裂、脱落和出血。瘤体及其表面的血栓破裂、脱落后可造成动脉栓塞，一旦确诊，应及早手术，以免引起意外。二维超声心动图可以确定黏液瘤的大小、形态、数量、位置、活动性、蒂的长度等。

【声像图表现】

左心室长轴切面、胸骨旁心底短轴切面、胸骨旁四腔心切面等为心脏黏液瘤常用观察切面。

1. 部位　左心房黏液瘤多附着于房间隔卵圆孔部位，蒂长 5～10mm（图 16-24）；与左心房黏液瘤相比，右心房黏液瘤的基底部通常更宽，可累及较大范围的心房壁和房间隔；心室黏液瘤可起自游离壁或室间隔上，可有蒂或无蒂。

2. 形态及大小　有蒂的黏液瘤，多数呈分叶状或息肉状；有的为圆形或椭圆形高回声，多数无蒂，轮廓清晰，边缘较规整。瘤体直径为 1～10cm。

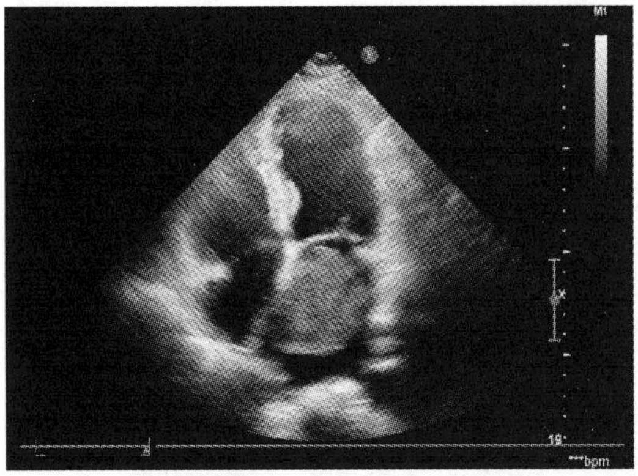

图 16-24　左心房黏液瘤

3. 活动度　随心动周期规律性往返运动是黏液瘤的重要特征。左心房及右心房黏液瘤，舒张期瘤体可分别向二尖瓣、三尖瓣瓣口运动，大的瘤体可脱入左心室、右心室腔内，造成瓣口阻塞，引起二尖瓣、三尖瓣狭窄或关闭不全。左、右心室黏液瘤瘤体一般较小，收缩期向左心室、右心室流出道运动，舒张期向左、右心室腔内运动。

【鉴别诊断】

心脏黏液瘤主要和心脏血栓鉴别，尤其是左心房黏液瘤需和左心房血栓鉴别。血栓多发生在血液滞留和局部室壁运动异常的患者，如在二尖瓣狭窄、心房颤动、心肌梗死室壁瘤的基础上，其多附着于房室壁或左心耳，无蒂，活动度及形态变化较少。

第七节　心 包 积 液

心包腔是心包壁层与心包脏层之间的腔隙，正常心包腔内有少量淡黄色液体润滑着心脏表面，一般不超过 50ml。任何原因引起的心包腔内液体量的增多称为心包积液（pericardial effusion，PE）。病因可能为细菌、病毒、自身免疫、代谢障碍、肿瘤、创伤等。主要症状为心前区疼痛或闷痛，呼吸困难；当心包腔内积液量过多或积聚速度过快时，则出现心脏压塞症状。超声心动图不仅可以诊断心包积液，并且可以估测液体量，是目前临床常规检查方法。

【声像图表现】

左心室长轴切面、左心室短轴切面、胸骨旁四腔心切面、心尖四腔心切面等为心包积液常用观察切面。

1. 二维超声心动图　舒张期心包腔内局部条状或包绕心脏分布的无回声，是诊断心包积液的特征性改变。少量心包积液一般位于左心室后壁后方（图 16-25），大量心包积液多包绕心脏四周。

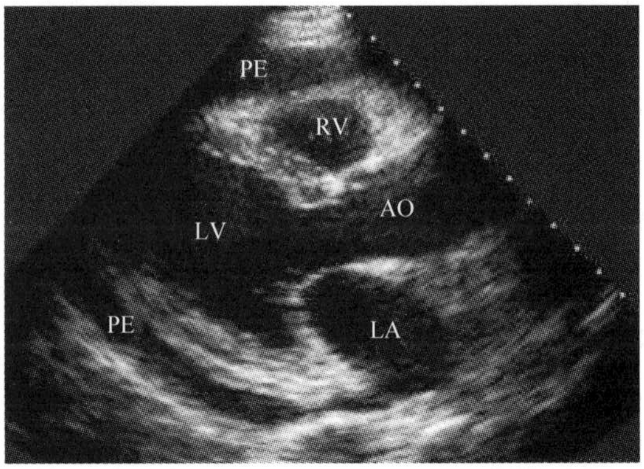

图 16-25　心包积液

PE：心包积液；LV：左心室；RV：右心室；LA：左心房；AO：主动脉

2. M 型超声心动图　可与二维超声心动图结合监测心包积液，可以精确测量心包腔无回声区宽度，但不能全面反映心包积液的分布情况。少量心包积液时，于二尖瓣波群或心室波群处、左心室后壁后方可见无回声暗区；中量心包积液时，左心室后壁后及右心室前壁前均可见较宽的无回声区；大量心包积液时，上述部位均出现无回声，还出现随心脏舒张收缩，心尖部间歇性接触声束引起的“荡击波征”。

【心包积液定量】

二维超声心动图对心包积液的定量诊断有重要价值（表 16-7）。

表 16-7　心包积液定量

心包积液	估计液体量	心包腔液体前后径	出现部位
少量	50～200ml	左心室后壁后方 3～5mm	仅见于左心室后下壁和房室沟
中量	200～500ml	右心室前壁前方 2～5mm 左心室后壁后方 5～10mm	心脏周围均可见液体积聚，以左心室后下壁区域为主
大量	500～1000ml	右心室前壁前方 10～15mm 左心室后壁后方 10～25mm	出现心脏摆动征

续表

心包积液	估计液体量	心包腔液体前后径	出现部位
极大量	1000～4000ml	右心室前壁前方及左心房后方 15～40mm 左心室后壁后方 25～60mm	包绕整个心脏，明显心脏摆动征，常发生心脏压塞

考试链接

患者，女，8 岁。无明显症状，体检时发现心脏杂音。超声心动图示右心室、右心房增大，肺动脉增宽，房间隔中部连续中断 2.4cm，心房水平可见红色过隔血流。右心房内收缩期见源于三尖瓣的蓝色花彩血流束。

1. 该患者可诊断为（　　）

A. 先心病，房间隔缺损　　B. 先心病，部分型房室管畸形

C. 先心病，完全型房室管畸形　　D. 先心病，房间隔卵圆孔未闭

E. 先心病，心内膜垫缺损

2. 该患者属于（　　）

A. 先心病，房间隔原发孔缺损　　B. 先心病，部分型房室管畸形

C. 先心病，完全型继发孔缺损　　D. 先心病，房间隔卵圆孔未闭

E. 先心病，心内膜垫缺损

3.若该患者采用房间隔封堵术治疗，超声可监测其适应证的错误说法是（　　）

A. 有手术指征的单纯的中央型房间隔缺损　　B. 卵圆孔未闭

C. 缺损最小残端≥3～5mm　　D. 缺损直径≤30mm

E. 房间隔原发孔缺损

4. 房间隔封堵术治疗，其禁忌证不包括（　　）

A. 心房颤动　　B. 心腔血栓　　C. 房间隔缺损术后残余分流

D. 存在右向左分流的肺动脉高压　　E. 房间隔原发孔缺损

答案：A C E C

解析：房间隔缺损常见有 4 种类型。①卵圆孔未闭；②继发孔型缺损：一般位于心房间隔的中部及中上部，其下缘有间隔组织与二尖瓣；③原发孔型缺损：位于房间隔下部，其下缘为心室间隔的上部，二、三尖瓣依附处；④静脉窦型：又称为高位房缺，缺损位于心房间隔的上部，恰在上腔静脉开口之下，或上腔静脉骑跨之。此外，如果房间隔完全缺失，称为单心房；如果兼有上述两种以上的缺损，则称为混合型。房间隔封堵术治疗房间隔缺损，超声可术中监测，其适应证为有手术指征的单纯的中央型房间隔缺损，卵圆孔未闭，缺损最小残端≥3～5mm，缺损直径≤30mm 及房间隔缺损术后残余分流。其禁忌证有心房颤动，心腔血栓，存在右向左分流的肺动脉高压及房间隔原发孔缺损。

小结

本章重点讲述了二尖瓣狭窄、主动脉瓣关闭不全、房间隔缺损和室间隔缺损的超声表现及鉴别诊断；详细介绍了动脉导管未闭、法洛四联症、心包积液的超声表现；简略讲述了二尖瓣脱垂、心肌病、冠状动脉粥样硬化性心脏病、高血压性心脏病、心脏黏液瘤的超声特点。在学习过程中要掌握心脏疾病的常用扫查切面，二维超声心动图、彩色血流显像及频谱多普勒的声像图特点，学习如何分析疾病的性质、程度和评估预后。

思考与练习

一、单项选择题

1. 显示房间隔缺损的最佳切面是（　　）

A. 心尖四腔图　　B. 胸骨旁四腔图

C. 大动脉根部短轴图　　D. 肋下心房两腔图

E. 肋下大动脉短轴图

2. 位于肺动脉瓣下的室间隔缺损，应称为（　　）

A. 瓣下型　　B. 嵴上型
C. 嵴下型　　D. 干下型
E. 膜周型

3. 动脉导管未闭的病理解剖部位在（　　）
A. 主动脉弓部与肺动脉分叉处
B. 主动脉峡部与左肺动脉根部之间
C. 降主动脉与主肺动脉之间
D. 升主动脉与主肺动脉之间
E. 升主动脉与肺动脉分叉处

4. 下列对法洛四联症超声检查所见的叙述，错误的是（　　）
A. 主动脉骑跨　　B. 右室壁增厚
C. 肺动脉口狭窄　　D. 房间隔缺损
E. 室间隔缺损

5. 超声诊断动脉导管未闭的主要根据是（　　）
A. 主动脉增宽
B. 肺动脉增宽
C. 从降主动脉到肺动脉有双期分流，舒张期明显
D. 从降主动脉到肺动脉有收缩期分流
E. 肺动脉血流速度明显增高

6. 关于风湿性二尖瓣狭窄二维超声诊断的主要表现，下述错误的是（　　）
A. 二尖瓣增厚、纤维化、钙化，腱索粘连、缩短
B. 二尖瓣瓣口开放幅度减小及瓣口面积变小
C. 二尖瓣关闭时留有缝隙
D. 前叶瓣尖运动消失，瓣体活动正常或幅度减低，呈圆顶状
E. 左心房扩大，肺静脉扩张

7. 重度二尖瓣狭窄的诊断标准是（　　）
A. $<2.5\ cm^2$　　B. $<2.0\ cm^2$
C. $<1.5\ cm^2$　　D. $<1.2\ cm^2$
E. $<1.0\ cm^2$

8. 扩张型心肌病主要超声表现不包括（　　）
A. 瓣膜相对性关闭不全
B. 室壁运动幅度普遍降低
C. 心腔扩大
D. 瓣膜活动幅度减低
E. 节段性室壁运动减低

9. 黏液瘤最好发的部位为（　　）
A. 左心房　　B. 右心房
C. 左心室　　D. 右心室
E. 肺静脉

10. 急性心肌梗死的合并症不包括（　　）
A. 乳头肌断裂　　B. 室间隔穿孔
C. 左心室附壁血栓　　D. 心内膜赘生物形成
E. 室壁瘤形成

二、问答题

1. 简述二尖瓣狭窄及主动脉瓣关闭不全的病因、超声表现及鉴别诊断要点。

2. 简述房间隔缺损及室间隔缺损的类型、超声表现及鉴别诊断要点。

3. 简述冠状动脉粥样硬化性心脏病的成因及冠状动脉与心肌供血的关系。

（刘玉森）

第十七章 血管超声

学习目标

1. 掌握：血管超声探测方法和正常声像图表现。

2. 熟悉：动脉粥样硬化病变、主动脉夹层动脉瘤、布-加综合征等常见疾病的二维超声及彩色多普勒超声表现。

3. 了解：肾动脉狭窄、四肢深静脉血栓、下肢静脉瓣膜功能不全等疾病频谱多普勒改变。

第一节 颈部血管

一 解剖概要

颈部的无名动脉、左颈总动脉及左锁骨下动脉发自主动脉弓。无名动脉向上延伸分出右颈总动脉及右锁骨下动脉。双侧颈总动脉在甲状软骨上缘处分为颈内动脉和颈外动脉，该分叉处管径稍膨大，称为颈动脉窦部。颈内动脉是正常人大脑组织的主要供血动脉，在颅外段无分支，初始在颈外动脉后外侧再转向内侧进入颅内。颈内动脉分支分布于眼及颅内的脑组织。颈外动脉主要供血于面部和颅顶部软组织，初始在颈内动脉内侧再绕至外侧，并有许多分支，甲状腺上动脉为第一分支，两侧之间有丰富的吻合支（图 17-1）。

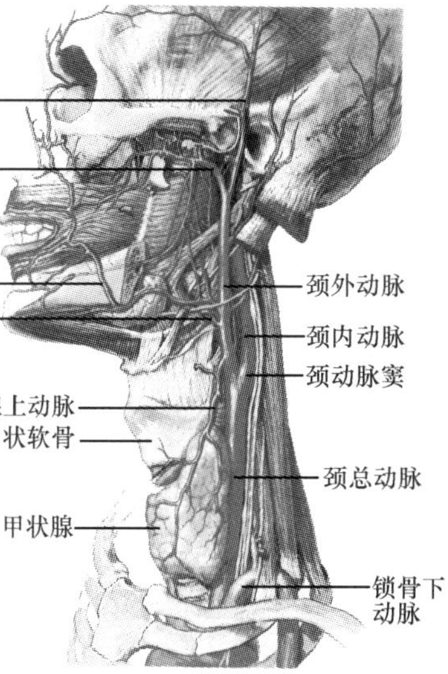

图 17-1 颈部大血管解剖

双侧椎动脉分别发自左右锁骨下动脉。椎动脉从锁骨下动脉发出至入颅前分为：颈段（V_1段）、椎间隙段（V_2段）和枕段（V_3段），未进入横突孔前为颈段，穿过第 6 至第 1 颈椎横突孔为椎间隙段，经枕骨大孔为枕段，入颅后汇合成基底动脉。

颈部静脉有锁骨下静脉，在颈根部横向走行，两侧有纵行的颈内静脉，两者汇合成无名静脉。颈外静脉一般注入锁骨下静脉。椎静脉与椎动脉伴行，位于椎动脉前外侧。

二 超声检查方法

（一）仪器

仪器选用彩色多普勒超声仪。常规采用 5.0～10.0MHz 线阵探头。部分患者颈动脉分叉位置高、血管位置较深、体型肥胖或颈部短粗，必要时可用 2.0～5.0MHz 凸阵探头或 2.0～3.5MHz 扇形（相控阵）探头。

（二）检查前准备

颈动脉超声检查前一般无须特殊准备。检查前应询问病史，如患者有无神经系统症状、脑缺血及颈动脉疾病的相关临床症状、颈动脉支架或内膜剥脱术病史及既往相关的影像学检查资料。

（三）检查体位

常用体位是平卧位，头略后仰，充分伸展颈部，检查一侧颈部血管时患者头略偏向对侧，但注意避免过度伸展造成肌肉紧张影响检测结果。

（四）检查方法

1. 正常颈总动脉、颈内动脉、颈外动脉超声检查步骤

（1）采用灰阶显像方式，先以横切面再以纵切面扫查，右侧自无名动脉分叉处、左侧从主动脉弓起始处开始，连续观察颈总动脉（近、中、远段）、颈总动脉窦部、颈内动脉（近、中、远段）、颈外动脉主干及分支。

（2）观察颈总动脉、颈动脉窦部、颈内动脉近段血管壁的 3 层结构，包括内膜、中膜、外膜，测量内-中膜厚度（IMT）。

（3）纵切面分别在颈内、外动脉水平上下 1～1.5cm 测量颈总动脉远段（分叉下方）、颈动脉窦部、颈内动脉近段（分叉上方）直径、IMT；观察有无动脉硬化斑块。

（4）采用彩色多普勒血流显像（CDFI）观察上述动脉的血流充盈状态。

（5）采用脉冲多普勒超声测量颈总动脉（近段、远段）、颈动脉窦部、颈内动脉（近段、远段）、颈外动脉的收缩期血流速度峰值、舒张末期血流速度并计算颈内动脉与颈总动脉（或狭窄远端颈内动脉）流速比值，分析血流频谱特征并鉴别颈内外动脉。

2. 正常椎动脉的超声检查步骤

（1）椎动脉的检测包括颈段（V_1段）、椎间隙段（V_2段）和枕段（V_3段），观察椎动脉的灰阶图像，测量V_1段（特别是开口处）、V_2段（C_6～C_2）血管直径。

（2）以 CDFI 或能量多普勒显像观察椎动脉V_1段～V_3段全程血流充盈状态及走行。

（3）以脉冲多普勒超声检测V_1段、V_2段和V_3段血流频谱，并测量V_1段、V_2段的收缩期峰值流速及舒张末期流速。

3. 正常锁骨下动脉的超声检查步骤

（1）以灰阶显像从无名动脉上行或从颈总动脉下行观察左、右侧锁骨下动脉血管结构，测量相关血管内径。

（2）以 CDFI 观察锁骨下动脉血流充盈情况。

（3）以脉冲多普勒超声检测锁骨下动脉的血流频谱，测量收缩期峰值及舒张末期血流速度，血管狭窄时要注意鉴别狭窄的位置与椎动脉开口水平的关系。

（4）存储动脉病变部位的灰阶、彩色多普勒、频谱多普勒图像。

4. 超声测量

（1）血管内径测量：在血管横切面上，测量从血管近侧壁内膜表面至远侧壁内膜表面的垂直距离。测量部位：颈总动脉分叉水平下方 1～2cm 处；颈外动脉起始部上方 1cm 处；颈内动脉起始部向上 1.5～2.0cm 处（避开颈动脉窦部）。

（2）颈动脉内-中膜厚度测量：在颈动脉纵断面上，将观测区图像局部放大，第一层血管内膜强回声线至第二层中层低回声线的垂直距离，取内膜均匀无斑块病变的部位测量。

（3）血管内血流速度测量：将脉冲多普勒的取样门置于所要检测血管的中心，调整好取样门、夹角及频谱的大小，观察颈总动脉（CCA）、颈内动脉（ICA）、颈外动脉（ECA）、椎动脉（VA）等频谱形态，测量血流参数：收缩期峰值流速（PSV）、舒张末期流速（EDV），计算阻力指数（RI）。

三 正常声像图表现

（一）颈总动脉

1. 二维超声　正常颈总动脉的管壁包括内膜层，为一细线样连续光滑的等回声带；中膜平滑肌层，为低回声暗带；外膜层，清晰而明亮的强回声带，为疏松结缔组织构成（图 17-2）。正常 IMT 是内-中膜的厚度（包括内膜层和中膜层）。

2. 彩色多普勒　正常颈总动脉的彩色多普勒血流成像受到心动周期的变化及血细胞与血管壁之间的黏滞性的影响，从血管周边至管腔中心呈现由弱到强或由低速到高速或由暗到明亮的色彩变化，符合层流血流动力学特征（图 17-3，彩图 47）。常规检查中应注意不同的彩色多普勒成像及取样角度对血流成像的敏感性和图像质量的影响。

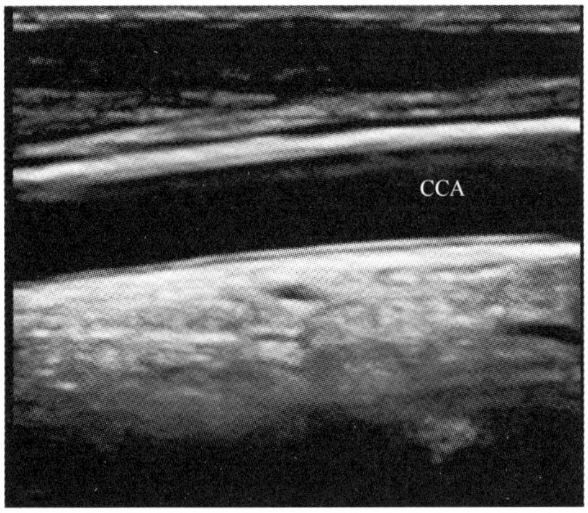

图 17-2　颈总动脉纵切面

CCA：颈总动脉

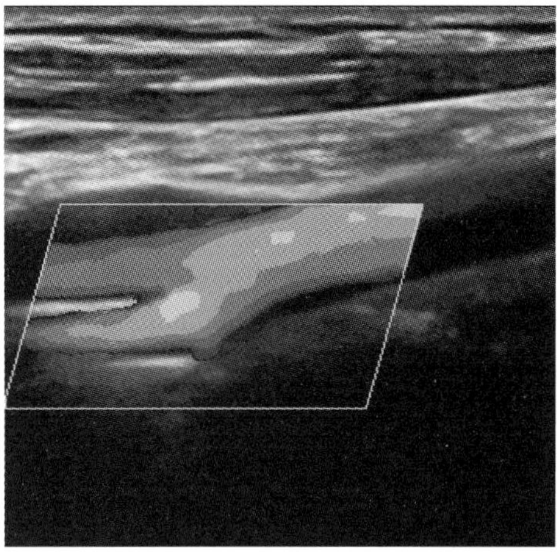

图 17-3　颈总动脉彩色多普勒

3. 脉冲多普勒　正常颈总动脉多普勒频谱为窄带型，收缩期频窗清晰，舒张期流速较低，收缩与舒张期血流信号同方向，血管阻力介于颈内动脉与颈外动脉之间。

（二）颈内动脉

1. 二维超声　正常颈内动脉自颈总动脉分出后出现局限性管径相对增宽，称颈动脉窦部。窦部以远的颈内动脉管腔大小相对均匀一致。颈内动脉与颈外动脉及颈总动脉远端在同一断面可以显示出典型的“Y”字形结构。

2. 彩色多普勒　正常颈动脉窦部，彩色血流成像显示低速涡流红蓝相间的血流信号。在窦部以远的颈内动脉管腔内径相对减小，局部血流恢复层流状态。CDFI 成像再次出现中心亮带血流特征。

3. 脉冲多普勒　正常颈内动脉收缩期与舒张期血流速度具有对称性、低阻力性特征（图 17-4，彩图 48）。

（三）颈外动脉

1. 二维超声　颈外动脉自颈总动脉分出后即可观察到多个分支，是颈外动脉与颈内动脉鉴别的血管结构特征。

2. 彩色多普勒　彩色血流成像可见多条动脉分支结构，血流充盈与颈总动脉、颈内动脉相同，具有中心亮带血流特征。

3. 脉冲多普勒　正常颈外动脉血管阻力高于颈总动脉，血流频谱为高阻力型（图 17-5，彩图 49；表 17-1）。当颈内动脉闭塞后，颈外动脉管径相对增宽，血流速度升高，血流阻力相对减低，呈颈内动脉化特征。

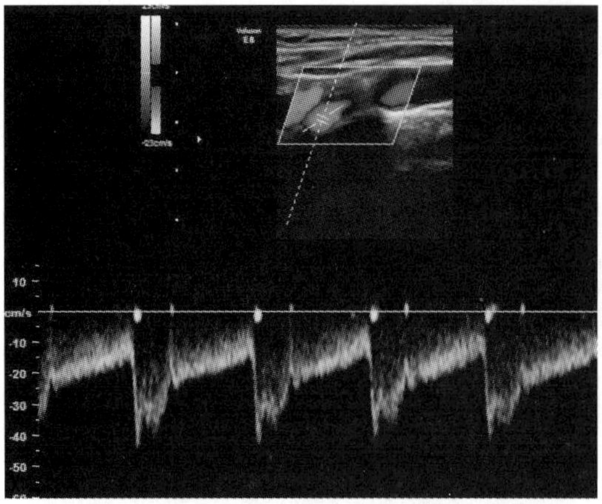

图 17-4　颈内动脉频谱多普勒

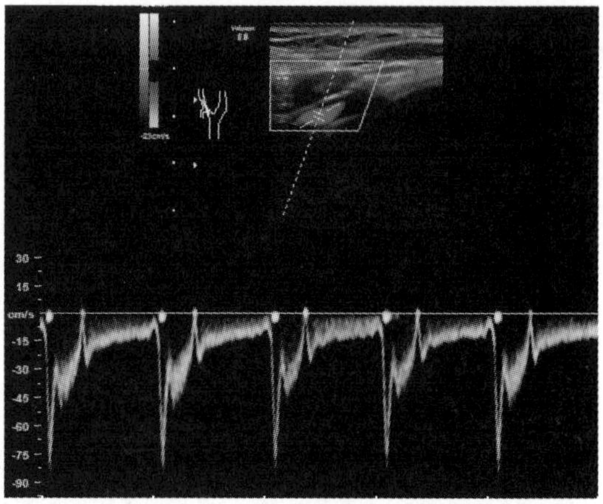

图 17-5　颈外动脉频谱多普勒

表 17-1　颈内动脉、颈外动脉的鉴别

项目	颈内动脉	颈外动脉
内径	一般较大	一般较小
分支	无	有
位置	后外侧，探头朝向脊柱	前内侧，探头朝向面部
频谱特征	低阻型血流	高阻型血流
敲击颞浅动脉	无锯齿	出现锯齿样波形

（四）椎动脉

1. 二维超声　正常椎动脉显示为节段性血管腔结构（椎动脉行于横突孔）。当出现椎动脉绕行 1 个或多个椎体前方上行时，可以观察到长段无椎体遮挡的椎动脉管腔，即生理性走行变异。

2. 彩色多普勒　血流成像显示节段性血流充盈具有中心亮带血流分布特征（图 17-6，彩图 50）。当存在双侧管径生理性不对称时，管径纤细一侧可以无典型中心亮带征，呈现低速单一色彩血流成像。

3. 脉冲多普勒　椎动脉血流频谱为低阻力型，与颈内动脉相似（图 17-7，彩图 51）。当出现生理性管径不对称时，管径纤细的一侧椎动脉多普勒血流频谱表现为高阻力型。

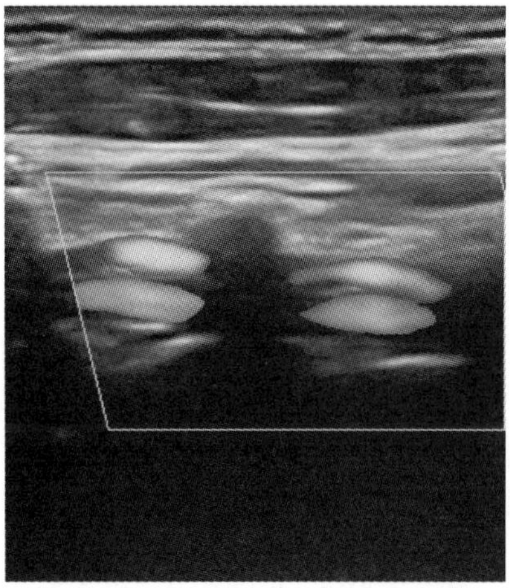

图 17-6　椎动脉彩色多普勒显像

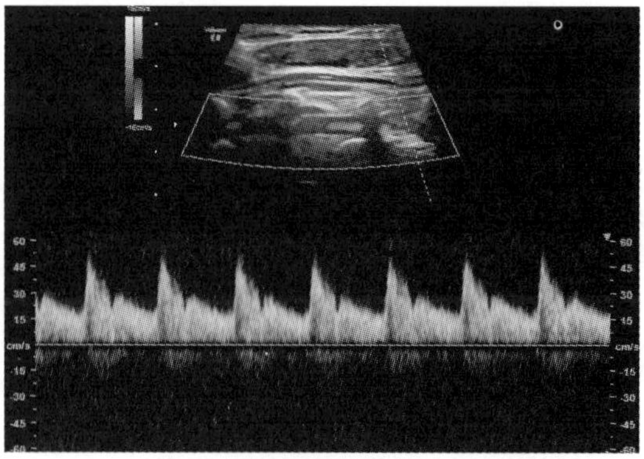

图 17-7　椎动脉彩色多普勒血流频谱

（五）锁骨下动脉

1. 二维超声　右侧锁骨下动脉与颈总动脉均由无名动脉分出，形成典型的“Y”字形结构特征。锁骨下动脉位于颈总动脉后外方。左侧锁骨下动脉直接起源于主动脉弓，位置深，二维结构显示较为困难，通常以凸阵探头容易显示开口处及血管腔结构。

2. 彩色多普勒　双侧锁骨下动脉是外周血管，其彩色多普勒血流成像不同于颈总动脉及颈内动脉，CDFI 显示中心亮带相间低速反向的血流信号（负向血流）。

3. 脉冲多普勒　血流频谱显示为三相波或四相波特征。

（六）颈内静脉

1. 二维超声　颈内静脉位于颈动脉外侧，横断面管腔呈椭圆形，管壁回声低而薄，为一层清晰光带。探头稍加压管腔即可闭合，随呼吸管腔有膨胀与缩小变化，实时显像有时可见瓣膜活动。

2. 频谱多普勒　静脉血流多普勒频谱曲线呈向心方向双峰型，近心端可出现双向三峰型，心脏收缩期及舒张中、晚期静脉血流流向心脏，形成两个正向波峰，在舒张晚期右心房收缩，血液逆流出现反向血流，出现负向第三峰。静脉血流受呼吸影响较大、流速低，持续全心动周期。

四　颈部血管疾病超声诊断

（一）颈动脉粥样硬化病变

颈动脉粥样硬化病变是颈动脉缺血性脑血管病变的重要原因之一。动脉粥样硬化病变好发的部位以颈动脉分叉处最多见，基本病理改变为颈动脉内-中膜融合增厚（IMT 增厚）、硬化斑块的形成、动脉狭窄和（或）闭塞，最后导致脑血流供应障碍。

【声像图表现】

1. 二维超声　颈动脉内膜层与中层平滑肌融合，呈局限性或弥漫性增厚（图 17-8）。通常 IMT≥1.0mm 界定为颈动脉内-中膜增厚；在 IMT 增厚的基础上出现动脉硬化斑块，局限性 IMT≥1.5mm 定义为斑块。斑块的基本结构包括斑块表面的纤维帽、核心部、基底部和上、下肩部。

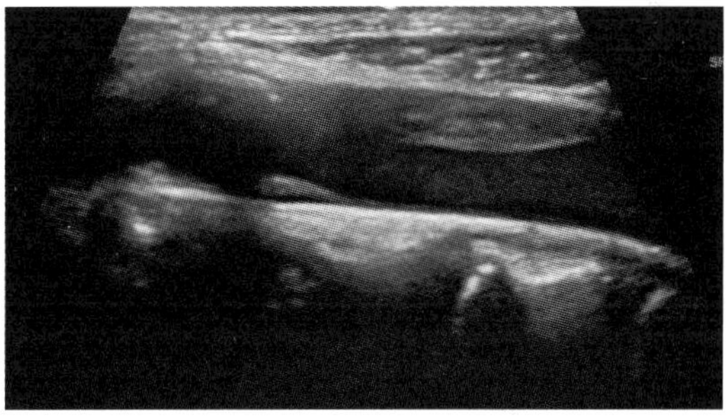

图 17-8　颈动脉硬化斑块声像图

（1）斑块的评价：根据斑块声学特征可分为均质回声斑块和不均质回声斑块。①均质回声斑块：分低回声、等回声及强回声斑块。②不均质回声斑块：斑块内部包含强、中、低回声。

根据斑块形态学特征可分为：①规则型：如扁平斑块，基底较宽，表面纤维帽光滑，形态规则。②不规则型：如溃疡斑块，表面不光滑，局部组织缺损，形成火山口样缺损。

根据斑块超声造影后增强特点可分为：①易损斑块：斑块由周边向内部呈明显的点状及短线状增强。②稳定斑块：斑块无增强或周边及内部呈稀疏点状增强。

（2）颈动脉狭窄或闭塞：是颈动脉硬化病变发展的严重阶段。二维超声对于血管狭窄率的计算可通过长轴（纵断面）管径测量和短轴（横断面）面积法测量进行。管径测量：一般根据血管造影（DSA）评估颈动脉狭窄采用的几种标准方法为北美症状性颈动脉内膜剥脱术标准（NASCET）、欧洲颈动脉外科标准（ECST）、颈总动脉（CC）和颈动脉指数测量法（CSI）。NASCET 法狭窄度=（1−A/B）×100%；ECST 法狭窄度=（1−A/C）×100%；颈总动脉的狭窄程度=（D−A/D）×100%。A. 狭窄处有效管径；B. 狭窄远段正常颈动脉管径；C. 狭窄段原始管径；D. 颈总动脉狭窄远段管径；面积法测量：狭窄率=（1−狭窄处最小管腔截面积/原始管腔截面积）×100%（图 17-9，彩图 52）。

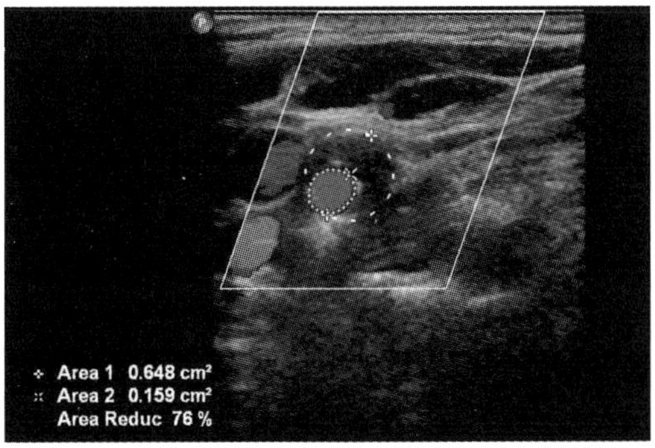

图 17-9　颈动脉狭窄程度面积法测量内径狭窄

上述各种管径测量的检测评价，具有一定的差异性。对于颈动脉狭窄率的评估，不能单纯依据血管管径或面积法测量确定，应充分结合血流动力学参数，才能获得与 DSA 结果的较高符合率。

2. 彩色多普勒　颈动脉粥样硬化病变的彩色血流成像可以表现为：①血流充盈不全（不规则或溃疡性斑块表面）。②狭窄段血流充盈呈细线样，狭窄以远段血管扩张，五彩镶嵌样涡流、湍流血流信号。当血管闭塞时血流信号消失。

3.多普勒频谱　狭窄段血流频谱增宽，血流速度增快。狭窄近、远段流速正常或减低。对于颈动脉狭窄程度评估的血流参数，2003 年北美放射年会超声会议通过了统一检测标准（表 17-2），将颈动脉粥样硬化狭窄或闭塞病变程度分为 4 级：Ⅰ级 0～49%（轻度）；Ⅱ级 50%～69%（中度）；Ⅲ级 70%～99%（重度）；Ⅳ级血管闭塞。

表 17-2　2003 年北美放射年会超声会议公布的标准

狭窄程度	PSV（cm/s）	EDV（cm/s）	PSVICA/PSVCCA
正常或＜50%	＜125	＜40	＜2.0
50%～69%	≥125，＜230	≥40，＜100	≥2.0，＜4.0
70%～99%	≥230	≥100	≥4.0
闭塞	无血流信号	无血流信号	无血流信号

【鉴别诊断】

颈动脉粥样硬化性血管狭窄或闭塞应与以下病变鉴别。

1. 大动脉炎性血管狭窄或闭塞　病变的基本病理是非特异性炎性病变造成颈总动脉结构损害，但颈内、外动脉很少受到炎性病变的损害。超声表现为颈总动脉血管壁均匀性向心性增厚，管腔狭窄、血栓形成、血管闭塞等。颈内、外动脉管壁结构基本正常。

2. 颈动脉栓塞　见于心房颤动等心源性病变，导致血栓脱落造成颈动脉闭塞。超声显示病变局部血管壁内膜显示清晰，血管腔内充填低回声或不均回声，无典型动脉硬化斑块形成特征。

3. 颈内动脉肌纤维发育不良　一侧颈内动脉全程纤细呈串珠样，血流充盈不全，多普勒频谱通常表现为高阻力型、无节段性血流速度升高特征。

链接

颈脑血管超声检查

高危筛查、目标干预是尽快降低我国脑卒中发病率的有效之策。动脉粥样硬化斑块形成是造成颅内外血管狭窄的主要原因，斑块脱落或是造成血管狭窄、导致脑卒中的重要因素。颈脑血管超声检查以其无创、经济、重复性好被誉为“脑卒中筛查与防治的前沿阵地”，并已成为脑卒中高危人群筛查的首选影像学检查，检查范围包括颈动脉、椎动脉及锁骨下动脉，可直观显示血管内-中膜是否增厚，有无斑块，斑块部位、大小、形态及斑块性质（稳定斑块或易损斑块），并对血管狭窄及狭窄程度进行评估。

（二）主动脉夹层动脉瘤

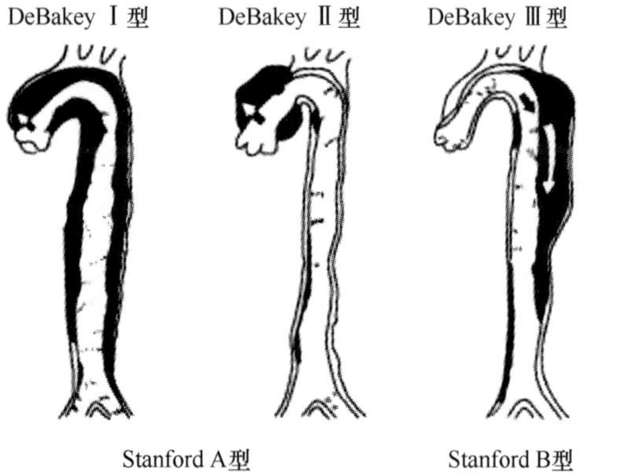

图 17-10　主动脉夹层动脉瘤 DeBakey 分型和 Stanford 分型示意图

主动脉夹层动脉瘤大多由动脉粥样硬化所致，以 60～70 岁高发。其动脉内膜或中层撕裂后被血流冲击，中层逐渐分离形成积血和膨出，即为夹层动脉瘤。夹层血肿沿主动脉壁扩展，形成主动脉夹层的假腔，夹层血肿起源处的内膜伴有撕裂，形成入口，借此与主动脉夹层的真腔，即主动脉腔相通。主动脉夹层动脉瘤目前有以下几种分型方法：

（1）DeBakey 分型：DeBakey 根据内膜撕裂的部位和夹层血肿所波及的范围，将主动脉夹层动脉瘤分为三型（图 17-10）。

1）DeBakey Ⅰ型：主动脉夹层分离起源于升主动

脉的近心端，夹层分离涉及主动脉弓，并常累及降主动脉和腹主动脉，以此型最为常见。

2）DeBakeyⅡ型：主动脉夹层分离起源于升主动脉近心端，但只局限于升主动脉。

3）DeBakeyⅢ型：主动脉夹层分离从左锁骨下动脉起源处开始，并向下扩展到降主动脉或腹主动脉。如果主动脉夹层分离向上逆行扩展到主动脉弓和升主动脉，则称逆行性夹层分离。

（2）Stanford 分型（图 17-10）：DeBakeyⅠ型和 DeBakeyⅡ型均累及升主动脉，故统称为 Stanford A 型；DeBakeyⅢ型仅累及降主动脉而未累及升主动脉则称为 Stanford B 型。

【声像图表现】

二维超声：假腔破裂出、入口均与真腔相通，血管腔内可见线状膜样中等回声随血流漂动。假腔只有单一入口、无出口时，血管腔外径明显增宽。真腔内径相对减小，假腔内径增宽，内可探及低回声或不均回声的血栓。

彩色多普勒：①若假腔入口位于近心端、出口位于远心端时，假腔内的血流方向与真腔一致，血流色彩与真腔一致，但假腔内血流无中心亮带，真腔管径减小出现血流加速、五彩镶嵌特征。②若假腔入口位于远心端，假腔内血流方向与真腔相反，真、假腔内血流色彩不同。③若假腔只有入口（单破裂口）时，病变早期可探及双腔结构，假腔内单向收缩期低速血流信号。若假腔内血栓形成，血管腔内膜状结构消失，撕脱的内膜附着于假腔内的血栓表面，真腔管径减小，出现血管狭窄血流动力学改变。若假腔内血栓形成迅速可导致真腔闭塞。

脉冲多普勒：当存在真假双腔结构时，真腔内血流速度升高，血流频谱与血管狭窄相同。假腔内血流频谱异常，收缩与舒张期流速不对称，血管阻力相对升高。

【超声报告示例】

超声检查所见：右侧颈总动脉管腔未见扩张，内可见条状中等回声，与近心端血管壁相延续，随血管搏动而有规律地摆动。CDFI 可见该条状中等回声两侧血流频谱形态明显不同，一侧 PSV 54cm/s，另一侧可探及花色血流信号，PSV 165cm/s。

超声提示：右侧颈总动脉夹层动脉瘤可能性大。

【鉴别诊断】

1. 颈动脉真性动脉瘤　超声表现为血管壁结构完整，血管腔呈瘤样扩张，病变管腔内探及低速涡流血流信号。

2. 假性动脉瘤　病变与外伤或医源性诊疗操作等相关。超声表现为动脉周边组织间隙形成无血管壁结构的搏动性包块，内可见涡流血流信号，其后方或侧方与邻近动脉之间形成细小管状或针孔样通道，彩色多普勒显示红蓝交替的血流信号，脉冲多普勒显示双向“震荡型”血流频谱。

（三）椎动脉狭窄闭塞性病变

椎动脉狭窄闭塞性病变好发于椎动脉起始段，主要病因为动脉粥样硬化或多发性大动脉炎等，可产生椎-基底动脉供血不足症状。

【声像图表现】

1. 二维图像　椎动脉内、中膜增厚，内膜粗糙，斑块形成。多见于起始段。

2. 彩色及频谱多普勒　管腔狭窄，血流束变细，彩色血流充盈缺损，血流速度可增快，频谱增宽，充填。完全闭塞时管腔内无血流信号（表 17-3）。对侧椎动脉可出现内径增宽、流速增快等代偿性改变。

表 17-3　椎动脉起始段狭窄评价标准

狭窄程度	PSV（cm/s）	EDV（cm/s）	PSV 起始段/PSV 椎间隙段
正常或＜50%	＜170	＜34	＜2.5
50%～69%	≥170，＜200	≥34，＜60	≥2.5，＜4.1
70%～99%	≥200	≥60	≥4.1
闭塞	无血流信号	无血流信号	无血流信号

【超声报告示例】

超声检查所见：双侧椎动脉管壁增厚，内膜毛糙，壁上可见强回声斑块。右侧椎动脉起始段管腔内血流信号明显紊乱，频谱呈毛刺样，峰值流速明显加快达 180cm/s，其远端血流呈狭窄下游频谱改变。左侧椎动脉起始处至第 4 颈椎横突管腔内充满低回声，无明显血流信号，其周围可见侧支循环。

超声提示：①右侧椎动脉起始段狭窄；②左侧椎动脉近段闭塞。

【鉴别诊断】

椎动脉不对称：一侧椎动脉管径内径较细（＜2.5mm）或双侧管径相差＞0.5mm，但血流充盈尚好，频谱形态正常。

第二节　四 肢 血 管

一　解剖概要

（一）四肢动脉

1. 上肢动脉　左侧锁骨下动脉起于主动脉弓，右侧锁骨下动脉起自无名动脉，从胸锁关节后方斜向外呈弓状经胸膜顶前方，穿斜角肌间隙，至第 1 肋外缘延续为腋动脉，腋动脉至大圆肌下缘移行为肱动脉，肱动脉沿肱二头肌内侧下行至肘窝，平桡骨颈高度分为桡动脉和尺动脉。

2. 下肢动脉　髂外动脉沿腰大肌内侧缘下降，经腹股沟韧带中点深面至股前部，移行为股总动脉；在腹股沟韧带下方，股总动脉分叉向下延伸为股浅动脉和股深动脉；股浅动脉在股三角内下行，经收肌管，出收肌膜裂孔至腘窝，移行为腘动脉；在腘窝深部下行，至腘肌下缘，分为胫前动脉和胫后动脉；胫前动脉穿小腿骨间膜进入小腿区，沿骨间膜下行，至踝关节前方移行为足背动脉；胫后动脉沿小腿浅、深屈肌之间下行，经内踝后方转至足底，分为足底内、外侧动脉。

（二）四肢静脉

1. 上肢静脉

（1）上肢浅静脉：头静脉沿肱二头肌外侧沟上行，在肘窝处通过肘正中静脉与贵要静脉交通。贵要静脉起于手背尺侧，逐渐转至前臂屈侧，在肘窝处接受肘正中静脉，上行注入肱静脉。

（2）上肢深静脉：从手掌到腋窝深静脉常为两条，伴行于同名动脉两侧，桡静脉及尺静脉在前臂近端汇入肱静脉，其在肱二头肌的下缘移行为腋静脉，在第 1 肋外缘向内移行为锁骨下静脉。

2. 下肢静脉

（1）下肢浅静脉：大隐静脉是全身最长的静脉。在足内侧缘起自足背静脉弓，经内踝前方，沿小腿和大腿内侧面上行，至腹股沟韧带下方注入股静脉。小隐静脉在足外侧缘起自足背静脉弓，经外踝后方沿小腿背侧中线上行，经腓肠肌两头之间上行，注入腘静脉。

（2）下肢深静脉：足和小腿的深静脉与同名动脉伴行，均为两条。胫前静脉和胫后静脉在腘肌下缘汇合成腘静脉。腘静脉穿收肌管裂孔移行为股静脉。股静脉由股浅静脉、股深静脉和股总静脉构成。股浅静脉为腘静脉的延续，位于股动脉的后外侧，位置表浅；股深静脉由伴随穿动脉的相应静脉属支汇合而成，位于股深动脉前方，在腹股沟韧带下方 7～8cm 处与股浅静脉汇合成股总静脉；股总静脉上行至股三角的尖处位于股动脉的后方，在股三角内上行至腹股沟韧带逐渐转至动脉的内侧。

二　超声检查方法

（一）仪器

仪器选用彩色多普勒超声仪。常规采用 5.0～10.0MHz 线阵探头。肢体粗大者位置深在的血管亦可使用 3.5MHz 凸阵探头。

（二）检查前准备

检查室和患者要求保证足够温暖。检查床足够宽以使患者四肢和躯干能舒适放松，使患者处于安静状态下检查。

（三）检查体位

肢体血管检查取卧位或坐位，被检肢体外展、外旋，上肢掌心向上，下肢膝关节略为弯曲。

（四）检查方法

1. 上肢血管检查　取仰卧位，上肢外展，从锁骨上窝和腋窝开始，在颈根部胸锁关节上方、锁骨上窝扫查左锁骨下动、静脉及右侧无名动脉和左、右无名静脉。检查腋动、静脉时，探头置于腋前皱襞处，先找到腋动脉，然后在动脉后内方显示腋静脉。探头置于肱二头肌内侧沟探测肱动、静脉。前臂腕关节尺、桡侧检查尺、桡动脉与静脉。

2. 下肢血管检查　取仰卧位，大腿外展、外旋、膝关节微屈，从股动、静脉开始扫查。腘血管检测应取俯卧位，抬高小腿，以便静脉回流。检查胫前、后及足背血管也可取坐位。

3. 观察内容　二维实时检查应注意观察：血管内径是否均匀，有无局部膨大、变细、狭窄，血管走行有无扭曲或受压；管壁的厚度、回声强度、有无钙化，管腔内有无斑块及异常团块。彩色多普勒血流显像，观察血流色彩、性质、有无异常通道。频谱多普勒检测通常应测量收缩期前向峰值、舒张期反向峰值等血流参数。

（五）注意事项

1. 血管检测应双侧对比，沿血管走行方向、体表投影，由近心端向远心端进行扫查。

2. 检查时探头放置压力适当，以免管腔受压，特别是静脉血管或表浅的动脉压闭或压扁，影响检查结果。

3. 一般经横切面测量管腔内径，纵切面显示血管长轴彩色血流图，并进行频谱多普勒测量血流参数，声束与血流方向夹角≤60°。

4. 检测静脉时，还应采取深呼吸、做 Valsalva 动作、抬高肢体、探头加压血管、挤压远端肢体等方法，通过上述方法来改变静脉内的血流状态，帮助判断静脉腔有无血栓及血流通畅情况。检查下肢静脉可取头高 30° 卧位或坐位，必要时可以采取立位，目的是使下肢静脉充盈血液利于下肢静脉的显示。

三　正常声像图表现

四肢动脉血管内膜光滑、菲薄，连续性好，纵切显示前、后管壁呈两条近似平行的回声带。横切面呈圆形，有搏动性。四肢静脉管壁薄，内径大于伴行动脉，实时显像下观察可见流动的血流呈云雾状，并随呼吸变化，下肢静脉吸气后屏气或做 Valsalva 动作后管径增大。在吸气时膈肌下降、腹压增高，下肢静脉回流受阻，呼气时膈肌上升，增高腹压解除，血流恢复通畅。正常静脉管腔探头加压后管腔压瘪。

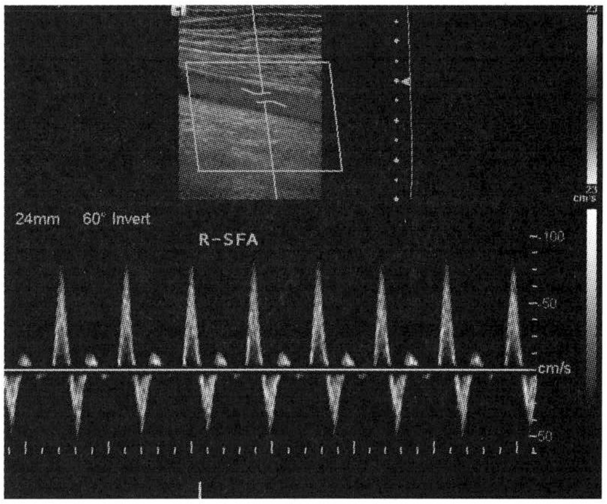

图 17-11　正常下肢动脉彩色频谱多普勒

正常四肢动脉多普勒频谱曲线呈三相波形，第一个为陡直收缩期尖峰。此为心脏收缩时前进的血流，随之是舒张早期反向血流，第三个又在舒张期转为正向小波，此为动脉壁弹性回缩产生的前进血流（图 17-11，彩图 53）。上述三相形频谱曲线显示以下肢动脉明显。肢体动脉收缩期最大流速由近侧至远侧是递减的。

正常四肢静脉血流频谱曲线在静止状态下为自发性血流，其特点为随呼吸运动变化的单相、低速向心的血流，曲线形态随呼吸有波浪起伏变化。深吸气或做 Valsalva

动作，大、中静脉内血流停止；远心端肢体加压或抬高肢体时，近心端血流加速；挤压小腿放松后或 Valsalva 试验，不应出现反向血流（图 17-12，彩图 54）。上肢大、中静脉血流呈双向性，随呼吸也有起伏变化，尤以锁骨下静脉为明显，显示心脏收缩期及舒张早、中期静脉血流向心脏，形成两个波峰，舒张晚期右心房收缩血流逆流，出现方向相反的血流。

肢体动脉彩色血流显示为收缩期色彩明亮，舒张期色彩暗淡。肢体静脉彩色血流显示与伴行动脉血流方向相反。血流信号持续整个心动周期，吸气时血流变慢而色彩暗淡，呼气时血流加速则色彩明亮，远端肢体加压，彩色血流色彩加强，表明流速增高（图 17-13，彩图 55）。

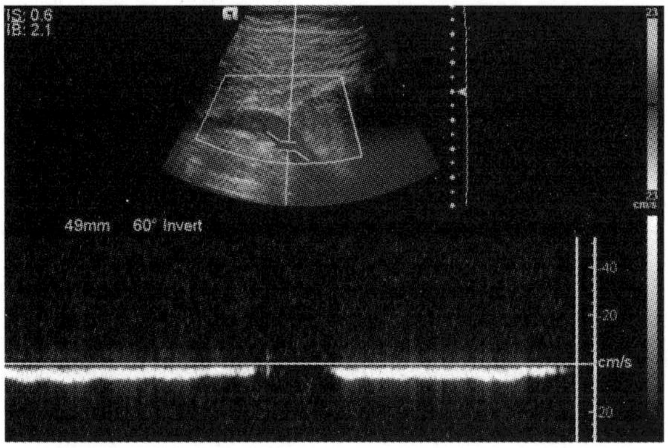

图 17-12　股静脉 Valsalva 试验彩色频谱多普勒血流

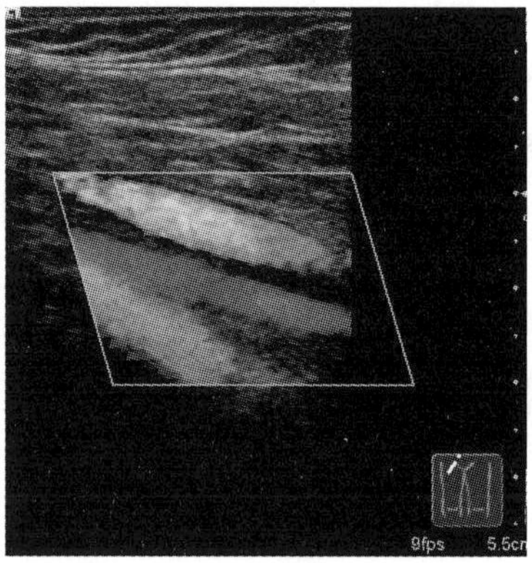

图 17-13　下肢血管彩色多普勒血流

四　四肢血管疾病超声诊断

（一）动脉硬化性闭塞症

四肢动脉硬化闭塞症是由动脉粥样硬化病变引起的慢性动脉闭塞性疾病，动脉粥样硬化斑块、动脉中层变性及继发血栓形成可导致动脉管腔狭窄以至闭塞，从而引起相应的肢体缺血。四肢动脉硬化性闭塞症可引起肢体发冷、麻木、间歇性跛行、静息痛以至肢端溃疡或坏疽。下肢病变远较上肢病变多见。

【声像图表现】

1. 二维超声　动脉管壁增厚，回声增强，血管呈不规则扭曲。血管内膜粗糙、增厚，有粥样硬化斑块形成；管腔呈不规则狭窄和局部扩张，可有血栓形成。

2. 多普勒超声　狭窄管腔局部出现多彩镶嵌血流，血流峰值流速增快，舒张期反向血流消失，窗口变小或消失。动脉狭窄的下段，收缩期峰值流速及平均流速减慢，舒张期反向血流消失而呈单向波形。动脉完全阻塞，若无侧支循环形成则阻塞部及其下段无彩色血流信号；已有侧支循环形成者，则可检测到微弱血流信号。

【超声报告示例】

超声检查所见：双侧股总动脉、股浅动脉、腘动脉、胫前动脉及胫后动脉广泛内膜增厚、毛糙，内壁附着多个大小不等的强回声斑块，较大者后方伴声影，最大斑块长 0.7cm，厚 0.5cm，位于左股浅动脉上段。右股浅动脉、腘动脉、胫前动脉及胫后动脉内充满低回声，管腔内未见明显血流信号，周围未见明显侧支血管。

超声提示：①双下肢动脉广泛粥样硬化斑块伴多发斑块形成；②右股浅动脉、腘动脉、胫前动脉及胫后动脉血栓形成合并闭塞。

【鉴别诊断】

1. 下肢动脉硬化闭塞症与急性下肢动脉栓塞的鉴别　急性下肢动脉栓塞起病急骤，患肢突然出现疼痛、苍白、厥冷、麻木、运动障碍及动脉搏动消失；多见于心脏病患者，特别是心房颤动患者；发病前可无间歇性跛行等下肢慢性缺血症状。

2. 下肢动脉硬化闭塞症与多发性大动脉炎的鉴别　多发性大动脉炎如果病变累及主-髂动脉，临床上可出现下肢缺血的症状，此疾病多见于年轻女性，动脉病变主要累及主动脉及其分支的起始部，疾病活动期有发热和血沉升高等现象，可与下肢动脉硬化闭塞症鉴别。

3. 上肢动脉硬化闭塞症与胸廓出口综合征的鉴别　胸廓出口综合征为锁骨下动、静脉及臂丛神经在胸廓出口处受压而出现的相应临床症状和体征，锁骨下动脉受压时可出现患肢发凉、麻木、无力，桡动脉搏动减弱甚至消失，发病通常与患肢的体位有关。

（二）急性动脉栓塞

急性动脉栓塞是指栓子自心脏或近心端动脉壁脱落或自外界进入动脉，随动脉血流冲入并停留在管径与栓子大小相当的动脉内，引起受累动脉供应区组织的急性缺血而出现相应的临床症状。肢体动脉急性栓塞常具有特征性的“5P”征，即疼痛（pain）、麻木（paresthesia）、苍白（pallor）、无脉（pulseless）和运动障碍（paralysis）。上述各种症状出现的早晚并不一致，症状的轻重取决于栓塞的位置、程度、继发性血栓的范围、是否有动脉粥样硬化性动脉狭窄及侧支循环代偿的情况。在肢体动脉栓塞中，下肢动脉栓塞远多于上肢，发病率较上肢约高 10 倍。下肢动脉栓塞以股动脉栓塞的发病率最高，其次是腘动脉。上肢动脉栓塞则以肱动脉为常见。

【声像图表现】

1. 二维超声　动脉管腔内见不均质实性偏低回声，有时可见不规则强回声斑块伴典型或不典型声影，有时于栓塞近心端可见到血栓头漂浮于管腔内。

2. 多普勒超声　急性动脉完全栓塞时，彩色血流于栓塞部位突然中断，栓塞段不能探及血流频谱。不完全性栓塞时，彩色血流呈不规则细条或细线状，色彩明亮或暗淡；此处的血流速度多不太高，脉冲多普勒频谱波形不定。栓塞远心端动脉内可探及低速低阻或单相连续性带状频谱。

【超声报告示例】

超声检查所见：双侧股总动脉、股浅动脉、腘动脉、胫前动脉、胫后动脉内膜不增厚，内壁平整。左侧腘动脉管腔内见不均质实性低回声充填，范围约 2.5cm×1.1cm。CDFI 示病变段管腔内血流充盈缺损，其远端胫后动脉可见低速血流信号，脉冲多普勒频谱呈静脉样。余血管血流通畅，充盈良好。

超声提示：左侧腘动脉内实性回声，结合病史考虑急性栓塞可能性大。

【鉴别诊断】

急性四肢动脉栓塞须与急性四肢深静脉血栓形成鉴别：后者可引起动脉反射性痉挛，使远心端动脉搏动减弱、皮温降低、皮色苍白，以致与急性四肢动脉栓塞相混淆；但是，急性四肢深静脉血栓形成时，二维超声可发现四肢深静脉有血栓，彩色多普勒则显示深静脉血流异常，而动脉血流通畅。

（三）假性动脉瘤

假性动脉瘤为动脉管壁全层破损，血液流出被周围组织包绕，形成动脉旁血肿，内可见继发性血栓形成，多与外伤、感染有关。

【声像图表现】

1. 二维超声　动脉旁可探及瘤腔呈无回声或混合回声不规则包块，一侧可见破口与动脉壁交通形成瘤颈。

2. 多普勒超声　瘤腔内血流紊乱呈涡流，瘤颈处可见双向窄束血流，收缩期自动脉喷射入瘤体，舒张期反流回动脉腔内。频谱多普勒可录及瘤颈处双向高速血流信号。

【超声报告示例】

超声检查所见：左腘窝部见一 6.8cm×6.3cm×5.6cm 无回声区，形态不规则，轮廓模糊，其周边可见环形低回声，中心部充满紊乱的血流信号。可录及源于腘静脉“双期双向”血流信号。左腘静脉受包块挤压明显变窄，峰值流速 220cm/s，其下游胫前动脉、胫后动脉血流通畅。

超声提示：①左腘动脉假性动脉瘤并附壁血栓；②左腘静脉外压性狭窄。

【鉴别诊断】

与真性动脉瘤鉴别，后者瘤体有动脉管壁 3 层结构，无瘤颈存在。

（四）四肢深静脉血栓

四肢深静脉血栓是一种比较常见的疾病，以下肢多见。长期肢体制动或偏瘫、全麻、感染及先天解剖变异等可引起静脉血流迟缓；化学药物、机械性或感染性损伤可导致内膜损伤，启动外源性凝血途径；大型手术、严重脱水、严重感染、晚期肿瘤和先天遗传性疾病等使血液处于高凝状态，上述条件均可导致血栓形成。

下肢深静脉血栓以股浅静脉和腘静脉的发生率为最高，股总静脉次之，多段受累常见。常见的临床表现：①血栓水平以下的肢体持续肿胀，站立时加重，呈凹陷性水肿；②疼痛和压痛，皮温升高，主要是血栓在静脉内引起的炎性反应和静脉回流受阻所致；③浅静脉曲张；④“股青肿”是下肢静脉血栓中最为严重的一种情况，当整个下肢静脉系统回流严重受阻时，组织张力极度增高，致使下肢动脉痉挛，肢体缺血甚至坏死；⑤血栓脱落，可造成肺栓塞。70%～90%肺栓塞的栓子来源于下肢深静脉，故及时诊断下肢深静脉血栓非常重要。

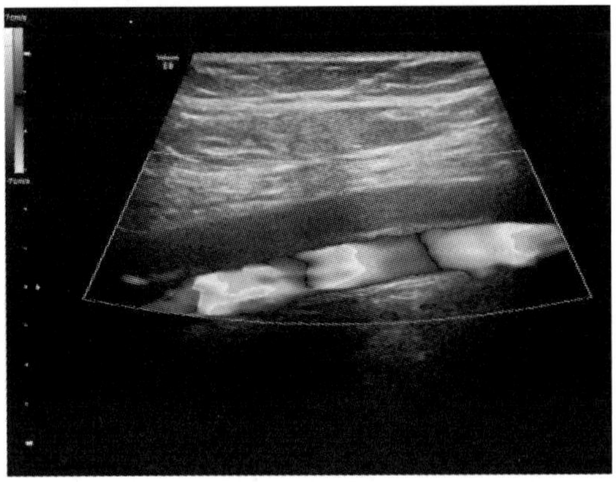

图 17-14　腘静脉血栓声像图

【声像图表现】

1. 二维超声　阻塞血管部位可见血栓回声，急性期血栓呈均匀低回声（图 17-14，彩图 56），慢性期呈不均质增强回声，表面不规则。血栓处静脉管径通常明显扩张，大于相邻动脉，探头加压管腔不能压闭。

2. 多普勒超声　彩色多普勒血流显示血栓段静脉管腔内完全无血流信号或探及少量血流信号。慢性可见侧支循环形成。频谱多普勒显示远端血流速减慢，深呼吸或做 Valsalva 动作、挤压肢体血流信号改变不明显或消失，完全梗阻时近心端无回流血流信号。

链接

急性、亚急性与慢性四肢静脉血栓的鉴别

超声可以依据血栓的回声特点来大概推断血栓形成的时间长短，对三者之间的鉴别有一定帮助。①急性血栓是指发生时间在 2 周之内，超声特点为形成后数小时到数天之内表现为无回声，1 周后回声逐渐增强呈低回声；血栓处静脉管径明显扩张，显著大于相邻动脉；近心端往往是最新形成的凝血块，未附着于静脉壁，自由漂浮在管腔中。②亚急性血栓一般指血栓发生的时间在 2 周到 6 个月，超声特点为回声逐渐增强，但回声强度的差异较大；血栓逐渐溶解和收缩，导致血栓变小且固定，静脉扩张程度减轻，甚至恢复至正常大小；血栓黏附于静脉壁，不再自由浮动；由于血栓再通，静脉腔内血流信号逐渐增多；侧支循环形成。③慢性期血栓是指血栓发生在 6 个月以上，慢性期血栓逐渐发生纤维化，超声特点包括静脉管壁不规则增厚、静脉瓣膜增厚、静脉反流和侧支静脉循环形成等。

【超声报告示例】

超声检查所见：右侧腘静脉明显扩张，管腔内充满低回声，探头加压后管腔不消失，仅可见少许点状及条状血流信号，周围未见明显侧支血管。右侧股总静脉、股浅动脉内未见异常回声，探头加压后管腔消失，血流频谱呈带状。左下肢深静脉未见明显异常。

超声提示：右下肢腘静脉血栓形成。

【鉴别诊断】

1. 正常四肢深静脉与深静脉血栓的鉴别　将正常四肢静脉误认为静脉血栓的情况见于髂静脉、股浅静脉、腘静脉及小腿深部静脉。其产生的主要原因除了缺乏自发性血流信号外，还有仪器调节不当、图像质量差、静脉被压闭等。

2. 四肢静脉血栓与静脉血流缓慢的鉴别 当静脉管腔内血液流动缓慢或使用较高频率探头时，血液可表现为云雾状似血栓样回声，采用压迫试验可很好地鉴别。

（五）下肢静脉瓣膜功能不全

下肢静脉瓣膜功能不全包括下肢浅静脉、深静脉和穿静脉的瓣膜功能不全，依据其单独发生或继发于静脉血栓而分为原发性和继发性下肢深静脉功能不全，前者为静脉瓣发育异常，长期咳嗽或肿瘤压迫等因素所致；后者主要是血栓性静脉炎引起的静脉瓣损害导致不能有效防止血液反流。由于静脉血流不畅，随之出现下肢静脉压升高，液体外渗，下肢肿胀、疼痛和浅静脉曲张、组织缺氧，下肢皮肤营养不良，皮肤色素沉着，严重者可引起皮肤溃烂。

【声像图表现】

1. 二维超声 显示病变血管扩张，有时可见静脉壁增厚、畸形及瓣膜缩短，内膜粗糙，开闭活动受限，并可检出血栓回声。

2. 多普勒超声 取站立位做 Valsalva 动作，或加压小腿或大腿放松后出现彩色倒转血流束及反向血流频谱曲线。

3. 超声检查时可用以下几种方法诱发静脉反流。一般认为，正常静脉内无反流或反流时间<0.5 秒；静脉反流时间持续 1 秒以上即可诊断静脉瓣膜功能不全（图 17-15，彩图 57）。

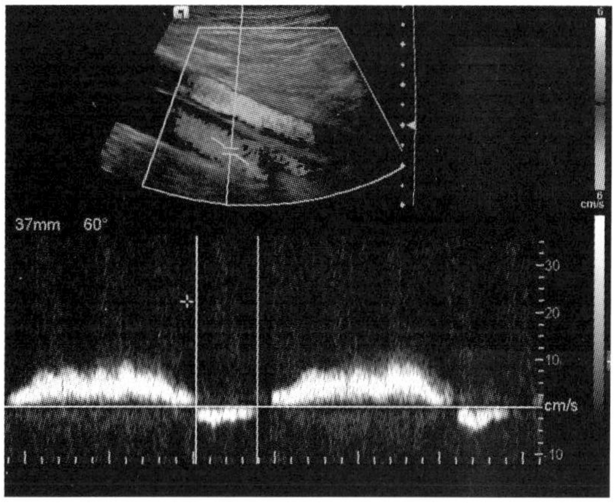

图 17-15 股浅静脉瓣关闭不全频谱多普勒

（1）远侧肢体挤压法：是观察被检静脉的远侧肢体挤压解除后，被检静脉内是否出现静脉反流并测量反流时间，为超声检查时诱发静脉反流的最常用方法。

（2）小腿袖带充气法：是观察被检静脉的远侧小腿充气袖带快速减压时，被检静脉内是否出现静脉反流并测量反流时间。

（3）踝关节屈曲运动法：是观察经过数次踝关节跖屈和背屈运动后，被检静脉内是否出现静脉反流并测量反流时间。

（4）Valsalva 动作法：是患者深吸气后，屏气过程中用力做呼气动作以增加腹压，观察被检静脉内是否出现静脉反流并测量反流时间，主要用于评估隐股交界瓣膜功能。Valsalva 动作法不适用于检测下肢远侧静脉反流。

以上几种检查方法中，前三种方法均利用被检静脉内血液的地心引力作用诱发静脉反流，必须在站立位、头高足低卧位或坐位下进行；第四种方法利用 Valsalva 动作时腹压增高，而不是静脉血液的地心引力诱发静脉反流，可在仰卧位下进行，评价某些静脉瓣功能。

【超声报告示例】

超声检查所见：右股总、股浅静脉明显扩张，内壁毛糙，内壁及瓣膜窦处附着细小中强回声，最大者长 0.38cm，厚 0.25cm。中强回声处管腔不能被完全压瘪，血流信号充盈缺损。挤压探查处远端肢体放松后作 Valsalva 试验，右侧股总、股浅静脉反流持续时间分别为 4.2 秒、1.2 秒。

超声提示：右股总、股浅静脉血栓形成后综合征。

【鉴别诊断】

原发性下肢深静脉瓣膜功能不全与正常下肢深静脉的鉴别：在许多无下肢深静脉瓣膜功能不全症状的受试者中，经常可发现挤压远端肢体放松后或 Valsalva 动作时有短暂反流，但股静脉的反流时间一般在 1 秒以内，膝关节以下静脉的反流时同一般在 0.5 秒以内。而有明显症状的原发性下肢深静脉瓣膜功能不全受试者中，一般反流时间＞1 秒。

第三节　腹 部 血 管

一　解剖概要

（一）腹主动脉

腹主动脉为主动脉穿过膈肌的主动脉裂孔至脐水平分出左右髂总动脉之前的一段，位于脊柱前方并稍偏中线左侧（图 17-16）。腹主动脉的主要分支有：

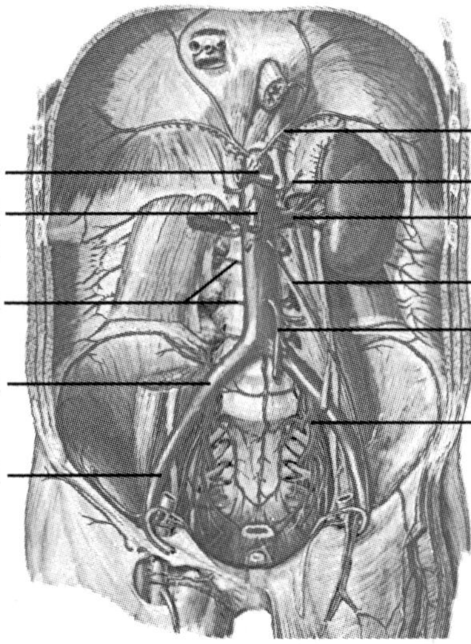

图 17-16　腹主动脉及其分支解剖

1. 腹腔动脉　在相当于第 1 腰椎水平自腹主动脉前壁发出，分为胃左动脉、肝总动脉和脾动脉。

2. 肠系膜上动脉　起自腹腔干稍下方 1～2cm 处的腹主动脉前壁，约成 30° 角向下与腹主动脉平行，其间有左肾静脉通过。

3. 肾动脉　左、右肾动脉在第 1、2 腰椎之间自腹主动脉的两侧水平方向发出，相当于肠系膜上动脉下方约 1.5cm 处。左肾动脉较短，转向后外侧进入肾门，右肾动脉较长，沿脊柱向右绕过下腔静脉后方进入右肾门。

4. 肠系膜下动脉　起源于腹主动脉分叉处上方 3～4cm 的前壁，约在第 3 腰椎水平，由腹主动脉前壁发出，沿腹膜后方朝左下方走行。

（二）下腔静脉

下腔静脉位于脊柱右前方，由左、右髂总静脉在第 4、5 腰椎水平汇合而成，沿腹主动脉右侧上行，在肾门平面收集左、右肾静脉，再向上经肝后方的腔静脉窝，穿膈肌的腔静脉裂孔注入右心房。下腔静脉的主要属支有：

1. 肝静脉　有肝左静脉、肝中静脉和肝右静脉三支，于第二肝门处汇入下腔静脉。

2. 肾静脉　左、右肾静脉分别起自左肾和右肾，于第 1 腰椎水平从侧方汇入下腔静脉。双侧肾静脉均位于双侧肾动脉前方，右肾静脉较短，呈水平走行。左肾静脉较长，穿行于腹主动脉和肠系膜上动脉之间。

（三）肝门静脉

由肠系膜上静脉和脾静脉在胰颈后方汇合形成门静脉主干，在十二指肠球部后方，走行于肝十二指肠韧带中，位于胆总管和肝动脉之后，至肝门处分为左、右两支进入肝脏。

二 超声检查方法

（一）仪器

实时超声诊断仪，常规使用 3.5MHz 凸阵探头，体瘦者可选用 5.0MHz 探头，肥胖者和位置深在的血管可采用 2.0MHz 探头。声束与血流方向之间的夹角<60°，取样门大小为所查血管管径的 1/3～1/2。

（二）检查前准备

常规要求患者禁食 8 小时以上，患者病情危急亦可立即行超声检查。

（三）检查体位

根据不同的扫查部位和所针对的血管检查相应地取仰卧位、侧卧位或俯卧位。站立位利用下移的肝作透声窗有助于一些血管段的检查，也可使一些静脉扩张而方便检查。

（四）检查方法

1. 腹主动脉及其主要分支

（1）腹主动脉：常规沿腹正中线偏左 1～2cm 处做纵切和横切扫查，观察腹主动脉全程及其分支。但肥胖、腹胀及大量腹水患者可导致该切面检查不满意甚至失败，此时可采用右侧卧位行左侧腰部冠状面扫查，利用脾、肾作透声窗来显示腹主动脉。

（2）肾动脉：首先在肠系膜上动脉起始下方 1cm 处测量腹主动脉峰值流速，然后使用腹正中横切扫查、右前腹肋间或肋缘下横切扫查或侧腰部冠状面扫查，观察肾动脉主干血流充盈情况和有无紊乱血流，测量其收缩期峰值流速和舒张末期流速；最后获得满意的叶间动脉血流并测量叶间动脉的峰值流速、收缩早期加速度、加速时间和阻力指数。过度肥胖、肠气干扰等影响因素可使肾动脉检查失败。

（3）肠系膜动脉：包括腹腔动脉、肠系膜上动脉和肠系膜下动脉。腹腔动脉恰位于肝尾状叶下方、肠系膜上动脉和胰腺的上方，纵切显示其与腹主动脉垂直或与腹主动脉形成向头侧的夹角，横切显示腹腔动脉及其分支呈“Y”形或“T”形。纵切稍偏右显示肠系膜上动脉长轴图，其起始于腹主动脉前壁，经脾静脉和胰颈的后方下行，右侧有肠系膜上静脉伴行。在髂总动脉分叉处的上方 3～4cm 处，纵切稍偏左显示肠系膜下动脉起始于腹主动脉前壁，沿腹膜后方朝左下走行，肥胖或肠气干扰明显者常不易显示。

2. 下腔静脉及其属支

（1）下腔静脉：将探头置于剑突下腹正中线偏右约 2cm 处，自上往下纵切追踪观察下腔静脉的管壁和管腔内状况，横切下腔静脉位于腹主动脉右侧。或将探头置于右前腹肋间或右侧腰部，呈冠状面扫查，利用肝和右肾作透声窗，能够显示呈平行排列的下腔静脉和腹主动脉的长轴图像。站立位或做 Valsalva 动作时，由于下腔静脉扩张，有助于观察。

（2）肝静脉：剑突下纵断和横断扫查 3 支肝静脉，观察其内有无异常回声、血流充盈情况和频谱形态。探头置于右肋缘下，声束指向右上方，进行右肋缘下斜断扫查，主要用于观察肝右静脉、肝中静脉以及它们之间的交通支。也可将探头置于右前腹肋间，呈冠状面扫查肝右静脉。

（3）肾静脉：与同名动脉的超声探测方法基本类似。

上述血管主要观测内容：有无先天变异，管腔有无狭窄和扩张，有无移位和受压，管腔内有无异常回声，血流方向，管腔血流充盈和有无紊乱血流。静脉还应观察压迫后管腔的改变，静脉血流频谱的期相性。动脉测量的参数有收缩期峰值血流速度，舒张末期流速，血流速度比值，加速时间，加速度和阻力指数。

（五）注意事项

1. 应注意选择扫查途径和利用透声窗，帮助腹膜后大血管超声检查的进行。如检查腹主动脉上段时，应嘱患者做深吸气后屏气动作，以尽可能利用下移的肝作为透声窗，当肠道气体干扰导致腹主动脉显示不清时，可采用左侧腰部冠状切面扫查。

2. 当被检查区域存在动脉瘤时，应注意避免加压。

3. 探头加压可消除部分肠道气体的干扰，有助于腹膜后大血管的超声检查。

4. 体型肥胖或肠气干扰较重的患者，采取左侧卧位做 Valsalva 动作或取站立位，并利用肝脏作透声窗行右侧冠状切面扫查有助于下腔静脉的显示。

5. 由于心动周期或声束角度等条件影响，下腔静脉内可出现血流充盈差或无血流信号显示等伪差，此时应注意调节仪器设置，并采取探头加压、变换体位等方法来提高图像显示质量，而不要轻易诊断下腔静脉血栓或瘤栓。

三 正常声像图表现

（一）腹主动脉及其主要分支

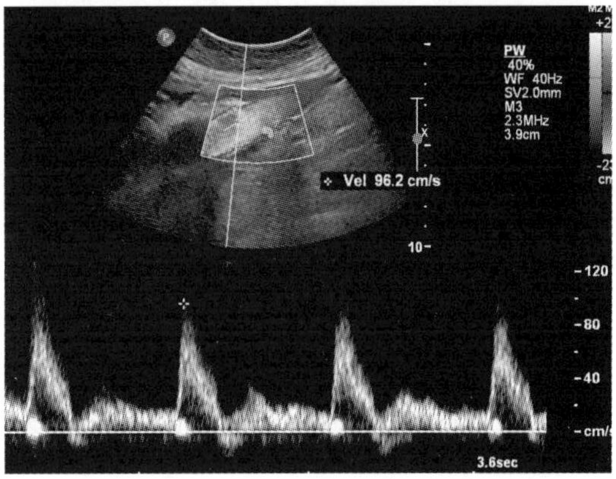

图 17-17　腹主动脉多普勒血流频谱

1. 腹主动脉　纵切腹主动脉呈管状无回声区，横切为一圆形无回声区，体瘦者可显示管壁的三层结构。动脉内径自上而下渐进性变小，随年龄增大而增宽，男性明显大于女性。正常腹主动脉近段内径 2～3cm，中段 1.5～2.5cm，远段 1～2cm。CDFI 显示血流为层流，流向足侧；近心段舒张期血流有一定程度的正向血流，而远心段舒张早期存在反向波（图 17-17，彩图 58）。

2. 腹腔动脉和肠系膜上动脉　正常腹腔动脉内径 0.6cm±0.17cm，肠系膜上动脉内径 0.64cm±0.14cm。禁食时，肠系膜上动脉血液循环阻力较高，为三相波形，由收缩期前向波、舒张早期反向波和舒张中晚期的低速前向血流组成；进食后，内径明显增宽，整个心动周期（尤其舒张期）流速明显升高，反向血流消失。禁食时腹腔动脉血流为低阻的两相波形，具有较高的舒张期血流，进食后流速仅轻微升高。

3. 肾动脉　成人肾动脉内径为 4～7mm，管腔内血流充盈（图 17-18，彩图 59），血流频谱为低阻型，收缩早期频谱上升陡直，而后缓慢下降，约 50%肾动脉存在收缩早期切迹。正常肾动脉峰值流速＜150cm/s，收缩早期加速时间＜0.07s，收缩早期加速度＞3m/s，阻力指数 0.5～0.7（图 17-19，彩图 60）。

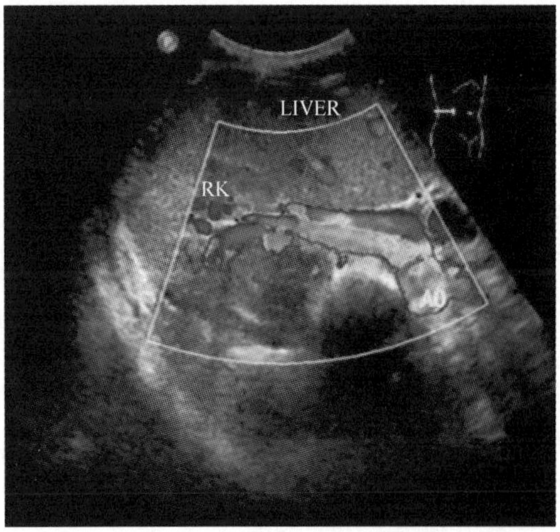

图 17-18　肾动脉声像图

LIVER：肝脏；RK：右肾

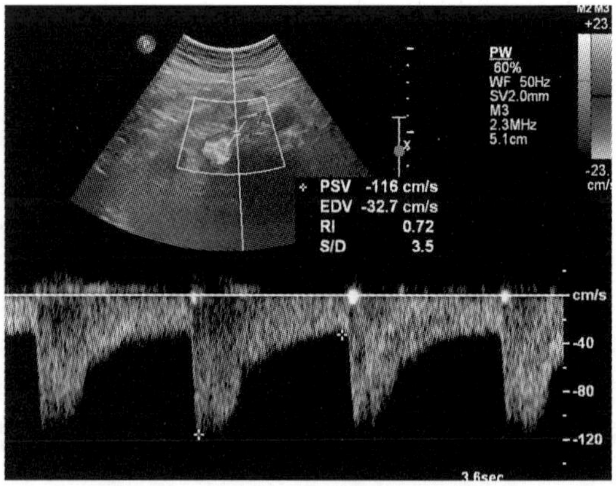

图 17-19　肾动脉多普勒血流频谱

（二）下腔静脉及其属支

1. 二维超声　下腔静脉及其属支，如肝静脉、肾静脉壁呈薄而平整的细线状回声，有时不易辨认，管腔内为无回声。下腔静脉表现为宽窄不均的管状结构，近右心房处可见明显的生理性狭窄。下腔静脉内径明显受呼吸的影响，吸气时前后径变窄呈扁平状，呼气时前后径增宽呈椭圆形。正常下腔静脉管腔前后径上段 1.0～1.3cm，中段 0.9～1.2cm，下段 0.9～1.1cm。

2. 彩色多普勒　清晰显示者，管腔内充满血流信号，但肠气干扰和肥胖等影响因素可使静脉管腔内血流信号充盈不满意。下腔静脉近心段和肝静脉随心脏舒缩血流颜色发生变化，但无湍流出现。

3. 频谱多普勒　房室舒缩致血流频谱呈多相型，每一心动周期依次由 S 波、V 波、D 波和 A 波组成，偶尔在 A 波之后还有一个 C 波。S 波和 D 波为前向波，S 波波峰常＞D 波波峰；V 波、A 波及 C 波为反向波。这种多相型频谱常见于下腔静脉近心段和 3 支肝静脉，很少见于右肾静脉，而下腔静脉远心段、左肾静脉和髂静脉血流受心脏舒缩的影响很小，常表现为连续的前向血流。血流频谱也受呼吸的影响，通常吸气时 S 波流速减低，D 波流速升高，而呼气时波形流速改变则正好相反。Valsalva 试验（深吸气后憋气）时，反向血流消失。

（三）正常报告示例

超声检查所见：腹腔动脉水平腹主动脉内径为 1.9cm，腹主动脉末端内径为 1.5cm。腹主动脉内壁平整。彩色多普勒显示其内血流为层流，充盈满意。血流频谱形态未见异常，峰值流速为 105cm/s。

下腔静脉肝后段内径为 1.5cm，肾静脉水平为 1.7cm，远心段为 1.6cm。其内壁平整，管腔内为无回声，内径明显受呼吸影响。彩色多普勒显示管腔内血流充盈满意，无紊乱血流信号；血流频谱明显受心房压力和呼吸的影响。

超声提示：腹主动脉、下腔静脉未见明显异常。

四　腹主动脉及其主要分支疾病

（一）腹主动脉粥样硬化

轻者无明显症状，病变较严重者可引起腹主动脉及其分支动脉狭窄而出现相应的临床表现。最早出现的症状为间歇性跛行，足背动脉或踝部胫后动脉搏动减弱或消失。以后，股、腘动脉搏动也不能扪及，肢端皮肤苍白，静脉充盈时间和色泽恢复时间都延迟。后期出现组织营养障碍性病变，如足趾冰冷、发绀、趾甲增厚、溃疡、坏疽。

【声像图表现】

1. 病变区动脉内膜增厚、毛糙，内壁可见大小不等的强回声、低回声和混合性回声斑块向腔内突起。

2. 若动脉明显狭窄，则狭窄处动脉管腔内血流束变细，流速明显升高，反向波消失；狭窄处及后段血流紊乱，常可见射流。若血栓形成伴管腔闭塞，则管腔内充满低回声，无血流信号。

3. 狭窄段及后段测及高速射流频谱，频窗充填，流速升高；狭窄处与上游正常动脉峰值流速比值≥2.0～2.5，可诊断腹主-髂动脉内径狭窄≥50%；远离狭窄下游的动脉血流流速减低，反向波消失。

【超声报告示例】

超声检查所见：腹腔动脉水平腹主动脉内径 2.5cm，末端 1.2cm。腹主动脉内膜毛糙、增厚，内壁可见多个大小不等的强回声团，最大者长 1.3cm、厚 0.3cm。管腔内血流通畅，充盈尚好。血流频谱形态未见异常，峰值流速为 87cm/s。

超声提示：腹主动脉粥样硬化伴多发斑块形成。

【鉴别诊断】

与大动脉炎的鉴别：大动作炎以青年女性多见，主要累及主动脉及其主要分支，导致血管腔节段性狭窄以至闭锁。

（二）腹主动脉瘤

腹主动脉瘤分为真性腹主动脉瘤、假性腹主动脉瘤和腹主动脉夹层 3 种。

真性腹主动脉瘤

真性腹主动脉瘤常由管壁粥样硬化引起，也可因感染所致。管壁变薄，受管腔内压力影响，局部血管逐渐扩大而成。好发于肾动脉水平以下的腹主动脉。上段腹主动脉瘤很少发生，一旦发生，有可能与胸主动脉瘤并存，本病多见于老年男性，55 岁以后发病率明显升高。多数患者无临床症状，体型较瘦者腹部可出现搏动性包块。

【声像图表现】

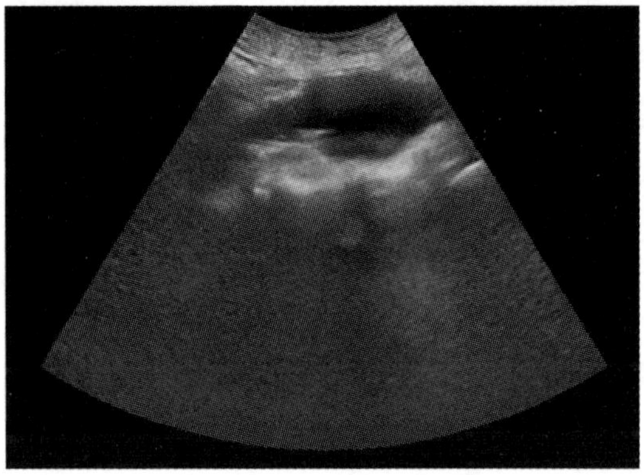

图 17-20　真性腹主动脉瘤

病变段腹主动脉失去正常形态，局限性扩张，多呈梭形或纺锤形，瘤壁仍表现为动脉壁的各层结构，瘤体内常见附壁血栓。CDFI：瘤腔内出现涡流，呈杂色血流信号。

诊断标准：最大内径＞3.0cm；腹主动脉最宽处外径较相邻正常外径增大 1.5 倍以上（图 17-20）。符合两者之一即可诊断。

【超声报告示例】

超声检查所见：肾动脉水平以下腹主动脉局限性显著扩张，呈梭形，范围为长约 5.6cm，前后径为 4.7cm，左右径为 4.2cm。瘤壁回声增强，瘤体内有附壁血栓中等回声，最厚处为 1.5cm。CDFI：其内可见明显的杂色血流信号，未能探及高速血流信号。

超声提示：肾动脉水平以下腹主动脉瘤伴附壁血栓。

【鉴别诊断】

与假性腹主动脉瘤鉴别：假性腹主动脉瘤少见，多为外伤所致，病变处瘤壁无动脉壁三层结构，自破口处形成局限性外凸的瘤腔，壁厚，由纤维结缔组织包裹而成。在瘤颈部破裂口处引出“双期双向征”频谱。

与腹主动脉夹层动脉瘤鉴别：大多数腹主动脉的夹层动脉瘤由胸主动脉的夹层动脉瘤向下延伸所致，少数原发于腹主动脉。血管内膜撕裂，血液由内膜破裂口进入假腔内，分离的内膜随心脏舒缩而有规律地摆动。

腹主动脉夹层

腹主动脉夹层是指动脉内膜撕裂，血液从破裂口流入中层，使内膜和中层分离，并向周围和远端动脉扩展，可累及腹腔动脉、肠系膜上动脉或肾动脉，引起有关脏器供血不足和缺血症状。本病常由胸主动脉夹层蔓延而来，也有原发于腹主动脉的夹层。其病因多样，如遗传性、先天性、损伤、动脉硬化等。男女比例约为 2∶1，年龄以 45～60 岁多见。症状常为突发腹部剧痛。

【声像图表现】

（1）直接征象：受累动脉内膜分离，分离的内膜呈线状回声，将血管分隔成真、假两腔（图 17-21，彩图 61）。急性期常见分离的内膜随心动周期不停地摆动，收缩期向真腔摆动；慢性期分离的内膜较固定。仔细寻找可探及分离内膜的破裂口，破裂口处血流紊乱，流速明显升高。上端动脉内膜破裂口为夹层血流的入口，而下端动脉内膜破裂口为夹层血流的出口。

（2）间接征象：①管腔内血流分隔现象，这是指在彩色血流成像上同一条动脉管腔内血流（实为真腔与假腔内血流）被剥离的内膜和血栓隔开。②同一条动脉同一水平存在两种不同性质的血流频谱，分别代表真、假腔血流。③夹层段动脉扩张。④夹层段动脉真腔狭窄，如果病变较轻，真腔血流表现正常或轻度紊乱；病变严重时，假腔内较多血流通过和较大范围血栓导致真腔狭窄甚至完全闭塞。

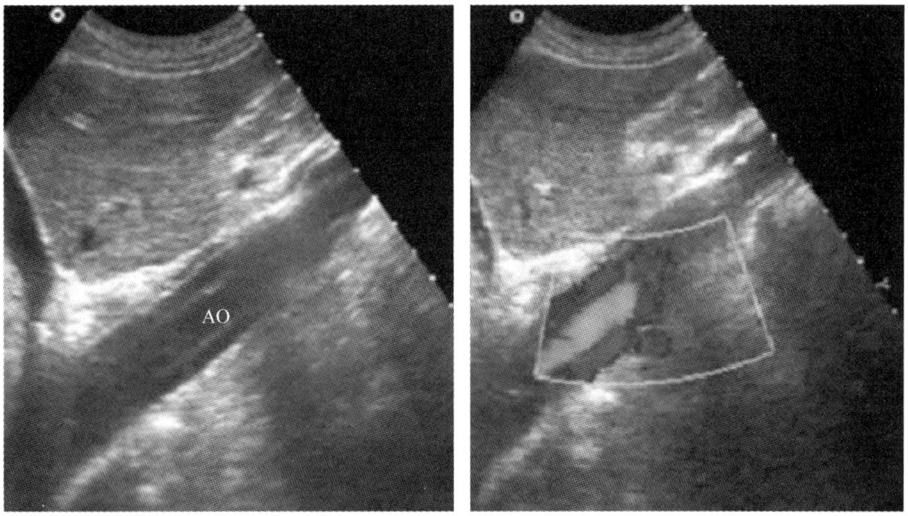

图 17-21 腹主动脉夹层

AO：腹主动脉

【超声报告示例】

超声检查所见：腹腔动脉水平腹主动脉内径 2.8cm，腹主动脉末端内径 1.6cm，腹腔动脉起始上方腹主动脉受肠气干扰显示不佳，腹腔动脉起始水平下方至髂动脉分叉处腹主动脉管腔内见带状低回声，随心动周期规律摆动。近端分离内膜可见一 0.3cm 破口，彩色多普勒可见血流从真腔通过破口流向假腔，破口处血流 PSV 246cm/s。假腔内血流紊乱，真腔未见明显狭窄。

超声提示：腹主动脉夹层。

（三）肾动脉狭窄

肾动脉狭窄（renal artery stenosis，RAS）的常见病因为动脉粥样硬化、多发性大动脉炎和纤维肌性发育不良。血压持续升高为其主要临床表现，如血压控制不佳可引起急性左心衰竭，患肾缺血可引起肾萎缩和肾损害等严重并发症。

【声像图表现】

（1）患肾正常大小或萎缩，肾长径＜9cm 或较健侧＜1.5cm 以上。

（2）狭窄段管腔变窄，血流束变细，流速明显升高，阻力增大（图 17-22，彩图 62）；狭窄即后段为杂色血流信号，仍可测及高速射流。闭塞段管腔内无明显血流信号。

（3）狭窄动脉的肾内动脉分支血流频谱呈小慢波改变，表现为频谱形态低平、圆钝，频谱上升倾斜，流速减低，阻力降低。

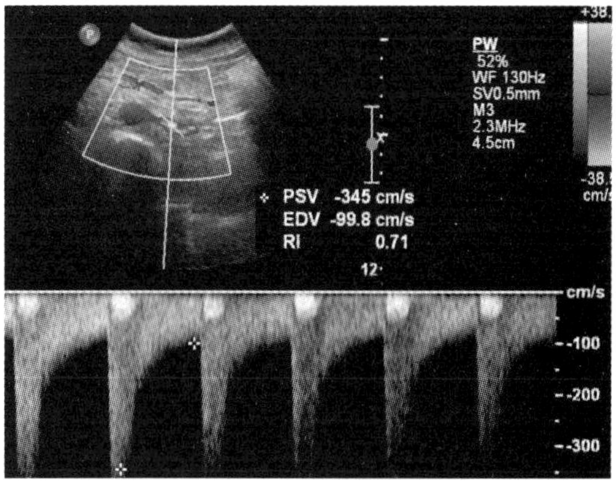

图 17-22 肾动脉狭窄多普勒血流频谱

【诊断标准】

（1）内径减少≥60%的 RAS 的诊断标准：①肾动脉湍流处峰值流速≥180cm/s；②肾动脉与腹主动脉峰值流速比值≥3。

注：①当腹主动脉峰值流速<50cm/s 时，不宜使用肾动脉与腹主动脉峰值流速比值指标，此时肾动脉峰值流速≥200cm/s 可提示≥60%的 RAS；②严重 RAS 的肾动脉峰值流速可在正常范围内。

（2）重度 RAS（内径减少≥70%或 80%）的诊断标准：除（1）的表现外，还包括，①肾内动脉小慢波改变，表现为收缩早期波峰消失，频谱低平，收缩早期频谱倾斜；②收缩早期加速时间≥0.07 秒。

（3）肾动脉闭塞的诊断标准：①肾动脉主干管腔内既无血流信号，也未能探测血流频谱；②肾内动脉小慢波改变。

【超声报告示例】

超声检查所见：右肾动脉中段见杂色血流信号，峰值流速350cm/s，同侧叶间动脉峰值流速为20cm/s，加速时间为0.13秒，阻力指数为0.45。肾动脉开口处腹主动脉峰值流速为71cm/s，右侧肾动脉RAR（肾动脉与邻近腹主动脉峰值流速之比）为4.9；左肾动脉主干管腔内血流通畅，充盈满意，峰值流速为91cm/s，左侧叶间动脉峰值流速为35cm/s，加速时间为0.04秒，阻力指数为0.54。

超声提示：右肾动脉中段重度狭窄，狭窄程度＞80%。

【鉴别诊断】

（1）DRAS病因的鉴别诊断：依据患者的年龄、性别、狭窄部位和其他动脉声像图表现，能够鉴别大多数3种常见病因患者。

（2）除RAS以外，肾动脉先天发育不良、肾动静脉瘘、肾静脉血栓形成、主动脉狭窄等也可引起肾血管性高压，需与这些疾病进行鉴别。

五 下腔静脉及其主要属支疾病

（一）布-加综合征

布-加综合征（Budd-Chiari syndrome）是指肝与右心房之间的肝静脉和（或）下腔静脉发生阻塞而引起肝静脉回流受阻，由此产生一系列症候群。多见于青壮年，病因为先天隔膜、血液高凝状态、肿瘤压迫或侵犯静脉及血栓性静脉炎等。肝的病理变化主要是由于肝静脉血流受阻而引起广泛肝淤血，整个肝大，尤以肝左叶和尾状叶增大明显；后期可出现肝硬化。发病大多缓慢，自觉腹胀、腹痛、恶心、食欲缺乏、全身乏力等。

【声像图表现】

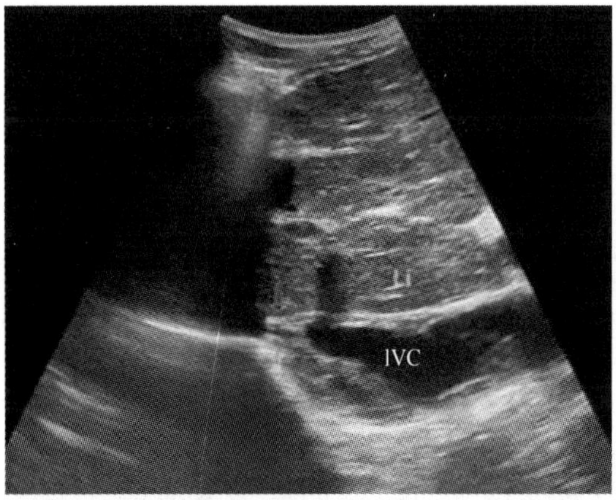

图17-23 布-加综合征

IVC：下腔静脉

（1）下腔静脉和（或）肝静脉狭窄、闭塞：①隔膜常位于下腔静脉近右心房处或肝静脉开口处，呈薄膜状，有的合并纤维化、钙化而探及强回声，有的回声较低而不易显示。隔膜近心端血流紊乱，常探及高速射流（图17-23）。②血栓或癌栓：管腔内见实性低或中强回声，血流充盈缺损。③外压性：静脉受压变窄甚至闭塞，邻近见肿物回声。梗阻远心端静脉血流缓慢、方向逆转或频谱平坦。

（2）侧支循环形成：①肝静脉之间交通支血流是从回流受阻的肝静脉流向不受阻的肝静脉或肝右下静脉，频谱常为带状；②阻塞的肝静脉血流通过包膜下静脉与体循环静脉相交通，表现为肝周和包膜下静脉扩张；③第三肝门开放；④以门静脉分支作为侧支循环，表现为门静脉血流减慢，至出现双向血流和反流及脐旁静脉开放。

（3）肝改变：急性或亚急性期，呈淤血肝大表现，尤以尾状叶增大为主；晚期呈肝硬化表现。

【超声报告示例】

超声检查所见：下腔静脉近右心房处可见一膜状回声，该处血流束变细，流速加快达190cm/s。肝段下腔静脉扩张，前后径2.2cm，流速减低，频谱平坦。肝左、中静脉下腔静脉入口处未见明显血流信号。肝右静脉内径1.5cm，血流通畅，汇入下腔静脉梗阻的远心段。肝静脉之间见侧支血管，侧支血管血流从肝左静脉流向肝中静脉，再流向肝右静脉。尾状叶数条静脉血流汇入下腔静脉。

超声提示：下腔静脉近右心房处膜型狭窄，肝左、中静脉闭塞，考虑布-加综合征（混合型）。

【鉴别诊断】

主要应与肝硬化和门静脉高压鉴别，依据肝内静脉声像图表现的不同，较好鉴别。还应与肝大、腹水等原因导致的下腔静脉肝段外压性狭窄进行鉴别，这种狭窄位于肝静脉开口的远心段，不影响肝静脉回流。此外，下腔静脉远心段或双侧髂静脉梗阻时，回心血量减少，下腔静脉肝段变细，但肝静脉回流不受阻，不难鉴别。

（二）下腔静脉阻塞综合征

下腔静脉阻塞综合征（inferior vena cava syndrome）通常指肾静脉水平以下的下腔静脉回流障碍。主要病因是血栓形成，其次为腹腔或腹膜后组织的炎症或肿瘤。临床表现主要由静脉回流障碍所引起。由于阻塞水平大都位于肾静脉平面远侧，所引起的症状主要是双侧下肢静脉功能不全，尚可累及外生殖器和下腹壁，表现为重垂感及酸胀不适等。

【声像图表现】

超声表现取决于梗阻病因、程度、范围和病程。

1. 血栓　急性血栓为低回声，血栓段下腔静脉扩张，管腔内血流充盈明显缺损；慢性血栓为中强回声，边界不规则，静脉壁毛糙，血栓之间或血栓与管壁之间探及条状或片状血流信号，超声造影显示血栓无明显强化。不论哪一种血栓，血栓处管腔均不能被完全压瘪。

2. 癌栓　管腔内见单个或数个椭圆形或不规则形低或中强回声区，边界清晰，内可见滋养动脉血流信号，超声造影可见癌栓明显强化。

3. 外压性　受压处下腔静脉移位或有局部压迹，管腔狭窄，但静脉壁回声正常，狭窄远心段下腔静脉扩张。在下腔静脉邻近有异常回声团块。CDFI：受压处下腔静脉血流束明显变细，见杂色血流信号，流速明显升高。

上述病因均可导致梗阻远心段下腔静脉流速减慢，频谱形态失常，且受呼吸或 Valsalva 动作的影响减弱或消失。

【超声报告示例】

超声检查所见：下腔静脉肝后段内见 2.1cm×1.9cm×1.8cm 椭圆形中强回声，边界清晰、规则，内部回声均匀。肿物前缘与下腔静脉壁之间可见线状血流信号，肿物内部无明显血流信号。其远心段下腔静脉血流受心房压力和呼吸影响减弱。

超声提示：下腔静脉肝后段实性占位，考虑瘤栓可能性大。

【鉴别诊断】

本病需与布-加综合征、右心衰竭、缩窄性心包炎和肾病综合征等引起下肢肿胀的疾病进行鉴别。还应注意引起本病的各种病因的相互鉴别，癌栓呈椭圆形，边界规则，内部有滋养血流信号，常可发现原发灶而血栓则呈管状，边界不规则，内部无滋养血流信号。

（三）胡桃夹现象

胡桃夹现象（nutcracker phenomenon）也称为胡桃夹综合征或左肾静脉压迫综合征，是由于腹主动脉与肠系膜上动脉之间的夹角过小引起左肾静脉回流障碍所致。多见于体形瘦长的儿童或青少年。主要临床表现为无症状肉眼血尿和直立性蛋白尿，血尿多在剧烈运动之后或傍晚出现。

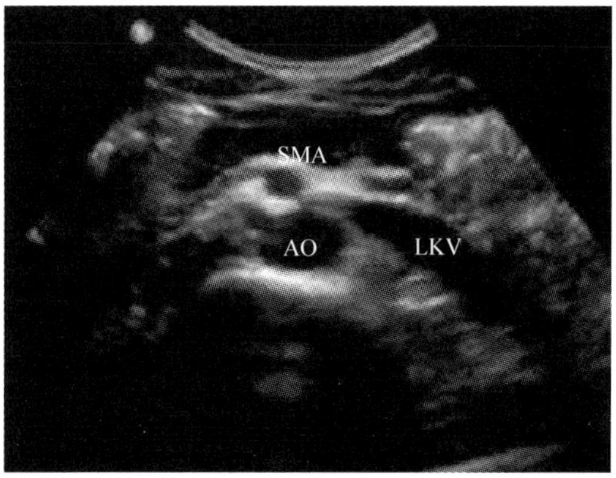

图 17-24　左肾静脉压迫综合征
SMA：肠系膜上动脉；AO：腹主动脉；LKV：左肾静脉

【声像图表现】

1. 腹主动脉与肠系膜上动脉之间的间隙变小，致使左肾静脉受压变窄及其远心段扩张（图 17-24）。CDFI

见狭窄处血流束变细、紊乱，流速明显加快，而狭窄远心段流速明显减慢，频谱低平。

2. 仰卧位左肾静脉扩张处与狭窄处前后径比值＞3 或脊柱后伸位 20 分钟后此比值＞4 时，在结合临床表现的基础上可以提示本病。

【超声报告示例】

超声检查所见：腹主动脉与肠系膜上动脉之间的左肾静脉受压变窄，内径为 0.12cm，其远心段管腔明显扩张，内径为 1.0cm，其内血流通畅，充盈满意，频谱平坦。

超声提示：腹主动脉前方左肾静脉受压变窄，胡桃夹现象可能性大。

【鉴别诊断】

本病应与左肾静脉血栓鉴别。

小结

本章重点讲述了血管超声检查方法及正常声像图表现；介绍了颈动脉硬化性病变、夹层动脉瘤、静脉血栓形成等疾病的超声特点和鉴别诊断。彩色多普勒超声能够较准确地定性定量诊断动脉疾病，不仅能无创地诊断血管闭塞狭窄的程度和范围，还可判断斑块的性质和形态，对临床科室治疗方案的选择和疗效的判断都有重要的临床价值。

思考与练习

一、单项选择题

1. 颈动脉硬化性闭塞症的好发部位是（　　）
   A. 颈总动脉分叉以下
   B. 颈外动脉的起始部
   C. 颈内动脉的起始部
   D. 右侧无名动脉分叉处以下
   E. 锁骨下动脉起始部

2. 肠系膜上动脉位于（　　）
   A. 胰头部后方　　B. 脾静脉前方
   C. 肾静脉后方　　D. 胰体部后方
   E. 下腔静脉后方

3. 在腹主动脉和肠系膜上动脉之间穿过的血管是（　　）
   A. 脾静脉　　B. 肝静脉
   C. 右肾静脉　　D. 肠系膜上静脉
   E. 左肾静脉

4. 彩色多普勒判断静脉血栓形成的依据是（　　）
   A. 血流速度增快
   B. 血流反向
   C. 血流信号充盈缺损
   D. 血流信号“溢出”血管
   E. 血流速度减慢

5. 颈内、外动脉分叉处的正确部位是（　　）
   A. 胸锁乳突肌中点处　　B. 平锁骨水平
   C. 颌下腺上缘处　　D. 甲状软骨上缘处
   E. 第 4 气管软骨环处

6. 检查颈部血管不正确的体位是（　　）
   A. 仰位肩垫高　　B. 全暴露颈部
   C. 头偏向患侧　　D. 选用 5～10MHz 探头
   E. 自锁骨上窝水平至颈部最高点

7. 颈动脉正常的二维超声表现是（　　）
   A. 左、右对称
   B. 管壁呈三层显示
   C. 内膜薄而光整
   D. 颈内、外动脉分叉处稍膨大
   E. 以上都是

8. 以下哪项是颈动脉闭塞症的二维超声表现（　　）
   A. 内膜强、厚、毛糙而不连续
   B. 粥样斑块
   C. 溃疡形成
   D. 血栓形成
   E. 以上都是

9. 不是描述颈动脉闭塞症彩色脉冲多普勒表现的是（　　）
   A. 呈充盈良好的层流色彩
   B. 彩色血流充盈缺损、流速细而明亮
   C. 五彩镶嵌血流伴涡流
   D. 流速加快，频谱增宽
   E. 病变远端流速减慢，低幅单相频谱

10. 关于正常肢体静脉 CDFI 的正确描述是（　　）
   A. 挤压远端肢体管腔内血流信号无增强
   B. 做 Valsalva 动作时血流信号无中断及反流
   C. 单一方向、持续性充盈管腔的回心血流信号
   D. 一定程度的加压后，静脉腔不消失

E. 加压后，管腔内仍显示血流信号

二、问答题

1. 简述颈动脉超声检查的方法及正常声像图表现。

2. 简述正常下腔静脉二维及彩色多普勒超声表现。

3. 简述腹主动脉的主要分支及正常腹主动脉的超声表现。

4. 简述超声判断颈动脉硬化狭窄程度的方法。

（李 拓）

第十八章 浅表器官超声

学习目标

1. 掌握：正常眼、甲状腺、乳腺、浅表淋巴结的声像图表现。
2. 熟悉：眼、甲状腺、乳腺、浅表淋巴结的超声探测方法及应用。
3. 了解：眼、甲状腺、乳腺、浅表淋巴结常见疾病的超声诊断要点与鉴别。

第一节 眼部超声

一 眼球解剖概要

眼是人体的视觉器官，由眼球、视路和眼附属器构成。眼球与视路共同完成视觉功能，眼附属器能使眼球运动并对眼球起保护作用。

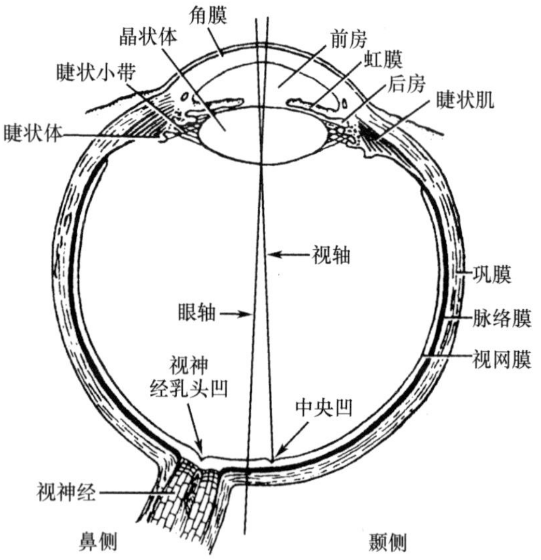

图 18-1 眼球解剖示意图

1. 眼球 位于眼眶的前中央部，近似球形，前部有眼睑保护，后部为眶骨保护，并与视神经相连，眶脂肪垫衬周围。正常成人的眼球前后径平均为 24mm，垂直径平均为 23mm，水平径平均为 23mm。眼球分为眼球壁和眼球内容物两部分（图 18-1）。

（1）眼球壁：分为外、中、内三层。外层为纤维膜，主要由胶原纤维组织构成，质地坚韧，起保护眼内组织和维持眼球形态的作用。角膜约占纤维膜的前 1/6，巩膜约占纤维膜后部的 5/6，两者移行区为角巩膜缘。中层为葡萄膜，因含有丰富的血管和色素，又称为血管膜或色素膜。由前向后分别为虹膜、睫状体和脉络膜，具有营养、遮光和调节屈光的功能。虹膜位于角膜的后方，脉络膜位于巩膜和视网膜之间，是眼内疾病的好发部位。内层为视网膜，是一层透明的薄膜，由色素上皮细胞，视锥、视杆细胞，双极细胞和神经节细胞 4 层细胞构成，是儿童时期恶性肿瘤的好发部位。

（2）眼球内容物：包括房水、晶状体、玻璃体，均为无血管、无神经的透明体，具有屈光作用，与角膜共同构成屈光系统。房水是眼内透明液体，充满眼前房及后房。晶状体透明而有弹性，形如双凸镜，厚 4～5mm。玻璃体为透明无色胶体，含水量约 99%，玻璃体损伤后不能再生。

2. 视路 指从视网膜光感受器至大脑枕叶视中枢的神经传导路径，包括视神经、视交叉、视束、外侧膝状体、视放射和枕叶视中枢。从视盘起至视交叉前脚的这段神经称为视神经，全长约 40mm，按照部位划分为眼内段、眶内段、管内段和颅内段四部分。应用超声检查一般仅能显示视神经的眼内段、眶内段的形态改变，其与超声的声束平行，显示为低回声。

3. 附属器 包括眼睑、结膜、泪器、眼肌和眼眶，具有保护、运动和支持眼球等功能。

4. 眼部的血管解剖

（1）动脉系统：眼动脉是眼的主要血液供应，为颈内动脉的分支，经视神经口进入眶内，其主要分支有视网膜中央动脉、睫状后长动脉和短动脉。

（2）静脉系统：眼静脉共两支，即眼上静脉和眼下静脉，其中眼上静脉是引流眼球及其附属器的主要血管，直接向后引流至海绵窦。视网膜中央静脉与同名动脉伴行，经眼上静脉或直接汇入海绵窦。眼球赤道后方的涡静脉收集脉络膜及部分虹膜睫状体的血液，经眼上、下静脉汇流到海绵窦。

二 眼部超声检查方法和正常声像图

（一）仪器条件

眼部超声诊断可选用眼科专用诊断仪、多用途超声诊断仪或多功能彩色超声诊断仪，选用高频线阵探头，通常采用仪器自行设置的小器官条件即可。但由于眼组织比较敏感，需降低发射功率、尽量缩短多普勒检查时间。

（二）检查前准备及体位

检查前应与患者及其家属沟通交流，询问病史，了解患者的基本病情；并消除患者的紧张感，对不配合检查的小儿可使用水合氯醛灌肠，待入睡后检查；眼部外伤患者检查时，探头要消毒并使用无菌的耦合剂。检查体位一般为仰卧位，特殊情况下可以采用坐位检查。检查时嘱咐患者眼睑闭合，必要时按医生的检查要求转动眼球。

（三）扫查方法

1. 二维超声检查 首先将仪器的增益调整至最高，以免将细小的病变遗漏，一般依照如下顺序进行扫查。

（1）横切扫查：将探头置于6点角膜巩膜缘，得到上方眼球后极部的图像，向下（穹隆部）移动探头，依次得到眼球后极部、赤道部、周边部的图像。应用相同的方法分别对眼球的下方、鼻侧、颞侧进行检查。

（2）纵切扫查：如果应用横切扫描有异常发现，或者有不能详尽观察的盲区，可以进行纵切扫描。旋转探头90°（与横切扫描相垂直），同样自角膜巩膜缘向穹窿部移动探头，观察病变的情况。

（3）轴位扫查：将探头置于眼球中央，得到自角膜顶点至视神经的眼球图像为轴位图，可以明确病变与视神经、黄斑之间的关系。

2. 彩色多普勒超声检查 主要是眶内血管的检查，做眼球的轴位切面，在视神经的两侧找寻类似英文字母“S”形的粗大血管即为眼动脉。视神经的低回声区内可以发现红-蓝相间的血流信号即为视网膜中央动脉和视网膜中央静脉。在视神经的两侧可以发现单一颜色的条带状血流信号，即为睫状后短动脉。

（四）正常眼部声像图

1. 眼球 呈类圆形，由高回声和无回声相间组成。角膜呈弧形带状回声，如果探头对角膜加压可见角膜形态发生改变，即角膜顶点的回声局限变平。前房为半球形无回声区。虹膜显示为对称的带状回声，中央区回声局限缺如为瞳孔区。晶状体的全部均可清晰显示，呈类椭圆形中强回声。玻璃体表现为无回声区，与眼球壁回声之间界线清晰（图18-2）。球壁回声为类圆形带状强回声，与玻璃体回声形成明显的对比，受到仪器分辨力的影响，正常情况下超声诊断仪无法将球壁的3层结构明确分辨。

2. 眼眶 主要由中强点状回声组成，呈英文字母“W”形，视神经表现为带状无回声区，前与视盘回声相连，向后延伸至颅内，但一般的超声诊断仪仅能显示60mm左右的眶内结构。眼球的上、下、鼻、颞侧各有一条肌肉，二维超声表现为带状回声，边缘回声较中央明显增强，与周边的眶脂肪组织可以清晰分辨。泪腺位于眼球的颞上方，呈类三角形，内为中低回声，边界清晰，无压缩性。

3. 眶内的血管　眼动脉为颈内动脉的主要分支，自视神经孔进入眶内。呈英文字母“S”形与视神经相伴自视神经孔走行到眼前部。眼动脉在走行的过程中分出视网膜中央动脉和睫状动脉。视网膜中央动脉自球后 15mm 处进视神经，眼眶内的血管根据其解剖及走行，CDFI 检查一般只对眼动脉、视网膜中央动脉和睫状后短动脉进行观察和定量测量。所有的眼局部动脉血管的频谱与颈内动脉类似，均为三峰双切迹状（图 18-3，彩图 63）。

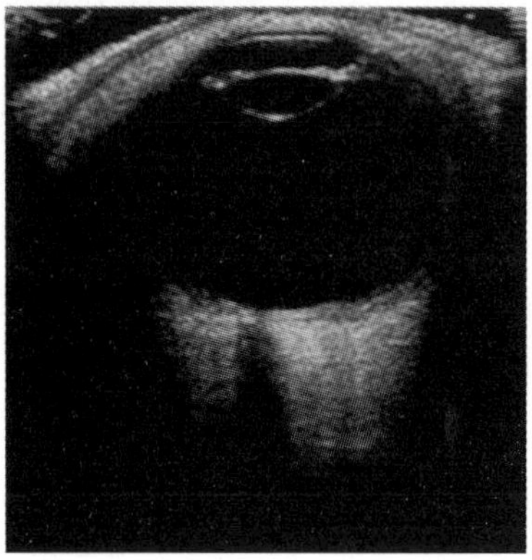

图 18-2　正常眼球轴位切面

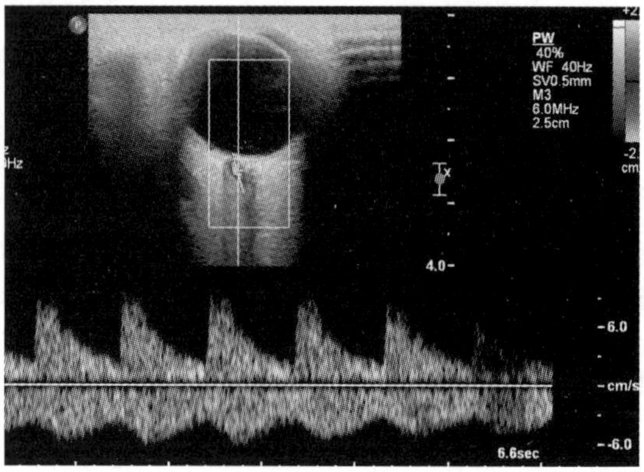

图 18-3　视网膜中央动静脉血流频谱

（五）正常报告示例

超声检查所见：双眼眼轴长（二维超声相对测量），右眼 21.5cm，左眼 21.7cm。双眼晶状体在位，玻璃体内为无回声区，眼球壁回声光滑，与眶内组织之间连接紧密，视神经走行好、无异常弯曲，眼外肌未见异常增厚或变薄，眼眶内回声均匀，未见异常增强或减弱。双侧泪腺等大，内回声均匀。CDFI：眶内可见眼动脉，视网膜中央动脉、静脉，睫状后短动脉等血流信号，未见异常扩张的血管及异常血流信号。

超声提示：双眼球内、眶内未见异常。

三　眼部疾病超声诊断

（一）白内障

白内障即晶状体混浊所导致的疾病。初起混浊轻微或范围较小时不影响视力，而后可渐渐加重至明显影响视力甚至失明。

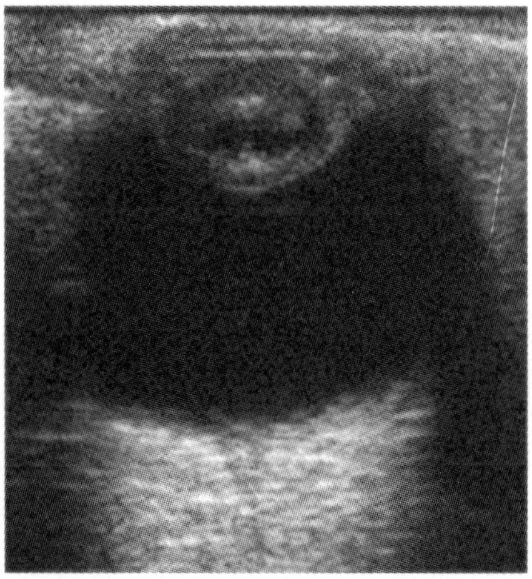

图 18-4　白内障

【声像图表现】

根据声像图表现白内障可分为皮质性、核性和完全性 3 种。晶状体的周边区域呈带状回声增强称为皮质性白内障，晶状体中心区域斑点状回声增强称为核性白内障，而整个晶状体弥漫性斑点状回声增强称为完全性白内障（图 18-4）。

（二）玻璃体积血

正常人玻璃体内本无血管，玻璃体积血为眼外伤或视网膜血管性疾病所致的常见并发症。任何原因所致视网膜、色素膜血管或新生血管破裂，血液流出并积聚于玻璃体腔内均可形成玻璃体积血。少量出血易于吸收，可不影响视力；较多量出血可引起视力减退，甚至可导致视力突然丧失；大量出血后期，可形成机化物，引起视网膜脱离或眼球萎缩。

【声像图表现】

1. 二维超声　少量的玻璃体积血表现为玻璃体内局部点状弱回声，大量的玻璃体积血可以充满整个玻璃体，分布一般与出血的位置有关，也可均匀分布在玻璃体内（图 18-5，彩图 64）。点状回声不与眼球壁回声紧密相连，运动试验和后运动试验均阳性。玻璃体内积血运动一般无固定规律，为随眼球活动的随意运动。

2. 多普勒超声　由于玻璃体内的积血有轻微的流动性，但其流动的速度尚不足以引起多普勒效应，所以在玻璃体积血时病变内无异常血流信号发现。

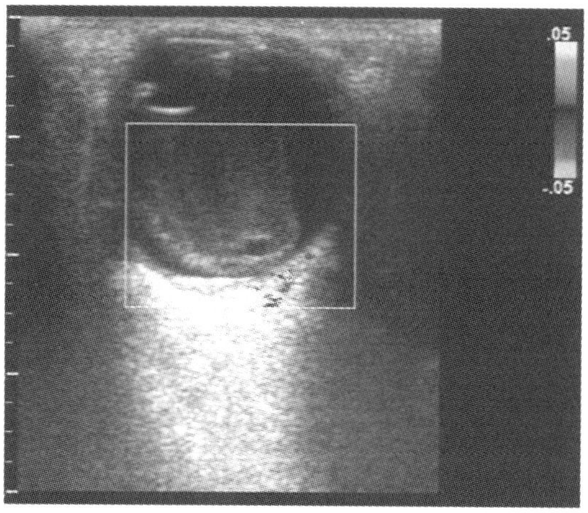

图 18-5　玻璃体积血声像图

【超声报告示例】

超声检查所见：右眼后极部玻璃体内可探及均匀点状回声，不与后极部球壁回声相连，运动试验及后运动试验均阳性。左眼玻璃体内未见异常回声。CDFI：病变内未见异常血流信号。

超声提示：右眼玻璃体内异常回声，玻璃体积血可能性大。

（三）视网膜脱离

视网膜脱离是指视网膜的色素上皮细胞层与神经上皮层之间的分离，两层细胞之间积聚液体。临床检查，视网膜脱离初发时有“飞蚊症”或眼前漂浮物，某一方向有闪光感，眼前阴影遮挡且与脱离的视网膜区域相对应。视网膜脱离累及黄斑区时可表现为显著的视力减退，眼内压多偏低。眼底检查可见脱离的视网膜变为蓝灰色，不透明，视网膜隆起呈波浪状，其上有暗红色的视网膜血管。

【声像图表现】

1. 二维超声　局限性视网膜脱离的典型表现为与视盘回声相连的带状强回声。完全性视网膜脱离则表现为眼球内类似“V”形的条带状回声，“V”形带状回声的尖端与视盘回声相连，两端分别与周边球壁回声相接。脱离的视网膜回声表面光滑，与球壁回声的弧度基本一致。一般情况下运动试验为弱阳性表现，视网膜的运动方向一般与眼球壁回声相垂直，呈现以脱离的视网膜为中心的垂直轻微摆动。

2. 多普勒超声　脱离的视网膜上有点状、条带状血流信号，且与视网膜中央动脉的血流信号相延续（图 18-6，彩图 65）。频谱为与视网膜中央动、静脉血流频谱完全相同的动、静脉伴行的血流频谱。

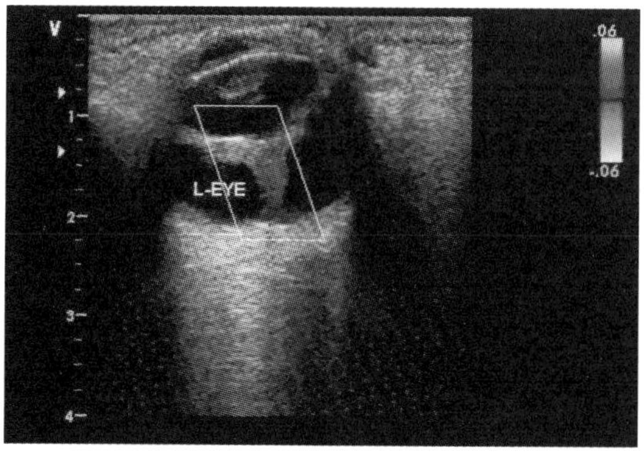

图 18-6　视网膜脱离声像图

L-EYE：左眼

【超声报告示例】

超声检查所见：右眼球内未见异常回声。左眼玻璃体内可探及类“V”形条带状回声，与视盘回声紧密相连，运动试验阳性，后运动试验阴性。CDFI：左眼视网膜中央动脉和静脉向玻璃体内延伸，为动脉与静脉伴行的血流频谱。

超声提示：左眼玻璃体内异常回声，考虑视网膜脱离。

【鉴别诊断】

与视网膜脱离鉴别的常见疾病有玻璃体积血、玻璃体后脱离、脉络膜脱离等。主要以病变的形态、回声强度、病变与眼球的固着关系、运动情况、后运动情况及病变内部的血流情况进行鉴别（表 18-1）。

表 18-1　眼内膜状回声鉴别诊断要点

病种	形状	固着点	运动	后运动	血流
视网膜脱离	带状，规则，光滑凹面向前	一端与视盘相连，一端与周边球壁相连	（+）	（-）	与视网膜中央动、静脉相延续，频谱特征亦为动静脉伴行
脉络膜脱离	带状，规则，光滑，多个，凸面凸向玻璃体	一般在眼赤道部之前，不与视盘回声相连	（+/-）	（-）	血流信号丰富，血流频谱为低速动脉型血流
玻璃体后脱离	连续带状，光滑弧形	不确定，可与眼球的任意部分相固着	（+）	（+）	病变上无血流信号
玻璃体积血	不规则，均匀点状	一般不与球壁回声相连	（+）	（+）	病变上无血流信号

（四）脉络膜脱离

脉络膜与巩膜之间的分离即脉络膜脱离。多数由于眼内手术或眼外伤，使眼内压突然降低，脉络膜血管渗出增加，液体积聚于脉络膜与巩膜之间，引起的脉络膜脱离。一般患者的视力下降不显著，眼底检查在周边部可发现灰褐色或棕黑色环行隆起，边缘清晰，表面的视网膜正常无脱离。脱离的脉络膜受涡静脉的影响可以被分为大小、形态各不相同的多个局限性球形隆起。严重的脉络膜脱离可以越过涡静脉向眼球后极部发展至到达视神经的周围。

【声像图表现】

1. 二维超声　轴位切面上可以探及至少 2 个条带状回声，一般在眼球的周边部，与眼球赤道附近的球壁回声相连。带状回声的凸面相对，其下为无回声区。类冠状切面上可以探及多个弧形带状回声，有多个点与眼球壁回声相连，形态类似一花瓣状，即花瓣征阳性（图 18-7，彩图 66）。横切面上脱离的脉络膜呈双带状回声，但可能不与球壁回声相连。

2. 多普勒超声　脱离的脉络膜上有较丰富的血流信号，呈低速动脉型血流频谱，与睫状后短动脉的血流频谱特征相同。

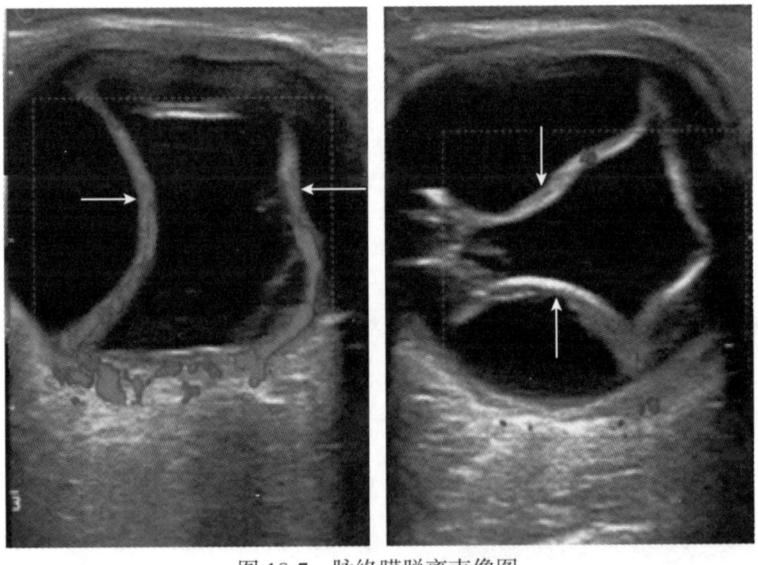

图 18-7　脉络膜脱离声像图

【超声报告示例】

超声检查所见：右眼轴位切面玻璃体内可见对称的弧形带状回声，不与视盘相连，与眼球壁之间为无回声区。类冠状位切面玻璃体内可见多个弧形带状回声与眼球壁相连，呈“花瓣征”，病变运动试验阴性。左眼球内未见异常回声。CDFI：弧形带状回声上可见丰富的血流信号，近眼球周边部取样为单纯低速动脉型血流频谱。

超声提示：右眼玻璃体内异常回声，考虑脉络膜脱离。

【鉴别诊断】

脉络膜脱离需与多种眼内膜状回声病变相鉴别，见表 18-1。

（五）视网膜母细胞瘤

视网膜母细胞瘤是婴幼儿常见的眼内恶性肿瘤，严重危害患儿的生命与视力，本病恶性程度较高，多数患儿发病后 1～2 年死亡。

【声像图表现】

1. 二维超声　肿瘤形状多样，可以为半球形、V 形、不规则形等；可以表现为眼球壁的广泛增厚；可以充满整个玻璃体腔；可以为单一病灶，也可以为多发病灶。肿瘤可以位于眼球的任何部位，但以后极部病变居多，边界清晰，与周围组织之间可以准确地鉴别。

肿瘤内部回声不均匀，70%～80%的病变内可探及不规则形斑块状强回声，即“钙斑”。钙斑之后可见声影。由于肿瘤源于视网膜，受肿瘤生长的影响极易导致视网膜脱离。如果肿瘤蔓延至眶内，可在眶内发现与球内病变相延续且内回声强度一致的病变。如果肿瘤生长过程中破坏了视网膜上的血管，可以并发玻璃体积血。

2. 多普勒超声　病变内可以发现与视网膜中央动脉、静脉相延续的血流信号，呈树枝状广泛地分布在病变内，频谱特点为与视网膜中央动脉、静脉完全一致的动脉与静脉伴行的血流频谱。

【超声报告示例】

超声检查所见：右眼球内可见不规则形实性病变，充满玻璃体腔，病变内回声欠均匀，可见多个大小不等的斑块状强回声，后有声影。视神经双侧对称无增粗。左眼球内未见异常回声。CDFI：右眼视网膜中央动脉与静脉向病变内呈树枝状延伸，为动脉与静脉伴行的血流频谱。

超声提示：右眼球内实性占位病变，视网膜母细胞瘤可能大。

【鉴别诊断】

本病主要需与其他同样表现为“白瞳”的疾病，如 Coats 病、原始永存玻璃体增生症、早产儿视网膜病变、先天性白内障、眼内炎等进行鉴别，详见表 18-2。

表 18-2　白瞳症的鉴别诊断

病种	发病年龄	患侧	形状	内部回声	血流
视网膜母细胞瘤	婴幼儿期发病可有家族史	单侧或双侧	球形、不规则形单个或多个病灶	强弱不等，典型病例内可见“钙斑”	病变内呈树枝状分布，与网膜中央动静脉相延续，频谱特征亦为动、静脉伴行
Coats 病	儿童期多见	单侧或双侧	类“V”形条带状回声，其下均匀点状回声	典型病例均匀点状有流动性	带状回声上有与视网膜中央动、静脉相延续的血流信号，频谱特征亦相同
早产儿视网膜病变	婴幼儿期发病，有不足月分娩、吸氧及低体重史	双侧	晶状体后花盘状包绕，向后与视盘回声相连	均匀，中强回声	病变内可见与视网膜中央动脉相延续的血流信号，频谱特征亦相同
原始永存玻璃体增生症	各年龄段均可发病，儿童多见	单侧或双侧	圆锥形，自晶状体向后与视盘回声相连	均匀，中强回声	病变内可见与视网膜中央动脉相延续的血流信号，频谱特征亦相同

（六）眼内异物

眼内异物占眼外伤的 2%～6%，以金属异物最为常见，其中磁性异物占 78%～90%。飞速的小异物击中眼球，可穿透眼球壁进入眼球内。冲击力大的异物可以穿过眼球进入眼眶，造成眼穿通伤和眼部异物存留。

【声像图表现】

1. 二维超声　超声检查能显示各种金属异物，表现为眼内点状或斑块状强回声，异物后方可见声影或彗星尾征。如并发眼内炎症，表现为异物周围均匀弱点状回声，运动度小。严重病例可并发视网膜脱离或脉络膜脱离。磁性实验时，超声可以观察到金属异物细微移动。

2. 多普勒超声　异物内无异常血流信号，但部分病例可见“快闪伪像”。

【超声报告示例】

超声检查所见：右眼后极部玻璃体内可探及不规则形病变，内为均匀的强回声，减低增益 50%病变仍表现为强于球壁的强回声，后见彗星尾或声影。左眼球内未见异常回声。CDFI：病变内未见异常血流信号。

超声提示：右眼球内异常回声，结合临床，考虑球内异物。

第二节　甲状腺超声

一　甲状腺解剖概要

甲状腺是人体最大的内分泌腺，位于颈前方，分左、右侧叶和中间的峡部，呈蝶形或“H”形，主要组成结构为滤泡。甲状腺浅表依次为皮肤、皮下脂肪、筋膜、颈前肌、舌骨下肌群，深层即甲状腺组织。甲状腺由两层被膜包裹，内层浅薄，为甲状腺固有膜，紧贴甲状腺体；外层较厚，由结缔组织及弹性纤维组成。甲状腺两侧为胸锁乳突肌，两叶中央包绕气管及食管，后外方有颈总动脉及颈内静脉，为外界定位标志。

一般甲状腺右侧叶较左侧叶略大，30%～50%的人还有从峡部或两侧叶向上伸出的椎状叶，这是胚胎时期甲状舌管的遗迹。

甲状腺每一侧叶长 4.0～6.0cm，宽 1.5～2.0cm，厚 1.5～2.0cm。

甲状腺血供丰富，甲状腺上动脉起自颈外动脉，甲状腺下动脉起于锁骨下动脉的甲状腺颈干。甲状腺静脉常伴随动脉走行，上、中静脉回流至颈内静脉，下静脉回流至无名静脉。

甲状腺可异位生长，常见于颈前正中，上起舌根，下至胸骨柄后方或前上纵隔处。

二　甲状腺超声检查方法和正常声像图

（一）超声检查方法

1. 仪器　选用实时线阵高频探头，一般采用 7.5～12.0MHz。

2. 检查前准备　一般无须特殊准备。

3. 检查体位　仰卧位头向后仰或肩下垫薄枕，充分暴露颈部，必要时略向左右侧偏。

4. 扫查方法与常用切面　直接将探头放在甲状腺区域的皮肤上进行探测。检查一般按先右后左的顺序进行。首先将探头置于颈前部气管旁，在甲状软骨和胸骨上窝之间从上至下进行横向扫查，初步确定甲状腺位置后，再将探头转动 90°，从上向下纵切扫查。

常用扫查切面主要有纵切面和横切面。

5. 探测要点

（1）超声探查包括甲状腺的位置、形态、大小，内部回声水平，血流信号有无增多，是否有局灶性病变等。

（2）扫查甲状腺时要注意探头垂直皮肤，动作轻柔。当难以在一副图像上完整显示甲状腺长径时，可用宽景成像或双幅图像进行上下拼接。

（3）注意甲状腺锥状叶的辨认，不能误认为甲状腺结节或颈部淋巴结。

（4）检查时应两侧对比，并注意观察甲状腺与周围组织的毗邻关系。有些非甲状腺病变，如邻近结构甲状旁腺的病变可呈现类似甲状腺肿物的回声，需加以鉴别。如遇一侧甲状腺肿块且肿块活动度较大时，可用手指协助固定。

（5）必要时嘱患者做吞咽运动，观察甲状腺的上下活动范围，还可评价甲状腺的锁骨下部分或纵隔上甲状腺。

（6）观察甲状腺内部血流情况时，彩色速度标尺不宜过大，并注意彩色增益的调节，彩色增益从高向低调，以刚出现彩色噪声信号消失为准。

（二）正常甲状腺声像图与超声测量

1. 正常甲状腺声像图　甲状腺纵切面显示甲状腺长径形状似牛角形，上、下极偏窄，中部宽（图 18-8），横切面酷似三角形，边缘规整，边界清楚，横切面扫查从上至下，中部最宽，内侧为气管，外侧为颈总动脉及颈内静脉横断面（图 18-9）。甲状腺包膜为一层薄而规整的强回声光带，实质呈中等回声，分布均匀，光点细而密集，内见血管无回声。CDFI：甲状腺内有点状及线状血流信号，动脉收缩期峰值流速（PSV）22 ～33cm/s，阻力指数（RI）0.55～0.66。

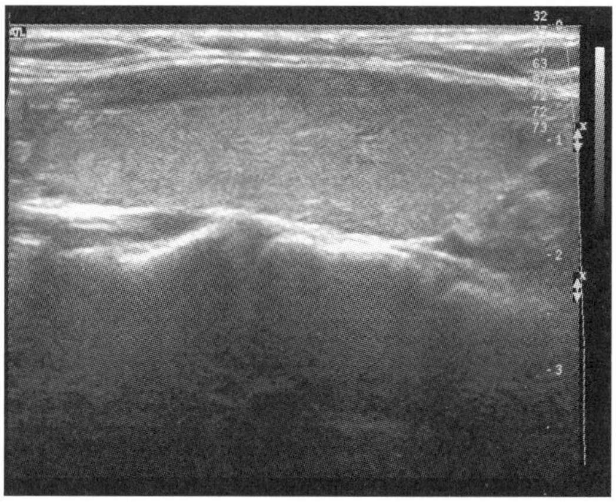

图 18-8　正常甲状腺纵切面

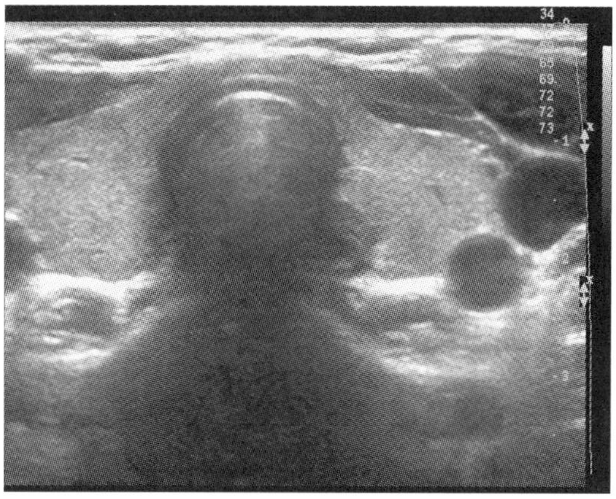

图 18-9　正常甲状腺横切面

2. 甲状腺超声测量　正常甲状腺的大小因人而有较大差异，与体重、年龄相关。

（1）甲状腺上下径测量：在甲状腺纵切面上，选取最大长轴切面，测量甲状腺腺体组织上极最高点至下极最低点的间距，即为甲状腺长径。正常值为 4～6cm。

（2）甲状腺左右径测量：选左右径最宽的部位进行测量，为甲状腺宽径。正常值为 1.5～2cm。

（3）甲状腺前后径测量：在甲状腺侧叶横切面上，选前后径最大的部位进行测量，通常位于侧叶的中下部，为甲状腺厚径（图 18-10）。正常值为 1.5～2cm。前后径＞2cm，可诊断甲状腺肿大。

（4）峡部厚度测量：在气管前方峡部正中处选峡部最厚处横断面进行测量。正常值＜0.5cm。

3. 正常报告示例

超声检查所见：甲状腺右侧叶 4.8cm×1.7cm×1.5cm，左侧叶 4.6cm×1.8cm×1.6cm，峡部厚 0.2cm，腺体组织回声均匀，未见占位性病变。CDFI 显示血流未见异常。

超声提示：甲状腺未见异常。

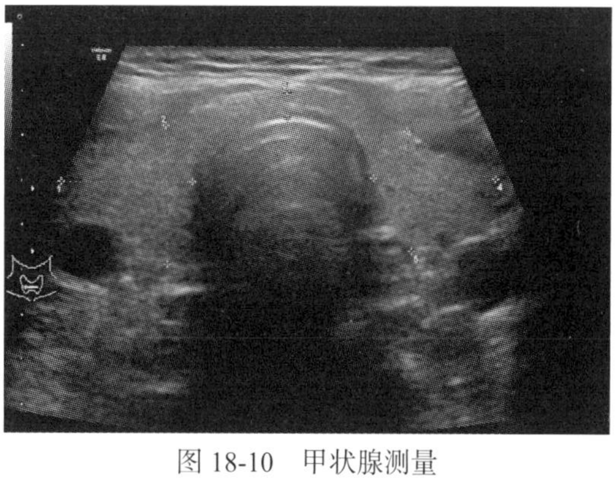

图 18-10　甲状腺测量

三　甲状腺疾病超声诊断

甲状腺病变分为三大类：①甲状腺肿，各种原因引起甲状腺增生或肿大者，如毒性弥漫性甲状腺肿、单纯性甲状腺肿及结节性甲状腺肿等；②甲状腺炎，如亚急性甲状腺炎及慢性淋巴性甲状腺炎；③甲状腺肿瘤，如甲状腺腺瘤及甲状腺癌等。

（一）毒性弥漫性甲状腺肿（Graves 病）

毒性弥漫性甲状腺肿多为原发性甲状腺功能亢进，简称甲亢，为代谢障碍引起的甲状腺肿大，伴功能亢进。病因一般认为与免疫、遗传及环境因素等有关。年轻女性多见，年龄常在 20～40 岁。甲状腺体积增大，为正常甲状腺体积的 2～3 倍，甲状腺组织增生或腺体增大，质地坚实，血管丰富，血流加速。临床表现有心动过速、多汗、多食、消瘦及突眼等。

【声像图表现】

1. 甲状腺弥漫性增大，以长径增大为主。

2. 甲状腺内部回声弥漫性减低，较均匀，也可呈中等回声；反复发作治疗后的甲状腺回声呈不均匀增强，出现线状高回声，甚至呈网格状表现。

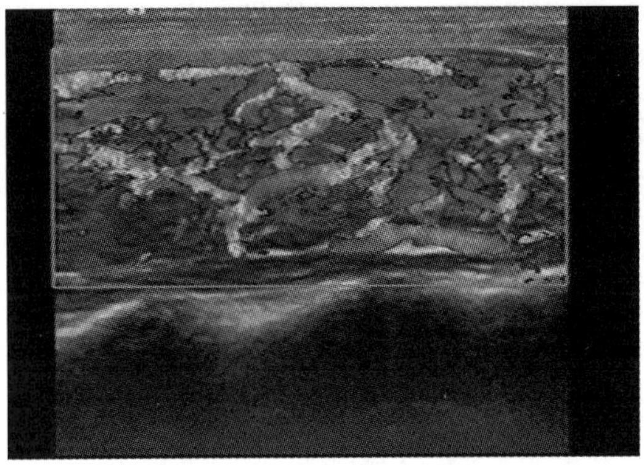

图 18-11　甲状腺功能亢进

3. CDFI 示甲状腺实质内血管增多，血流极丰富（图 18-11，彩图 67），呈“火海征”，部分可为局限性分布，呈“海岛征”。频谱多普勒甲状腺上动脉表现为高速低阻血流频谱，PSV 可达 50～120cm/s 或更高。

【超声报告示例】

超声检查所见：甲状腺右叶 6.0cm×2.5cm×2.6cm，左叶 6.2cm×2.4cm×2.7cm，峡部厚约 0.4cm，腺体组织回声减低、不均，未见明确占位性病变。CDFI：腺体内血流明显增多，呈“火海征”样改变，右甲状腺上动脉 PSV 90cm/s。

超声提示：甲状腺弥漫性肿大、血流明显增多（结合临床考虑为 Graves 病）。

【鉴别诊断】

1. 单纯性甲状腺肿　本病系地方性缺碘引起的疾病，也有散发性病例。表现为甲状腺增大，但回声正常或不均。CDFI 示血流及流速无明显增加。甲状腺功能正常或减低。

2. 结节性甲状腺肿　部分 Graves 病可表现为腺体散在回声减低，从二维声像图上与结节性甲状腺肿不易区分。后者开始时似单纯性甲状腺肿，但随着病情的发展，各部分组织反复增生与复旧，形成纤维间隔及多个结节。甲状腺两侧叶不对称增大是其特征。CDFI：血流及流速无增加，区别于甲亢“火海征”。

3. 桥本甲状腺炎　本病甲状腺增大以前后径和峡部改变明显，而 Graves 病时甲状腺长径增加明显。两者血流均可呈“火海征”。桥本甲状腺炎血清甲状腺球蛋白抗体和微粒体抗体常明显增高。

（二）结节性甲状腺肿

结节性甲状腺肿简称结甲，常由毒性弥漫性甲状腺肿演变而成，由于长期缺碘，腺体滤泡扩张、增生、复旧、集合或分隔而形成大小不等的结节，结节内可发生出血、液化、变性、钙化等改变。多见于女性，年龄较大，病程长，甲状腺一侧或两侧可触及单个或多个结节，若结节内出血时，可迅速增大，有压痛，也可继发甲状腺功能亢进。

【声像图表现】

1. 甲状腺两侧叶非对称性增大，表面不光滑。

2. 腺体内回声不均，可见一个或多个结节，多呈中低回声，无包膜，边界尚清，其周边无结节处的甲状腺腺体组织回声增粗，分布不均。

3. 结节内可发生液化、出血，呈无回声区（图 18-12），还可伴钙化，呈强回声斑块。

CDFI：结节周边见血管穿行或绕行，结节内部血流信号可不明显。

【超声报告示例】

超声检查所见：甲状腺右叶 6.8cm×3.0cm×2.5cm，左叶 6.4cm×2.9cm×2.6cm，峡部厚约 0.4cm，腺体回声不均，左、右侧叶内均见多个大小不等的低回声区，右叶最大结节 3.0cm×2.3cm×2.0cm，位于上极，边界清，以低回声为主，内见形态不规则无回声区，左叶最大结节 2.0cm×1.8cm×1.7cm，位于中部，边界清，以无回声为主。CDFI：上述结节周边可见较多血流，其内低回声区亦可见少许血流信号，动脉流速未见明显增加。

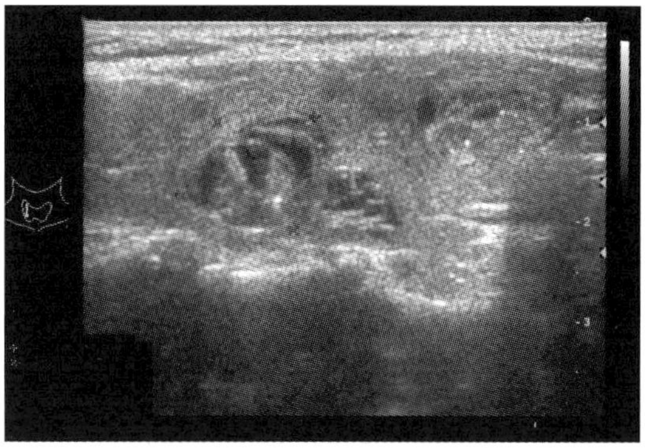

图 18-12 结节性甲状腺肿

超声提示：甲状腺弥漫性肿大伴多发囊实性结节（多考虑结节性甲状腺肿）。

【鉴别诊断】

1. 甲状腺腺瘤与结节性甲状腺肿　两者均为甲状腺良性结节，均可表现为囊实性结节，但是腺瘤周围是正常甲状腺组织，而结甲病灶周围无正常甲状腺组织。

2. 甲状腺癌　结甲有恶变的可能，如发现生长迅速，且伴有颈部淋巴结肿大，超声显示结节边界不光整，呈锯齿状，回声不均，应想到恶变的可能，必要时行穿刺活检术。

（三）单纯性甲状腺肿

单纯性甲状腺肿又称地方性甲状腺肿，是由于缺碘引起甲状腺激素合成障碍，反馈性引起垂体促甲状腺素分泌增多，导致甲状腺代偿性增生。多发生于西北缺碘地区，具有地方性，也有散发性，女性多于男性。早期无症状，腺体肿大严重时，可出现压迫气管及喉返神经的症状。

【声像图表现】

甲状腺呈弥漫性、对称性肿大，表面光滑、无结节。肿大严重时，可压迫气管及颈部血管等。

腺体早期内部呈中等回声，光点增粗。病变继续可使滤泡高度扩张，充满大量胶质，故超声可显示多个壁薄的无回声区，并伴有出血、液化、钙化等。

CDFI：呈散在分布的稀疏点状血流信号。

【鉴别诊断】

1. 毒性弥漫性甲状腺肿（见毒性弥漫性甲状腺肿）。

2. 结节性甲状腺肿　本病腺体增大呈不对称性，表面不光滑，并伴有多个大小不等的结节。而单纯性甲状腺肿腺体呈弥漫性对称性增大，表面光滑，内无结节形成。

（四）亚急性甲状腺炎

亚急性甲状腺炎又称病毒性甲状腺炎、肉芽肿性甲状腺炎等，简称亚甲炎。病毒感染后的变态反应，造成甲状腺滤泡结构破坏、增生、炎细胞浸润形成肉芽肿，病变可累及一侧叶局部或全叶，亦可累及双侧叶。多见于 20～60 岁女性。病程数周或数月，可自行缓解消失。表现为发热、颈部疼痛，甲状腺弥漫性肿大或结节状肿大，局部压痛。伴有上呼吸道感染，白细胞升高，血沉加快。

【声像图表现】

1. 甲状腺一侧叶局限性增大或双侧叶非对称性增大。

2. 包膜可增厚，探头挤压时，有压痛。

3. 内部回声不均匀，出现单发或多发低回声区，边界模糊（图 18-13）。

4. 病程后期形成钙化，可见团状或斑片状强回声，伴声影。

5. CDFI 示腺体低回声区内血流信号轻度增多，呈点状及散在分布，或无明显增加，周边无明显绕行血管。

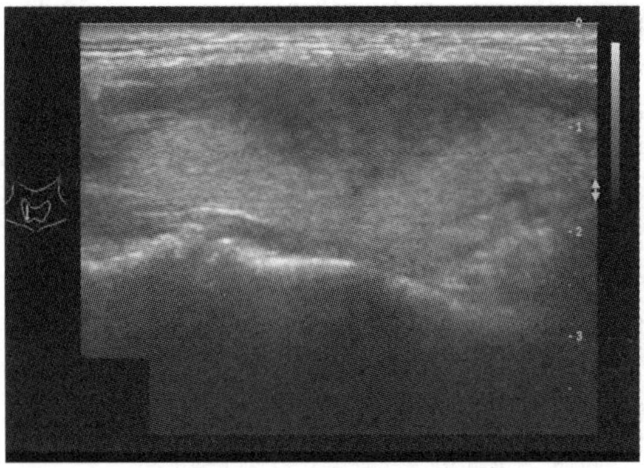

图 18-13 亚急性甲状腺炎

【超声报告示例】

超声检查所见：甲状腺右叶 5.7cm×2.1cm×2.0cm，左叶 5.8cm×2.3cm×2.0cm，峡部厚约 0.4cm，腺体组织回声不均，左、右侧叶内均可见多处不规则低回声区，边界模糊，探头加压有压痛。CDFI 示甲状腺低回声区内血流信号稍增加。

超声提示：甲状腺肿大、回声不均（结合临床考虑亚急性甲状腺炎可能）。

【鉴别诊断】

1. 毒性弥漫性甲状腺肿　腺体对称性弥漫性肿大，血流丰富，呈“火海征”，流速增快，无压痛。

2. 桥本甲状腺炎　可弥漫肿大，内部回声广泛减低，后期呈网格状高回声。

3. 甲状腺癌　有时边界很不清楚，与亚急性甲状腺炎低回声病灶易混淆。后者由病毒感染引起，有上呼吸道症状、发热、颈部疼痛等病史，病变低回声呈片状，可以是单处，也可以表现为双侧多处，无球体感；而甲状腺癌一般无明确病史，无挤压痛，病变低回声固定，可进一步增大和向周围组织蔓延。

（五）慢性淋巴细胞性甲状腺炎

慢性淋巴细胞性甲状腺炎又称桥本甲状腺炎，本病是以自身甲状腺组织为抗原的自身免疫性疾病，血清甲状腺球蛋白抗体和微粒体抗体常明显增高。多见于 30～50 岁女性，早期不出现甲状腺功能紊乱，少数可有甲亢表现，晚期出现甲状腺功能减退症状。甲状腺逐渐肿大呈弥漫性，峡部及锥状叶亦增大，腺体质韧呈分叶状，增大明显时可有压迫症状。

【声像图表现】

1. 甲状腺呈弥漫性轻、中度增大，前后径及峡部增厚明显，峡部尤为明显。

2. 腺体内回声增粗、减低、分布不均匀，可见较多条索状高回声（图 18-14），呈网格样改变，部分可见小片状低回声或高回声结节形成。

3. CDFI 示本病血流信号表现各异。如合并甲亢，则血流信号极丰富，血流速度加快。合并甲减时血流信号也可增多，甚至后期减少。

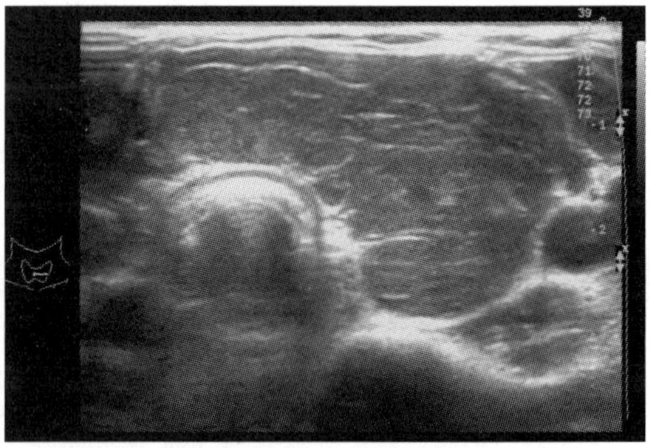

图 18-14 桥本甲状腺炎

【超声报告示例】

超声检查所见：甲状腺右叶 5.5cm×2.5cm×2.2cm，左叶 5.2cm×2.4cm×2.2cm，峡部厚约 0.6cm，包膜不光滑，腺体组织回声减低、不均，内见条索状高回声，呈网格样分布，并见低回声区，边界不清。CDFI：腺体内血流明显增多，呈“火海征”，右甲状腺上动脉 PSV 75cm/s。

超声提示：甲状腺弥漫性非均匀性肿大（多考虑桥本甲状腺炎合并甲亢）。

【鉴别诊断】

本病需与亚急性甲状腺炎及毒性弥漫性甲状腺肿鉴别。

（六）甲状腺腺瘤

甲状腺腺瘤占甲状腺肿瘤的 70%～80%，包括滤泡状腺瘤、乳头状腺瘤等，多见于 30 岁以上女性，病程慢，一般无自觉症状，当囊内出血时，可突然肿大，触之瘤体呈结节状，边缘光滑，随吞咽运动上下移动。

【声像图表现】

1. 甲状腺形态正常或局限性增大。

2. 腺体内见圆形或椭圆形实质性肿块，边界清楚，包膜较完整，内部以中低回声多见，周边可见低回声晕（图 18-15）。

3. 内部回声均匀，囊性变时，内为无回声，边界完整，后壁回声增强。

CDFI：腺瘤内部多数可见血流信号，周边有较丰富血流信号环绕。

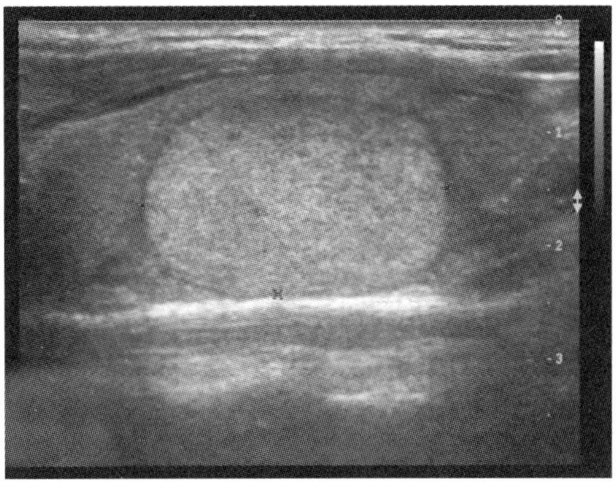

图 18-15　甲状腺腺瘤

【超声报告示例】

超声检查所见：甲状腺右叶 5.1cm×2.5cm×1.9cm，左叶 5.0cm×1.7cm×1.5cm，峡部厚约 0.3cm，腺体回声均匀，右侧叶上极见 2.0cm×1.5cm×1.3cm 的等回声区，有包膜，周边可见晕环征。CDFI：结节周边见环绕血流，内部见丰富的血流信号，动脉最高 PSV 60cm/s。

超声提示：甲状腺右叶实性占位（腺瘤可能性大）。

【鉴别诊断】

1. 多发性腺瘤应与结节性甲状腺肿鉴别　前者腺瘤周边及其余处为正常甲状腺组织，后者结节周边及其余甲状腺回声增粗且不均匀。

2. 甲状腺癌　当肿块内出现丰富动脉血流信号且呈高速高阻时，应考虑恶变或癌症。

链接

腺瘤与结节性甲状腺肿结节内均可出现囊性改变，呈囊实性结节或囊性结节。囊性部分表现为圆形或类圆形无回声区，边界清晰，或呈蜂窝样或条带状液性暗区。不同于甲状腺癌发生的囊性变，后者少见，囊肿内见不规整或乳头状实质回声，伴有钙化，囊壁增厚、不光滑，囊腔不规则。

（七）甲状腺癌

甲状腺癌是最常见的甲状腺恶性肿瘤，在不同地区发病率差别很大。可发生于任何年龄，但好发于中老年女性。病理上主要有乳头状腺癌、滤泡状腺癌、未分化癌及髓样癌四种类型，以乳头状腺癌最多见，占甲状腺癌的 60%～70%。分化好的甲状腺癌发展慢，尤其是乳头状腺癌，可多年缓慢生长而无临床症状。未分化癌和少数髓样癌发展迅速，可早期出现症状并发生转移。甲状腺部位出现一质硬、表面不平的肿块，逐渐肿大，无明显的包膜，与周围组织有粘连，边界不清，可伴有声音嘶哑及其他压迫症状，颈部淋巴结可肿大。

【声像图表现】

1. 甲状腺形态正常或局限性增大。

2. 腺体内见形态不规则的实质性肿块，以单发常见，边界模糊，肿块越大，边界越模糊不清，有的呈蟹足样改变，小的肿块纵横比（前后径：横径）多≥1。

3. 内部回声不均匀，多呈低回声。

4. 可伴微钙化，又称砂粒样钙化，显示为点状强回声，散在分布或堆积成簇状（图 18-16）。

5. 部分肿块后方回声衰减。

6. 周围淋巴结可见肿大。转移的淋巴结可显示门结构消失，内部回声增强，可有囊性变或钙化。

7. CDFI：肿块内部血供丰富、少血供或无血供，有血供者血流分布紊乱。

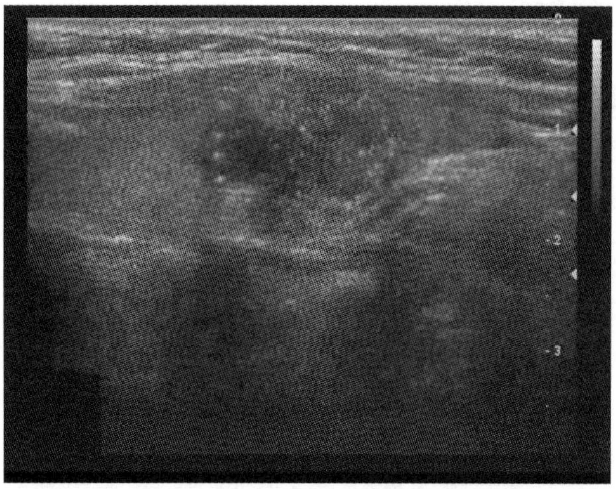

图 18-16　甲状腺癌

【超声报告示例】

超声检查所见：甲状腺右叶 4.8cm×1.8cm×1.7cm，左叶 4.5cm×1.8cm×1.6cm，峡部厚约 0.2cm，右侧叶下极见 1.4cm×1.3cm×1.5cm 的低回声区，边缘不规整、呈蟹足样，后方回声轻度衰减，内部回声不均匀，可见多个点状强回声。CDFI：内见较丰富的动静脉血流，分布较杂乱，动脉最高 PSV 80cm/s，RI 0.71。

超声提示：甲状腺右叶实性占位（甲状腺癌可能性大）。

【鉴别诊断】

本病需与甲状腺良性结节鉴别，见表 18-3。

甲状腺弹性成像和超声造影技术对两者的鉴别诊断有一定帮助。

对结节组织可行细针抽吸细胞学检查确诊。

表 18-3　甲状腺良、恶性结节的鉴别

项目	良性结节		恶性结节
	结节性甲状腺肿	甲状腺腺瘤	甲状腺癌
结节数目	双侧多发	单侧单发	单侧单发
形态	多较规则	规则，圆形或椭圆形	不规则
纵横比	＜1	＜1	＞1
边界	欠清晰	清晰，有声晕	模糊
结节边缘	光整	光整	不光整
内部回声	高回声或低回声或混合回声，结节多数呈囊实性	低回声、稍高回声、等回声或混合回声，囊性变也常见	低回声不均匀，囊性变少见
结节钙化	多见，粗大钙化，弧形或环行钙化	少见，可伴粗大钙化	砂粒样钙化
后方回声	无明显变化	无明显变化	后方衰减
结节血流	无明显变化	周边血流多于内部	内部可见穿支血流
结节间甲状腺组织	回声增粗，分布不均	回声多正常	回声多正常
颈部淋巴结	无	无	淋巴结肿大

链接

弹性成像与超声造影

弹性成像是一种检测组织硬度的成像模式，通过比较肿块和同一深度的腺体组织的硬度来鉴别良、恶性，恶性肿块偏硬。弹性应变率比值半定量地反映腺体实质性病变的硬度；剪切波成像技术则通过剪切波的传播速度来判断组织的硬度，从而进行定量分析。

超声造影可以动态观察肿块的微血管灌注，良、恶性肿瘤在血管的密度、形态及分布等方面明显不同。造影后恶性病变血流信号明显增多，可更好地显示病灶周边及形态特征，有助于鉴别诊断、疗效判断和预后评估。

案例 18-1

患者，女，46 岁。近 1 个月来颈部不适，体检发现右侧甲状腺触诊有结节，约 2.0cm×2.0cm，质硬，无明显压痛（图 18-17）。

请根据声像图特点做出初步诊断并给出诊断依据。

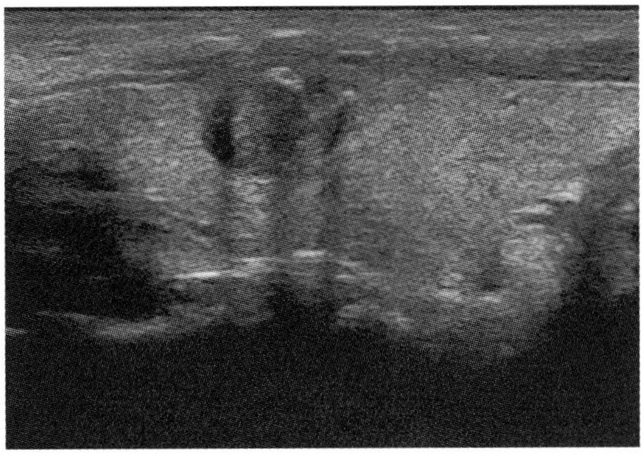

图 18-17 甲状腺右侧叶纵切面节像图

第三节 乳腺超声

一 乳腺解剖概要

乳腺位于胸前第 2～6 肋软骨间、胸大肌的浅面，附着在胸壁肌层和胸大肌筋膜之上，外围包有脂肪和皮肤。乳头位于乳房的中心，临床常以乳头为中心，将乳房分为 4 个象限：外上、外下、内上、内下。成年女性乳房每侧包含 15～20 个腺叶，每个腺叶又分成许多小叶，每个小叶由 10～15 个腺泡组成。每个腺叶有一根导管，称为乳管，呈放射状，汇合后开口于乳头（图 18-18）。乳腺腺叶之间由结缔组织加以分隔，这些结缔组织束称为库伯韧带（Cooper 韧带）。

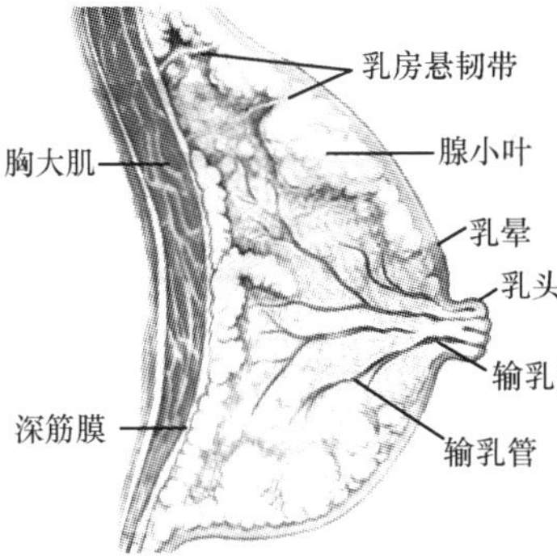

图 18-18 乳腺解剖

乳腺的内侧由胸廓内动脉供血，外侧及主要部分由腋动脉的分支供血。

乳腺的淋巴回流主要向外侧淋巴结引流，大部分（占 3/4）引流至腋窝淋巴结群。另外，在内侧及其他部位的淋巴回流，可以引流到胸骨旁淋巴结、肋间淋巴结、对侧腋窝淋巴结及膈下淋巴结。

二 乳腺超声检查方法和正常声像图

（一）超声检查方法

1. 仪器 选用实时线阵高频探头，一般采用 7.5～12.0MHz。

2. 检查前准备 一般无须特殊准备。

3. 检查体位 仰卧位，双臂上举或外展，充分暴露乳房及腋窝。乳房松弛、乳房较大、病变位于外侧者可取侧卧位。

4. 扫查方法与常用切面 直接将探头放在乳腺区域的皮肤上进行检查。以乳头为中心做放射状相互覆盖式扫查或按先横切后纵切的顺序，从上到下、从左到右逐一切面相互覆盖式扫查，最后查乳头。

常用扫查切面主要有斜切面、纵切面和横切面。

5. 探测要点

（1）超声探查包括外上象限乳腺组织的厚度，乳腺的回声水平，腺体结构的排列是否规则或紊乱，是否有局灶性病变等。并按照时钟法对病变进行定位。

（2）扫查时各扫查断面相互覆盖，不要有遗漏区域。

（3）女性在不同生理状态下（青春期、性成熟期、妊娠期、哺乳期及老年期），乳房声像图表现存在一定变化，所以要结合生理变化分析图像。

（4）嵌入腺体组织内的脂肪组织可造成类似肿块的假象，应注意区别。

（5）操作时探头压力要适中。对局部乳腺加压有助于病变的诊断，加压可使乳房深部肿物显示更清晰，还可用于观察肿物受压后形态的改变及活动度等。但扫查肿块内血流时，应避免探头压迫，以免丢失血流信号。

（6）在超声扫查及诊断过程中，要重视询问病史及触诊，避免遗漏病灶。

（二）正常乳腺声像图与超声测量

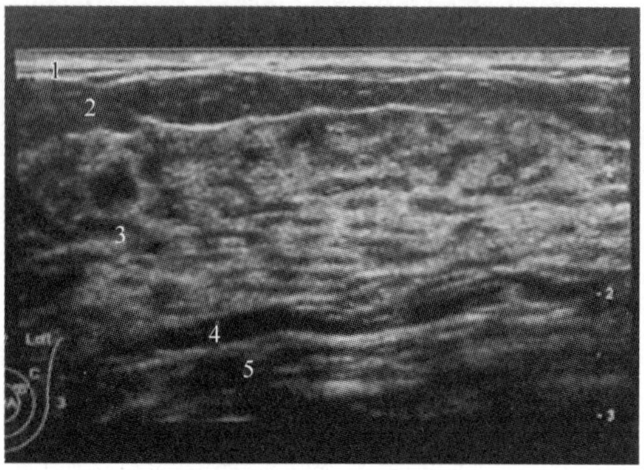

图 18-19　正常乳腺声像图

1. 皮肤；2. 乳房脂肪体；3. 乳房腺体；4. 乳房后间隙；5. 胸肌

1. 正常乳腺声像图　由浅至深，正常乳腺结构可分为 3 层，即皮肤、皮下脂肪层、腺体层。皮肤表现为一条平直中高回声带；皮下脂肪呈低回声，穿行于其间的线状高回声为 Cooper 韧带；腺体为中等回声，分布均匀。腺体后方的乳腺后间隙，呈带状低回声；胸壁结构、胸大肌为均质性低回声区，肋骨横切时呈椭圆形衰减区（图 18-19）。

2. 乳腺超声测量　正常乳房的大小、皮下脂肪层及腺体的厚度因个体差异及所处生理状态不同等有很多差异。乳腺测量一般以外上象限组织厚度为标准。

3. 正常报告示例

超声检查所见：右侧乳腺腺体厚度 1.2cm，左侧乳腺腺体厚度 1.3cm，双侧乳腺腺体回声均匀，未见明确囊实性占位。CDFI：双侧乳腺内未见异常血流。

超声提示：双侧乳腺未见异常。

三　乳腺疾病超声诊断

（一）乳腺炎和乳腺脓肿

本病多发生于产后哺乳期，以初产妇为多。由金黄色葡萄球菌感染引起的急性化脓性炎症，可累及一个或数个腺叶。患者可有寒战、高热、乳房红肿及疼痛，白细胞计数增高。炎症多位于乳腺外下象限，形成硬结，有压痛，短期内可形成脓肿。如治疗不当或反复感染，可形成慢性化脓性乳腺炎，形成肿块。

【声像图表现】

1. 急性炎症期　乳腺腺体层明显增厚，回声减低，乳腺导管扩张。炎性肿块边界不清，内部回声增强，分布不均匀。探头挤压肿块有压痛。

2. 脓肿形成后表现　乳腺内见边界较清楚、壁厚的液性暗区，内有点状或团状强回声（图 18-20）。脓肿液化不全时，可见低回声内有不规则的液性暗区。

3. CDFI　炎性肿块周边及内部有散在星点状或短棒状血流信号，局部血流较周围组织多。

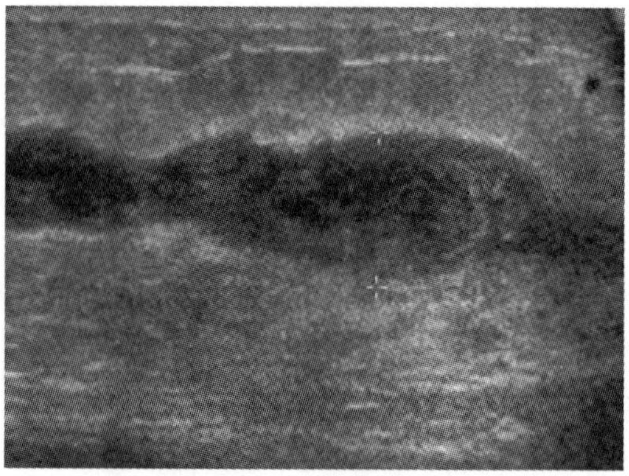

图 18-20　乳腺脓肿

【超声报告示例】

超声检查所见：右侧乳腺腺体厚度 2.0cm，左侧乳腺腺体厚度 2.0cm，双侧乳腺腺体明显增厚，回声减低，腺体内可见肿块，大小约 4.0cm×3.4cm×4.0cm，边界不清，内部回声强弱不等，可见不均质无回声区，内见不规则团块强回声。CDFI：腺体内可见少量血流信号。

超声提示：乳腺腺体弥漫性病变（考虑乳腺炎并脓肿形成）。

【鉴别诊断】

1. 与血肿的鉴别 都可呈不均质的液性暗区，但脓肿常有红肿、压痛，而血肿常有外伤史。

2. 与乳腺癌的鉴别 脓肿不完全液化时可呈低回声区，应特别注意与髓样癌伴出血鉴别。脓肿常有红肿、压痛等炎症表现，图像边界尚清。

（二）乳腺增生症

乳腺增生症是指乳腺的良性增生性病变，病变特征是乳腺腺体及间质不同程度增生及复旧不全。按病理发展及结构分为乳腺组织增生、腺病及囊肿病，又称乳腺结构不良症。一般认为与内分泌功能紊乱密切相关，患者多为 25～40 岁妇女，临床常见，表现为乳房胀痛，呈周期性，以月经前为重，有时可扪及结节状肿块。

【声像图表现】

1. 乳腺组织增厚，可弥漫分布，也可局限于腺体一部分，以扪及肿块处明显。

2. 内部结构紊乱，回声分布不均，可见三角形或条带状低回声或局限性斑片状高回声。

3. 有囊状扩张时，腺体内可见散在大小不等的无回声区（图 18-21）。

4. CDFI 病变内一般少血流信号。

【超声报告示例】

超声检查所见：右侧乳腺腺体厚度 1.8cm，左侧乳腺腺体厚度 2.0cm，双侧乳腺腺体回声结构紊乱，内见多个囊状无回声，呈“豹纹征”。CDFI：双侧乳腺内未见异常血流。

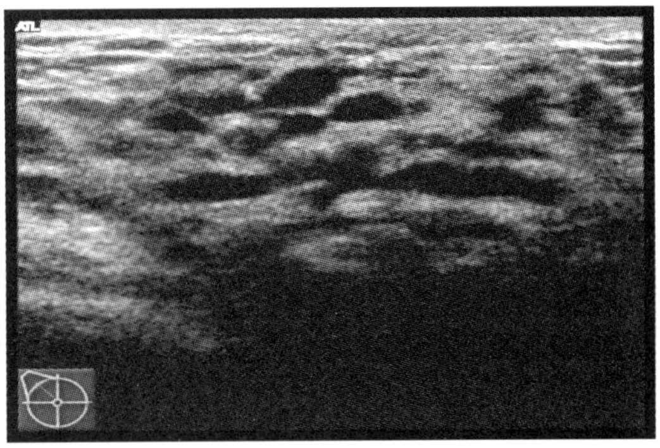

图 18-21 乳腺增生

超声提示：双侧乳腺增生。

【鉴别诊断】

乳腺增生症与乳腺肿瘤鉴别：前者一般无局限性肿块，触诊时可扪及长条状梗样结节，而肿瘤多可看到明确的肿块回声，边界清或不清，触诊时多可扪及圆形或椭圆形肿物。

（三）乳腺良性肿瘤

乳腺良性肿瘤以纤维腺瘤最常见，多发生于 25～30 岁青年女性，可以单发或多发，生长慢。其他良性肿瘤多见于中年或绝经期妇女，一般无症状，乳腺导管内乳头状瘤多有乳头溢液或溢血，肿块较小。

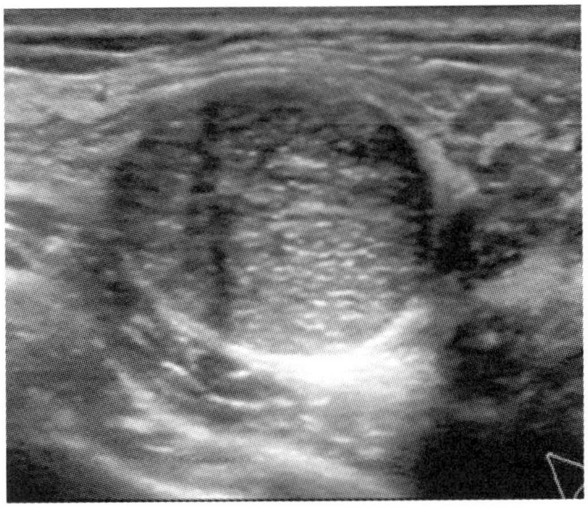

图 18-22 乳腺纤维腺瘤

【声像图表现】

1. 乳腺组织内见边界清晰、形态规则的肿块回声，多呈圆形或椭圆形，边缘光整，包膜多完整（图 18-22）。

2. 肿块多呈低回声，分布均匀。

3. 肿块的后方回声多有增强，有的两侧伴有侧方声影。

4. 乳腺导管内乳头状瘤在乳晕周围探及导管囊状扩张，囊内有肿物，呈乳头状。

5. CDFI：肿块血流不丰富，频谱一般呈低速低阻型，RI≤0.70。

【超声报告示例】

超声检查所见：右侧乳腺腺体厚度 1.4cm，左侧乳腺腺体厚度 1.5cm，双侧乳腺腺体回声均匀，右乳外上象限见 1.6cm×1.2cm×0.8cm 的低回声结节，边界清，内部回声均匀。CDFI：结节内可见少量血流信号，PSV 15cm/s，RI 0.60。

超声提示：右侧乳腺实性占位（符合纤维腺瘤），BI-RADS 3 类。

【鉴别诊断】

1. 乳腺纤维腺瘤与乳腺癌鉴别　纤维腺瘤多有包膜，边界清，形态规整，内部回声均匀。而乳腺癌多无包膜，或有断续的包膜，边界不清，形态不规整，典型者向外伸展的毛刺或脚样回声，称“蟹足征”或“伪足征”。

2. 乳腺导管内乳头状瘤与乳腺癌鉴别　与导管内乳头状癌较难鉴别，都可表现为乳头溢液或溢血，当有导管壁不规则增厚，导管内肿块出现毛刺等恶性征象时有助于鉴别。

链接

表 18-4　乳腺 BI-RADS 超声分类法

评估	管理	恶性风险
0 类：评估不完全-需要一步影像检查	召回进一步检查	N/A
1 类：阴性	常规筛查	0%
2 类：良性	常规筛查	0%
3 类：可能良性	短期（6 月）随访或持续观察	≤3%
4 类：可疑的发现	组织活检	4%～90%
4a 类：低度怀疑恶生		4%～90%
4b 类：中度怀疑恶生		11%～50%
4c 类：高度怀疑恶生		51%～90%
5 类：高度提示恶生肿瘤	组织活检	91%～100%
6 类：活检已证实的恶生肿瘤	手术切除	N/A

（四）乳腺癌

乳腺癌是女性最常见恶性肿瘤之一，是在乳腺导管上皮及末梢导管上皮发生的恶性肿瘤。病理分类有单纯癌、髓样癌、硬癌、导管浸润癌、炎性乳腺癌、湿疹样癌。

【声像图表现】

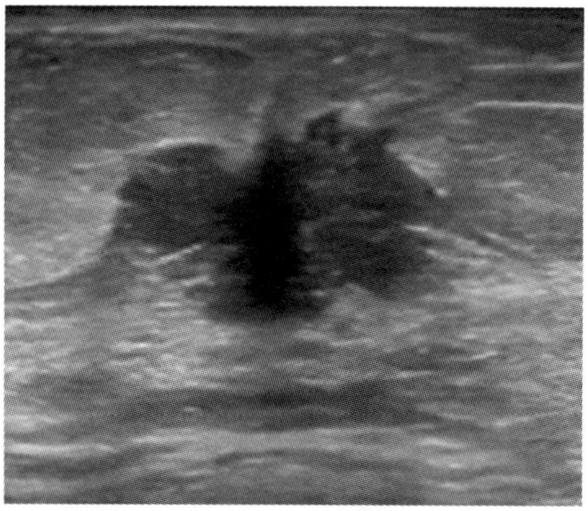

图 18-23　乳腺癌

1. 乳腺组织内见肿块回声，边界不清，形态不规则，无包膜，边缘呈锯齿状或蟹足状（图 18-23），纵横比＞1。

2. 多数呈低回声，分布不均，可见簇状微小钙化，少数呈等回声或强回声。

3. 后方回声衰减。

4. 与周围组织及皮肤有粘连。

5. 探头加压无压缩性。

6. CDFI：多数肿块内部可见血流，肿块内血管走行弯曲，多呈分支状。频谱多呈高速高阻型，RI＞0.70。

7. 乳腺髓样癌肿块后方可有回声增强，有时可有侧方声影；硬癌肿块后方回声明显衰减；湿疹样癌肿块常位于乳晕下。

8. 转移征象：出现患侧淋巴结肿大，皮肤受侵等。

【超声报告示例】

超声检查所见：右侧乳腺腺体厚度 1.2cm，左侧乳腺腺体厚度 1.3cm，右侧乳腺外上象限见 1.1cm×1.1cm×1.2cm 的低回声区，形态不规则，周边呈蟹足样改变，后方衰减，内部回声不均匀，可见多个小点状强回声，呈簇状堆积。CDFI：右侧乳腺低回声区内可见较丰富血流，走行及分布不规则，PSV 37cm/s，RI 0.72。

超声提示：右侧乳腺实性占位（乳腺癌可能性大），BI-RADS 5 类。

【鉴别诊断】

乳腺良、恶性肿瘤的鉴别诊断见表 18-5。

表 18-5 乳腺良、恶性肿瘤的鉴别诊断

项目	乳腺良性肿瘤	乳腺恶性肿瘤
形态	规则，椭圆形或圆形，可见分叶	不规则
边界	清晰	模糊
边缘	光整	不光整，可见毛刺或蟹足样改变
纵横比	<1	>1
内部回声	均质低回声	不均质低回声
后方回声	无变化或增强	衰减
侧边声影	可见	无
钙化	无或粗大	常有，点状钙化
腋窝淋巴结	无	淋巴结肿大
肿块血流	不丰富，流速慢	多数内部血流丰富，高速高阻（RI>0.70）

● 案例 18-2

患者，女，25 岁。双侧乳腺胀痛，每月来月经前加重。体检未扪及明显结节，双乳外上象限有压痛（图 18-24）。

请根据声像图特点做出初步诊断并给出诊断依据。

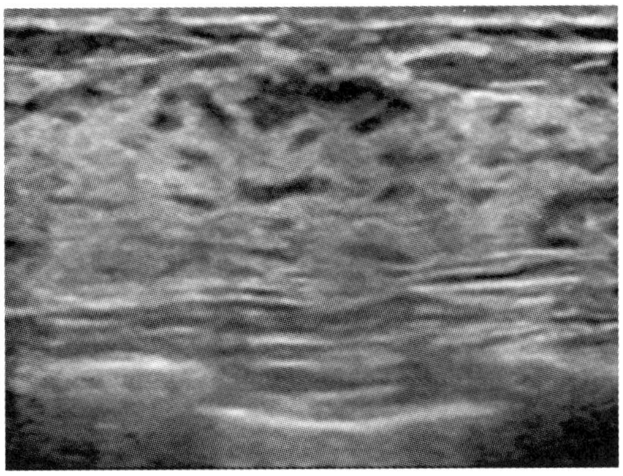

图 18-24 乳腺增生声像图

第四节 浅表淋巴结超声

一 淋巴结超声解剖

淋巴结形态多呈蚕豆状，大小不一，小者直径只有 1mm，大者长径可达 30mm 以上。淋巴结的表面有结缔组织的被膜，略凹陷处为门，有输出淋巴管和血管出入，内部的实质分为皮质和髓质，皮质位于被膜下面，髓质在皮质的深部（图 18-25）。

浅表淋巴结主要是指颈部淋巴结群、腋下淋巴结群和腹股沟淋巴结群。

正常淋巴结由 1 支或 2 支淋巴门动脉供血，在淋巴门分出微动脉，通过淋巴结髓质并在其内分支。

颈部淋巴结分区常采用Ⅶ区法（图 18-26）。Ⅰ区，包括颏下淋巴结和颌下淋巴结，由二腹肌前腹和后腹围绕，上界为下颌骨，下界为舌骨。Ⅱ区，包括颈内静脉上组淋巴结，上界到颅底，下界为舌骨。Ⅲ区，包括颈内静脉中组淋巴结，上界为舌骨，下界为环状软骨下缘。Ⅳ区，包括颈内静脉下组淋巴结，上界为

环状软骨下缘，下界为锁骨。Ⅴ区，为颈后三角区淋巴结，前界为胸锁乳突肌的后缘，后界为斜方肌的前缘，下界为锁骨。Ⅵ区，为颈前中央区淋巴结，包括喉前淋巴结、气管前淋巴结和气管旁淋巴结，上界为胸骨上切迹，外侧以颈总动脉内侧缘为界。Ⅶ区，为位于胸骨上切迹下方的上纵隔淋巴结。

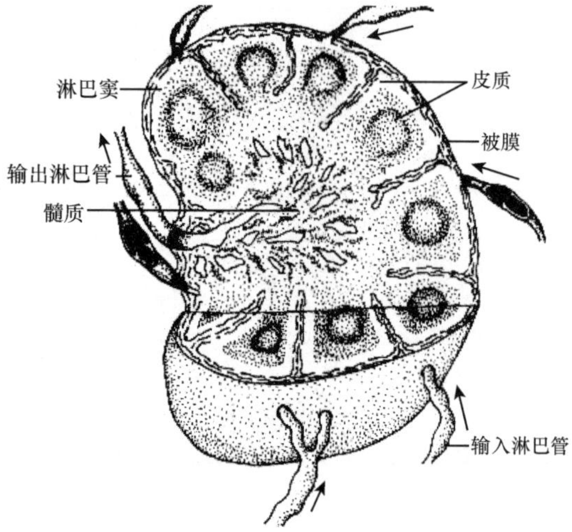

图 18-25　淋巴结解剖

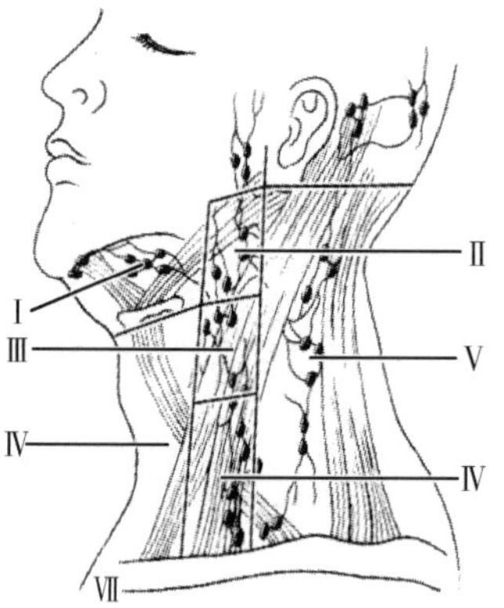

图 18-26　颈部淋巴结 AJCC 分组法

腋窝淋巴结以胸小肌内外缘为标志分为Ⅲ区。腋下组即第Ⅰ水平，背阔肌前缘至胸小肌外侧缘的淋巴结。腋中组即第Ⅱ水平，胸小肌外侧缘至胸小肌内侧缘的淋巴结。腋上组即第Ⅲ水平，胸小肌内侧缘至腋静脉入口处的淋巴结。其中腋窝第Ⅱ、Ⅲ水平淋巴结既往被归类为锁骨下淋巴结。

二　淋巴结超声检查方法和正常声像图

（一）超声检查方法

1. 仪器　选用实时线阵高频探头，一般采用 7.5～12.0MHz。

2. 检查前准备　无须特殊准备工作。

3. 检查体位　一般取仰卧位，充分暴露检查部位，可根据不同的检查部位采用不同的体位。如颈部淋巴结可采取仰卧位颈下或肩下垫枕以充分暴露颈部，检查一侧颈部时被检查者头略偏向对侧。检查腋窝淋巴结时可取上肢上举姿势。检查腹股沟淋巴结时可双下肢伸直，双脚外展。

4. 扫查方法与常用切面

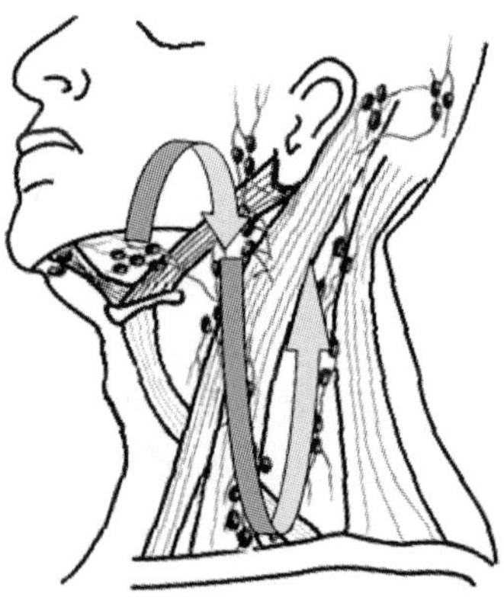
图 18-27　颈部淋巴结超声扫查顺序示意图

（1）颈部淋巴结：一般按一定顺序扫查，探头先置于下颌体下方扫查颏下和颌下淋巴结，而后沿下颌支检查腮腺淋巴结，从腮腺下方开始，沿颈内静脉和颈总动脉自上而下扫查，直至颈内静脉和锁骨下静脉汇合处，依次显示颈内静脉淋巴链的颈上、颈中和颈下淋巴结，探头继续向后侧扫查锁骨上淋巴结，在胸锁乳突肌和斜方肌间，自下而上，直至乳突，显示颈后三角淋巴结（图 18-27）。一般用横切，移动、侧动探头，配合纵切和斜切，以全面扫查颈部淋巴结。

（2）腋窝淋巴结：腋下淋巴结的检查应沿腋部血管作横切扫查，然后接近锁骨下血管处胸大肌、胸小肌前作横切扫查，可配合纵切和斜切扫查。

（3）腹股沟淋巴结：检查范围大约 10cm，采用与股血管垂直、平行等多切面的扫查方法。

5. 探测要点

（1）超声探查包括沿重要淋巴结组走行进行扫查，找到淋巴结后，观察淋巴结数目、形态结构、大小、回声及血流情况等内容。测量时注意取其最大切面，在最大长轴面上测其长径或纵径（L），最大短轴水平测其短径或横径（T），纵横比为 L/T。

（2）淋巴结分布广，扫查时要仔细全面，避免遗漏。

（3）当扫查到某一断面类似淋巴结回声的结构后，须采用“十字交叉法”进行鉴别，以免将某些断面类似于淋巴结回声的组织（如肌肉、血管等）误诊为肿大淋巴结。注意调节好增益，以免将淋巴结回声与某些囊性包块相混淆。

（二）正常淋巴结声像图与超声测量

正常淋巴结外形呈长条状或卵圆形，其超声形态学结构类似肾，呈靶样结构。大小变化很大，与年龄及其解剖位置有关。短径在 0.2～0.5mm，长径可达 3cm 以上，多数纵横比（L/T）＞2。腋窝Ⅰ水平淋巴结长径较大，常可＞2cm，而正常的下颌下淋巴结及腮腺淋巴结形态趋于圆形。淋巴结包膜呈中高回声，边缘皮质呈低回声，而中央的髓质回声稍高，与门部连成一片，呈中高回声。大多数正常淋巴结可探测到血流信号，血流信号通常出现于淋巴门部的髓质（称门型血流），皮质血流多不显示（图 18-28，彩图 68）。

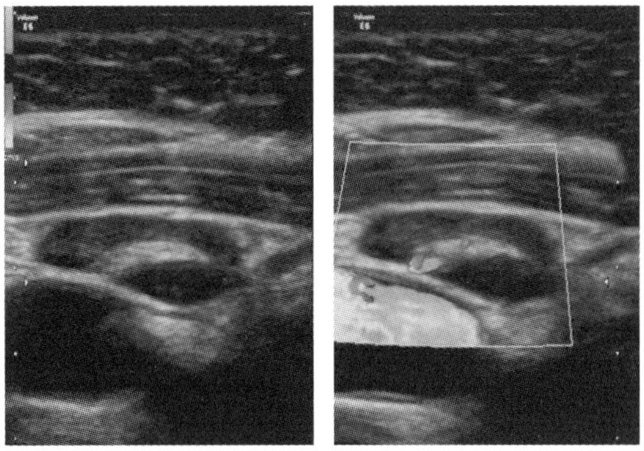

图 18-28　正常淋巴结

【超声报告示例】

超声检查所见：右侧颈部Ⅰ、Ⅱ区内可探及多枚淋巴结，呈卵圆形，较大一个大小 1.1cm×0.4cm，表面光滑，包膜清晰呈高回声，淋巴门结构清晰。CDFI：淋巴结内可见条状血流信号。

超声提示：颈部淋巴结未见明显异常。

三　淋巴结疾病超声诊断

（一）良性淋巴结肿大

良性淋巴结肿大常为各种炎症引起的淋巴结肿大。包括淋巴结反应性增生、淋巴结结核、组织细胞坏死性淋巴结炎。急性淋巴结炎症临床上往往局部压痛明显，常伴有发热、白细胞升高等表现。

【声像图表现】

1. 淋巴结反应性增生　灰阶超声显示形态与正常淋巴结相似，呈长条形、椭圆形，均匀性肿大，短径＞0.5cm，边界清晰，皮、髓质分界清晰，淋巴结整体回声减低，通常不出现钙化灶，有的可以出现液化区，淋巴门结构可显示。CDFI：血流增多，但分布规则，呈淋巴门型。

2. 淋巴结结核　累及颈部淋巴结者多见，病变轻时淋巴结可以呈椭圆形或圆形，病变进展时可见淋巴结轮廓模糊，有的相互融合成团，周围软组织水肿，皮、髓质分界不清，内部回声低而不均，可见钙化斑，干酪样坏死时可见不规则液性暗区。CDFI：血流信号明显减少甚至消失。

3. 组织细胞坏死性淋巴结炎　浅表淋巴结多个肿大，以颈部多见，呈趋于圆形，L/T＜2，边界清晰，回声减低，皮、髓质分界欠清。CDFI：血流丰富，呈淋巴门型。

【超声报告示例】

超声检查所见：双侧颈部Ⅱ、Ⅲ区内可探及多枚淋巴结，呈椭圆形，较大者 1.9cm×0.8cm，边界清晰，淋巴门结构清晰。CDFI：淋巴结内可见血流信号，呈淋巴门型。

超声提示：双侧颈部多发淋巴结肿大，考虑淋巴结良性反应性增生可能。

【鉴别诊断】

与恶性淋巴结肿大相鉴别。

（二）恶性淋巴结肿大

恶性淋巴结肿大多为其他脏器的恶性肿瘤引起的淋巴结转移，或原发的恶性淋巴瘤所致。

【声像图表现】

1. 淋巴结转移癌　超声显示单个或多个淋巴结肿大，失去正常的肾形结构，淋巴门消失。包膜断续可见，出现周围浸润现象。皮、髓质分界不清，除了转移自甲状腺乳头状癌的淋巴结表现为高回声外，转移性的淋巴结通常呈低回声，不均质，并常出现钙化灶，偶可见液化区。CDFI 示血流增多，分布杂乱。

2. 恶性淋巴瘤　多个淋巴结明显肿大，边界清晰，部分融合，内部呈低回声，较均匀，其中霍奇金淋巴瘤回声极低。CDFI 可见丰富的血流信号，主要呈淋巴门型。

【超声报告示例】

超声检查所见：双侧颈部Ⅱ、Ⅲ、Ⅳ区内可探及多枚淋巴结，呈类圆形和不规则形，较大者1.6cm×1.0cm，包膜不光整，与周围组织界线欠清，内部回声不均匀，皮质局线性增厚，边缘可见点状强回声，淋巴门消失。CDFI：淋巴结内血流增多，分布杂乱。

超声提示：双侧颈部多发淋巴结肿大，考虑恶性淋巴结肿大可能性大。

【鉴别诊断】

与良性淋巴结肿大相鉴别。

● 案例 18-3

患者，女，30 岁。哺乳期，右乳包块伴疼痛，发热 3 天。查体：右乳外下象限皮肤红肿，压痛明显，右腋窝可触及肿大淋巴结（图 18-29）。

请根据声像图特点做出初步诊断并给出诊断依据。

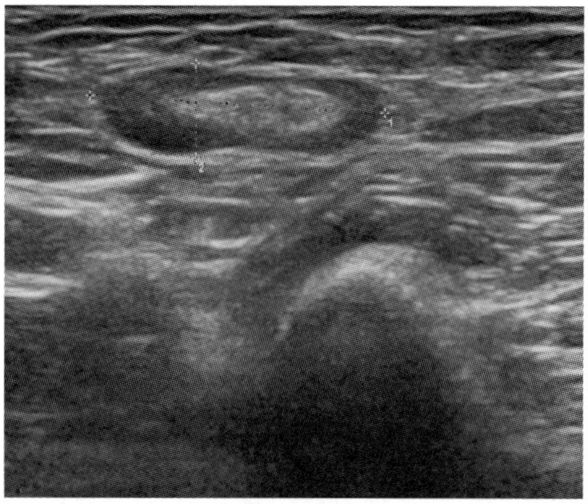

图 18-29　右侧腋窝淋巴结声像图

小结

超声具有无创、无辐射、便捷等优点，已广泛应用于浅表器官的检查，可以对浅表器官的多种疾病进行诊断和鉴别诊断，为临床提供诊断依据。还可以随访疾病的转归，进行术后评价和疗效判断。随着超声技术的发展，一些新技术应用（如弹性成像、超声造影等）对疑难病例的诊断与鉴别诊断发挥了更重要的作用。本章主要从眼、甲状腺、乳腺、淋巴结的超声解剖、检查技术及正常声像图特点与常见疾病的超声表现方面进行了讲述，供学习参考。

思考与练习

一、单项选择题

1. 甲状腺动脉一般发自（　　）

A. 头臂干　　B. 甲状腺干

C. 锁骨下动脉　　D. 颈总动脉

E. 颈外动脉

2. 检查甲状腺最佳的探头频率是（ ）

A. 7.5MHz B. 1.5MHz
C. 3.5MHz D. 2.5MHz
E. 4.5MHz

3. 乳房腺体的深部肌肉是（ ）

A. 胸大肌 B. 肩胛肌
C. 背阔肌 D. 三角肌
E. 肱二头肌

4. 有关乳腺增生症的叙述，错误的是（ ）

A. 典型的临床症状可以帮助诊断
B. 乳房胀痛与月经无关
C. 超声表现为乳腺增厚、结构紊乱
D. 超声表现为腺体回声不均，呈粗大斑片状
E. 当合并囊性增生时可见其内有大小不等的无回声区

5. 关于急性乳腺炎的声像图叙述，错误的是（ ）

A. 乳腺炎症边界模糊，增厚，欠清
B. 未化脓时回声较低，分布均匀
C. 形成脓肿时，呈不均质的无回声区
D. 炎症区血流信号较丰富
E. 探头轻触痛

6. 患者，女，60 岁。多年前患结节性甲状腺肿，近 2 周右侧叶一结节明显增大，质硬，内有砂粒样钙化点，同侧颈淋巴结肿大，首先考虑诊断为（ ）

A. 结节瘤囊性变 B. 结节腺瘤样变
C. 结节癌变 D. 结节继续增大
E. 结节钙化

二、问答题

1. 试述甲状腺良、恶性结节的超声鉴别要点。
2. 试述毒性弥漫性甲状腺肿的超声表现。
3. 试述乳腺良、恶性肿瘤的超声鉴别要点。
4. 试述淋巴结转移癌的超声表现。

（贾咏梅）

第十九章　肌肉、骨骼系统超声

学习目标

1. 熟悉：肌肉、骨骼系统超声检查方法及正常声像图特征。
2. 了解：肌肉、骨骼系统常见疾病的超声表现。

第一节　肌肉、骨骼系统超声解剖

人体运动系统由骨、关节和骨骼肌3种器官组成。骨骼按其形态分为长骨、短骨、扁骨及不规则骨。在组织学上，骨的主要结构有骨质（骨密质、骨松质）、骨膜及骨髓。

关节由关节面、关节囊和关节腔构成，其中关节面覆以关节软骨。关节囊则由结缔组织组成，它附着于关节面周围的骨面上，分为内外两层，外层为纤维层，内层为滑膜。关节软骨和关节囊滑膜层形成密闭的腔隙即关节腔。除关节囊外，滑膜也内衬于滑囊和腱鞘，分泌滑液。关节囊周围有韧带、肌腱和肌肉包绕，有时可有滑囊或腱鞘，其中有的与关节腔相通。

关节的辅助结构有韧带、关节内软骨（关节盘和关节唇）、滑膜襞和滑膜囊（又称滑囊）。韧带是连于相邻两骨之间的致密纤维结缔组织束，有加强关节的稳固或限制其过度运动的作用。位于关节囊外的称囊外韧带，位于关节囊内的称囊内韧带。关节盘是位于关节腔内的纤维软骨板，其周缘附于关节囊，将关节腔分成两部分，使关节面更为适配，具有缓冲震荡和增加关节运动形式的作用。关节唇是附于关节窝周缘的纤维软骨环，加大了关节的面积，增加了关节的稳固性。关节囊的滑膜重叠卷折突入关节腔形成滑膜襞。有时此襞内含脂肪，则形成滑膜脂垫。滑膜脂垫对关节腔可起调节或填充作用。滑膜襞和滑膜脂垫在关节腔内扩大了滑膜的面积，有利于滑液的分泌和吸收。有时滑膜也可从关节囊纤维膜的薄弱或缺如处作囊状膨出，充填于肌腱与骨面之间，形成滑膜囊，它可减少肌肉活动时与骨面之间的摩擦。

软组织则主要有皮肤、皮下组织、筋膜、肌肉、周围神经、肌腱等。

骨和关节周围有韧带和骨骼肌附着和包绕。每一块骨骼肌由肌腹和肌腱构成。肌腹由肌纤维组成，整个肌腹外面包有结缔组织的肌外膜，由肌外膜发出纤维中隔进入肌腹内，再将其分隔为较小的肌束，包在肌束外的结缔组织称为肌束膜。组成肌束的每条肌纤维外面，还包有一薄层结缔组织膜为肌内膜，以供肌肉的神经、血管和淋巴管走行。肌腱一端连于肌腹，另一端连结骨，由平行排列的胶原纤维束组成，不具收缩能力。腱鞘由结缔组织构成，包绕某些长肌腱并伸入腱内，将纤维束分隔。

第二节　肌肉、骨骼系统超声检查方法

一　仪器

首先选用实时线阵高频探头，一般采用 7.5～12.0MHz，对于较深部位病变辅以 3.5～5.0MHz

凸阵探头。

二 检查前准备

一般无须特殊准备，如遇开放性外伤或创面感染的患者，则要根据情况对探头进行消毒或用清洁薄膜套住探头，并采用无菌耦合剂。

三 检查体位

根据病变的部位和病变观察的需要采取不同体位，可采取仰卧位、侧卧位、俯卧位或坐位等。检查四肢关节需要采取不同的肢体位置，必要时用不同角度的屈伸、内收、外展或内、外旋位。

四 扫查方法与常用切面

一般采用直接检查法，探头置于检查部位上，对检查部位进行纵切、横切、斜切等多切面探查。肌肉超声通常先纵切扫查，以辨认肌肉与肌腱的相互关系，在此基础上横切扫查，了解病变的横向特征。骨骼超声通常先横切扫查，观察病变与周围组织的关系，然后行纵切扫查观察病变的上下边界或轴向范围。关节超声通常根据关节的结构选用不同的切面，多采用平行于关节腔的扫查方法。

五 探测要点

1. 超声探查包括以下三方面。①骨扫查：观察骨的形态有无改变；骨皮质完整性，有无破坏、缺损等；骨膜的形态，有无增厚、抬高，骨周围软组织内回声有无异常。②关节扫查：观察关节面软骨厚度和软骨下骨皮质连续性；关节腔内有无积液和内部回声特点；关节的宽度，滑膜增厚，滑囊有无积液，相邻肌腱及韧带有无异常等。③肌肉、肌腱与其他软组织扫查：观察肌肉内肌纤维的连续性，内部回声、形态及有无异常回声；观察肌腱和腱鞘的连续性，内部回声等；观察其他软组织结构，发现病灶后，判断其组织来源，并观察病灶的形态、大小、边界、内部回声以及对邻近结构的影响。

2. 超声扫查时动作要轻柔，并保持探头垂直于所要检查的组织。动态扫查包括探头加压观察病变的可压缩性，主动或被动活动关节观察相应结构的变化以及连续动态观察病变与周围正常组织的延续性。

3. 重视对比扫查，即病变与病变周围正常区域比较，病变侧与健侧比较，有助于发现小病灶或主诉有症状部位的隐匿性病变。

第三节 正常肌肉、骨骼系统声像图

一 皮肤、皮下组织

皮肤位于人体最表层，呈线状强回声，厚度为 0.5～5.0mm。

皮下组织回声略低于皮肤，为带状中等回声，其厚度因部位和营养状况而不同。

二 肌肉

肌肉组织层次清晰，肌束呈低回声，纹理呈细线状。纵断面肌纤维呈低回声或中等回声，筋膜、肌束膜及其间的薄层脂肪和结缔组织显示为较强的线状高回声，排列自然有序，呈羽状或梭形。横断面，每条肌束呈略圆形或类圆形，肌纤维为中等回声，中间可见网状及点状高回声。肌肉中的血管呈管道结构，动脉可见搏动。

三 骨骼

超声不能穿透成人骨骼，因此正常骨骼仅能显示探头侧骨皮质高回声，骨髓腔及骨膜不能显示。长骨纵断面表现为强回声光带，平直光滑，后方为声影，横断面呈现弧形光带，后方伴声影。婴幼儿骨组织未完全发育成熟，骨化不完全，有时可部分显像，骨髓腔为低回声，骨骺端膨大。

四 肌腱

纵断面上，整个肌腱呈扁带状，肌腱内部为中等回声的线状多层结构，被膜为光滑的线状高回声，腱鞘及腱旁结缔组织为极薄的层状低回声。横断面上，肌腱呈圆形、椭圆形或半月形中强回声，边缘清楚，内部有均匀点状高回声。

五 周围神经

周围神经纵断面呈条带状中强回声，内部由多条平行的低回声束组成，低回声束之间可见线状的强回声分隔。横断面时为类圆形或椭圆形高回声，内部多发小圆形低回声，周边为强回声线包绕形成网格样结构。

六 关节

全身各关节形态各不相同。由于关节面形态不规则，所以关节内其他结构较难显示。组成关节的两个骨端外层骨皮质，超声表现为弧形线状强回声。关节软骨呈边缘光滑锐利的低回声带，厚度一致，成人在大关节如膝、髋关节处厚度为 2～3mm，小关节如指关节厚度为 0.3～0.4mm，儿童期明显较之厚。关节囊呈带状高回声。中间为无回声的关节腔。关节盘或关节唇横断面呈三角形均匀中高回声，尖伸向关节腔，底部向外。

第四节 肌肉、骨骼系统常见疾病

一 骨折

单纯四肢闭合性骨折，受伤后肢体疼痛、压痛，局部肿胀，肢体功能障碍，病变肢体出现畸形、反常活动及骨擦音和骨擦感。严重的骨折伴有周围软组织广泛损伤和大量出血。

【声像图表现】

骨折时骨皮质连续性中断、分离或成角、错位。如为粉碎性骨折，可在断端间出现斑片状、点状强回声伴声影。同时可伴有局部软组织增厚、水肿，出现肌肉损伤或血肿表现。骨折错位明显或血肿较大时可引起局部血管、神经受压绕行或损伤，远段肢体的血供可受影响（图 19-1）。

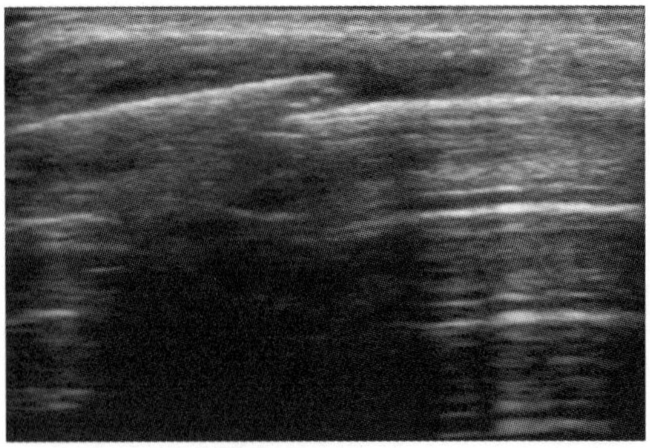

图 19-1　骨折

【超声报告示例】

超声检查所见：左侧股骨中段骨皮质强回声带连续性中断，远端向外侧移位 0.5cm，断端周围见 5cm×4cm 无回声区，与周围组织分界欠清晰。

超声提示：股骨中段完全性横向骨折伴局部血肿。

二 化脓性骨髓炎

化脓性骨髓炎是由化脓性细菌感染引起的骨髓、骨皮质和骨膜炎症。致病菌多为金黄色葡萄球菌和链球菌，多经血运传播至骨骼或外伤经皮肤直接感染引起。儿童多见。急性期有发热、患肢疼痛。局部红、肿、热、痛，脓肿穿破后疼痛减轻。急性化脓性骨髓炎治疗不彻底或反复发作则转变成慢性。慢性化脓性骨髓炎以局部症状为主，表现为皮肤窦道和骨瘘孔不断排出脓液和坏死骨。

（一）急性化脓性骨髓炎

早期表现为骨膜下脓肿呈带状无回声区，骨膜被掀起呈拱形抬高并增厚。当干骺端出现骨质破坏时，骨皮质回声中断，局部回声紊乱，骨质中出现不规则、边缘不清的低回声区，其中夹杂有较强的回声。病变周围软组织肿胀，厚度增加，回声减低，有脓肿时可探及无回声区。

（二）慢性化脓性骨髓炎

慢性化脓性骨髓炎主要为骨皮质改变和死骨形成。骨皮质表面强回声带回声增强，表面粗糙不平，骨瘘孔处骨皮质局限性回声中断或缺损。死骨为局限性点、片状或块状强回声，形态不规则，后方常有声影，其周围为无效腔弱回声带所包绕。病变周围软组织内可形成局限性炎症包块，表现为软组织内不均匀性高回声，夹杂有低回声和无回声区。

三 骨肿瘤

骨肿瘤分为原发性和继发性。原发性骨肿瘤来源于骨组织（包括软骨、骨和骨膜）和骨的附属组织。常见的良性骨肿瘤依次为骨软骨瘤、骨巨细胞瘤、骨化性纤维瘤等；常见的原发性恶性骨肿瘤依次为骨肉瘤、软骨肉瘤、纤维肉瘤、脊索瘤。继发性骨肿瘤可由全身其他部位的恶性肿瘤转移而来。

骨肿瘤的主要症状是局部疼痛和肿胀。良性肿瘤常坚实而无压痛，恶性肿瘤常表现为弥漫性肿胀，有压痛。肿瘤的生长同时导致骨质畸形、病理性骨折、压迫症状和功能障碍等。

【声像图表现】

良性肿瘤一般在骨内膨胀性生长或自骨面向外生长，边界较清晰，如无病理性骨折则骨轮廓完整，骨膜回声连续，内部回声呈均匀低回声或与正常骨相似。一般不侵犯软组织，后方无衰减，血流不丰富。

恶性肿瘤包块多表现为外形不规则，内部回声为低回声或强弱不等回声，分布不均匀，边缘不清楚，后方有声衰减，内部血流较丰富，合并出血坏死时可见囊腔样改变。骨质被破坏，骨质中断处回声杂乱，骨皮质出现连续性中断或变薄，骨膜增厚断裂。有的侵犯周围软组织，在软组织中出现包块。

四 关节疾病

（一）关节积液

关节腔内液体增多是关节病变的非特异性表现，常见于炎症、结核、肿瘤或骨坏死等。临床表现主要是关节肿胀。

【声像图表现】

关节囊肿胀，关节腔增宽并出现无回声区。膝关节少量积液时，液体厚度＞3mm，仅在髌上间隙和股骨远端前方显示无回声区。膝关节大量积液时，可见髌上囊扩张，髌骨上方及股四头肌深面有大范围的无回声区。髋关节积液（图 19-2）时，于股骨颈周围出现环状无回声区，股骨颈前探查，股骨颈

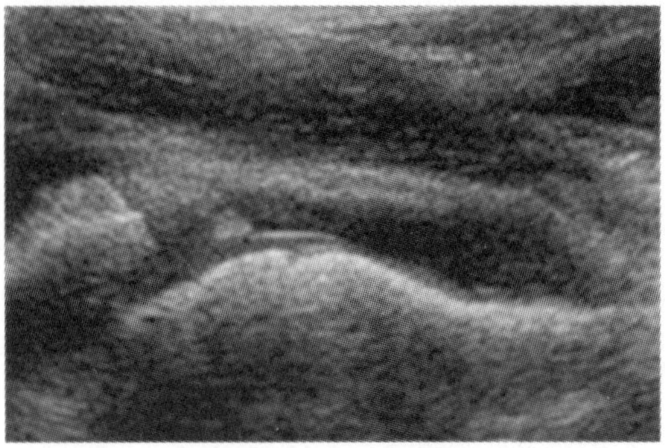

图 19-2　髋关节积液

回声带与关节囊回声带间距大于 5mm，两侧相差＞2mm。踝关节积液时，在胫骨远端前方显示条状无回声区。肩关节积液时，在肱骨头周围出现无回声区。肘关节积液时，在肱三头肌、滑车和鹰嘴处出现无回声区。

若为出血或化脓性积液，无回声区内有散在点状回声。关节滑膜增厚，内壁不光滑，有时呈结节状隆起。关节囊内游离体呈孤立的强回声，后方可有声影。

（二）腘窝囊肿

腘窝囊肿（Baker 囊肿）位于膝关节后方，起源于腓肠肌、半膜肌肌腱，常与膝后关节囊相通。成人发生者大多数有其他关节病变，如风湿性关节炎、半月板损伤、创伤性关节炎等，儿童患者多为原发性。临床表现主要是腘窝区肿胀。

【声像图表现】

腘窝内可见边界清晰的无回声区，小的可呈椭圆形，大的呈条形或形态不规则，偶有分隔，囊肿较大时可延伸至腓肠肌下方。可与膝关节腔相通。合并出血或感染时，无回声区内可见点状回声。囊肿破裂可形成小腿软组织内的无回声包块，往往透声差。CDFI 无血流显示（图 19-3）。

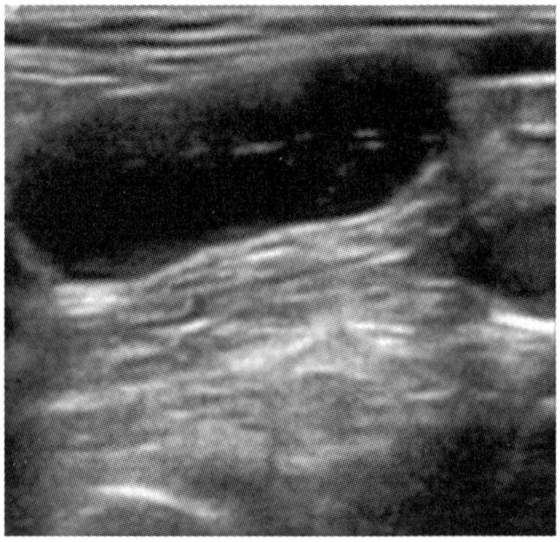

图 19-3　腘窝囊肿

【超声报告示例】

超声检查所见：左侧腘窝处见 4.6cm×2.0cm 的圆形无回声区，边界清晰。CDFI：其内未见血流信号。

超声提示：左侧腘窝囊肿。

【鉴别诊断】

腘窝囊肿要与腘动脉瘤、静脉瘤及腘动静脉瘘鉴别。后者来源于血管，使用彩色多普勒可显示其内血流，而腘窝囊肿内无血流。

破裂的腘窝囊肿要与小腿肌肉血肿鉴别，后者常常与外伤有关，肌肉内的无回声区位置较腘窝囊肿低，与关节腔不相通。

（三）半月板损伤

半月板位于膝关节腔内股骨髁与胫骨平台之间。外侧半月板呈“C”字形，内侧半月板呈环形。多有明确的膝扭伤史，少数因退行性变引起自发性破裂。急性期膝关节疼痛、肿胀、运动受限，旋转挤压试验疼痛加剧可有弹响。损伤部位可在前角、体部和后角，分为垂直断裂、水平断裂和半月板关节囊分离。

【声像图表现】

因损伤和分离程度不同，声像图表现不同。完全撕裂、间隙较宽时，可有两个强回声界面，其内有低回声带。小的及不完全分离的裂伤仅显示为线状低回声而无裂口。半月板退行性改变或陈旧性损伤可见不规则片状或团块状高回声。并发积液时，关节腔及髌上囊内可见无回声。

（四）发育性髋关节脱位

发育性髋关节脱位是小儿最常见的髋关节疾病。主要是髋臼缘发育不良变浅，朝向异常，不能完全覆盖股骨头。包括关节不稳定、半脱位和全脱位。女孩多见。患儿表现为大腿、腹股沟、臀部的皮纹不对称，双下肢不等长，髋关节活动及外展受限等。对小于 6 个月婴儿的髋关节检查，超声优于 X 线。

【声像图表现】

髋关节冠状切面，髋关节下方的强回声为股骨颈骺板，髋关节中央为股骨头，表现为内部散在点状中等回声的卵圆形低回声区，股骨头外侧由偏高回声的滑膜皱襞、关节囊、盂唇和低回声的软骨性髋臼依次包绕，并在股骨头上方逐渐延伸为强回声的骨性髋臼缘（图 19-4）。

完全脱位表现为股骨头与髋臼完全分离，股骨头向后或后上方移位，髋臼内空虚变浅或模糊不清。骨性髋臼缘平直，软骨顶插入到股骨头与髋臼之间。半脱位表现为股骨头从髋臼向外移位，但股骨头未完全脱出髋臼，与髋臼间出现较宽的间隙，骨性髋臼缘变平直，软骨顶的盂唇向上偏离。骨性髋臼发育不良表现为股骨头与髋臼间隙增宽，骨性髋臼缘变圆或平直。

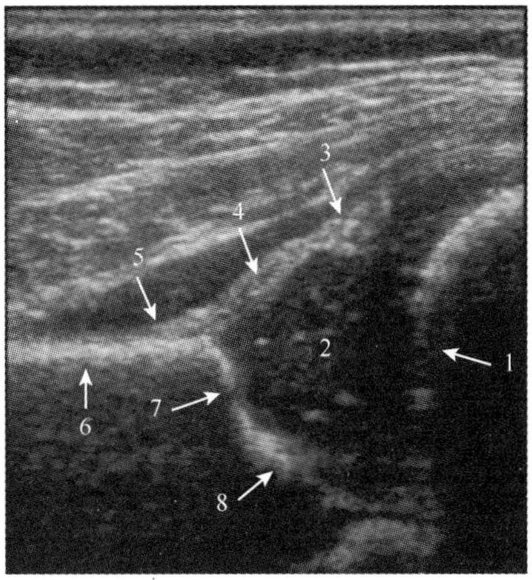

图 19-4 正常髋关节

1. 骨软骨交界面；2. 股骨头；3. 滑膜皱折；4. 盂唇；5. 软骨膜骨膜移行处；6. 髂骨水平面；7. 骨缘；8. 髂骨最低点

五 软组织疾病

（一）肌肉炎症、脓肿

肌肉炎症、脓肿为外伤、药物、细菌及寄生虫感染、运动过度、出血性和遗传性疾病等引起的肌肉化脓性改变。临床上主要表现为红、肿、热、痛，扪及肿块并有波动感和功能障碍。

【声像图表现】

急性炎症期可见肌肉局限或弥漫性增厚，肌肉内出现由外向内、边缘模糊的低回声，形态不规则，分布不均匀。脓肿形成后表现为病变处椭圆形或不规则形无回声，壁厚，边界多不清楚，内有点状或团状强回声。脓肿液化不全时，可见低回声内有不规则的液性暗区。含气脓肿可出现气体强回声，并使脓肿无回声区显示不清。有异物的脓肿，在低或无回声区内可见强回声。探头挤压肿块有压痛。CDFI：早期病变处血流增加，脓肿形成时内部无血流，周边血流可丰富。

【鉴别诊断】

肌肉脓肿应与皮下蜂窝织炎鉴别，后者皮肤及皮下脂肪弥漫性肿胀，回声低，无明显边界，与正常组织逐渐移行，其深度不超过筋膜。

（二）肌肉、肌腱损伤

开放性损伤常由刃器或锐器直接切割引起，易于诊断。闭合性损伤多由间接暴力所致，相关肌肉强力收缩，致肌肉、肌腱扭伤、撕裂甚至断裂，同时小血管破裂出血形成血肿。

【声像图表现】

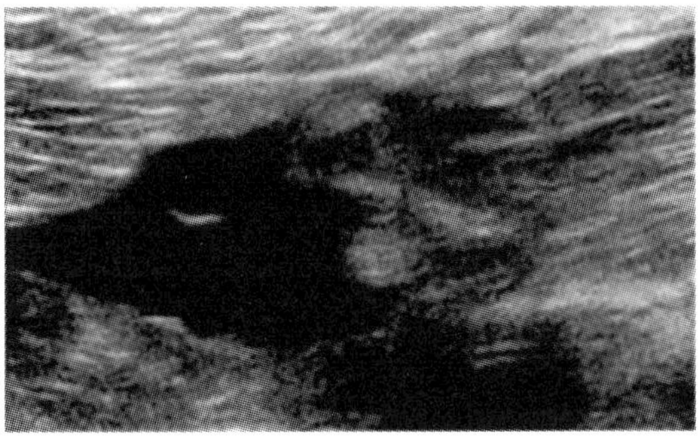

图 19-5 肌肉断裂、血肿形成

1. 受累的肌肉或肌腱肿大、增厚，回声减低。CDFI 显示血流增多。

2. 肌肉或肌腱断裂时，肌束或肌腱回声不连续，断端回声增强，并回缩分离。

3. 血肿形成时，在损伤处或断端之间或其周围显示椭圆形或梭形团块，长轴平行于肌束（图 19-5）。新鲜血肿呈高回声，有不规则的壁；数小时后呈较均匀低回声；4～6 天后血肿逐渐溶解，由实性和液性混合回声到完全呈无回声，边界清楚。肌间血肿还可经钙化然后骨化，称为骨化性肌炎。

链接

肌肉血肿

肌肉血肿常见于各种外伤，如肌肉断裂伤、暴力撞击伤、砸伤、钝挫伤、刃器或锐器刺伤及火器穿透伤。因血管破裂，产生肌肉内、肌肉间及周围软组织血肿，是肌肉损伤的共同表现。还可见于非外伤原因，如由于凝血因子缺乏（血友病）或者长期应用抗凝药引起肌肉出血形成的血肿。外伤性血肿可发生在任何肌肉；抗凝药自发引起的血肿，起病缓慢，易发生在腹直肌、腰大肌和骨旁的深部肌肉。

（三）滑囊疾病

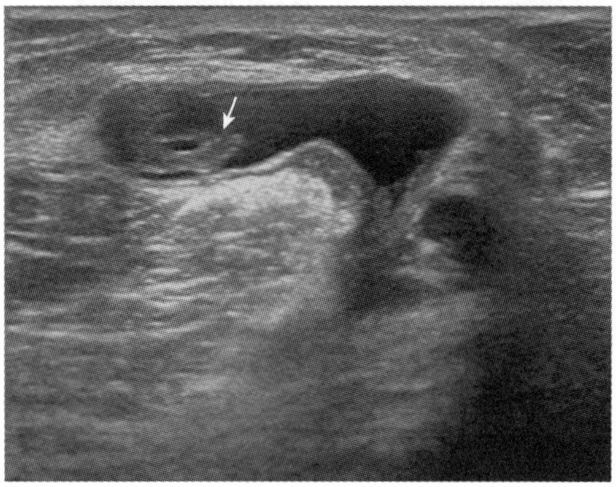
图 19-6　滑囊积液伴有滑膜增生

滑囊疾病以滑囊炎最常见。常由外伤、局部反复慢性摩擦刺激、邻近关节或肌腱疾病、类风湿和局部感染等引起，是滑膜的急性或慢性炎症。滑膜充血、渗出或出血，甚至化脓、滑液增加，使固有滑囊增大或形成滑液囊肿并逐渐增大。主要表现有关节周围肿胀、疼痛或出现肿块。

【声像图表现】

正常滑囊常常不显示或仅显示为一细线状低回声，厚度＜2mm。当滑囊积液扩张时，在固有滑囊部位，滑囊增大出现无回声区，边界清晰，有时见分隔，内部可有增厚的滑膜，伴有血流增多，滑膜可呈结节状或弥漫增厚（图 19-6）。发生于骨突、肌腱附着部位的滑液囊肿，多呈圆形或椭圆形无回声，囊壁光滑，后方回声增强，常伴侧方声影。慢性者可有囊壁的增厚。痛风性滑囊炎的囊内还可见结晶样的高回声沉积。

（四）腕管综合征

腕管综合征是临床最常见的周围神经卡压综合征。多种原因导致腕管内压力增加，致使正中神经受压，引起正中神经功能障碍。多为单侧。临床表现为腕部及正中神经支配区疼痛，腕部压痛及叩击痛，桡侧三个半手指掌侧麻木等。

【声像图表现】

正中神经在豌豆骨水平肿大，回声减低，内部束状回声显示不清。由于病因不同，腕管内可出现引起正中神经受压移位的病变。最常见为急性屈肌肌腱滑膜炎，腱周滑膜增厚，横断面在肌腱周围出现低回声环。CDFI：增厚的滑膜内见增多的血流信号。源于正中神经肿瘤者，显示为与神经干相连的椭圆形或梭形实质性肿块。

（五）软组织肿瘤

软组织肿瘤种类繁多，分布广泛。常见的良性肿瘤有脂肪瘤、血管瘤、纤维瘤和神经鞘瘤等。恶性肿瘤主要为肉瘤，体积比其相应的良性肿瘤大，一般无包膜。

【声像图表现】

1. 脂肪瘤　是最常见的软组织良性肿瘤，可发生于任何有脂肪的部位。多见于中老年人。常见于面颈部、胸部、腹部及四肢皮下脂肪层，也可见于肢体或背部深部肌束间。一般呈扁形或椭圆形，长轴平行于皮肤，大多数边界清楚，内部回声以均匀高回声为多见，也可呈低回声或等回声，内部可见多条平行于皮肤的短线状高回声，使整个瘤体呈现“条纹状”表现。深部脂肪瘤，多沿肌肉间生长，可深达骨膜，但不影响邻近骨骼。压之可变形。CDFI：大多数肿瘤内无血流信号显示（图 19-7）。

超声报告示例：

超声所见：右上腹皮下脂肪层内见一椭圆形低回声团块，大小约 1.3cm×0.7cm，形态规则，边界清晰，内见均匀分布短线状高回声，探头加压后变形。CDFI：团块内无明显血流信号。

超声提示：右上腹皮下脂肪层内实性团块，符合脂肪瘤声像图。

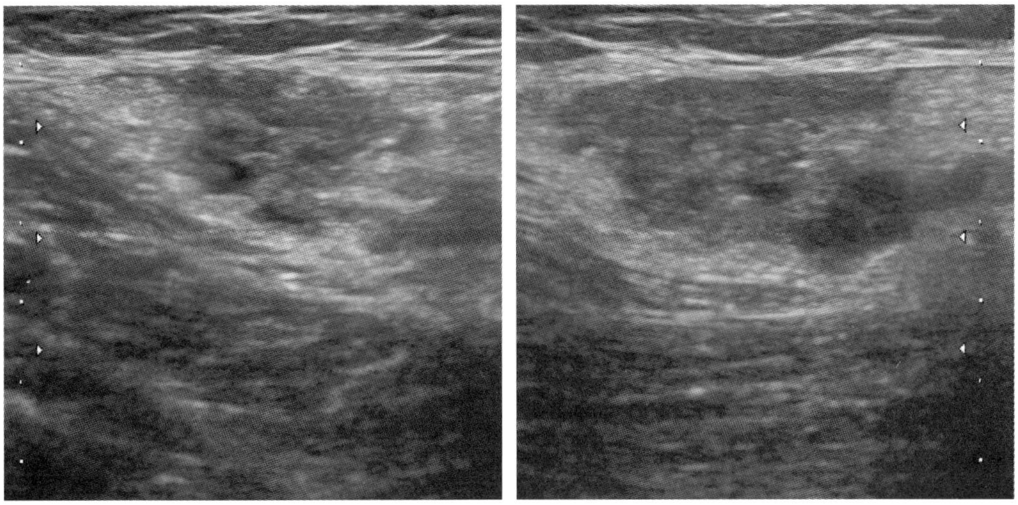

图 19-7 脂肪瘤

2. 血管瘤 是来源于血管组织的良性肿瘤，可单独发生或与血管畸形并存。可分为毛细血管瘤、海绵状血管瘤、静脉型血管瘤和混合型血管瘤。多发生于皮肤和皮下组织，也可见于肌间和肌内。以头颈部、四肢多见。毛细血管瘤常见于婴幼儿，皮肤见红蓝色痣。一般呈较均匀高回声，边界较清楚，肿瘤大小不等，形态不一，呈团块状、分叶状或不规则形。海绵状血管瘤多见于儿童和青少年，呈高回声中伴有低回声，或夹杂管状无回声，随肿瘤增大，管状无回声增多增宽。发生在肌肉内者，肌肉肿大，肌纹理紊乱，瘤体以低回声为主，内含迂曲管状无回声，或呈蜂窝状。肿瘤质地柔软，受压可变形。较大时可出现钙化。CDFI：肿瘤内部血流丰富。

3. 神经鞘瘤 是来源于神经髓鞘 Schwan 细胞的良性肿瘤，是周围神经性肿瘤中最常见的一种。多见于中年人，其发生部位与神经走行有关。临床表现主要为出现肿物，感局部麻痛、无力等。多单发，呈梭形，边界清晰光滑，有包膜，内部呈均匀的低回声，可伴有囊性变或钙化。肿瘤两端可发现与之相连的神经组织。CDFI：肿瘤内通常无血流信号显示。

4. 软组织恶性肿瘤 横纹肌肉瘤、脂肪肉瘤和滑膜肉瘤等常见软组织恶性肿瘤声像图表现均无明显特异性，大多表现为软组织内大小不等的肿块。多数为单发，也可多发。有包膜者边界清楚；无包膜者边界不清。其内部回声及血流与肿瘤的组织成分和血供情况有关。肿瘤早期肿块较小，不侵犯骨及关节，巨大肿瘤及毗邻骨关节的肉瘤，可侵蚀和压迫骨，使之变形、被破坏。肿瘤压迫血管可使之移位、变窄或形成血栓。压迫神经产生运动、感觉功能障碍。肉瘤晚期可经血供和淋巴系统转移。

案例 19-1

患者，男，45 岁。因发现下肢浅表肿物，压痛、有麻木感半年就诊。超声检查显示下肢皮下见椭圆形肿物，有包膜，边界清楚，内部呈均匀低回声。彩色多普勒显示肿块内未见血流信号（图 19-8）。

请根据声像图特点做出初步诊断并给出诊断依据。

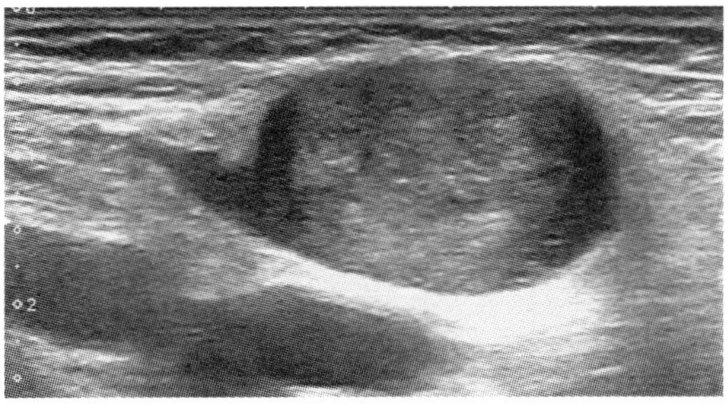

图 19-8 下肢神经鞘瘤声像图

小结

本章主要从肌肉骨骼系统的超声解剖、检查技术及正常声像图特点与部分常见疾病的超声表现方面进行了讲述。实时高频超声对软组织病变的显示能力，与 MRI 相似，对检查者的技术水平、学识和经验还有很大的依赖性。目前超声新技术、高频探头、高分辨率超声诊断仪的开发和应用，使得肌肉骨骼系统超声图像质量和诊断作用得到了很大的提升，越来越受到超声医学界的重视，应用范围在不断扩大。

思考与练习

一、单项选择题

1. 人体运动系统不包括（　　）

A. 关节囊及附着肌腱　　B. 骨骼

C. 运动神经　　D. 关节

E. 骨骼肌

2. 成人骨骼正常声像图上能显示（　　）

A. 骨外膜　　B. 骨内膜

C. 骨皮质　　D. 骨松质

E. 骨髓

3. 对骨、关节及其附属结构的检查不应使用（　　）

A. 线阵探头

B. 凸阵探头

C. 深部选 3.0～3.5MHz 探头

D. 相控阵扇扫探头

E. 表浅部选 5.0～10.0MHz 探头

4. 患者，男，28 岁。皮下扪及肿块 6 月余，超声检查压之不变形，以下最可能考虑的是（　　）

A. 脂肪瘤　　B. 纤维瘤

C. 皮下组织增厚　　D. 炎症

E. 皮脂腺囊肿

二、问答题

1. 试述肌肉的正常超声表现。

2. 试述骨折的超声表现。

（董建党）

实训指导

实训一　超声诊断仪的使用

超声诊断仪是贵重精密电子仪器，正确规范使用和维护超声诊断仪是顺利进行超声检查的基本保障，超声医师应熟练掌握仪器各种旋钮的分布与功能，充分发挥仪器的性能。

[实训目的]

1. 掌握　超声诊断仪的操作规范和仪器主要功能键名称及作用。
2. 熟悉　超声诊断仪的基本构造和仪器调节。
3. 了解　超声诊断室工作规程。

[实训准备]

1. 仪器　多功能彩色多普勒超声诊断仪、凸阵探头、相控阵探头、线阵探头。
2. 材料　耦合剂、检查用纸、检查床。

[实验内容与步骤]

1. 带教老师介绍超声诊断室的设备配置，讲解超声诊断室的工作规程，带领学生参观超声诊断室。
2. 带教老师演示超声诊断仪的操作流程，包括开关机、探头切换及使用、检查模式的切换、仪器图像的调试、超声工作站和打印机的使用等过程，重点演示超声诊断仪常用功能键的使用。同时强调应严格遵守超声诊断仪操作规范及注意事项。
3. 利用播放幻灯或录像片讲解常用超声诊断仪的种类，超声诊断仪主要部件名称及作用，各部件的内部结构及工作原理，重点介绍超声探头的种类及用途，并简要剖析其内部结构及工作原理。
4. 学生阅读、分析多种超声诊断仪的使用说明书或产品介绍书，了解常见超声诊断仪的不同型号及其适用范围。
5. 学生分组进行仪器使用练习，并利用超声诊断仪对人体进行简单操作。

[实训评价]

通过见习超声诊断仪及对超声诊断仪的操作，能够正确规范使用超声诊断仪，并可对其常用功能键进行基本操作，养成爱护仪器设备的职业素质。培养辩证思维能力，养成科学严谨、积极进取的工作态度。

[注意事项]

1. 进入超声诊断室必须严格遵守工作规程。
2. 练习过程中应轻拿轻放，不得过度扭曲和牵拉电缆线，更换探头、调试仪器、按压主机面板键钮操作时动作轻柔。
3. 操作过程中发现机器异常，如有机器异常声响、异味等，应立即关闭主机并切断电源。排查异常后登记备案，经管理员同意方可再次使用。
4. 每次扫查结束应停止探头工作，冻结图像，用软纸将探头擦拭干净，清洁消毒备用。

[实训作业]

1. 如何进行超声诊断仪开关机？
2. 超声检查时如何进行探头分类与选择？

（李　拓）

实训二　肝脏超声检查方法及测量

肝是最适合进行超声探测的腹部脏器之一，通过剑突下、肋缘下和肋间进行多切面扫查，可获得肝脏的不同声像图，是观察肝脏和对肝内病变定位诊断的基础。

[实训目的]

1. 掌握　肝脏的超声探测方法和正常声像图表现。
2. 熟悉　肝脏的分叶分段。
3. 了解　肝脏的探测要点及超声测量。

[实训准备]

1. 仪器　多功能彩色多普勒超声诊断仪，凸阵探头（3.0～3.5MHz）。
2. 材料　耦合剂、检查用纸、检查床。

[实验内容与步骤]

（一）教师示教实训内容及方法

1. 影视教学法　根据影视教学资料对正常肝脏及其径线测量进行讲解。

2. 演示法　①带教老师选择一体型适中的同学为模特进行正常肝脏超声检查的演示讲解，包括肝脏的检查前准备、检查体位、探测手法和图像方位等。②按顺序进行肝脏纵断面、横断面和斜切面扫查，讲授和学习肝脏超声检查的常用切面探测方法，并示教肝脏左叶前后径、上下径及右叶最大斜径等径线的测量方法。边示教边讲解肝脏正常声像图表现，如肝脏形态、分叶、肝门部主要结构及其相邻器官等。

（二）学生分小组上机操作实践

1. 同学之间相互检查　观察正常肝脏声像图特征，重点观察肝脏位置、形态、大小、边缘及内部回声和管道结构的走行，并选取标准切面进行相关径线测量。

2. 教师巡视辅导　教师在同学相互检查的过程中进行巡视，注重观察探头操作方法、标准切面的识别、测量选取的部位等，对发现的问题进行及时讲解和纠正。

[实训评价]

通过实训基本能够独立对肝脏进行超声检查，能够辨认肝脏内部正常解剖结构。培养学生独立思维能力和科学严谨、实事求是的工作作风。

[注意事项]

1. 仪器调节要适当　使增益调节到显示肝实质呈均匀分布的细小点状回声为益，回声强度要适中，并注意调节远场和近场的增益。

2. 在扫查区采取自上而下、由内及外的连续、系统性滑行扫查，切忌跳跃式扫查；同时，对每一切面进行最大范围的侧动扫查，以最大限度减少遗漏区。

[实训作业]

1. 肝脏常用检查切面有哪些？
2. 简述正常肝脏的超声表现。

（李素和）

实训三　肝脏基本声像图观察与分析

[实训目的]

1. 掌握　肝脏正常声像图表现及观察要点。

2. 熟悉　肝脏常见疾病：脂肪肝、肝囊肿、肝血管瘤等超声表现。

3. 了解　肝脏疾病的探测要点。

[实训准备]

1. 仪器　多功能彩色多普勒超声诊断仪，凸阵探头（3.0～3.5MHz）。

2. 材料　耦合剂、检查用纸、检查床。

[实验内容与步骤]

（一）教师示教实训内容及方法

1. 演示法　选用超声体模或超声条件好的学生进行示教。主要讲授和学习肝脏超声检查方法，尤其是主要切面的显示和标准切面的分析与识记。边示教边讲解肝脏正常声像图表现，主要切面显示的意义，标准切面的声像图特征等。

2. 病例教学法（各校根据具体情况操作）　教师提前预约肝囊肿、多囊肝、肝血管瘤、肝硬化等患者。在进行上述疾病检查的同时进行示教，让学生对不同疾病声像图的表现及特点有一切实感受，并能与正常声像图进行比较。但需注意对患者的尊重和保护，融关爱患者的理念于教学实践中，也可应用超声体模演示讲解。

3. 影视教学法　用影视教学资料对正常肝脏及其相关疾病超声表现进行讲解。

（二）学生分小组上机操作实践

1. 同学之间相互检查　扫查并显示肝脏的主要切面、标准切面，观察其声像图特征并与病变的声像图进行比较。重点观察肝脏位置、形态、大小、边缘及内部回声，观察肝内有无占位性病变，如有，应进一步观察病变的位置、大小、形态、数量、内部回声特点及其与周边结构的关系；仔细观察肝内管道结构变化，看胆管有无扩张，门静脉内血流充盈情况等。

2. 教师巡视辅导　教师在同学相互检查的过程中进行巡视，注重观察探头操作方法、主要切面和标准切面的识别等，对发现的问题进行及时讲解和纠正。

3. 播放《超声诊断学》教材课件、多媒体教学影像资料等，识别不同疾病的声像图表现，并耐心解答学生在观看过程中提出的问题。

[实训评价]

通过实训能够对肝脏常见病变进行观察与分析；培养学生独立思维能力和科学严谨、实事求是的工作作风。

[注意事项]

1. 在扫查肝脏膈顶部时，为减少扫查的盲区，可嘱受检者深吸气，使肝下移，然后探头尽量上翘扫查；而部分受检者可因肥胖或肺气干扰反而使显示更差，此时，应让受检者深呼气，然后再屏气扫查。

2. 在扫查肝其他部位时，可让受检者尽可能吸气，使横膈尽量下降后再屏气，以避开肋骨、肋弓和胃、肠气体的遮挡，使受检肝脏获得最佳显示。同时，根据受检者情况采取合理体位，如高位肝扫查可辅以坐位，肝右后叶和肝门部扫查可辅以左侧卧位等。

[实训作业]

1. 描述脂肪肝的声像图改变。

2. 简述肝血管瘤与肝癌的鉴别。

（李素和）

实训四　胆道超声检查

[实训目的]

1. 掌握　胆囊及胆管的检查前准备、检查体位、检查途径和方法。
2. 熟悉　胆囊及胆管的正常声像图表现。
3. 了解　胆囊及胆管的超声测量。

[实训准备]

1. 实时超声诊断仪，3.0～3.5MHz 凸阵和线阵探头。
2. 医用超声耦合剂。
3. 录像机、幻灯机、多媒体投影仪等。
4. 胆道常见病超声图像资料，如录像带、幻灯片、光盘等。

[实验内容与步骤]

（一）教师示教实训内容及方法

1. 演示法　选择志愿者作为模特，有条件的学校可选用超声体模，教师演示讲解正常胆囊及胆管的探测方法、胆道系统的超声测量注意事项。

2. 病例教学法（各校根据具体情况操作）　教师提前预约胆结石、胆囊息肉、胆囊癌患者。在进行上述疾病检查的同时进行示教，让学生对不同疾病声像图的表现及特点有一真实感受，但需注意对患者的尊重和保护，融关爱患者的理念于教学实践中，也可应用超声体模演示讲解。

3. 影视教学法　根据影视教学资料进行正常胆道及相关胆道疾病超声表现的讲解。

（二）学生分小组上机操作实践

1. 同学之间相互检查

（1）认识肝内胆管在 Glisson 系统中的关系：肝内胆管在前，肝固有动脉居中，肝门静脉居后（注意超声探测时肝门静脉在寻找肝内胆管中的标志作用）。体会操作技法，感受操作过程中图像变化与操作技能的关系。

（2）体会胃肠气体干扰对肝外胆管下段超声探测的影响，探测时需适当加压或将胃充盈液体后探测，可提高肝外胆管的显示率。

（3）感受不同探测体位与途径对胆囊及胆管超声探测标准切面的影响，认识胆囊颈和胆囊底部常可出现“折射声影”，分析其原因并需注意与胆囊结石所形成的声影相鉴别。

（4）分析空腹状态对胆囊及胆管超声探测的意义，思考有哪些情况可引起胆囊不显影。

（5）理解超声诊断仪的（增益、聚焦、动态范围、深度增益补偿）调节在胆囊及胆管超声探测的价值。

2. 教师巡回辅导　在学生上机操作时教师及时进行指导，指出学生在操作过程中所存在的问题和错误，使学生在操作过程中真正掌握正确的操作方法和技巧。

3. 播放《超声诊断学》教材课件、多媒体教学 VCD 的资料片，识别不同疾病的声像图表现。解答学生在影视教学资料片观看过程中及教师为相关胆道疾病患者进行检查时所提出的问题。

[实训评价]

通过见习胆道超声检查，熟悉胆囊及胆管超声扫查方法，认识胆囊及胆管正常声像图表现，学习胆囊及胆管超声测量方法，通过观看胆囊及胆管常见病影像资料，掌握胆囊及胆管常见病的声像图表现。

[注意事项]

1. 胆囊检查时，应调节聚焦点，使胆道病变位于声束的聚焦范围内，使病灶显示清晰。
2. 应选择适宜的增益条件，使管道结构显示清晰。

3. 观察结石声影时，远程增益补偿不宜过大。

4. 对于病变显示困难者，应综合使用各种检查体位，反复观察。

5. 胆道超声检查，应充分利用肝脏作透声窗，以减少胃肠气体的影响，使胆道显示清晰。

[实训作业]

1. 胆道检查前注意事项有哪些？

2. 简述胆道超声检查常用的扫查方法。

（董建党）

实训五　胰腺超声检查

胰腺易受胃肠气体干扰，影响检查效果，是超声检查较困难的腹腔脏器之一。熟悉胰腺与毗邻组织的解剖关系及声像图解剖标志，有利于胰腺显示，其中重要的是胰腺后方的脾静脉。

[案例设计]

患者，男，46 岁。肥胖，既往超声检查提示重度脂肪肝，胆囊结石、胆囊炎。以突发上腹部疼痛就诊，急诊超声检查胰腺肿大。

超声提示：急性胰腺炎。

[实训目的]

1. 掌握　胰腺的超声探测方法和正常声像图表现。

2. 熟悉　胰腺与周围脏器及血管的位置关系。

3. 了解　胰腺的探测要点及超声测量。

[实训准备]

1. 仪器　多功能彩色多普勒超声诊断仪，凸阵探头（3.0～3.5MHz）。

2. 材料　耦合剂、检查用纸、检查床。

[实验内容与步骤]

1. 带教老师选择一体型适中的同学为模特进行正常胰腺超声检查的演示讲解，包括胰腺的检查前准备、检查体位、探测手法和图像方位等。

2. 按顺序进行胰腺纵断和横断扫查，确定胰腺位置，特别是确定胰腺周围的解剖标志；认识下腔静脉、腹主动脉、肠系膜上动脉及脾静脉对胰腺识别的重要性。

3. 结合胰腺声像图讲述分析胰腺各切面声像图特点。

4. 对照胰腺声像图讲述胰腺的超声测量标准，演示胰腺超声标准测量。

5. 学生分组上机操作实践，同学之间相互检查，熟悉探头放置位置、探头方位及标准切面的识别，体会操作技法，感受操作过程中图像变化与操作技能的关系。

6. 教师巡回辅导纠错、答疑，在同学相互检查的过程中进行巡视，及时发现探头操作手法、标准切面识别方面的问题及错误，并讲解纠正，使学生在操作过程中真正掌握正确的操作方法和技巧。

[实训评价]

通过实训基本能够独立对胰腺进行超声检查，能够辨认胰腺周围正常解剖学关系。培养学生独立思维能力和科学严谨、实事求是的工作作风。

[注意事项]

1. 胰腺位于腹膜后，位置深在，超声检查容易受到胃肠气体干扰和腹壁厚度影响。

2. 为提高胰腺超声显示率和诊断准确性，需调节超声仪器相关参数至最佳状态。

3. 即使有经验的超声检查医生，也仍有约 30%的胰腺超声检查显示不满意，故胰腺诸多疾病需结合超声、CT、MRI 等及实验室检查综合分析。

[实训作业]

1. 如何提高胰腺超声识别?
2. 简述胰腺的超声测量方法及正常值。

（李　拓）

实训六　脾脏超声检查

通过见习脾脏超声检查，熟悉脾脏超声扫查方法，认识脾脏正常声像图表现，掌握脾脏常见病的声像图表现。

[案例设计]

患者，男，56 岁。乙肝病史 20 年，既往超声示肝硬化、腹水、脾大。

[实训目的]

1. 了解　脾超声测量方法。
2. 熟悉　熟悉脾脏超声扫查方法。
3. 掌握　脾脏常见病的声像图表现。

[实训准备]

1. 用物准备　实时超声诊断仪，3.0～3.5MHz 凸阵和线阵探头，医用超声耦合剂。
2. 操作者准备　学生分成小组互相检查。
3. 患者准备　患者平卧位，充分暴露检查部位。

[实验内容与步骤]

（一）教师示教实训内容及方法

1. 演示法　有条件学校可选用超声体模示教。教师示教脾长径、厚径的测量方法。边示教边讲解脾正常声像图表现，如脾门结构及相邻器官和解剖关系。

2. 病例教学法（各校根据具体情况操作）　教师提前预约脾大、单纯性脾囊肿、脾血管瘤患者。在进行上述疾病检查的同时进行示教，让学生对不同疾病声像图的表现及特点有一真实感受，但需注意对患者的尊重和保护，融关爱患者的理念于教学实践中，也可应用超声体模演示讲解。

3. 影视教学法　根据影视教学资料进行正常脾及相关脾脏疾病超声表现的讲解。

（二）学生分小组上机操作实践

1. 同学之间相互检查　观察正常脾脏声像图特征并与病变的声像图改变比较。重点观察脾脏位置、形态、大小、边缘及内部回声，观察脾内有无占位性病变，如有，应进一步检查病变的位置、大小、范围、形态、数量、内部回声特点及与周边脏器的关系；仔细观察脾脏血管及其周围分支的变化，尤其是在静脉扩张时，应跟踪观察门静脉及其周围血管的变化，判断是门静脉高压引起的脾静脉扩张还是脾静脉阻塞引起的脾静脉扩张。

2. 教师巡视辅导　在同学相互检查的过程中进行巡视，及时发现探头操作手法标准切面识别方面的问题及错误并讲解纠正。能认识脾脏的正常生理变异，超声检测脾脏时，应尽量利用脾静脉作为超声解剖标志，以便标准化。

3. 播放《超声诊断学》教材课件、多媒体教学 VCD 的资料片，识别不同疾病的声像图表现。解答学生在影视教学资料片观看过程中及教师为相关脾脏疾病患者进行检查时所提出的问题。

[实训评价]

通过见习脾脏超声检查，学生熟悉了脾脏超声扫查方法及脾脏超声测量方法，进一步认识了脾脏正常声像图表现，通过观看学习脾脏常见病影像资料，掌握脾脏常见病的声像图表现。

[注意事项]

认识测量切面的声像图特征，学会脾脏厚度和长径的测量方法。

[实训作业]

巩固课堂所学。

（张玉艳）

实训七　胃肠超声检查

通常情况下，由于受到气体及内容物的干扰，经腹超声检查难以显示理想的胃肠超声图像，对胃肠道的微小病变容易遗漏。尽管胃肠超声不能作为胃肠道疾病的常规检查方法，但其可帮助评估病变的浸润范围，与周围邻近脏器和血管的关系，发现是否有周围脏器或淋巴结转移。

[实训目的]

1. 掌握　胃肠道的解剖特点和正常切面声像图。
2. 熟悉　胃肠道的基本扫查方法及胃肠造影剂的使用。
3. 了解　胃肠道常见病的声像图表现。

[实训准备]

1. 仪器　实时超声诊断仪，3.5～5.0MHz 凸阵和线阵探头；幻灯机、多媒体投影仪等。
2. 材料　耦合剂、检查用纸、检查床。

[实验内容与步骤]

（一）教师示教实训内容及方法

1. 演示法　有条件学校可选用超声体模示教。教师介绍胃肠道的解剖特点及超声基本扫查方法，演示造影剂的使用和正常胃肠道的超声造影显像。边示教边讲解胃肠正常声像图表现及其与相邻器官的解剖关系。

2. 病例教学法（各校根据具体情况操作）　教师提前预约胃溃疡、胃癌、大肠癌患者。在进行上述疾病检查的同时进行示教，让学生对不同疾病声像图的表现及特点有一真实感受，但需注意对患者的尊重和保护，融关爱患者的理念于教学实践中，也可应用超声体模演示讲解。

3. 影视教学法　根据影视教学资料进行正常胃肠道及相关胃肠道疾病的超声表现讲解。

（二）学生分小组上机操作实践

1. 同学之间相互检查　观察正常胃肠道声像图特征并与病变的声像图改变比较。重点观察胃肠道位置、形态、大小、边缘及内部回声，观察胃肠道内有无占位性病变，如有，应进一步检查病变的位置、大小、范围、形态、数量、内部回声特点及与周边脏器的关系。

2. 教师巡视辅导　在同学相互检查的过程中进行巡视，及时发现探头操作手法标准切面识别方面的问题及错误并讲解纠正。

3. 播放《超声诊断学》教材课件、多媒体教学 VCD 的资料片，识别不同疾病的声像图表现。解答学生在影视教学资料片观看过程中及教师为相关胃肠道疾病患者进行检查时所提出的问题。

[实训评价]

通过实训练习能够独立进行胃肠超声常规检查，能够正确认识正常胃肠超声表现，养成独立思考和科学严谨、实事求是的能力。

[注意事项]

课前认真复习相关内容，受检者检查前需空腹，口服造影剂使用前先要用开水泡开然后冷却，服用时须一气吞服，以免胃内进入气体产生干扰，操作时要严格遵守超声科室内规范。

[实训作业]

1. 简述胃常规超声检查方法。

2. 正常胃肠壁的超声表现如何？

（董建党）

实训八　泌尿系统超声检查

超声检查在泌尿系统疾病的诊断与鉴别诊断中得到广泛应用，不仅可实时提供由灰阶超声显示的肾、输尿管、膀胱的结构形态和内部回声等，还可实时提供由多普勒超声显示的其内血流方向、分布和流速等血流动力学信息。

[案例设计]

患者，男，52 岁。无痛性肉眼血尿 1 个月来诊，请根据患者临床症状进行相关部位超声检查。

[实训目的]

1. 掌握　泌尿系统的超声检查方法，正常声像图表现。
2. 熟悉　泌尿系统常见疾病的声像图特点与鉴别诊断。
3. 了解　泌尿系统检查前准备。

[实训准备]

1. 仪器　多功能彩色多普勒超声诊断仪，3.0～3.5MHz 凸阵探头。
2. 材料　耦合剂、检查用纸、检查床。
3. 检查前准备　被检者检查前 60 分钟饮水 500ml，憋尿，保持膀胱适当充盈。

[实验内容与步骤]

1. 开机前检查，检查完毕后，接通电源，调试超声设备。
2. 做好检查前准备。
3. 以正常人双肾、膀胱为模型，示教超声扫查方法、常规切面。
4. 观察肾、输尿管、膀胱回声与内部结构，测量双肾、膀胱大小并记录数据。
5. 描述正常肾、输尿管、膀胱声像图特征。
6. 书写超声诊断报告，多媒体及病例示教肾肿瘤、肾积水、肾结石、膀胱结石等泌尿系统常见病的声像图表现。
7. 正常关机。

[实训评价]

通过本次实验，学生可以掌握泌尿系统超声检查方法及标准切面，识别肾脏内部结构，肾脏径线的测量方法，掌握常见泌尿系统的声像图特征及鉴别诊断。

[注意事项]

1. 实验过程中保持实验室清洁，维护实验室秩序。
2. 实验过程中爱护实验设备，避免损伤超声探头及主机。
3. 实验人员服从实验室安排，严格按照实验步骤和内容逐一进行实验。

[实训作业]

1. 简述正常肾脏超声检查方法及标准切面。
2. 简述肾结石、肾积水的声像图表现及鉴别诊断。
3. 简述如何测量残余尿量。
4. 简述膀胱结石、膀胱肿瘤的声像图表现及鉴别诊断。
5. 简述前列腺的正常声像图表现。
6. 简述前列腺增生的声像图表现及与前列腺癌的鉴别要点。

（黄晓云）

实训九　男性生殖系统超声检查

阴囊与精索的位置表浅，临床触诊可以获得一定的诊断信息，但大多数的阴囊与精索疾病表现为局部肿大或肿块，通过触诊或其他简单的检查不易明确诊断。睾丸不适合 CT 检查，MRI 价格昂贵，彩色多普勒超声检查阴囊方便易行，并可对绝大多数的阴囊与精索疾病作出正确诊断。

[案例设计]

患者，男，20 岁。阴囊肿大，右侧睾丸疼痛来诊，请根据患者临床症状进行相关部位超声检查。

[实验目的]

1. 掌握　前列腺、阴囊的常规超声检查方法和正常声像图表现。
2. 熟悉　前列腺、阴囊的常见疾病声像图特点。
3. 了解　前列腺、阴囊的特殊超声检查方法。

[实训准备]

1. 用物准备　彩色超声诊断仪、检查床、耦合剂、卫生纸、避孕套或探头保护套等。
2. 操作者准备　准备检查的环境与设备，初步了解患者的病变情况，做好消毒隔离、无菌操作。
3. 患者准备　无须特殊准备。

[实验内容与步骤]

（一）教师示教实训内容及方法

1. 演示法　有条件学校可选用超声体模示教。教师示教前列腺、阴囊的长径、厚径的测量方法。边示教边讲解前列腺、阴囊正常声像图表现。
2. 影视教学法　根据影视教学资料进行正常前列腺及阴囊相关疾病的讲解。

（二）学生分小组上机操作实践

1. 同学之间相互检查　观察正常前列腺、阴囊声像图特征。
2. 教师巡视辅导　在同学相互检查的过程中进行巡视，及时发现探头操作手法标准切面识别方面的问题及错误并讲解纠正。
3. 播放《超声诊断学》教材课件、多媒体教学 VCD 的资料片，识别不同疾病的声像图表现。解答学生在影视教学资料片观看过程中所提出的疑问。

[实训评价]

通过实训学生掌握前列腺、阴囊的常规超声检查方法及标准切面，掌握前列腺、睾丸声像图表现及测量方法，熟悉常见生殖系统疾病的声像图特征及鉴别诊断。

[注意事项]

1. 实验过程中保持实验室清洁，维护实验室秩序，爱护实验设备。
2. 超声探头可使用保护套或避孕套，防止交叉感染，注意保护患者隐私。
3. 实验人员服从实验室安排，严格按照实验步骤和内容逐一进行实验。

[实训作业]

1. 简述正常阴囊检查方法及标准切面。
2. 简述睾丸鞘膜积液的分度及鉴别诊断。
3. 试述睾丸肿瘤的超声表现。

（黄晓云）

实训十　腹膜后间隙、肾上腺超声检查

腹膜后间隙是腹后壁的壁腹膜和腹内筋膜之间区域的总称，其为一潜在的腔隙，超声无法直接显示，可依靠腹膜后脏器和血管定位进行观察。

[案例设计]

患者，男，43 岁。高血压 2 年。高血压呈阵发性，发作时血压常达 200/150mmHg 以上，常伴有头痛、心悸、呕吐和视物模糊。超声特征：右肾上腺区可见一直径 3cm 大小的边界清楚的低回声肿块。

[实训目的]

1. 了解　腹膜后间隙、肾上腺超声测量方法。

2. 熟悉　熟悉腹膜后间隙、肾上腺超声扫查方法。

3. 掌握　腹膜后间隙、肾上腺常见病的声像图表现。

[实训准备]

1. 用物准备　实时超声诊断仪，3.0～3.5MHz 凸阵和线阵探头；医用超声耦合剂。

2. 操作者准备　学生分成小组互相检查。

3. 患者准备　患者平卧位充分暴露检查部位。

[操作流程]

（一）教师示教实训内容及方法

1. 演示法　有条件学校可选用超声体模示教。腹膜后间隙为一潜在腔隙，位置深在且受胃肠道气体的影响，超声无法直接显示，可通过显示腹膜后脏器（胰腺、肾、肾上腺等）、腹膜后大血管（腹主动脉、下腔静脉、髂总动脉、髂总静脉等）和脊柱、腹后壁肌肉等对腹膜后间隙进行超声解剖定位。

2. 病例教学法（各校根据具体情况操作）　教师提前预约腹膜后间隙或肾上腺患病的患者。在进行上述疾病检查的同时进行示教，让学生对不同疾病声像图的表现及特点有一真实感受，但需注意对患者的尊重和保护，融关爱患者的理念于教学实践中，也可应用超声体模演示讲解。

3. 影视教学法　根据影视教学资料进行相关腹膜后间隙、肾上腺疾病的超声表现讲解。

（二）学生分小组上机操作实践

1. 同学之间相互检查　观察正常腹膜后间隙、肾上腺声像图特征并与病变的声像图改变比较。重点观察腹膜后间隙、肾上腺解剖位置，周围脏器的毗邻关系，观察腹膜后间隙、肾上腺内有无占位性病变，如有，应进一步检查病变的位置、大小、范围、形态、数量、内部回声特点及与周边脏器的关系；仔细观察腹膜后间隙内大血管及其周围分支的变化。

2. 教师巡视辅导　在同学相互检查的过程中进行巡视，及时发现探头操作手法标准切面识别方面的问题及错误并讲解纠正。能认识腹膜后间隙、肾上腺的正常解剖位置及与周围毗邻脏器的关系，超声检测腹膜后间隙、肾上腺时，应尽量利用周围脏器及大血管作为超声解剖标志，以便标准化。

3. 播放《超声诊断学》教材课件、多媒体教学 VCD 的资料片，识别不同疾病的声像图表现。解答学生在影视教学资料片观看过程中及教师为相关腹膜后间隙、肾上腺疾病患者进行检查时所提出的问题。

[实训评价]

通过见习腹膜后间隙、肾上腺超声检查，学生熟悉了腹膜后间隙、肾上腺超声扫查方法，进一步认识了腹膜后间隙、肾上腺正常声像图表现，通过观看学习腹膜后间隙、肾上腺常见病影像资料，掌握腹膜后间隙、肾上腺常见病的声像图表现。

[注意事项]

可通过显示腹膜后脏器（胰腺、肾、肾上腺等）、腹膜后大血管（腹主动脉、下腔静脉、髂总动脉、髂总静脉等）和脊柱、腹后壁肌肉等对腹膜后间隙进行超声解剖定位。

[实训作业]

1. 什么是腹膜后间隙?

2. 肾上腺的超声探测体位与途径有哪些?

（张玉艳）

实训十一　子宫及附件超声检查

超声诊断在妇科应用十分广泛，超声检查可简便直观地诊断子宫发育异常，并可准确监测卵巢卵泡发育与排卵，是妇科领域不可缺少的诊断技术之一。

[实训目的]

1. 掌握　子宫、附件超声扫查前准备及注意事项。

2. 熟悉　正常子宫及附件的超声表现。

3. 了解　经阴道、直肠、会阴超声检测方法。

[实训准备]

1. 仪器　多功能彩色多普勒超声诊断仪，3.0～3.5MHz 凸阵探头，妇科专用腔内探头等。

2. 材料　耦合剂、检查用纸、检查床、避孕套或探头保护套。

3. 妇科常见病超声图像资料，如录像带、幻灯片、光盘等。

[实验内容与步骤]

（一）教师示教实训内容及方法

1. 演示法　有条件学校可用超声体模示教，也可选择一位志愿者为模特。演示讲解正常子宫及附件经腹部探测的方法、图像方位、标准切面及图像对应识别。

2. 病例教学法（根据具体情况操作）　教师提前预约妇科疾病患者，在检查的同时进行示教，让学生对不同妇科疾病声像图的表现及特点有一真实感受，但需注意对患者的尊重和保护，融入关爱患者的实践教学理念，也可应用超声体模演示讲解。

3. 影视教学法　根据影视教学资料进行妇科超声表现讲解。

（二）学生分组上机操作

1. 同学之间相互检查　熟悉探头放置位置、探头方向及标准切面的识别。受检者取仰卧位，暴露下腹部。探头涂耦合剂，置于下腹正中，先行纵切，探头分别向左右两侧扫查以确定子宫位置、形态、大小、回声等；再行横切，探头由下向上依次显示阴道、子宫颈及宫体各段的横切面（也可由上向下）。卵巢一般位于双侧宫角的外侧，扫查时可以子宫为参照物，手法同上。

2. 教师巡视辅导　在同学相互检查的过程中进行巡视，及时发现探头操作手法、标准切面识别方面的问题及错误并讲解纠正，使学生在操作过程中掌握正确的操作方法并对图像特征有一感性认识。

3. 播放《超声诊断学》教材课件、多媒体教学 VCD 的资料片，识别不同疾病的声像图表现。解答学生在影视教学资料片观看过程中提出的问题。

[实训评价]

通过实训对子宫、卵巢超声检查技术有正确的认识，掌握子宫及卵巢的正常声像图表现，熟悉子宫内膜与卵巢在不同时期的表现。

[注意事项]

1. 感受子宫及附件探测前准备与图像的关系（充盈不足、充盈过度）。

2. 子宫的形态、回声及血流状态可随年龄和月经周期变化，掌握不同阶段的生理性改变，有助于对病理状态做出正确判断。

3. 腔内超声探头可使用保护套或避孕套，防止交叉感染，检查时注意保护患者隐私。

[实训作业]

1. 超声检查子宫、附件的方法有什么？分别适用于什么情况？

2. 试述正常子宫、卵巢的声像图表现。

（于新设）

实训十二　产科超声检查

超声检查是现代产前检查和诊断必不可少的重要组成部分。妊娠经历胚胎形成与胎儿生长发育，各阶段有不同的生理和表现。早期妊娠超声对明确妊娠、判定胚胎存活以及排除异常妊娠有着重要的价值；中晚期妊娠超声是评价胎儿生长发育、排查胎儿畸形的重要手段。

[实训目的]

1. 掌握　早期妊娠和中晚期妊娠的正常声像图表现。
2. 熟悉　早期妊娠和中晚期妊娠的超声扫查技术及注意事项。
3. 了解　产科常见病及胎儿致死性畸形的声像图表现。

[实训准备]

1. 仪器　多功能彩色多普勒超声诊断仪，3.0～3.5MHz 凸阵探头；录像机、幻灯机、多媒体投影仪等。
2. 材料　耦合剂、检查用纸、检查床。
3. 产科常见病超声图像资料，如录像带、幻灯片、光盘等。

[实验内容与步骤]

1. 演示法　有条件学校可选用超声体模示教。教师演示探头的选择：早期妊娠选择凸阵探头，中、晚期妊娠选用线阵或凸阵探头。教师持探头依次显示胎儿主要脏器及胎盘、羊水、脐带等结构的声像图，并讲解断面显示技巧。

2. 病例教学法（各校根据具体情况操作）　教师提前预约中晚期妊娠的志愿者，在进行相关中晚期妊娠超声扫查的同时进行示教，让学生对中晚期妊娠声像图的表现及特点有一真实感受，理解超声探测注意事项及操作规程。但需注意对患者的尊重和保护，在超声检查过程中，必须坚持最小剂量原则（最小超声强度和最短辐照时间），如对 3 个月以上胎儿，在脑、心、眼、脊髓等脏器检查时，每一固定切面持续时间不应超过 2 分钟。

3. 播放《超声诊断学》教材课件、多媒体教学 VCD 的资料片，根据影视教学资料重点进行早中期妊娠超声表现讲解（妊娠囊、卵黄囊、胚芽、原始心管搏动及胎盘、羊水等）。

[实训评价]

通过实训对产科超声检查技术有正确的认识，基本掌握早期妊娠和中晚期妊娠的正常声像图表现，理解产科超声检查的临床价值和意义。

[注意事项]

1. 早期妊娠期间应减少超声检查，以免发生超声生物学效应。
2. 中晚期妊娠期间应控制超声检查次数及每次超声检查的持续时间。
3. 产科超声扫查方法可在医院超声科室观摩，但对正常妊娠声像图的认识不应在实时超声检查下进行，而应通过阅读已存储的图像资料来完成。
4. 对于常见病理产科，可在图像资料中找出对应的主要声像图特征，并注意鉴别诊断。

[实训作业]

1. 常用的判断胎儿生长发育的生物学指标是什么？标准切面有哪些？
2. 超声必须诊断的胎儿六大致死性畸形是什么？

（周玫娟）

实训十三　正常心脏超声检查

心脏超声检查技术是临床心血管疾病诊断和治疗的重要手段之一，常规超声心动图检查包括心脏二维切面心动图、M 型超声心动图、多普勒超声心动图。

[实训目的]

1. 掌握　心脏常用基本二维切面、1～4 区 M 型超声心动图扫查方法和正常声像图表现。

2. 熟悉　心脏各瓣膜彩色多普勒血流图像特点及频谱多普勒表现。

3. 了解　心脏超声检查基本步骤及心脏功能的超声测量。

[实训准备]

1. 仪器　多功能彩色多普勒超声诊断仪，2.5～3.5MHz 相控阵探头。

2. 材料　耦合剂、检查用纸、检查床。

[实验内容与步骤]

1. 正确开启超声诊断仪　将仪器各功能键调试至最佳状态，根据被检查者的胸壁厚薄选用频率 2.5～3.5MHz 的心脏探头，扇扫角度 60°～90°。

2. 探测体位　一般采取仰卧位或左侧卧位。

3. 二维超声　正确手持探头，反复扫查练习，能够通过选择不同声窗扫查出心脏常用标准切面：①左心室长轴切面；②心底短轴切面；③二尖瓣水平短轴切面；④心尖四腔心切面及心尖五腔心切面；⑤剑突下四腔心切面；⑥主动脉弓长轴切面等。观察各切面正常结构的超声表现。

4. M 型超声　在左室长轴切面基础上获得 1～4 区 M 型超声，重点观察 2b 区、3 区、4 区 M 型曲线特征。

5. 多普勒超声　观察各瓣膜彩色多普勒血流图像特点及频谱多普勒的正常波形，重点观察二尖瓣及主动脉瓣。

6. 正常超声心动图报告书写　①二维及 M 型超声心动图描述：包括各心房、心室腔的大小；大血管的管腔内径与结构；室间隔及左心室后壁的厚度、运动情况；房、室间隔连续性；各瓣膜的形态、结构、运动情况。②多普勒超声心动图描述：各心脏瓣膜彩色多普勒血流的颜色，有无反流；频谱多普勒检测各瓣口血流的速度及血流方向是否正常。

[实训评价]

通过实训练习，学生了解心脏超声检查基本步骤，掌握心脏常用基本二维切面和 M 型超声心动图的扫查方法及正常声像图表现，熟悉正常心脏各瓣膜彩色多普勒血流图像特点及频谱多普勒表现，并对心脏功能的测量有初步认识。

[注意事项]

1. 图像增益一般在 60%～70%，速度调节通常应高于 60cm/s，以出现单纯的红、蓝色彩且彩色信号不溢出心腔外为原则。

2. 检查时力度适当，切忌用力按压。

3. 检查过程中要适时观察病情变化，合理安排检查。

4. 检查时根据实际情况灵活变化，如遇到胸廓畸形或肺气肿的患者，要适当调整受检者检查体位，以获得最佳切面。

[实训作业]

1. 心脏超声心动图检查常用的探测部位有哪些?

2. 试述左心室长轴切面、心尖四腔心切面的图像特征及临床应用价值。

（刘玉森）

实训十四　心脏常见疾病超声检查

心脏常见疾病包括先天性心脏病、心脏瓣膜病、心肌病、高血压性心脏病、慢性肺源性心脏病、冠状动脉粥样硬化性心脏病和心包疾病等。超声心动图是目前临床上最常用的心脏疾病诊断方法。

[病例设计]

病例一　患者，女，46 岁。胸闷气短约 10 年。二维超声显示：左心房增大，二尖瓣回声增厚、增强，交界处粘连，开放受限，呈鱼口样。M 型超声见二尖瓣曲线 EF 段凹陷消失，呈城墙波，前叶与后叶同向运动。彩色多普勒可见二尖瓣舒张期红色多彩血流信号，频谱多普勒见二尖瓣口高速射流信号，峰值流速 2.5m/s，跨瓣压差 25mmHg。

超声提示：心脏瓣膜疾病　二尖瓣狭窄（轻度）。

病例二　患儿，11 个月，肺炎。二维超声显示：左心房、左心室增大，心底短轴切面肺动脉瓣下方室间隔回声中断 4mm，彩色多普勒显示收缩期红色五彩血流信号，频谱多普勒录及高速射流信号，峰值流速 3.0m/s，跨瓣压差 36mmHg。

超声提示：先天性心脏病　室间隔缺损（干下型）。

[实训目的]

1. 掌握　心脏瓣膜疾病二尖瓣狭窄、主动脉瓣关闭不全，先天性心脏病房间隔缺损、室间隔缺损的超声表现及鉴别诊断。

2. 熟悉　二尖瓣脱垂、动脉导管未闭、法洛四联症的超声表现及鉴别诊断。

3. 了解　冠状动脉粥样硬化性心脏病、高血压性心脏病的超声表现，心包积液的超声诊断。

[实训准备]

1. 仪器　多功能彩色多普勒超声诊断仪，2.5～3.5MHz 相控阵探头。

2. 材料　耦合剂、检查用纸、检查床。

[实验内容与步骤]

1. 病例教学　提前预约风湿性二尖瓣狭窄、冠状动脉粥样硬化性心脏病、高血压性心脏病等疾病的患者，进行示教演示，观察讲解各疾病的声像图表现、特点与鉴别诊断。检查时需要注意对被检查者的尊重和隐私保护，融关爱患者的理念于教学实践中。

2. 影视教学　根据影视教学资料进行相关心脏疾病的超声表现讲解。播放《超声诊断学》教材课件、多媒体教学 VCD 资料片，识别风湿性二尖瓣狭窄、主动脉瓣关闭不全、房间隔缺损、室间隔缺损、法洛四联症、心包积液等不同疾病的声像图表现。

3. 学生分组上机实践操作，同学之间相互检查，观察并比较正常心脏声像图与病变的声像图。

4. 教师巡回纠错、答疑　在同学相互检查的过程中进行巡视，及时发现探头操作手法、标准切面识别方面的问题及错误并讲解纠正。解答学生在影视教学资料片观看过程中及教师为相关心脏疾病患者进行检查时所提出的问题。

[实训评价]

通过实训能够基本掌握心脏常见疾病，可识别正常、辨别异常，能够通过辩证思维方式对疾病进行诊断与鉴别。

[注意事项]

1. 操作手法要熟练，扫查的切面要准确，图像要真实，要有可信度。

2. 检查患者时探头要放置准确，声束要尽量与血流方向平行。

3. 对肺气肿、胸部畸形的患者，经胸检查心脏有一定困难，可用其他超声方法（经食管超声心动图）。

4. 做心脏声学造影、负荷试验等检查时，一定要严格掌控适应证和禁忌证。

[实训作业]

1. 室间隔缺损的超声诊断要点有哪些？

2. 简述风湿性心脏病二尖瓣狭窄的超声表现。

3. 叙述心肌梗死的超声诊断特征。

（刘玉森）

实训十五　血管超声检查

血管超声检查对判断动脉血管有无斑块形成、狭窄、阻塞及血流异常，判断狭窄程度，确定治疗方案，预防脑卒中，估计预后有重要临床意义。

[案例设计]

患者，男，65 岁。高血压 10 年，高血脂 8 年，吸烟 40 年。左侧肢体麻木 1 月余，行颈动脉超声检查。二维超声显示：双侧颈总动脉内-中膜增厚约 1.2mm，左侧颈总动脉分叉部附壁见厚约 2.5mm 中等回声，表面光滑，彩色多普勒显示局部血流充盈缺损。

超声提示：双侧颈动脉内-中膜增厚伴左侧颈总动脉分叉部硬化斑块形成。

[实训目的]

1. 掌握　血管超声探测方法和正常声像图表现。
2. 熟悉　血管常见疾病的二维及彩色多普勒超声表现。
3. 了解　血管常见疾病的频谱多普勒征象。

[实训准备]

1. 仪器　多功能彩色多普勒超声诊断仪，5.0～10.0MHz 线阵探头。
2. 材料　耦合剂、检查用纸、检查床。

[实验内容与步骤]

1. 正确开启超声诊断仪　将仪器各功能键调试至最佳状态，根据被检查部位选择合适的探头频率。

2. 教师演示　主要应用超声体模教学或选择一体型适中的同学作为模特进行正常周围血管的示教。演示讲解正常周围血管的探测体位、探测途径、探测方法、超声测量及正常声像图表现。

3. 结合超声诊断仪及超声体模的使用，讲解从不同途径探测血管标准切面的步骤及方法，让学生对各标准切面声像图的表现及特点有一真实感受，理解周围血管超声诊断探测的注意事项及操作规程。

4. 重点讲解观察外周血管声像图特征　横断面观察血管管径变化、管壁厚度等；纵断面观察血管走行、内-中膜厚度、表面及内部回声等；彩色多普勒血流显像观察血流方向、性质（层流、湍流及涡流）等。

5. 学生分组上机操作实践　同学之间相互检查：熟悉探头放置位置、探头方位及标准切面的识别，体会操作手法，感受操作过程中图像变化与操作技能的关系。演练教师所教的各种探测方法，进一步熟悉外周血管声像图的表现及特点，提高自身的实际上机操作能力。

6. 教师巡回辅导　带教老师在同学相互检查的过程中进行巡视，纠正错误、答疑，及时发现学生在探头操作手法、标准切面识别方面的问题及错误并讲解纠正，使学生在操作过程中真正掌握正确的操作方法和技巧。

[实训评价]

通过实训练习，能够掌握周围血管解剖结构及超声检查的规范和技巧，认识血管的正常二维及彩色多普勒超声表现，培养独立思维能力和科学严谨、实事求是的工作作风。

[注意事项]

1. 进行周围血管检查时应将聚焦点调整到与被检测血管的同一深度，显示出明亮彩色的血流，此时为仪器的最佳条件。

2. 检查颈部血管应避免用力按压颈动脉窦处以免引起心搏骤停。

3. 检查周围血管要左、右两侧对比检查。

4. 一般从血管近心端向远心端沿血管的解剖走行（长轴）扫查，取样容积应置于管腔中央。

5. 施加在被检查血管部位的压力要适当，压力过大会造成血流速度加快的假象，在静脉血栓形成的急性期压力过大可造成血栓脱落。

[实训作业]

1. 简述颈动脉超声的超声检查方法及正常声像图表现。

2. 简述腹主动脉的主要分支及超声表现。

（李　拓）

实训十六　浅表器官超声检查

[案例设计]

患者，男，38 岁。无明显不适。体检发现甲状腺右侧叶中部一低回声结节，大小约 9mm×5.5mm，形态不规则，边界模糊，边缘毛刺样，内部回声不均匀，可见砂粒样点状强回声。CDFI：结节内可见较丰富血流信号。

超声提示：甲状腺癌。

[实训目的]

1. 掌握　正常眼、甲状腺、乳腺、浅表淋巴结的声像图表现。

2. 熟悉　眼、甲状腺、乳腺、浅表淋巴结的操作规范和技巧。

3. 了解　眼、甲状腺、乳腺、浅表淋巴结常见疾病的超声诊断要点与鉴别。

[实训准备]

1. 仪器　实时超声诊断仪，选用 7.5～10.0MHz 高频率线阵探头。

2. 材料　耦合剂、检查用纸、检查床。

[实验内容与步骤]

（一）教师示教实训内容及方法

1. 演示法　有条件学校可选用超声体模示教。教师示教甲状腺上下径、左右径、前后径的测量方法，乳腺厚度的测量方法，淋巴结的纵径和横径的测量方法。边示教边讲解甲状腺、乳腺、淋巴结及眼部的正常声像图表现。

2. 病例教学法（各校根据具体情况操作）　教师提前预约相关浅表器官疾病的患者，在进行上述疾病检查的同时进行示教，让学生对不同疾病声像图的表现及特点有一真实感受，但需注意对患者的尊重和保护，融关爱患者的理念于教学实践中，也可应用超声体模演示讲解。

3. 影视教学法　根据影视教学资料进行浅表器官疾病超声表现讲解。

（二）学生分小组上机操作实践

1.　同学之间相互检查　观察正常浅表器官声像图特征并与病变的声像图改变比较。甲状腺重点观察其形态、大小、边界、内部回声，是否有结节形成，以及结节的形态、大小、边界和内部回声等，彩色多普勒超声观察结节周边和内部的血流分布；乳腺重点观察乳腺的小叶结构，肿块的形态、大小、边界、内部回声及血流信号、周围淋巴结肿大情况；淋巴结重点观察其分布的部位、数目、大小、L/T、边界、内部回声及有无坏死、钙化等；眼部重点观察眼球形态、眼球壁、眼内容物回声，有无异常光带、团块及血流情况。

2. 教师巡视辅导　在同学相互检查的过程中进行巡视，及时发现探头操作手法、标准切面识别方面的问题及错误并讲解纠正，使学生在操作过程中掌握正确的操作方法并对图像特征有一感性认识。

3. 播放《超声诊断学》教材课件、多媒体教学 VCD 的资料片，识别不同疾病的声像图表现。解答学生在影视教学资料片观看过程中及教师为浅表器官疾病患者进行检查时的问题。

[实训评价]

通过甲状腺、乳腺、淋巴结及眼部超声检查，熟悉这些部位的超声扫查方法，掌握正常声像图表现和超声测量，通过观看浅表器官常见病影像资料，熟悉浅表器官常见病的声像图表现。

[注意事项]

1. 眼部超声检查时，手法一定要轻柔，不要用力加压，以免损伤眼球。压迫时间不宜过长，以防引起心律失常。

2. 眼部检查时，若耦合剂使用过多或被检查者配合不当，使耦合剂进入眼睑内，应立即用生理盐水冲洗，并涂以抗生素眼膏，防止感染。

3. 甲状腺的毗邻关系比较复杂，检查前应先熟悉甲状腺周围的解剖结构。

4. 思考观察甲状腺内部血流信号时，彩色速度标尺不宜过大、探头不能过于挤压颈部组织的原因及彩色增益调节的原则。

5. 乳房检查时，注意保护患者隐私应对整个乳房全面扫查，不可遗漏，并进行两侧对比，以免发生异常改变。

6. 进行浅表器官彩色多普勒检查时，探头不要加压，以防血流信号丢失。因其内血流速度较低，应采用较低的壁滤波。

[实训作业]

1. 如何进行甲状腺超声测量?

2. 简述正常甲状腺、乳腺的超声表现。

3. 简述乳腺癌的超声诊断特征。

4. 简述亚急性甲状腺炎与甲状腺癌的鉴别诊断要点。

（贾咏梅）

实训十七　肌肉、骨骼超声检查

[实训目的]

1. 掌握　正常肌肉、骨骼系统声像图特征。

2. 熟悉　正常肌肉、骨骼系统超声检查方法。

3. 了解　肌肉、骨骼系统常见疾病的声像图表现。

[实训准备]

1. 仪器　实时超声诊断仪，选用 7.5～10.0MHz 高频率线阵探头。

2. 材料　耦合剂、检查用纸、检查床。

[实验内容与步骤]

（一）教师示教实训内容及方法

1. 操作法　以解剖模型演示操作步骤和要点，演示肌肉、骨骼系统超声检查的常用切面探测方法；边示教边讲解骨、关节及软组织的正常声像图表现。解释肌肉超声为何通常先行纵切面扫查；骨骼超声通常先行横切面扫查；关节超声通常根据关节结构选用不同的切面，多采用平行于关节腔的超声扫查方法的意义，并说明有时需要配合探头加压、相关肢体作自主或被动动作检查的机制。

2. 病例教学法　教师可提前预约相关骨关节及软组织疾病的患者，在进行上述疾病检查的同时进行示教，让学生对不同疾病声像图的表现及特点有一真实感受，需注意对患者的尊重和保护，融关爱患者的理念于教学实践中，也可应用超声体模演示讲解。

3. 影视教学法　根据影视教学资料进行正常肌肉-骨骼系统超声检查方法及临床常见疾病的超声表现讲解。

（二）学生分小组上机操作实践

1. 同学之间相互检查，观察正常肌肉、骨骼系统超声图像特征。重点观察：①观察骨的形态有无改变；骨皮质完整性，有无破坏、缺损等；骨膜的形态，有无增厚、抬高，骨周围软组织内回声有无异常。②观察关节面软骨厚度和软骨下骨皮质连续性；关节腔内有无积液和内部回声特点；关节的宽度，滑膜厚度，滑囊有无积液，相邻肌腱及韧带有无异常等。③观察肌肉内肌纤维的连续性，内部回声、形态及有无异常回声；观察肌腱和腱鞘的连续性，内部回声等；观察其他软组织结构，发现病灶后，判断其组织来源，并观察病灶的形态、大小、边界、内部回声及对邻近结构的影响。④体会关节腔超声扫查时探头加压、相关肢体作自主或被动动作运动对图像变化的影响。

2. 教师巡视辅导　在同学相互检查的过程中进行巡视，及时发现探头操作手法、基本切面图像识别方面的问题及错误，指导操作训练并总结声像图观察的基本内容。

[实训评价]

通过实训基本能够独立对骨骼、肌肉进行超声检查，能够辨认骨骼、肌肉周围正常解剖学关系。培养学生独立思维能力和科学严谨、实事求是的工作作风。

[注意事项]

1. 肌肉、骨骼系统超声诊断需要密切联系临床，检查前应详细询问病史，包括发病的原因、时间和主要症状，以及发展过程，是否手术及手术经过。必要时可参考既往 X 线平片、CT 或 MRI 等影像资料。

2. 超声扫查要全面，仔细观察病灶所处的软组织层次，有助于明确病变的组织来源，病变的边界、内部结构特征及病灶与周围组织的关系均有助于病变的准确诊断。

3. 超声扫查动作要轻柔，必要时进行探头加压、患侧肢体进行自主或被动运动、患侧肌肉作收缩-舒张运动等，可了解病变的活动性、可压缩性和硬度等信息，还可以将患侧与健侧进行对比，了解病变情况和程度。

4. 超声检查关节时，应根据关节的特征进行不同体位的扫查，并随时根据显示病变的需要，及时调整关节的屈度，必要时也可与健侧进行对比扫查。

[实训作业]

1. 试述人体软组织的正常声像图表现。

2. 简述骨折声像图表现。

（董建党）

参考文献

曹海根，王金锐，2005. 实用腹部超声诊断学. 2 版. 北京：人民卫生出版社.

郭万学，2011. 超声医学. 6 版. 北京：人民卫生出版社.

贾建文，张武，冉维强，等，1990. 腺性膀胱炎的实时超声表现. 中国超声医学杂志，6（1）：2-4.

姜玉新，王志刚，2010. 医学超声影像学. 北京：人民卫生出版社.

姜玉新，张运，2012. 超声医学高级教程. 北京：人民军医出版社.

乐杰，2008. 妇产科学. 7 版. 北京：人民卫生出版社.

李胜利，2007. 胎儿肢体畸形产前超声诊断及预后. 中国实用妇科与产前杂志，23（5）：993-994.

李志安，2003. 临床超声影像学. 北京：人民卫生出版社.

陆恩祥，2009. 血管超声的诊断思路. 中华医学超声杂志（电子版），6（3）：1-2.

邵肖梅，叶鸿瑁，邱小汕，2011. 实用新生儿学. 4 版. 北京：人民卫生出版社.

唐杰，姜玉新，2009. 超声医学. 北京：人民卫生出版社.

唐杰，温朝阳，2007. 腹部和外周血管彩色多普勒诊断学. 3 版. 北京：人民卫生出版社.

王纯正，徐智章，1999. 超声诊断学. 2 版. 北京：人民卫生出版社.

王慧芳，刘子健，2007. 双胎输血综合征的判断和临床处理. 中国实用妇科与产科杂志，23（5）：347-351.

王新房，2009. 超声心动图学. 4 版. 北京：人民卫生出版社.

张运，1988. 多普勒超声心动图. 青岛：青岛出版社.

中国医师协会超声医师分会，2013. 腹部超声检查指南. 北京：人民军医出版社.

周进祝，2009. 超声诊断学. 北京：人民卫生出版社.

周永昌，郭万学，2006. 超声医学. 5 版. 北京：科学技术文献出版社.

Berthold Block，2004. The Practice of Ultrasound：A Step by Step Guide to Abdminal Scanning. Leipzig：Georg Thieme Verlag.

Chou H J，Chiu Y H，Chiu S Y，2009. Differentiation of benign and malignant superficial soft-tissue masses using grayscale and color Doppler ultrasonography. J Chin Med Assoc，72（6）：307-315.

Peter W，Callen，2007. Ultrasonogragphy in Obstetrics and Gynecology. 5th ed. Amsterdam：Elesevier Science Health Science Division.

Phupong V，Lertkhachonsuk R，Triratanachat S，et al，2003. Pregnancy in the broad ligament. Arch Gynecol Obstet，268：233-235.

Siow A，Chern B，Soong Y，2004. Successful laparoscopic treatment of an abdominal pregnancy in the broad ligament.Singapore Med J，45（2）：88-89.

Verburg B O，Ateegers E A，De Ridder M，et al，2008. New charts for ultrasound dating of pregnancy and assessment of fetal growth：longitudinal data from a population-based cohort study. UOG，31（4）：388-396.

Vuento M H，Pirhonen J P，Makinen J I，et al，1995. Evaluation of ovarian findings in asymptomatic postmenopausal women with color Doppler ultrasound. Cancer，76（7）：1214-1218.

彩　　图

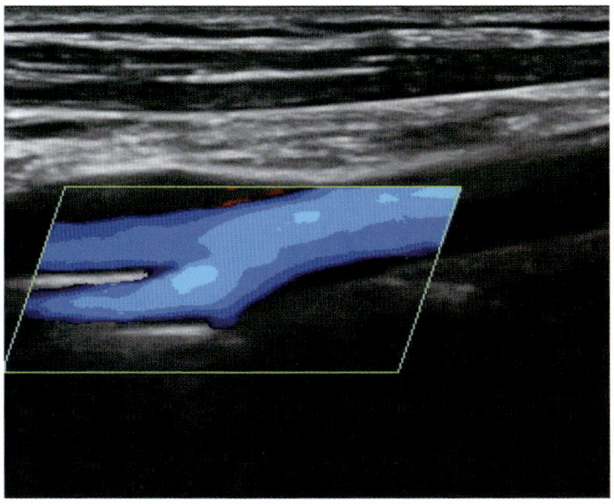

彩图 1　层流声像图

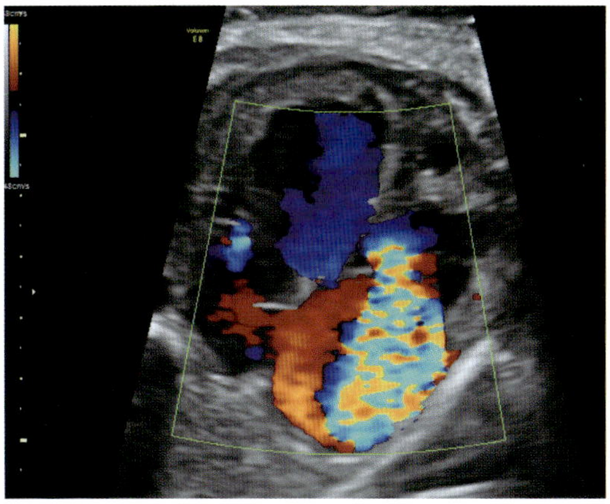

彩图 2　湍流声像图

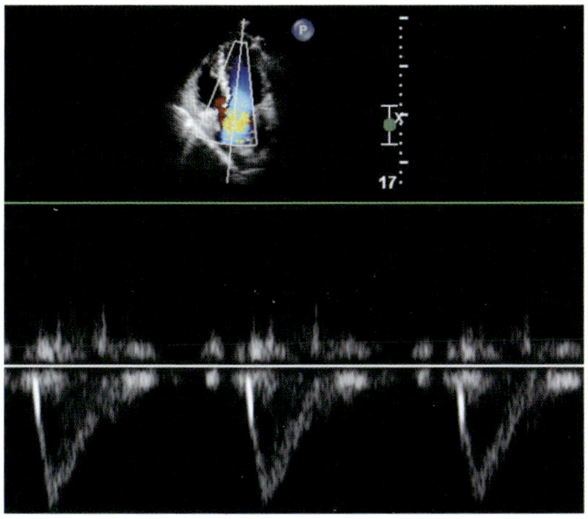

彩图 3　脉冲多普勒声像图

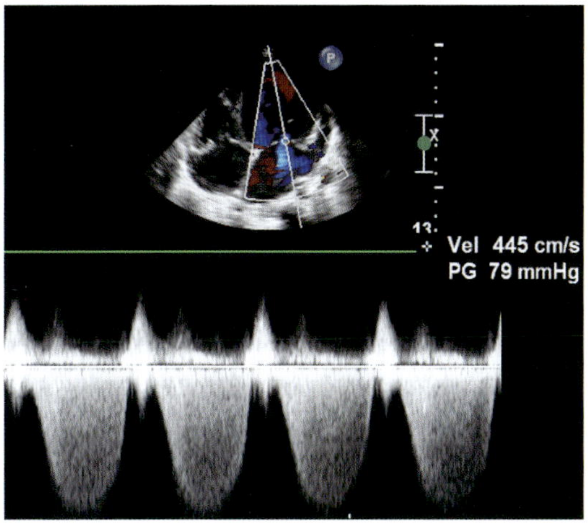

彩图 4　连续多普勒声像图

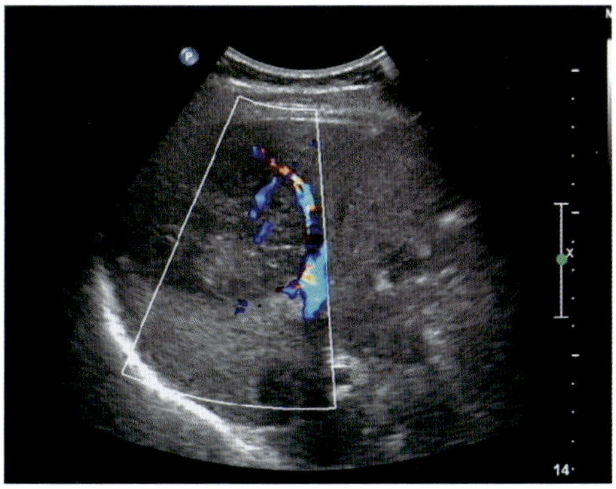

彩图 5　肝癌血流声像图

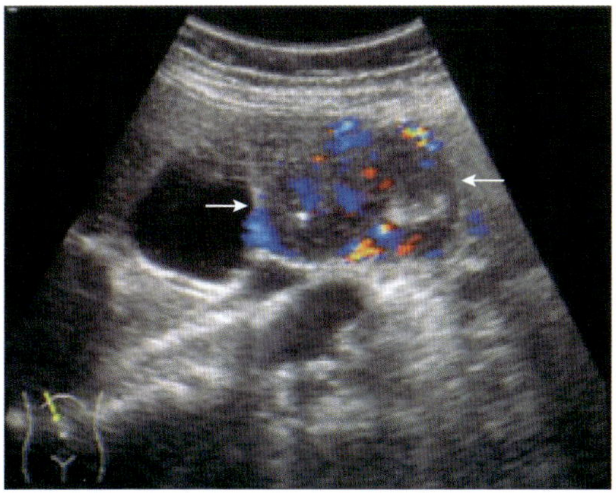

彩图 6　胆囊癌声像图

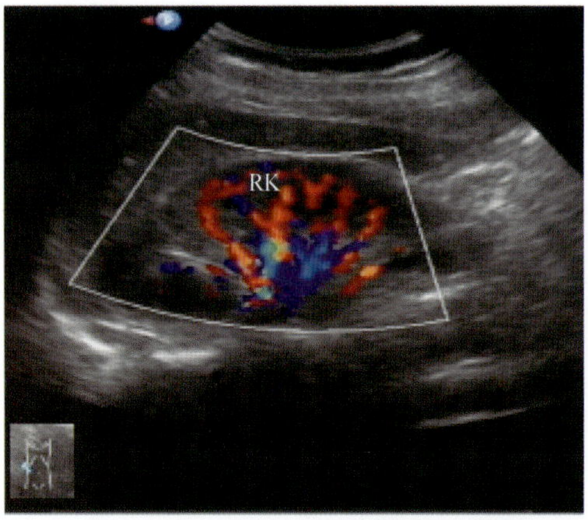

彩图 7　正常肾血管彩色多普勒声像图

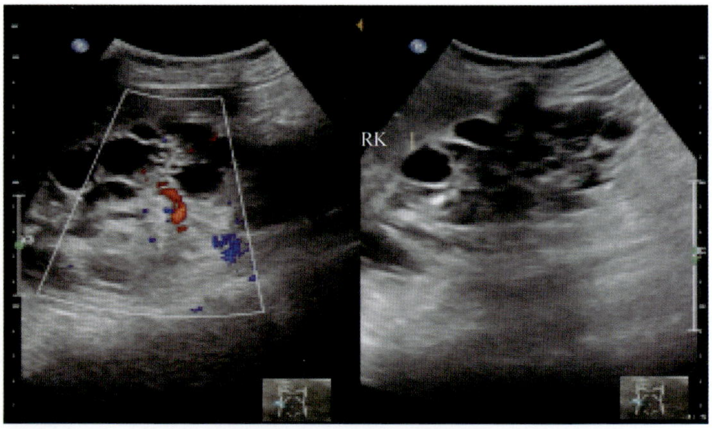

彩图 8　多囊肾声像图

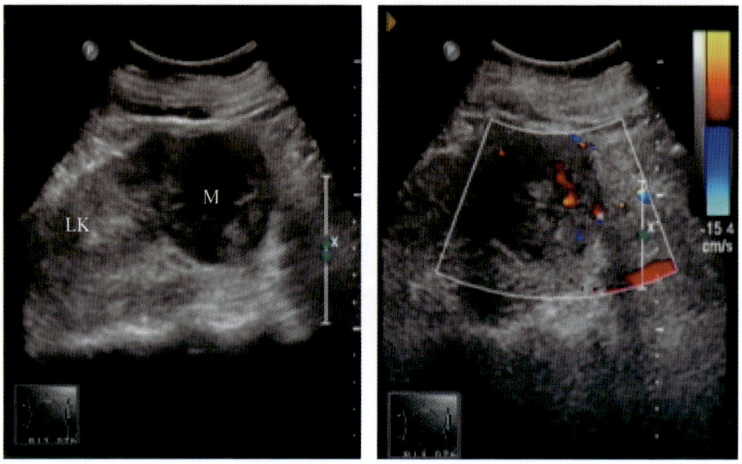

彩图 9　肾细胞癌声像图

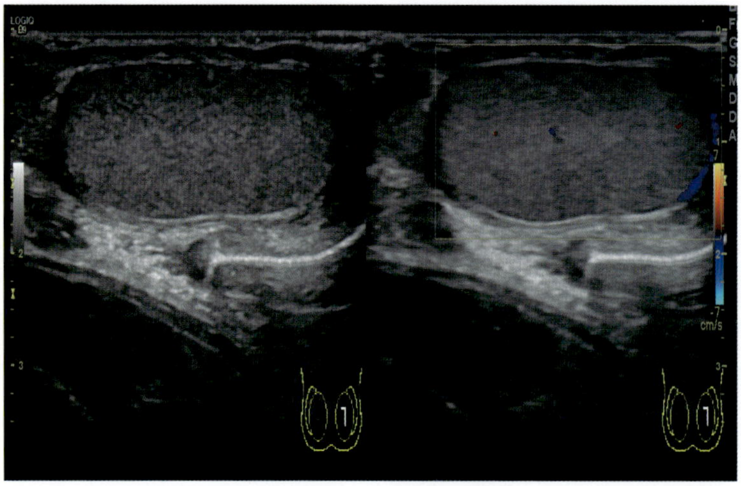

彩图 10　正常睾丸声像图

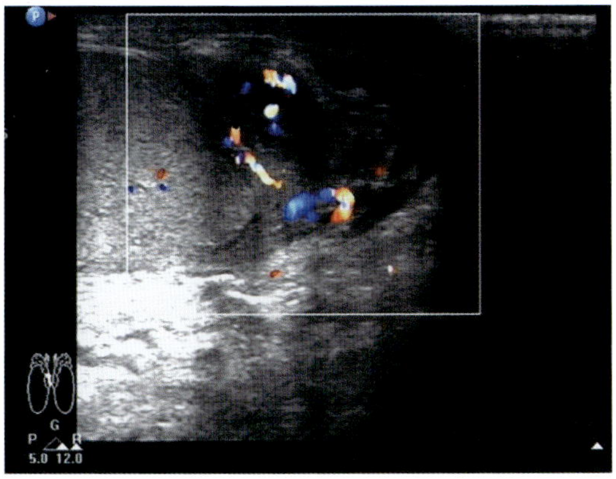

彩图 11　附睾炎血流声像图

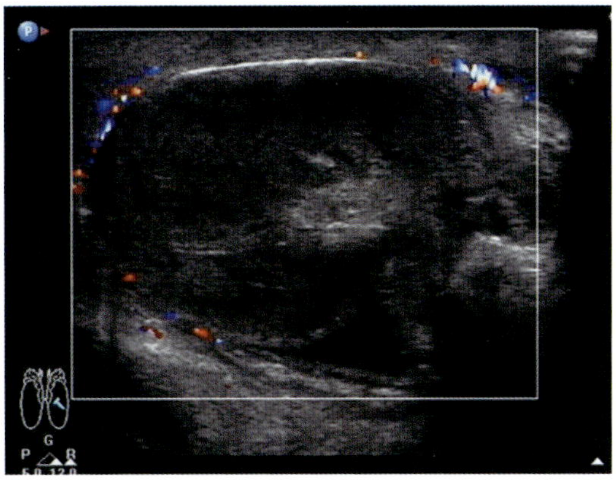

彩图 12　睾丸扭转血流声像图

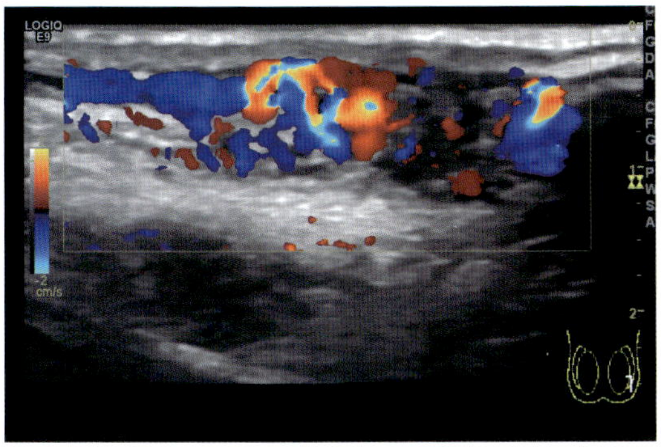

彩图 13　精索静脉曲张血流声像图

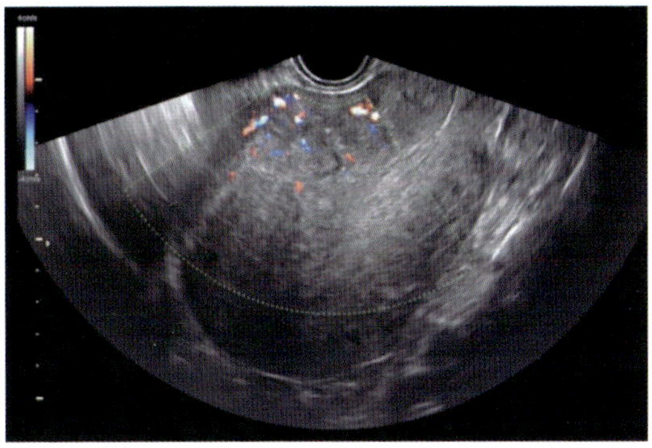

彩图 14　子宫腺肌症声像图

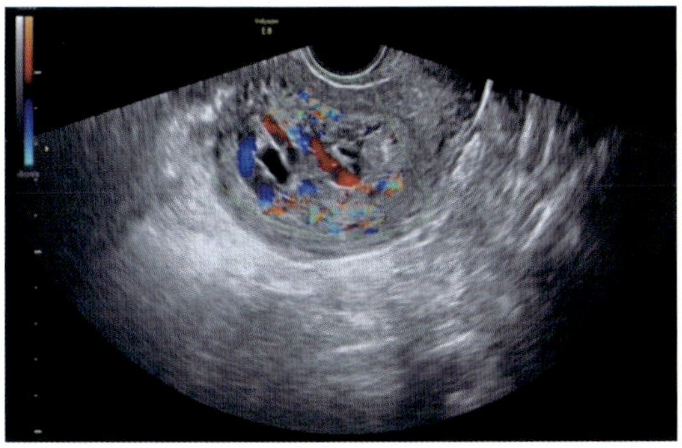

彩图 15　子宫内膜癌声像图（一）

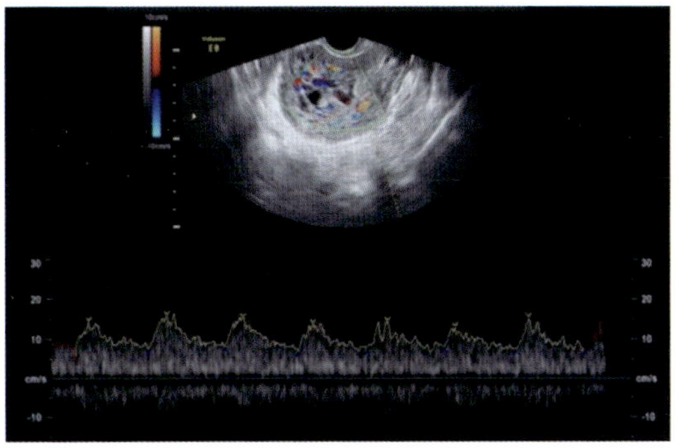

彩图 16　子宫内膜癌声像图（二）

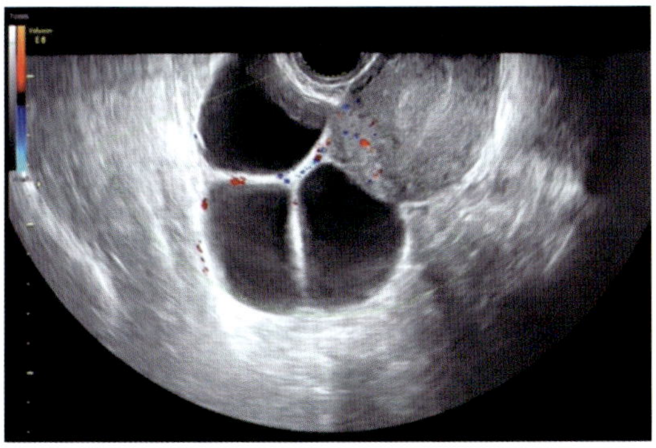

彩图 17　卵泡囊肿血流声像图

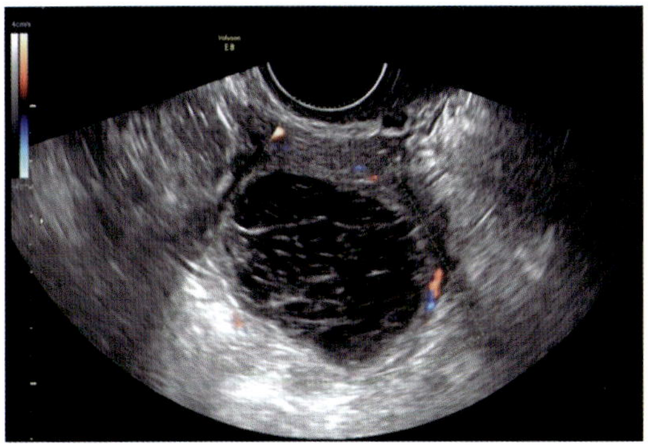

彩图 18　黄体囊肿血流声像图

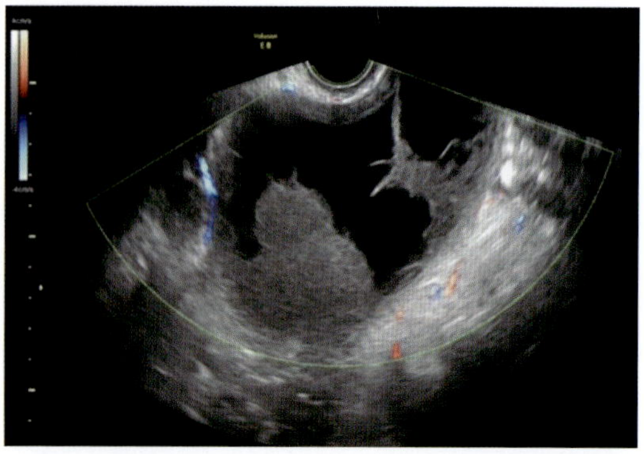

彩图 19　黏液性囊腺瘤血流声像图

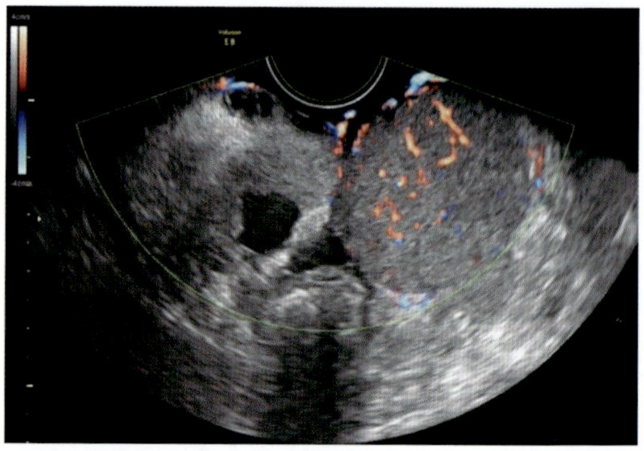

彩图 20　卵巢转移癌血流声像图

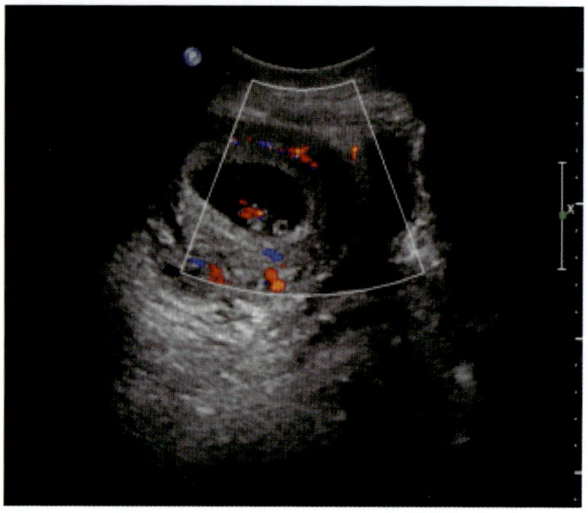

彩图 21　原始心管搏动血流声像图

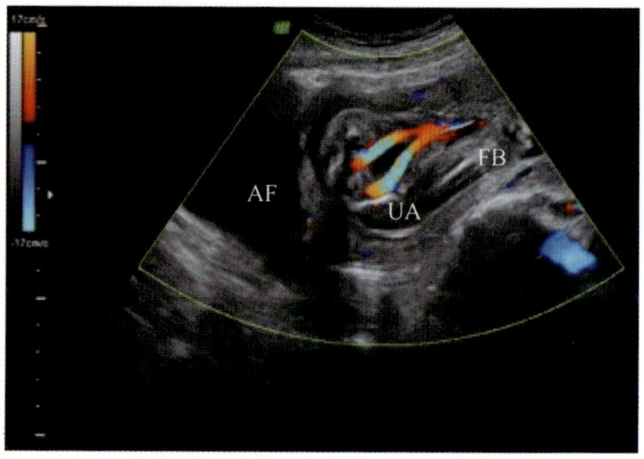

彩图 22　胎儿脐动脉血流声像图

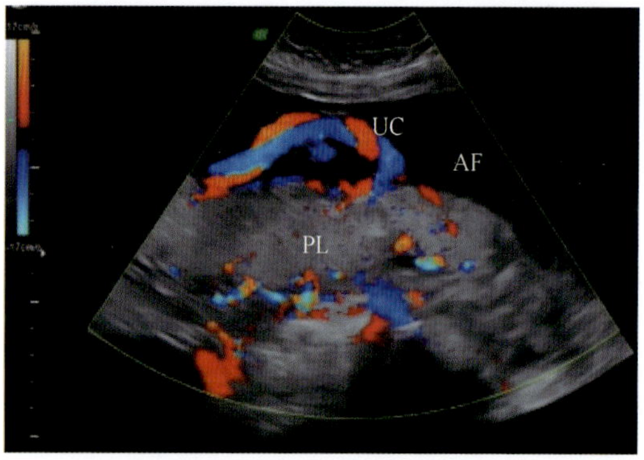

彩图 23　胎儿脐带血流声像图

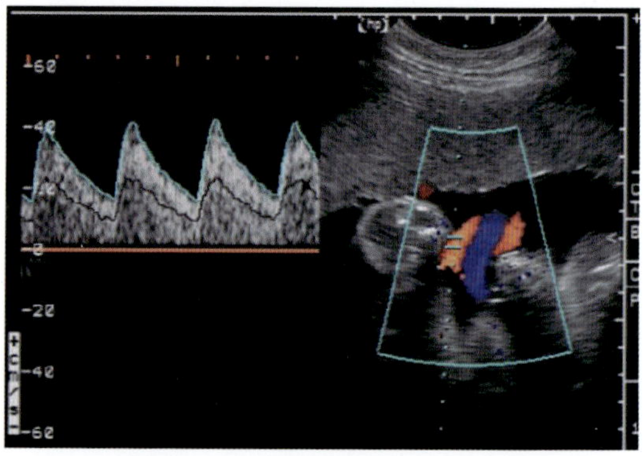

彩图 24　脐带频谱多普勒声像图

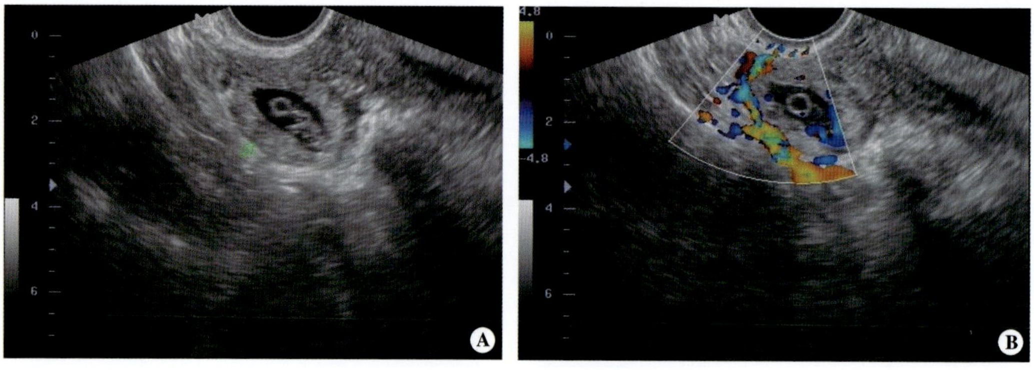

彩图 25　早孕二维及彩色血流声像图

A. 宫腔内见孕囊；B. 孕囊内见一个胚芽，胚芽内见胎心搏动及彩色血流

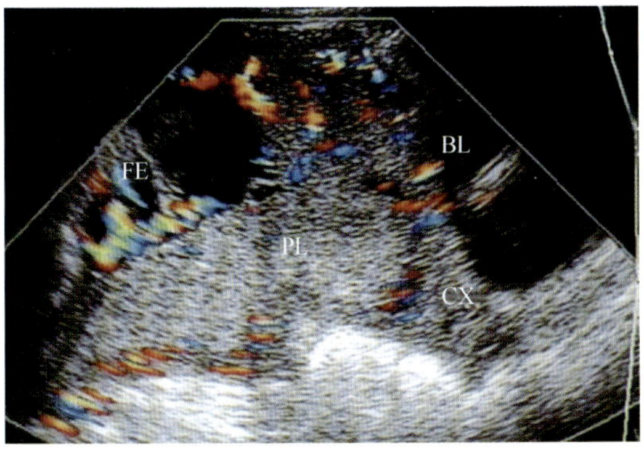

彩图 26　中央型前置胎盘血流声像图

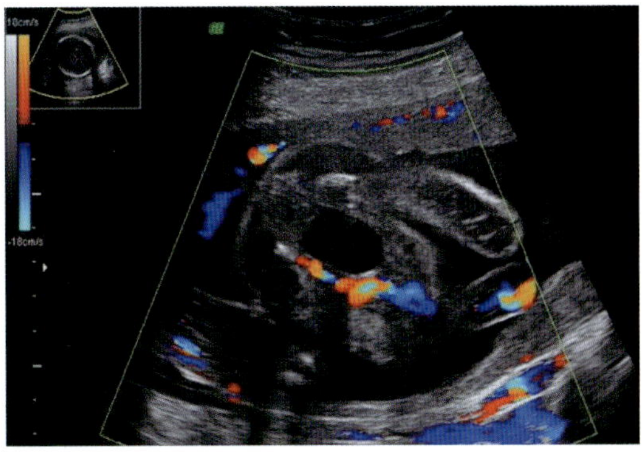

彩图 27　单脐动脉血流声像图

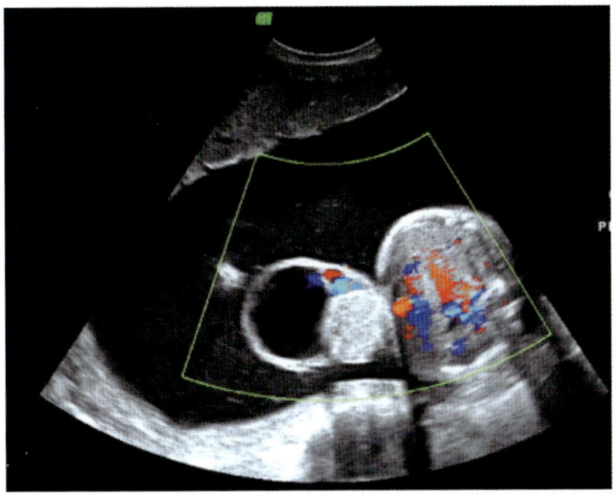

彩图 28　腹裂血流声像图

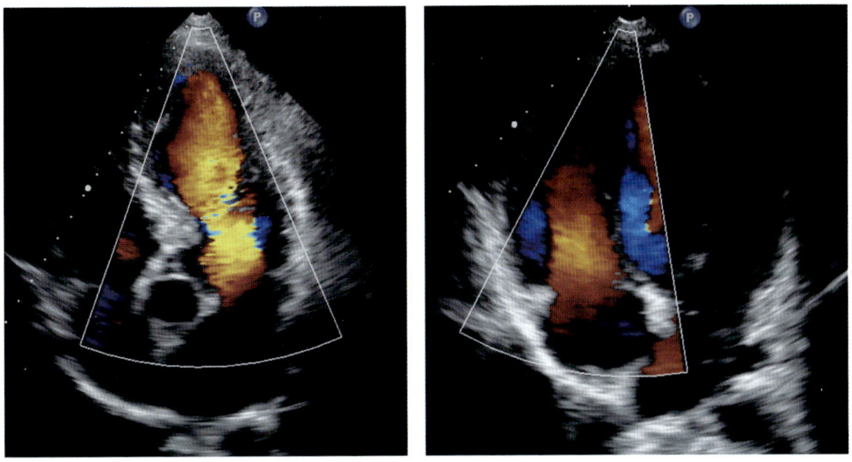

彩图 29　二尖瓣、三尖瓣彩色多普勒血流声像图

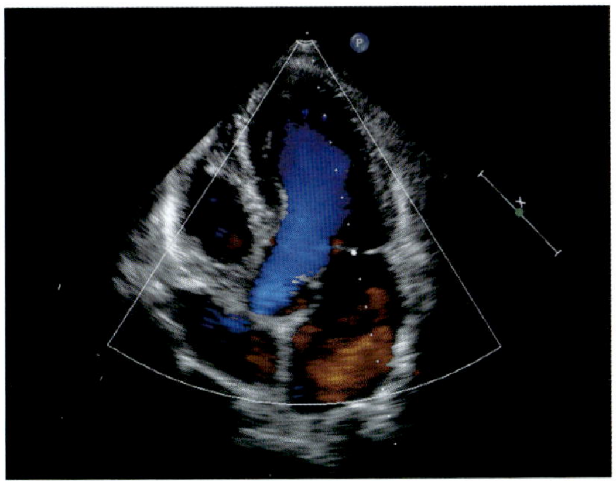

彩图 30　主动脉瓣彩色多普勒血流声像图

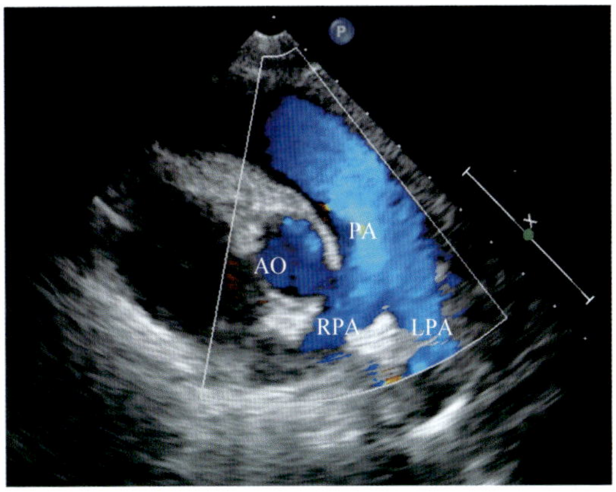

彩图 31　肺动脉瓣彩色多普勒血流声像图

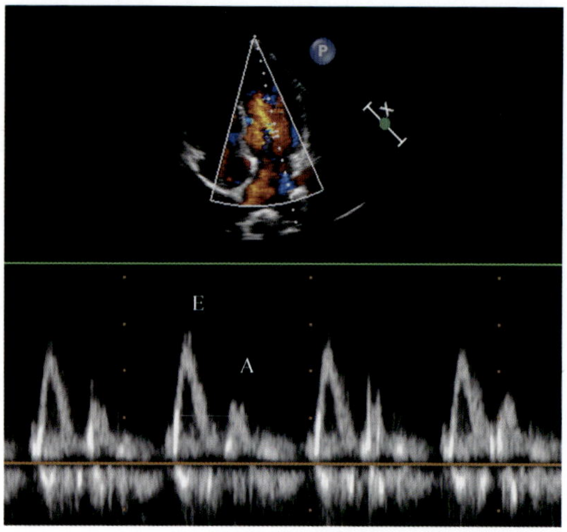

彩图 32　二尖瓣频谱多普勒声像图

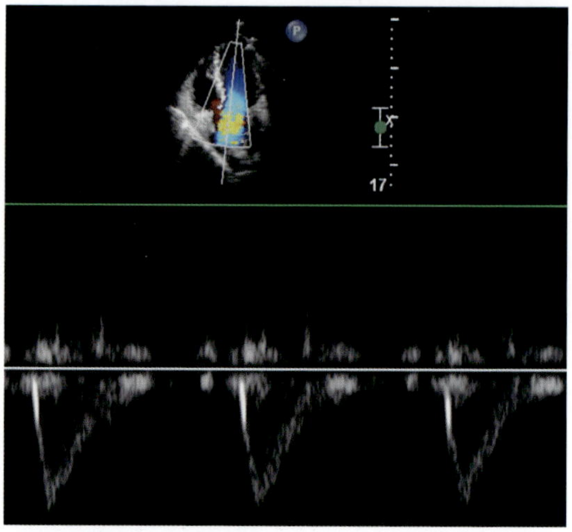

彩图 33　主动脉瓣频谱多普勒声像图

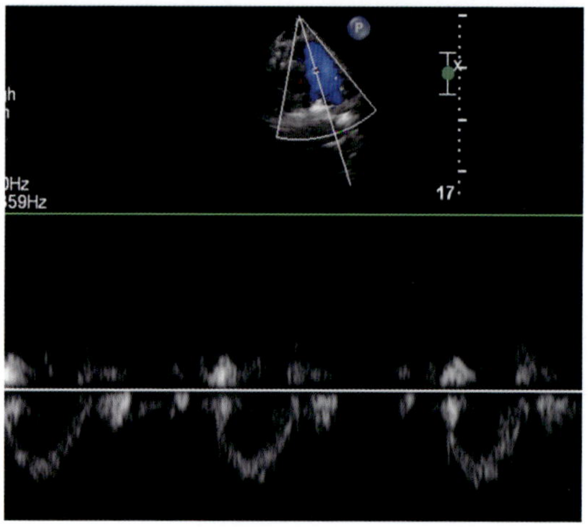

彩图 34　肺动脉瓣频谱多普勒声像图

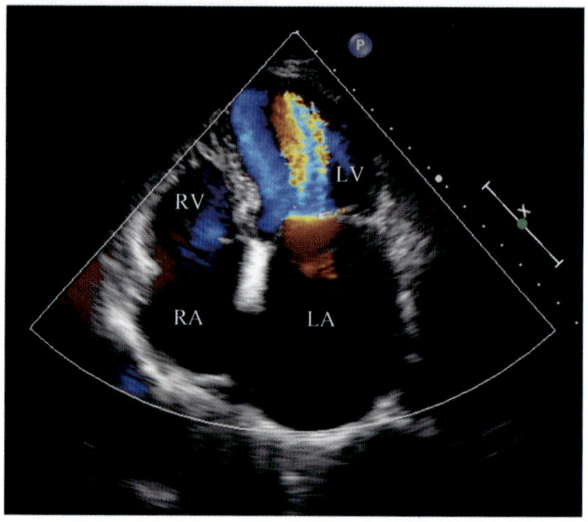

彩图 35　二尖瓣狭窄彩色多普勒声像图

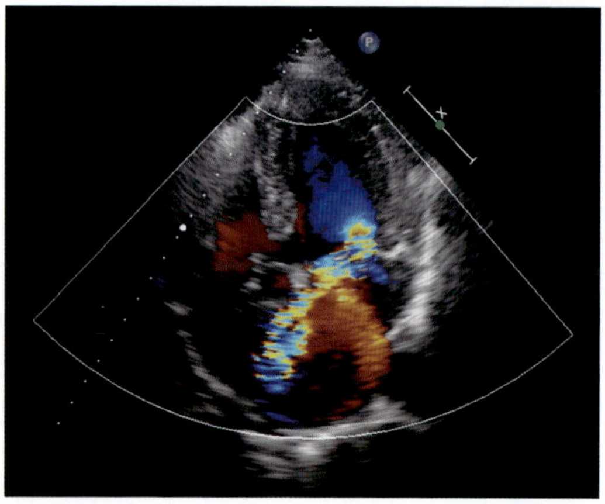

彩图 36　二尖瓣关闭不全彩色多普勒声像图

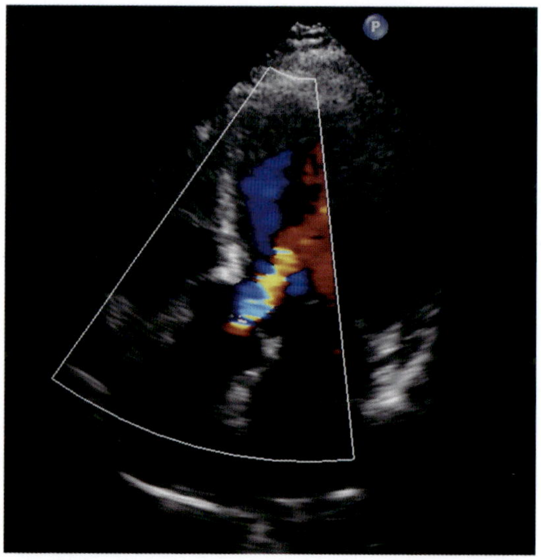

彩图 37　主动脉瓣关闭不全彩色多普勒声像图

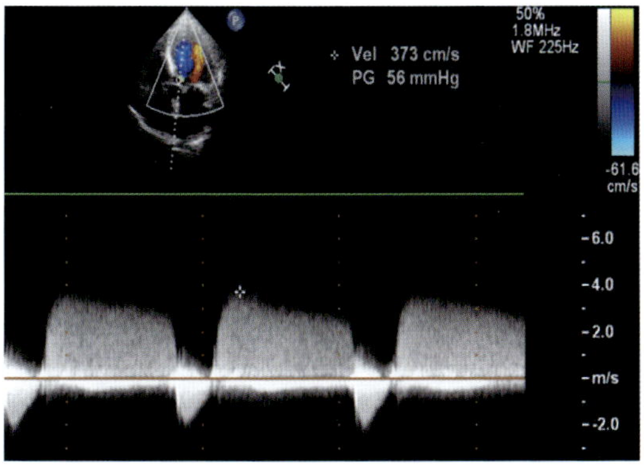

彩图 38　主动脉瓣关闭不全频谱多普勒声像图

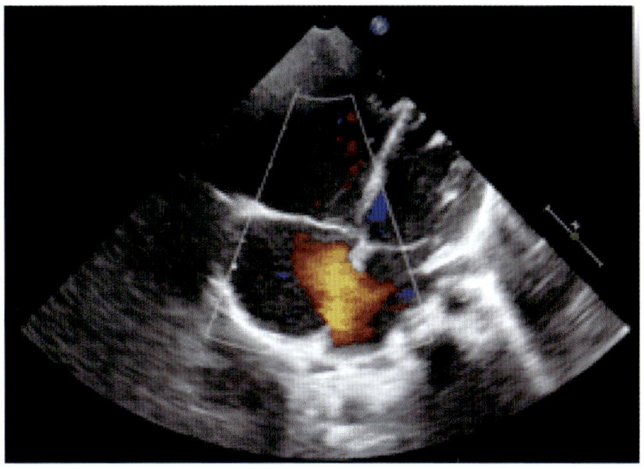

彩图 39　房间隔缺损彩色多普勒声像图

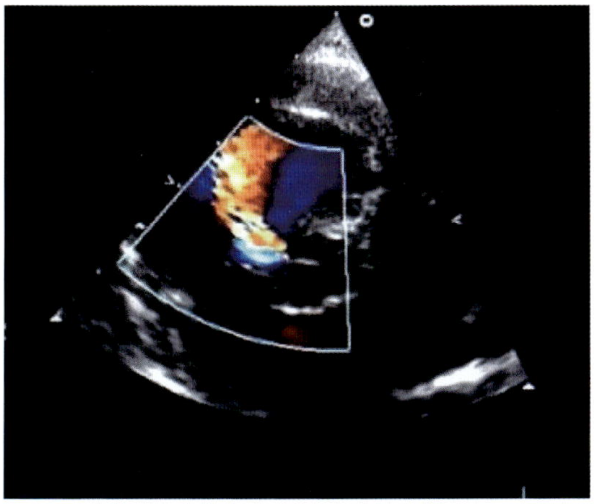

彩图 40　室间隔缺损彩色多普勒声像图

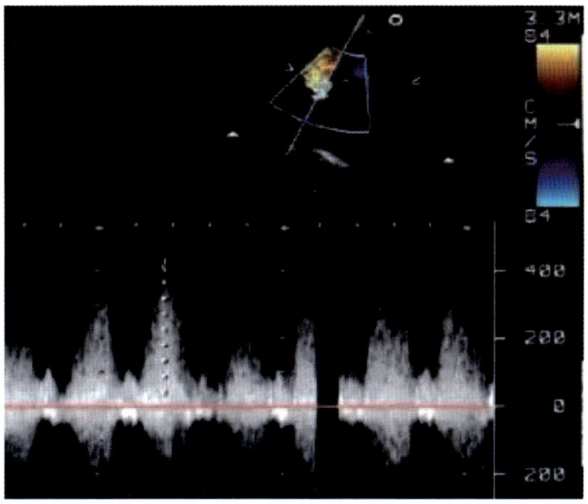

彩图 41　室间隔缺损频谱多普勒声像图

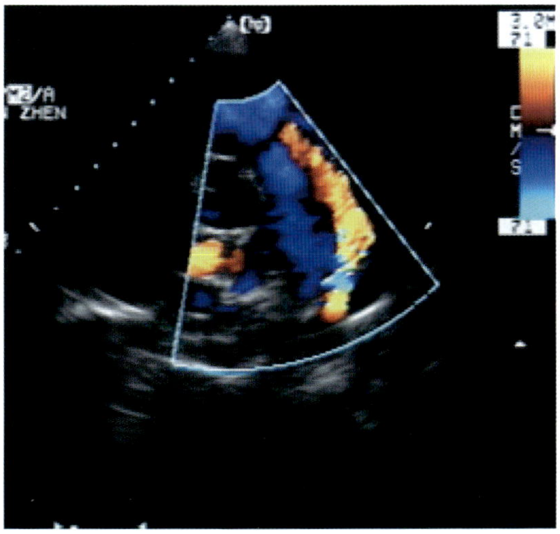

彩图 42　动脉导管未闭彩色多普勒声像图

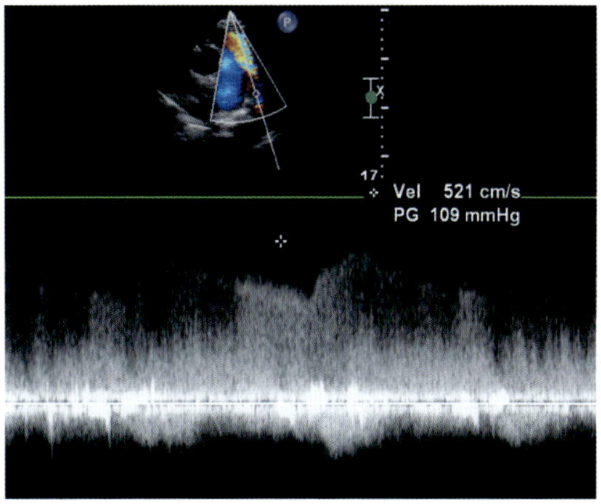

彩图 43　动脉导管未闭频谱多普勒声像图

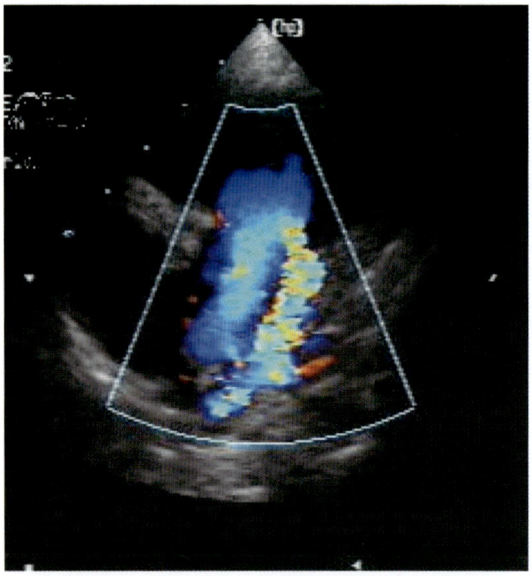

彩图 44　法洛四联症彩色多普勒声像图

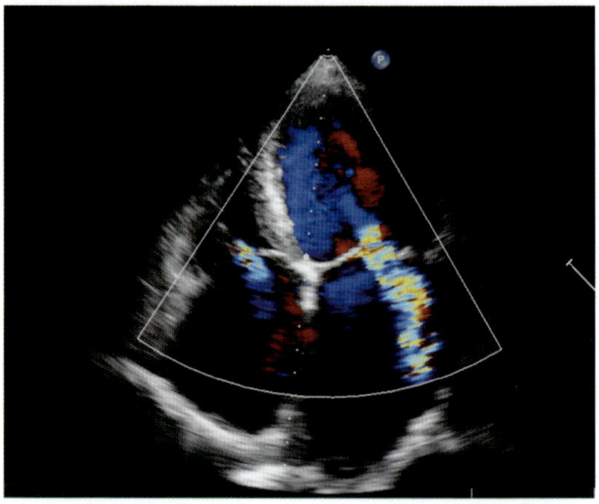

彩图 45　扩张型心肌病彩色多普勒声像图

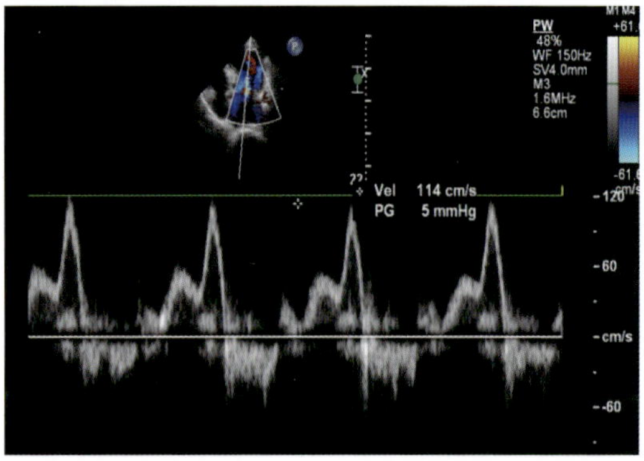

彩图 46　高血压心脏病二尖瓣频谱多普勒声像图

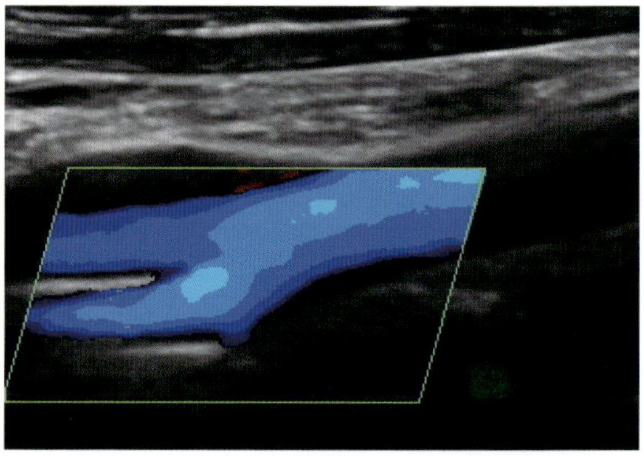

彩图 47　颈总动脉彩色多普勒声像图

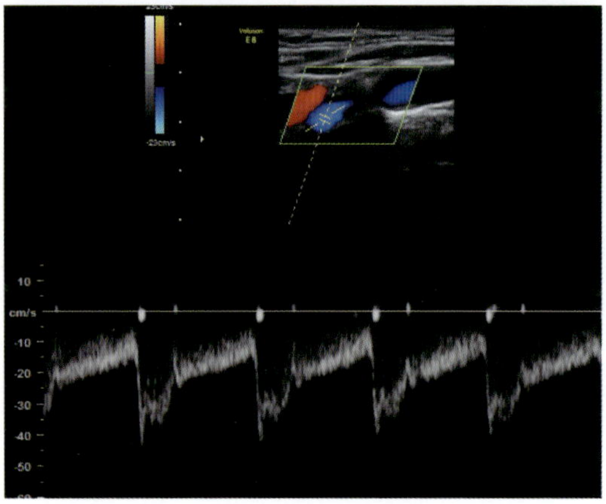

彩图 48　颈内动脉频谱多普勒声像图

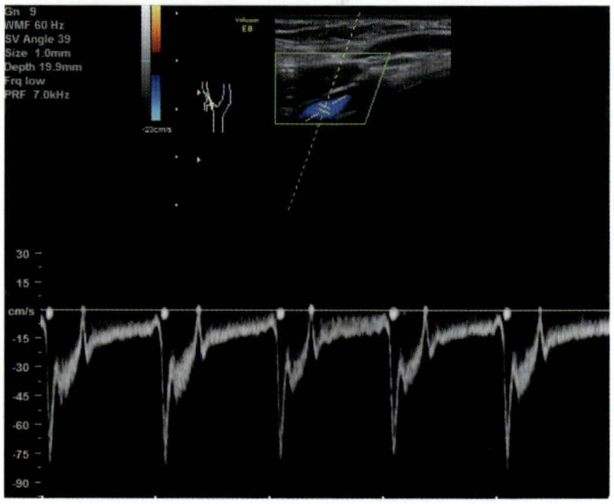

彩图 49　颈外动脉频谱多普勒声像图

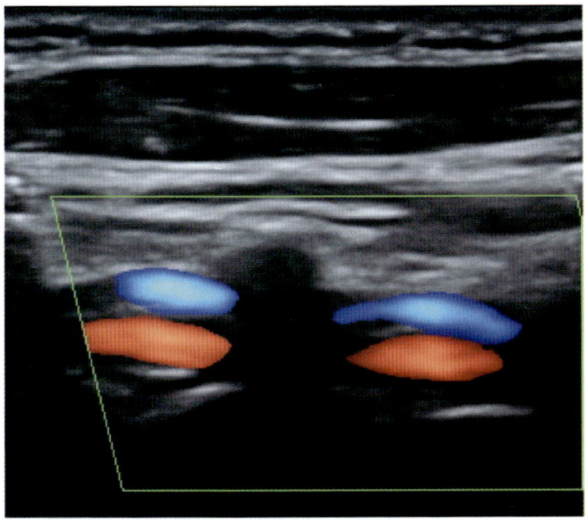

彩图 50　椎动脉彩色多普勒声像图

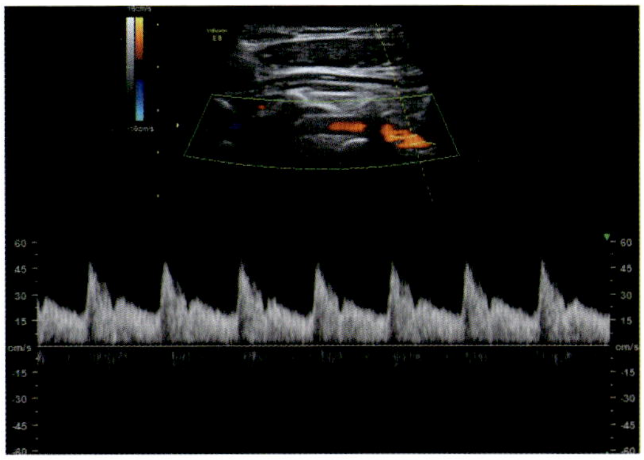

彩图 51　椎动脉频谱多普勒声像图

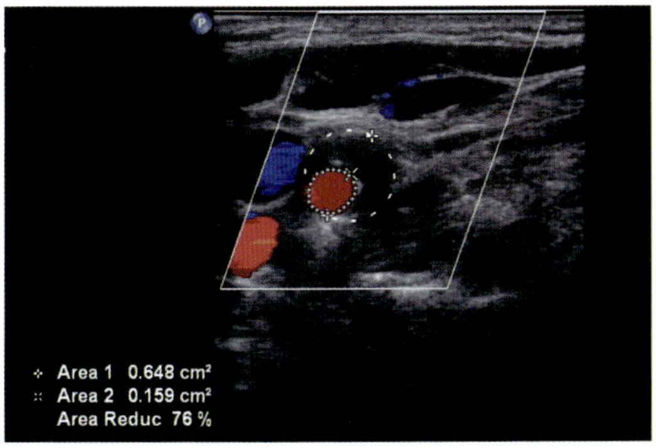

彩图 52　颈动脉狭窄程度面积法测量内径狭窄

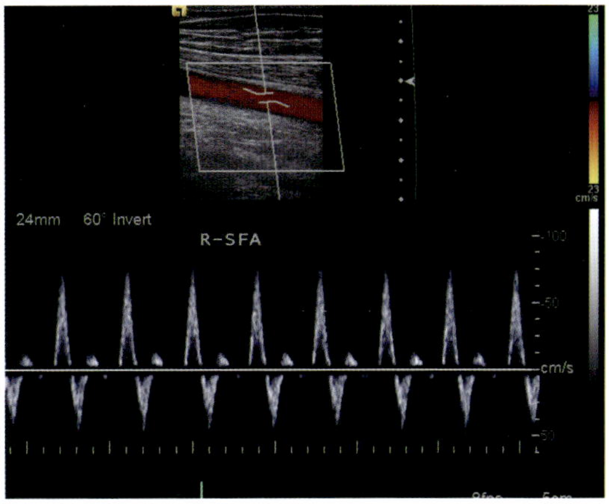

彩图 53　正常下肢动脉频谱多普勒声像图

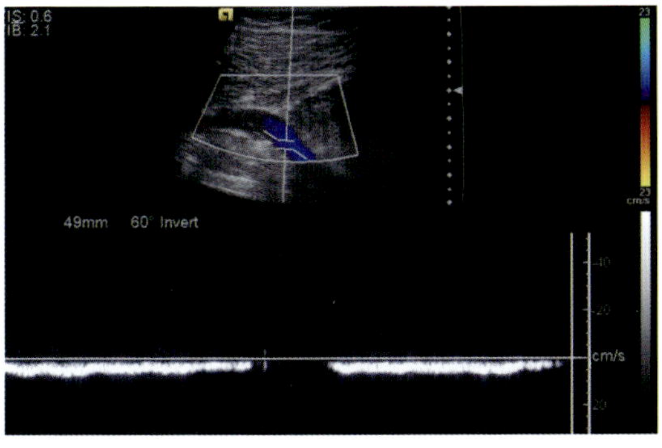

彩图 54　股静脉 Valsalva 试验彩色频谱多普勒声像图

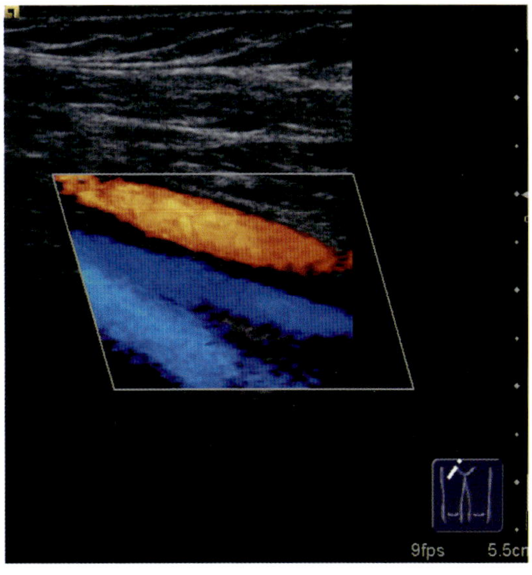

彩图 55　下肢血管彩色多普勒声像图

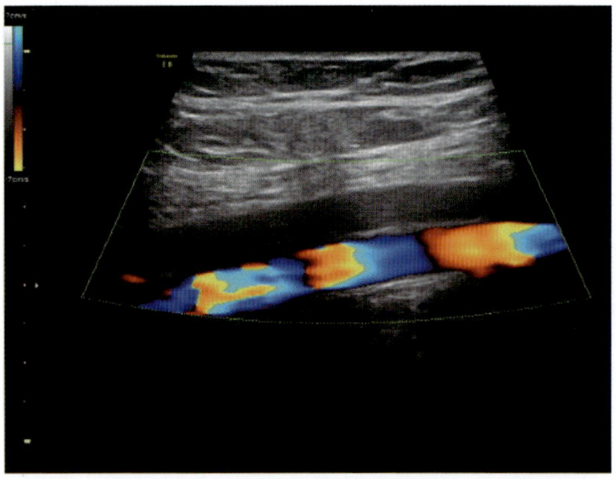

彩图 56　腘静脉血栓彩色多普勒声像图

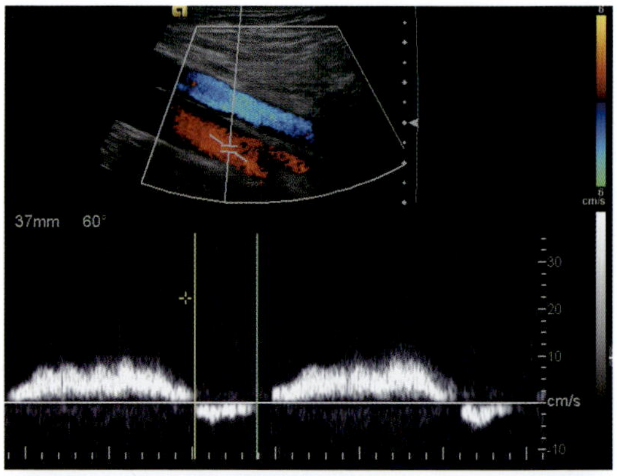

彩图 57　股浅静脉瓣关闭不全频谱多普勒声像图

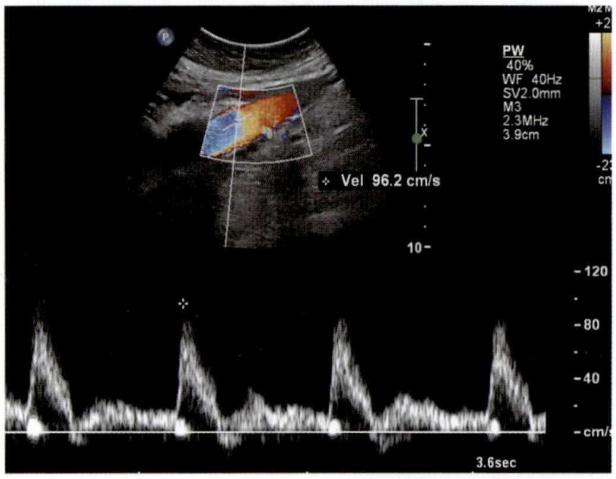

彩图 58　腹主动脉频谱多普勒声像图

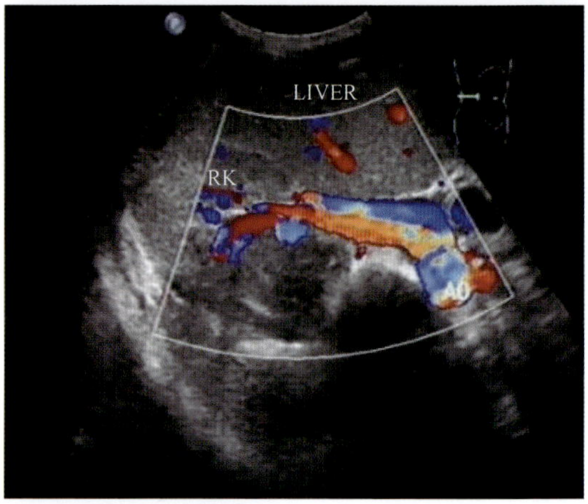

彩图 59　肾动脉彩色多普勒声像图

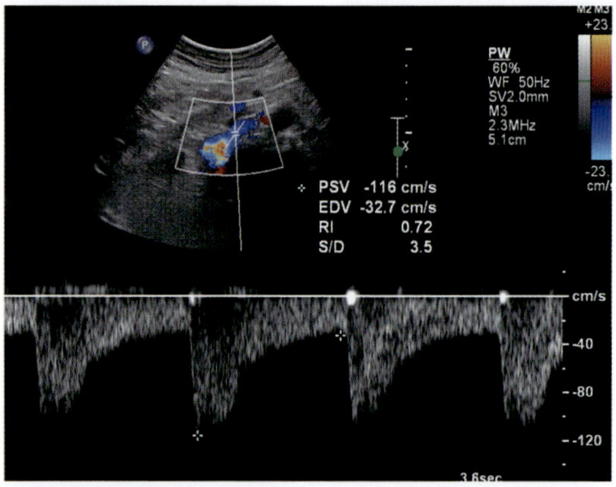

彩图 60　肾动脉频谱多普勒声像图

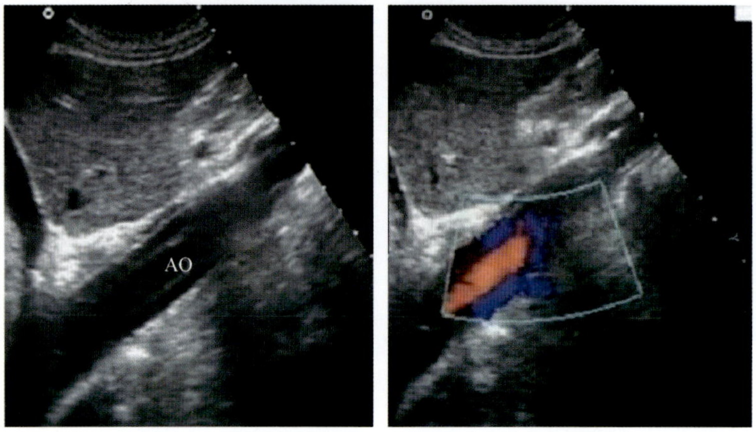

彩图 61　腹主动脉夹层二维及彩色多普勒声像图

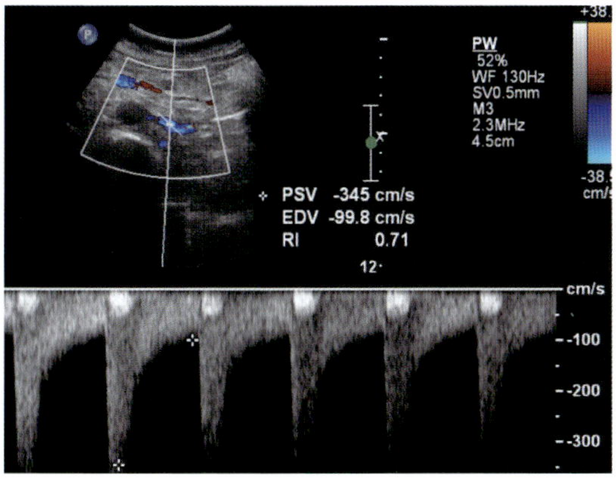

彩图 62　肾动脉狭窄频谱多普勒声像图

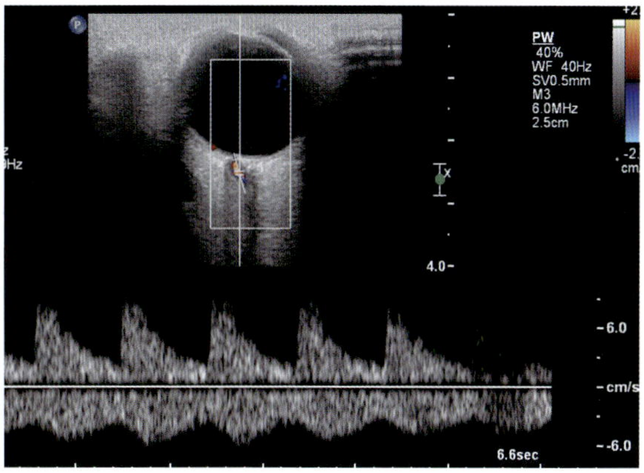

彩图 63　视网膜中央动静脉频谱多普勒声像图

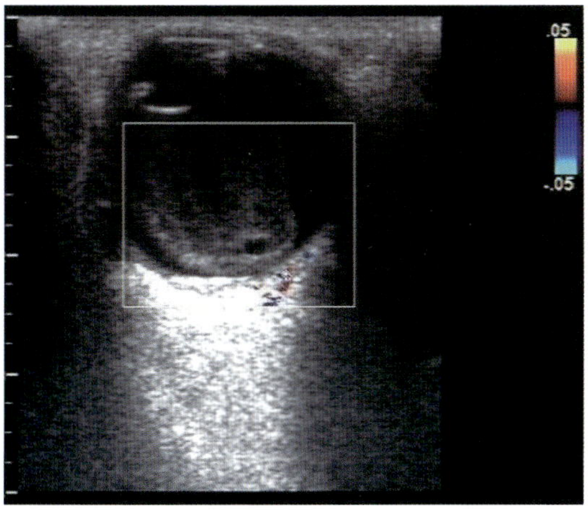

彩图 64　玻璃体积血彩色多普勒声像图

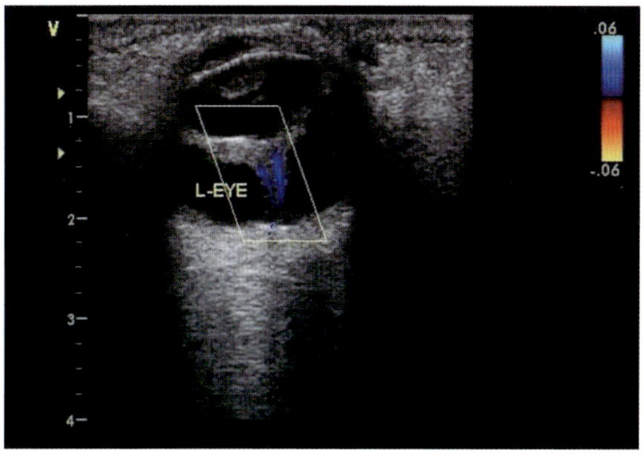

彩图 65　视网膜脱离彩色多普勒声像图

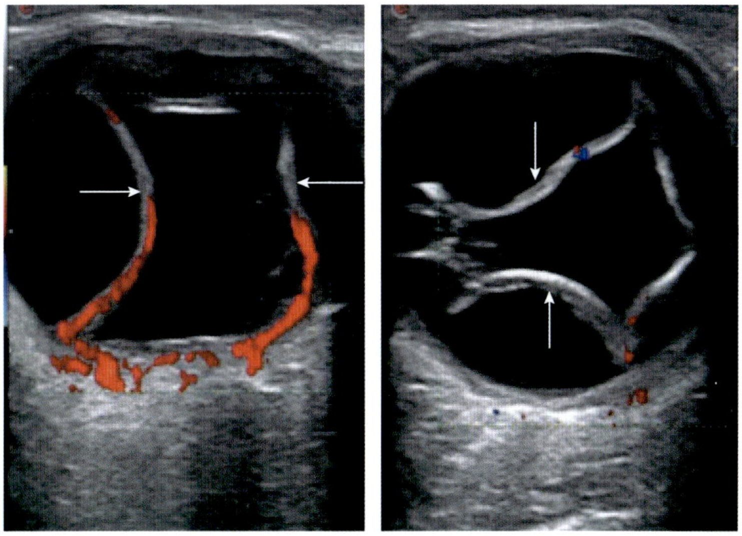

彩图 66　脉络膜脱离彩色多普勒声像图

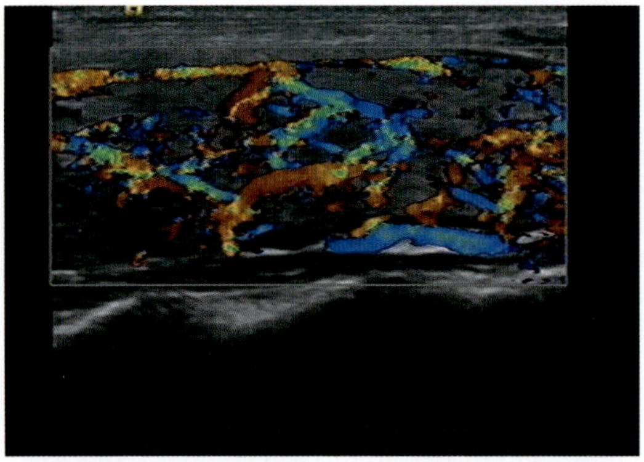

彩图 67　甲状腺功能亢进彩色多普勒声像图

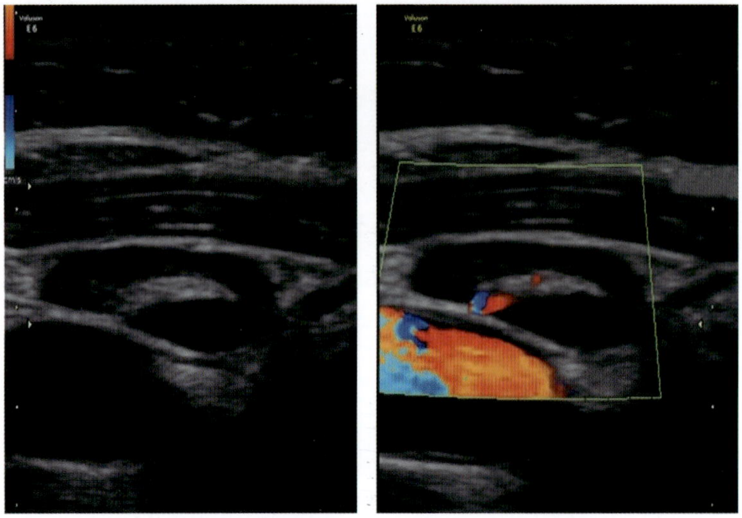

彩图 68　正常淋巴结二维及彩色多普勒声像图